全国医药类高职高专规划教材

供临床医学、中医、针灸推拿、康复、检验、影像、口腔等专业用

内科学

主　编　井霖源

副主编　孔繁清　华光焱　邓海霞　何　明

编　委　（以姓氏笔画为序）

王　平　安顺职业技术学院

井霖源　山东中医药高等专科学校

孔繁清　曲阜中医药学校

邓海霞　首都医科大学燕京医学院

邢冬杰　山东中医药高等专科学校

华光焱　安顺职业技术学院

刘惠莲　湖北中医药高等专科学校

孙　静　黑龙江中医药大学佳木斯学院

李惠清　漯河医学高等专科学校

何　明　南阳医学高等专科学校

张彩坤　山东中医药高等专科学校

邵山红　首都医科大学燕京医学院

胡司淦　蚌埠医学院

徐国莲　江西中医药高等专科学校

董凌岱　青岛大学医学院

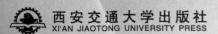
西安交通大学出版社
XI'AN JIAOTONG UNIVERSITY PRESS

内容提要

本书是全国医药类高职高专规划系列教材之一,根据高职高专人才培养目标,以常见病、多发病为重点编写内容,突出"必需、够用"原则,同时兼顾助理执业医师考试的需要,详细介绍了内科常见疾病的临床表现、诊断、治疗、康复及预防措施。全书分为上下两篇,上篇为理论知识,下篇为案例分析。在编写体例上,每章开始设有学习目标,章内设置知识链接,章后设置了学习小结和目标检测,以便于学生学习。本教材适合临床医学、中医、针灸推拿、康复、检验、影像、口腔等专业使用。

图书在版编目(CIP)数据

内科学/井霖源主编. —西安:西安交通大学出版社,2012.7(2019.1重印)

ISBN 978-7-5605-4262-1

Ⅰ.①内… Ⅱ.①井… Ⅲ.①内科学-医学院校-教材 Ⅳ.①R5

中国版本图书馆 CIP 数据核字(2012)第 066349 号

书　　名	内科学	
主　　编	井霖源	
责任编辑	宋伟丽	

出版发行　西安交通大学出版社
　　　　　(西安市兴庆南路 10 号　邮政编码 710049)
网　　址　http://www.xjtupress.com
电　　话　(029)82668357　82667874(发行中心)
　　　　　(029)82668315(总编办)
传　　真　(029)82668280
印　　刷　西安日报社印务中心

开　　本　787mm×1092mm　1/16　印张 33.375　字数 817 千字
版次印次　2012 年 7 月第 1 版　2019 年 1 月第 7 次印刷
书　　号　ISBN 978-7-5605-4262-1
定　　价　63.00 元

读者购书、书店添货、如发现印装质量问题,请与本社发行中心联系、调换。
订购热线:(029)82665248　(029)82665249
投稿热线:(029)82668803　(029)82668804
读者信箱:med_xjup@163.com

前　言

　　本教材是全国医药类高职高专规划教材,根据高职高专人才培养目标,教材在编写的过程中突出"三基(基本理论、基本知识、基本技能),五性(思想性、科学性、先进性、启发性、适用性),三特定(特定的对象、特定的要求、特定的限制)"的原则,围绕知识点明确,教师好教、学生好学的目标,让学生在尽可能短的时间内掌握所学课程,力求体现以就业为导向、能力为本位、学生为主体的高职高专教育特色。

　　本教材分上下两篇,上篇为理论知识,下篇为案例分析。上篇每章均以常见病、多发病为重点编写内容,突出"必需、够用"原则,兼顾助理职业医师资格考试的需要。上篇理论知识共分为十二章,包括了内科学常见疾病的病因、临床表现、诊断和治疗等内容。本教材的特点:①注重知识的包容性,除呼吸、循环、消化、泌尿、血液、内分泌及代谢、风湿、理化因素等系统疾病外,本书将神经系统疾病、精神疾病和传染病纳入;②突出启发式教学思想和调动学生学习积极性,设有学习目标、知识链接、学习小结和目标检测等模块;③以学生为本,文字简明扼要,重点突出,尽量使用简表、流程图等;④体现学科进展,如医学模式的转换、循证医学的发展及内科学各专业学科的发展,力求将公认的最新技术和最新方法予以阐述;⑤帮助学生适当掌握内科学专业英文单词,在重要的专业术语后用括号给出相应的英文词汇。

　　本书编写的具体分工如下:第一章由井霖源编写,第二章由刘惠莲和邢冬杰编写,第三章由李惠清和邵山红编写,第四章由孔繁清编写,第五章由孙静和王平编写,第六章由胡司淦编写,第七章由华光焱编写,第八章和第九章由邓海霞编写,第十章由井霖源和董凌岱编写,第十一章由张彩坤编写,第十二章由何明和徐国连编写。下篇案例分析亦由相应章节的编者编写。初稿完成后,由责任副主编负责审修稿件,全书由井霖源统稿。

　　在教材编写过程中,承蒙各参编单位的大力支持;各位参编专家的鼎力合作;采集病例过程中有关专家的帮助,特别是山东中医药高等专科学校电教中心崔维响、焉旭光两位老师在图片制作过程中做了大量工作,在此我们一并表示诚挚的谢意!

　　全体编委均以科学严谨、高度负责的态度参与了本教材的编写工作,但由于我们水平所限,教材中难免存在不完善之处,敬请各位读者批评指正,以求改进。

井霖源

2012 年 2 月

目　录

下篇　案例分析

上　篇

理论知识

第一章　绪　论

学习目标

【知识要求】

1. 掌握内科学的学习要求。

2. 熟悉内科学在临床医学中的地位及内科治疗的原则和方法。

3. 了解内科学的进展,尤其是医学模式的转变、循证医学和中西医结合问题。

【能力要求】

能应用正确的临床思维方法,在理论学习和医疗实践中,不断锻炼独立思考和独立工作的能力,提高诊断和治疗水平。

内科学是研究内科疾病的病因、发病机制、临床表现、诊断、治疗与预防的一门临床学科。它是临床各学科的重要基础,又与临床各学科有着密切联系。内科学所阐述的疾病诊断、治疗原则和临床思维方法,对临床各学科的理论和实践均具有普遍性意义。

(一)内科学的进展

1. 医学模式的转换

400多年来,医学家们在自然科学发展的推动下,运用生物医学模式,在人类诊断、防治疾病方面取得了伟大的成就,但这种模式忽略了心理、社会及环境等因素对人体的作用,强调生物学因素及人体病理生理过程,着重躯体疾病的防治。20世纪以来,人类文明的高度进步和科学技术的巨大发展,人类的社会环境、生活习惯和行为方式也随之发生变化,人类的疾病谱相应发生了明显的变化。相应地,新的生物-心理-社会医学模式取代了旧的生物医学模式。内科疾病的防治不仅针对病因十分明确,如感染、营养缺乏、理化因素等所致疾病,而要更加重视心理、社会和环境因素、生活方式引起的疾病;内科疾病治疗的目标已不仅是治愈某一个疾病,而还要促进康复、减少残疾、提高生活质量;对许多慢性内科疾病不应固守传统的针对躯体某器官系统的药物治疗,而应同时重视心理、生活方式、社会因素等长期的防治措施。只有顺应这一医学模式的转变,才能进一步提高内科疾病的防治水平。

2. 循证医学的发展

循证医学(evidence based medicine,EBM)是现代临床医学的重要发展趋势,它提倡将内科医师个人的临床实践经验与客观的科学研究证据结合起来,将最正确的诊断、最安全有效的治疗和最精确的预后估计服务于每位患者。

古代医学是纯粹的经验医学。19世纪发展起来的现代医学虽然已经有了解剖、病理、生化、药理等基础学科的支撑,为临床诊断治疗疾病提供了科学的基础。但是,临床医生面对各种诊断治疗问题,往往是根据现有的基础医学知识,参照前辈及个人的实践经验,借鉴查阅相关文献的资料进行处理。所以,对于某一种疾病,某种治疗方法,其结果的好坏,没有客观的统一评价标准。总体来看仍属经验医学的范畴。

随着医学科学、临床流行病学的发展,发现很多问题是经验医学所不可能解决的。在这样的背景下,20世纪80年代循证医学的概念应运而生。循证医学重点是在临床研究中采用前瞻性随机双盲对照及多中心研究的方法,系统地收集、整理大样本研究所获得的客观证据作为医疗决策的基础。目前国内外对较多的常见病制定的诊疗指南,其中各种诊疗措施的推荐均标明其级别和证据水平。某一诊疗措施,如有多个大规模前瞻性双盲对照研究得出一致性的结论,则证据水平最高,常列为强烈推荐;如尚无循证医学证据,仅为逻辑推理,已被临床实践接受的则证据级别水平为最低,常列为专家共识或临床诊治参考。显而易见上述证据水平,随着循证医学研究结果的累积是可以变化的。也正因如此,临床诊疗指南在实施一定的周期后也有必要更新再版。应该指出的是:循证医学研究的结论或指南的推荐都只能是为临床医生提供重要的参考依据,不能作为临床决策的唯一依据,更不能因此忽视临床医生对于每一位患者认真的个体化分析。

3. 检查和诊断技术的进展

内科诊断技术有了很大的进展,如酶联免疫吸附测定、酶学检查技术、高效液相层析、细胞和血中病毒、细菌的 DNA 和 RNA 测定、分子遗传学分析、单克隆抗体的设备及聚合酶链反应等,均已在临床实验中应用,极大地提高了检验水平。临床生化分析已向自动化、高速、高效和超微量发展。现代影像诊断技术,如电子计算机 X 线体层显像(CT)、磁共振成像(MRI)、数字减影法心血管造影、放射性核素的各种新技术已广泛应用于全身脏器的检查。超声诊断技术的发展日新月异,不但广泛应用于许多器官的实时断层显像,而且还能观察脏器的三维结构,即立体图;彩色多普勒超声检查可以对心血管系统和全身脏器进行血流动力学检测和研究,被誉为"无创伤性超声血管造影"。内镜检查技术的改进,减轻了患者的痛苦,并能深入和直接观察,电视、照相、录像、采集脱落细胞或进行活组织或致病微生物的检测,为消化道、呼吸道、心血管和泌尿系统疾病的早期诊断提供了有效方法。血压、心、肺的电子监护系统的临床应用,能及早发现病情,从而提高了抢救危重患者的质量。

4. 治疗进展

溶栓疗法、人工心脏起搏、心脏电复律已应用于心血管临床多年;埋藏式心脏自动复律除颤器可同时治疗缓慢、快速心律失常并有除颤作用;球囊心导管可以扩张狭窄的动脉及心脏瓣膜;经心导管的射频、激光消蚀术和支架植入术等,使严重冠状动脉狭窄、瓣膜口狭窄、多种心律失常和预激综合征患者均能有效治疗。内镜下止血、切除息肉、取结石等也有效用于临床。药物联合化疗及骨髓移植显著提高了白血病的疗效,使大多数患者的存活时间明显延长。血液净化技术已广泛应用于急慢性肾衰竭及某些中毒患者。随着基础免疫学的发展,风湿性疾病的深入研究,相应的治疗措施也相继应用于临床,尤其是生物制剂靶向性治疗,可以特异性阻断发病过程的某一环节,达到治疗疾病的目的,显著提高了风湿病的治疗效果。分子生物学技术的发展为内科疾病的治疗提供了广阔的前景,如缺失基因的补充、人重组抗体、反义寡核苷酸技术等,可抑制致癌基因、致炎因子活性,或增强抑癌基因、抑炎因子活性等。新的有效药物不断出现,如第四代头孢类、新一代喹诺酮、用基因重组技术生产的红细胞生成素、干扰素、rt - PA、G - CSF 等已广泛用于临床,以及各系统新药的不断问世,极大地提高了内科疾病的治疗效果。

（二）如何学好内科学

学生首先要深刻理解"救死扶伤，实行革命的人道主义"的内涵，树立全心全意为患者服务的思想。

内科学课程分为系统学习和毕业实习两个阶段。系统学习包括按教学大纲所规定的课堂系统讲授及与其相结合的临床见习和病案分析，即课堂教学。学生在课堂教学时，必须认真听讲，课后通读教材内容以加深理解，力求对疾病的全貌有概括性了解，重点掌握临床表现、实验室检查、诊断和鉴别诊断、治疗，为日后防治疾病奠定理论基础。毕业实习是在上级医师的指导下的临床诊疗实践。学生应做到：①注重临床实践：把书本上的理论知识用于实践，通过实践、认识、再实践、再认识的过程，充实提高自己的理论知识水平；②善于诊断疾病：在实践中学会收集完整可靠的病史，进行全面正确的体格检查，利用必要的辅助检查，做出合乎逻辑的客观诊断；③重视治疗：掌握常见病、多发病的治疗方法，制定出切实可行的治疗计划；④实践中提高：通过理论和实践结合，不断提高自己独立分析和解决临床问题的能力。

（三）内科治疗的原则和方法

1.治疗原则

延长寿命、减轻病痛、提高生活质量和治愈疾病是一切治疗的目的，也是临床治疗原则。临床治疗时，要注意：①治疗要有明确的针对性，在治疗前必须了解所进行治疗的必要性、目的、适应证、禁忌证和治疗方法的优缺点；②在治疗过程中必须个体化，每一个人的机体状态、心理状态不一样，对治疗的反应也不一样；③要重视患者的心理、精神状态，争取患者和家庭的配合，这是实施治疗的基础。

2.主要治疗方法

内科主要治疗方法包括：①药物治疗，这是内科治疗的主要方法，因而必须熟悉药物的药效学、药代学及毒副作用；②介入治疗，如球囊扩张、射频消融、局部化疗等；③康复治疗，包括理疗、锻炼、协助肢体功能恢复等；④心理治疗。

 目标检测

1. 简述内科学的进展。
2. 简述内科治疗的原则和方法。

第二章　呼吸系统疾病

学习目标

【知识要求】

1. 掌握本章所述常见疾病的临床表现、诊断要点、鉴别诊断、治疗原则及治疗方案。

2. 熟悉呼吸系统常见疾病的病因和发病机制；理解咯血、气胸、慢性呼吸衰竭、危重症哮喘的临床特点，并能制订初步的治疗措施。

3. 了解常见疾病的辅助检查及其临床意义。

【能力要求】

1. 具有对大咯血、危重症哮喘、自发性气胸、呼吸衰竭等急症的初步急救能力。

2. 能对呼吸系统常见疾病作出初步诊断和进行有效治疗。

呼吸系统疾病是严重危害人类健康和生命的常见病与多发病，其主要病变在气管、支气管、肺部及胸腔，病变轻者多咳嗽、胸痛、呼吸受影响，重者呼吸困难、缺氧，甚至呼吸衰竭而致死。根据 2006 年全国部分城市及农村前十位主要疾病死亡原因的统计数，呼吸系统疾病（不包括肺癌）在城市死亡病因中占第四位（13.1%），在农村占第三位（16.4%）。由于吸烟、大气污染、工业经济发展导致的理化因子、生物因子吸入以及人口老龄化等因素，使呼吸系统疾病发病率近年来明显增加，死亡率有增无减。艾滋病的主要死亡原因为肺部感染，特别是卡氏肺囊虫肺炎；在我国及世界范围内暴发的传染性非典型肺炎（严重急性呼吸综合征，SARS）疫情，其传染性强，病死率高；高致病性的人禽流感病毒侵入体内主要的靶器官也是肺，在多个国家已出现的人禽流感病死率超过 60%。因此，对呼吸系统疾病的防治任重道远。

【呼吸系统的结构功能与疾病的关系】

（一）呼吸系统结构与疾病的关系

呼吸系统由呼吸道和肺组成。呼吸道包括鼻、咽、喉、气管和各级支气管；通常将其分为上、下呼吸道，鼻、咽、喉为上呼吸道；气管和各级支气管为下呼吸道。肺由实质组织和间质组织组成，前者包括支气管树和肺泡；后者包括结缔组织、血管、淋巴管、淋巴结和神经等。

呼吸系统是一个直接与外界相通的开放系统，在人体的各种系统中与外环境接触最频繁，接触面积大。正常成年人在静息状态下，每日约有 10 000L 气体进出于呼吸道，通过 3 亿～7.5 亿肺泡（其总呼吸面积约 100m^2）与肺循环的毛细血管进行气体交换。在呼吸过程中，外界环境中的粉尘、微生物、异性蛋白过敏原及有害气体等皆有可能吸入呼吸道和肺组织，从而引起呼吸系统的各种疾病。

肺的血液供应有两组：肺循环的动静脉是气体交换的功能性血管；体循环的支气管动静脉为营养性血管。由于肺循环中的血管可扩张性高，其循环阻力低，肺细小动脉的截面积大，肺毛细血管床面积更大，且很易扩张，故肺循环血压较低，仅为体循环血压的 1/10 左右。因此，肺循环是一个低压、低阻、高容的系统。当二尖瓣狭窄、左心功能衰竭、肝硬化、肾病综合征和营养不良的低蛋白血症时,会发生肺间质水肿或胸腹腔液体漏出。

肺与全身各器官的血液及淋巴循环相通。因此,皮肤、软组织疖痈的菌栓、栓塞性静脉炎的血栓、肿瘤的癌栓等可以到达肺,分别引起继发性肺脓肿、肺栓塞、转移性肺癌等;而肺部病变亦可向全身播散,如肺癌、肺结核可播散至骨、脑、肝等器官;同样亦可在肺本身发生病灶播散。另外,一些免疫、自身免疫或代谢性的全身性疾病,如结节病、系统性红斑狼疮、类风湿性关节炎、皮肌炎、硬皮病等都可累及肺部。

(二)呼吸系统功能与疾病的关系

呼吸系统的主要功能包括呼吸功能、防御功能、代谢功能及内分泌功能等。

呼吸功能通常指肺通气和肺换气功能。肺通气是肺与外界环境之间的气体交换过程,肺换气是肺泡与肺毛细血管血液之间的气体交换,呼吸功能障碍常导致缺氧和(或)二氧化碳潴留,从而引起机体一系列病理生理改变和代谢紊乱。

呼吸系统的防御功能主要有鼻部加温过滤、喷嚏、咳嗽、支气管收缩、黏液-纤毛运输系统等物理功能;溶菌酶、乳铁蛋白、蛋白酶抑制剂、抗氧化的谷胱甘肽、超氧化物歧化酶等化学功能;肺泡巨噬细胞、多形核粒细胞等细胞吞噬功能;B 细胞分泌抗体、T 细胞介导的迟发型变态反应从而杀死微生物和细胞毒作用等免疫功能。当各种原因引起呼吸系统防御功能下降,如长期吸烟引起气道纤毛黏液运输系统破坏,会厌功能障碍引起误吸,中枢神经系统疾病引起咳嗽反射消失,后天免疫功能低下引起的免疫功能障碍等;或外界的刺激过强,如感染各种微生物,吸入特殊变应原、生产性粉尘、高水溶性气体(如二氧化硫、氨、氯等)、低水溶性气体(如氮氧化物、光气、硫酸二甲酯等)及高温气体等均可引起呼吸系统的损伤及病变。因而呼吸系统的防御功能至关重要。

【影响呼吸系统疾病的主要相关因素】

(一)社会人口老龄化

随着科学和医学技术的突飞猛进,人类寿命延长的速度也迅速加快。据联合国人口司预测,到 2025 年全世界 60 岁以上人口将增至 11.21 亿,占世界人口 13.7%。呼吸系统疾病如慢性阻塞性肺疾病、肺癌等均随年龄的增加而患病率上升;由于老年的机体免疫功能低下,且易引起吸入性肺炎,即使各种新抗生素相继问世,肺部感染仍居老年感染疾病之首位,常为引起死亡的直接因素。

(二)大气污染和吸烟

流行病学研究证实,呼吸系统疾病的增加与空气污染、吸烟密切相关。有资料证明,当空气中降尘或二氧化硫超过 1 000 $\mu g/m^3$ 时,慢性支气管炎急性发作显著增多;其他粉尘如二氧化碳、煤尘、棉尘等可刺激支气管黏膜、减损肺清除和自然防御功能,为微生物入侵创造条件;肺癌发病率增加与工业废气中致癌物质污染大气有关。吸烟是小环境的主要污染源,吸烟与慢性支气管炎和肺癌密切相关,吸烟者慢性支气管炎的发病率较非吸烟者高 2～4 倍以上,肺癌发病率高 4～10 倍(吸烟者比不吸烟者早死 20 年)。据统计,目前我国烟草总消耗量占世界首位,如果不及时控制,到 2025 年我国每年因吸烟致死者将达到 200 万人。目前我国青年人吸烟人数增多,是慢性阻塞性肺疾病和肺癌发病率增加的重要因素。

(三)吸入性变应原增加

随着工业化及经济的发展,可引起变应性疾病(哮喘、鼻炎等)的变应原的种类及数量增多,如尘螨、动物毛、真菌、花粉孢子、有机或无机化工原料、药物及食物添加剂等;某些促发因子的存在,如吸烟(被动吸烟)、汽车排出的氮氧化物、燃煤产生的二氧化硫、细菌及病毒感染等,均是哮喘患病率增加的因素。

(四)肺部感染病原学的变异及耐药性的增加

呼吸道及肺部感染是呼吸系统疾病的重要组成部分。社区获得性肺炎虽仍以肺炎链球菌和流感嗜血杆菌为主要病原菌,但其他病原体如军团菌、支原体、衣原体、病毒等均有增加的趋势。在医院获得性肺部感染中,革兰阴性菌占优势。此外,还有 SARS 冠状病毒及高致病性人禽流感病毒感染,免疫低下或免疫缺陷者,则应重视特殊病原如真菌、肺孢子菌及非典型分枝杆菌感染。

我国结核病(主要是肺结核)患者人数居全球第二,而感染耐多药的结核分枝杆菌的患者可达 17% 以上。在革兰阳性球菌中,耐甲氧西林的细菌亦明显增加;肺炎链球菌耐药情况成为全球性问题,上世纪 60 年代出现青霉素耐药菌株(PRSP),90 年代以来耐药率迅速上升,美国 PRSP 达 40%,韩国、日本、香港地区 PRSP 流行率达 60%～80%,我国 90 年代 PRSP 很低,但近年耐药率迅速上升,PRSP 不仅对青霉素耐药,对大环内酯类、四环素类、部分头孢菌素、甚至喹诺酮类耐药,并有交叉耐药。

(五)呼吸系疾病长期以来未能得到足够的重视

由于呼吸器官具有巨大生理功能的储备能力,平时只需 1/20 肺呼吸功能便能维持正常生活,故肺的病理变化,临床上常不能如实反映;呼吸系统疾病的咳嗽、咳痰、咯血、胸痛、气急等症状缺乏特异性,常被人们及临床医师误为感冒、气管炎,而对重症肺炎、肺结核或肺癌等疾患延误了诊断;或因反复呼吸道感染,待发展到肺气肿、肺心病,发生呼吸衰竭才被重视,但为时已晚,其病理和生理功能已难以逆转。

【呼吸系统疾病的诊断】

周密详细的病史和体格检查,结合常规化验及其他特殊检查结果,尤其是 X 线胸部检查对肺部病变具有特殊重要的作用。全面综合分析,力求作出病因、解剖、病理和功能的诊断。

(一)病史

了解患者的职业及工作环境、个人史、家族史及用药情况对疾病的诊断可提供有价值的线索。如是否从事对肺部有毒性物质的工作及防护条件如何;是否接触各种粉尘、发霉的干草等;有无生食溪蟹或蝲蛄的饮食史;是否吸烟及吸烟的时间和数量;是否使用可致肺部病变的某些药物,如博来霉素、胺碘酮、β-肾上腺素受体阻断剂等;某些疾病,如支气管哮喘、肺泡微结石症等可有家族史。

(二)呼吸系统常见症状

1. 咳嗽与咳痰

咳嗽是呼吸系统疾病最常见的症状,通过咳嗽以清除呼吸道分泌物和进入气道内的异物。咳嗽无痰或痰量甚少,称为干性咳嗽;有痰则称湿性咳嗽,也称咳痰。急性发作的刺激性干咳常为上呼吸道炎症或异物引起;慢性支气管炎,咳嗽多在寒冷天发作,气候转暖时缓解;体位改变时咳痰加剧,常见于肺脓肿、支气管扩张;支气管癌初期出现干咳,当肿瘤增大阻塞气道,出现高音调的阻塞性咳嗽;阵发性咳嗽可为支气管哮喘的一种表现,夜间阵发性咳嗽可见于左心衰竭的患者。

咳痰常见于慢性支气管炎、支气管扩张、肺脓肿和空洞型肺结核等。痰的性状可分为黏液性、浆液性、黏液脓性、脓性、血性等。咳白色泡沫或黏液痰见于慢性支气管炎;大量脓性痰常见于支气管扩张和肺脓肿;铁锈色痰多见于肺炎球菌肺炎;咖啡样痰考虑肺阿米巴病;粉红色泡沫痰提示急性左心衰竭;果酱样痰多为肺吸虫病;黄绿色或翠绿色痰见于铜绿假单胞菌肺感染;红棕色胶冻状痰见于克雷白杆菌肺炎;痰有恶臭气味提示厌氧菌感染;痰白黏稠且牵拉成丝难以咳出,见于真菌感染。

2.咯血

咯血是内科急症的一种常见症状,大咯血可导致窒息死亡。咯血可表现为痰中带血、血痰、整口鲜红血。肺结核、支气管肺癌以血痰或少量咯血为多见;支气管扩张的细支气管动脉形成小动脉瘤(体循环)或肺结核空洞壁动脉瘤破裂可引起反复、大量咯血,24 小时达 300ml 以上。

3.肺源性呼吸困难

肺源性呼吸困难是由于呼吸系统疾病引起的通气、换气功能障碍,导致缺氧和(或)二氧化碳潴留,按呼吸周期可分吸气性、呼气性和混合性三种,按发作快慢分为急性、慢性和反复发作性。如喉头水肿、喉气管炎症、肿瘤或异物引起上气道狭窄,出现吸气性喘鸣音;支气管哮喘或喘息性支气管炎引起广泛支气管痉挛,则引起呼气性哮鸣音。急性气促常提示肺炎、气胸、胸腔积液;慢性进行性气促见于慢性阻塞性肺病、弥散性肺间质纤维化疾病。肺血栓栓塞症常表现为不明原因的呼吸困难。支气管哮喘可反复发作呼气性呼吸困难,且伴哮鸣音。

4.胸痛

很多原因均可引起胸痛,呼吸系统疾病主要为胸膜性胸痛,与呼吸有明显关系。肺炎、肺结核、肺血栓栓塞症、肺脓肿等病变累及壁层胸膜时,可发生胸痛;突然发生的局部胸痛,伴明显气促者,很可能是自发性气胸;肺癌侵及胸壁层胸膜或骨,出现隐痛,持续加剧,乃至刀割样痛;此外还有非呼吸系统疾病引起的胸痛,如纵隔、食管和腹腔疾患等及心绞痛所致的胸痛。

(三)体征

由于病变的性质、范围不同,胸部疾病的体征可完全正常或出现明显异常。常见体征见表 2-1。

表 2-1 呼吸系统常见体征

	外 形	呼吸动度	局部语颤	气管位置	局部叩诊音	局部呼吸音	气管呼吸音
肺气肿	桶状胸	减弱	减弱	不变	过清音	减弱	无
肺实变	无改变	减弱	增强	不变	浊或实音	减弱	有
肺空洞	无改变	减弱	增强	不变	鼓音	减弱	有
气 胸	饱满膨隆	显著减弱	显著减弱	移向健侧	鼓音	显著减弱	无
胸腔积液	饱满膨隆	显著减弱	显著减弱	移向健侧	浊或实音	显著减弱	无

(四)实验室和其他检查

1.血液检查

呼吸系统细菌感染时,血白细胞总数及中性粒细胞增加,有时还伴有中毒颗粒;嗜酸性粒细胞增加提示过敏性因素、曲霉或寄生虫感染；血清学抗体试验，如荧光抗体、对流免疫电泳、酶联免疫吸附测定等，对于病毒、支原体和细菌感染的诊断均有一定价值；血培养是一种简单易行的病原学诊断方法。血气分析直接或间接地反映了肺泡气体变化、吸入气体分布、通气和换气功能等。动态监测血液气体和酸碱的变化，对于指导治疗、判断预后均有重要作用。

2. 痰液检查

痰标本可经咳痰（咳出的痰液）、导痰（雾化吸入引导的痰）、人工气道吸引物、气管穿刺吸引物及纤维支气管获取。痰直接涂片在低倍镜视野里鳞状上皮细胞<10个，白细胞>25个或鳞状上皮细胞：白细胞<1∶2.5，可作污染相对较少的"合格"标本接种培养，定量培养菌量≥10^7 cfu/ml可判定为致病菌。反复作痰脱落细胞检查，有助于肺癌的诊断。

3. 影像学检查

胸部X线透视能观察膈、心血管活动情况；胸部X线片可了解病变部位、范围及病变的基本性质，能满足临床大多数疾病的诊断要求；透视配合正侧位胸片，可发现被心、纵隔等掩盖的病变。高电压体层摄片和CT能进一步明确病变部位、性质以及有关气管、支气管通畅程度。磁共振显像（MRI）对纵隔疾病和肺血栓栓塞症有较大帮助。肺血管造影用于肺血栓栓塞症和各种先天性或获得性血管病变的诊断；支气管动脉造影和栓塞术对咯血有较好的诊治价值。

4. 纤维支气管镜和胸腔镜

纤维支气管镜（纤支镜）能深入亚段支气管，直接窥视病变情况，作黏膜的刷检或钳检获取标本，进行组织学检查，还可以取出异物、诊断咯血，亦可经高频电刀、激光、微波及药物注射等进行治疗；经纤支镜作支气管肺泡灌洗，对灌洗液进行微生物、细胞学、免疫学、生物化学等检查，有助于明确病原和病理诊断。胸腔镜已广泛应用于胸膜活检、肺活检。

5. 肺功能测定

肺功能测定的内容包括肺容积、通气、换气、小气道功能等项目。肺容积测定包括潮气量（TV）、肺活量（VC）、残气量（RV）、功能残气量（FRC）及肺总量（TLC）等；通气功能测定包括最大自主通气量（MVV）、用力肺活量（FVC）、第一秒用力呼气容积（FEV_1）等；换气功能测定包括弥散量（DL）；小气道功能测定包括最大呼气流量-容积曲线（MEFV）、最大呼气中期流速（MMFR）等。

通过测定肺功能可了解呼吸系统疾病对肺功能损害的性质及程度，肺功能的变化常在临床症状出现前已存在，对某些肺部疾病的早期诊断具有重要价值。如慢性阻塞性肺疾病表现为阻塞性通气功能障碍，而肺纤维化、胸廓畸形、胸腔积液、胸膜增厚或肺切除术后均显示限制性通气功能障碍，两种通气障碍的特点见表2-2。

表2-2 阻塞性和限制性通气功能障碍的肺容量和通气功能的特征性变化

检测指标	阻塞性	限制性
VC	减低或正常	减低
RC	增加	减低
TLC	正常或增加	减低
RV/TLC	明显增加	正常或略增加
FEV_1	减低	正常或增加
FEV_1/FVC	减低	正常或增加
MMFR	减低	正常或减低

6.其他

抗原皮肤试验、胸腔积液（胸液）检查和胸膜活检、放射性核素扫描、肺活体组织检查、超声检查对呼吸系统疾病的诊断均有一定的临床价值。

第一节　急性上呼吸道感染和急性气管-支气管炎

一、急性上呼吸道感染

急性上呼吸道感染（acute upper respiratory tract infection）简称上感，为外鼻孔至环状软骨下缘包括鼻腔、咽或喉部急性炎症的概称。一般病情轻、病程短、预后良好。但发病率高，不仅影响工作和生活，有时还可出现严重并发症，并具有一定的传染性，应积极防治。

【流行病学】

全年均可发病，发病不分年龄、性别、职业和地区，但冬春季节或气候变化，机体抵抗力下降易发病，多为散发，但可在气候突变时小规模流行。主要通过患者喷嚏和含有病毒的飞沫经空气传播，也可通过接触（经污染的手和用具接触）传播。引起上感的病毒有多种类型，人体对其感染后产生的免疫力较弱且时间短暂，病毒间也无交叉免疫，故一年内可多次发病。

【病因与发病机制】

本病的主要病原体是病毒，少数是细菌。急性上感约有 70%～80% 由病毒引起，包括鼻病毒、冠状病毒、腺病毒、流感和副流感病毒以及呼吸道合胞病毒、埃可病毒和柯萨奇病毒等。另有 20%～30% 由细菌引起，可单纯发生或继发于病毒感染之后，以口腔定植菌溶血性链球菌多见，其次为流感嗜血杆菌、肺炎链球菌和葡萄球菌等，偶见革兰阴性杆菌。但接触病原体后是否发病，还取决于传播途径和人群易感性。淋雨、受凉、气候突变、过度劳累等可降低呼吸道局部防御功能，致使原存的病毒或细菌迅速繁殖，或者直接接触含有病原体患者的喷嚏、空气以及污染的手和用具易诱发本病。老幼体弱，免疫功能低下或有慢性呼吸道疾病如鼻窦炎、扁桃体炎者更易发病。

【病理】

上呼吸道黏膜充血、水肿和分泌物增多，伴少量单核细胞浸润，上皮细胞破坏，浆液性及黏液性炎性渗出。继发细菌感染者可有中性粒细胞浸润及脓性分泌物。

【临床表现】

(一)普通感冒

普通感冒（common cold）又称急性鼻炎或上呼吸道卡他，俗称"伤风"。以鼻咽部炎症为主要表现，是最常见的上呼吸道感染。起病较急，主要为鼻部症状，如喷嚏、鼻塞、流清水样鼻涕，也可表现为咳嗽、咽干、咽痒或烧灼感甚至鼻后滴漏感。2～3 日后鼻涕变稠，可伴咽痛、头痛、流泪、味觉迟钝、呼吸不畅、声嘶等，有时由于咽鼓管炎致听力减退。一般全身症状轻，可有全身不适，严重者有轻度畏寒、发热和头痛等。体检可见鼻腔黏膜充血、水肿、有分泌物，咽部轻度充血。病程一般为 5～7 日，伴并发症者可致病程迁延。

(二)急性病毒性咽炎和喉炎

急性病毒性咽炎多由鼻病毒、腺病毒、副流感病毒以及呼吸道合胞病毒等引起。主要症状为咽痒和灼热感,咽痛不明显,咳嗽少见,腺病毒感染时可伴有发热、乏力等全身症状,症状明显者可能为甲型链球菌感染。体检可见咽部明显充血、水肿,颌下淋巴结肿大伴有触痛。

急性喉炎多由腺病毒、流感病毒及副流感病毒等引起。主要症状为明显声音嘶哑或失语、可有发热、咽痛或咳嗽,咳嗽时咽喉疼痛加重。喉镜检查可见喉部黏膜弥漫性充血、水肿,声带闭合不全,黏膜上附着分泌物,局部淋巴结轻度肿大和触痛,有时可闻及喉部的喘息声。

(三)急性疱疹性咽峡炎

常由柯萨奇病毒 A 引起,多见于儿童,偶见于成人,传染性强,夏季易流行。主要症状为明显咽痛、发热,病程约为一周。体检可见咽部充血,软腭、腭垂、咽及扁桃体表面有灰白色疱疹及浅表溃疡,周围伴红晕,部分患者可于病程的 2～3 日后出现疱疹逐渐扩大并溃破或形成溃疡,颌下淋巴结肿大。

(四)急性咽结膜炎

主要由腺病毒、柯萨奇病毒等引起,易发生于儿童和青少年,常通过游泳传播,夏季多见,病程 4～6 日。主要症状为发热、咽痛、眼痛、畏光、流泪。体检可见咽及眼结膜明显充血,部分患者有颈部及耳前淋巴结肿大。

(五)急性咽扁桃体炎

主要由溶血性链球菌引起,其次为流感嗜血杆菌、肺炎链球菌、葡萄球菌等。起病急,主要症状有畏寒、发热,体温可达 39℃ 以上,伴头痛、全身酸痛,咽痛明显、吞咽时加重。体检可见咽部明显充血,扁桃体肿大、充血,表面有黄色点状脓性分泌物,颌下淋巴结肿大、压痛。

【并发症】

少数患者可并发急性鼻窦炎、中耳炎、气管-支气管炎。以咽炎为表现的上呼吸道感染,部分患者可继发溶血性链球菌引起的风湿热、肾小球肾炎等,少数患者可并发病毒性心肌炎,应予警惕。

【实验室检查】

(一)血液检查

病毒感染者白细胞计数常正常或偏低,淋巴细胞比例升高。细菌感染者白细胞计数与中性粒细胞增高,可出现核左移现象。

(二)病原学检查

因病毒类型繁多,且明确类型对治疗无明显帮助,一般无需明确病原学检查。视需要可进行病毒分离鉴定或用免疫荧光法、酶联免疫吸附法、血清学诊断等方法确定病毒的类型。细菌培养可判断细菌类型并做药物敏感试验以指导临床用药。

【诊断与鉴别诊断】

根据流行病学、鼻咽部的症状和体征,结合周围血象和阴性胸部 X 线检查可作出临床诊断,一般无需病因诊断。特殊情况下可进行细菌培养和病毒分离,或病毒血清学检查等确定病原体。需与以下疾病相鉴别。

(一)流行性感冒

流行性感冒简称流感,是由流感病毒引起的一种具有高度传染性的急性呼吸道传染病,可为散发,时有小规模流行,病毒发生变异时可大规模暴发,主要通过接触及空气飞沫传播。起病急,全身症状重,有畏寒、高热、头痛、全身酸痛和眼结膜炎等,部分患者有恶心、呕吐、腹泻等消化道症状,但鼻咽部症状较轻。通过病毒分离、血清学检查及快速血清病毒 PCR 检查有助于流行性感冒诊断。

(二)过敏性鼻炎

过敏性鼻炎又称变态反应性鼻炎,是一种以鼻黏膜病变为主的Ⅰ型(速发型)变态反应性疾病,多由过敏因素如花粉、螨虫、灰尘、动物毛皮、冷空气等刺激引起,如脱离过敏原,数分钟至1～2小时内症状即消失。起病急骤,典型症状为突发的鼻痒、继之连续喷嚏、鼻塞、大量清涕,咳嗽较少,无全身症状。体检可见鼻黏膜充血、水肿和分泌物增多,鼻分泌物涂片可见嗜酸性粒细胞增多,皮肤针刺过敏试验可明确过敏原。

(三)急性气管-支气管炎

急性气管-支气管炎表现为咳嗽、咳痰,鼻部症状较轻,可在两肺听到散在的干、湿啰音,血白细胞升高,X线胸片常可见肺纹理增强。

(四)急性传染病前驱症状

很多病毒感染性疾病(如麻疹、脊髓灰质炎、脑炎等)的前期可有鼻塞、头痛等症状,类似上呼吸道感染,应予重视。在这些病的流行季节或流行地区应密切观察。在上呼吸道感染的病程一周内,如果呼吸道症状减轻但出现新的症状,需进行必要的实验室检查,以免误诊。

【治疗】

(一)一般治疗

注意休息、保暖、保持室内空气流通,多饮水、避免油腻、辛辣和刺激性饮食,同时戒烟,注意防治继发细菌感染。

(二)对症治疗

发热、头痛者在必要时可适当加用解热镇痛类药物,有鼻塞、鼻后滴漏的患者可给予减轻鼻黏膜充血的药物。

(三)控制感染

1.抗病毒药物治疗

早期应用抗病毒药有一定效果。利巴韦林和奥司他韦有较广的抗病毒谱,对流感病毒、副流感病毒和呼吸道合胞病毒等有较强的抑制作用,可缩短病程。

2.抗菌药物治疗

如有白细胞升高、咽部脓性分泌物、咳黄痰和流脓涕等细菌感染证据,可选头孢菌素、大环内酯类或喹诺酮类等抗菌药物。也可根据病原菌选用敏感的抗菌药物。

(四)中药治疗

可选用具有清热解毒和抗病毒作用的中药或中成药改善症状,缩短病程。

【预后】

大多数患者预后较好,出现严重并发症者预后差。

【预防】

隔离传染源;易感者应注意防护,上呼吸道感染流行时应戴口罩,避免在人多的公共场合出入;避免受凉和过度劳累,加强锻炼、生活饮食规律、改善营养,增强自身抵抗力。

 知识链接

鼻后滴漏综合征

鼻后滴漏是指鼻内分泌物向后流入鼻咽部的感觉。鼻后滴漏综合征是指因鼻腔、鼻窦的变态反应性或非变态反应性炎症分泌物向后流入鼻咽部,甚至反流入声门或气管,从而引起以慢性咳嗽、咽异物感、咽痒以及咽部黏痰附着感等为主要表现的综合征。鼻后滴漏综合征极可能是过敏性鼻炎发展为哮喘病(特别是夜间哮喘)的重要原因。引起鼻后滴漏综合征的常见病因有慢性鼻炎、慢性鼻窦炎、变态反应性鼻炎、鼻腔其他疾病(如鼻中隔偏曲、鼻息肉)、鼻咽部慢性炎症、鼻咽部与鼻腔的新生物。以病因治疗为主,如果属于炎症性因素所致者,一般需要同时治疗鼻部(或鼻窦)的炎症与鼻咽部的炎症。

二、急性气管-支气管炎

急性气管-支气管炎是由生物、物理、化学刺激或过敏等因素引起的气管-支气管黏膜的急性炎症。临床表现主要为咳嗽和咳痰。常见于寒冷季节或气候突变时,各年龄段人群均可患病。多为散发,无流行倾向,年老体弱者易感。也可由急性上呼吸道感染迁延不愈所致。

【病因与发病机制】

(一)微生物

病原体主要为病毒和细菌。常见病毒有流感病毒、腺病毒、呼吸道合胞病毒等;常见致病菌有流感嗜血杆菌、肺炎链球菌、溶血性链球菌等。近年来衣原体和支原体感染明显增加,在病毒感染的基础上继发细菌感染亦较多见。

(二)理化因素

冷空气、粉尘、刺激性气体或烟雾(如二氧化硫、二氧化氮、氨气、氯气等)的吸入,亦可引起气管-支气管黏膜的急性炎症。

(三)过敏反应

常见致敏原包括花粉、有机粉尘、真菌孢子或菌丝等的吸入;钩虫、蛔虫的幼虫在肺内的移行;或对细菌蛋白质过敏,均可引起气管、支气管的过敏炎症反应。

【病理】

早期呈现气管、支气管黏膜充血水肿,淋巴细胞和中性粒细胞浸润;后期纤毛上皮细胞损伤、脱落,黏液腺体肥大增生。合并细菌感染时,分泌物呈脓性。

【临床表现】

(一)症状

1.全身症状

急性起病,但全身症状通常较轻,可有发热,多为低到中度发热,3~5日降至正常,常伴有头痛及全身不适等。

2.呼吸道症状

常先有上呼吸道感染症状,如鼻塞、流涕、咽痒、咽痛等,继之出现干咳或咳少量黏液痰,随后咳嗽加剧,痰量增多,转为黏液脓性或脓性痰,偶伴血痰。咳嗽、咳痰可持续 2～3 周,如迁延不愈,可演变成慢性支气管炎。伴支气管痉挛时,可出现程度不等的胸闷气促或出现气促伴胸骨后发紧感。

(二)体征

查体大多可无明显阳性表现,也可有两肺呼吸音粗,散在干、湿性啰音。啰音部位不固定,咳嗽后可减少或消失。

【实验室与其他检查】

(一)血液检查

周围血白细胞计数和分类可无明显改变。细菌感染较重时,白细胞总数和中性粒细胞百分比可升高,血沉加快;病毒感染者,淋巴细胞可增多。

(二)病原学检查

痰涂片或培养可发现致病菌。

(三)影像学检查

X 线检查大多数无异常发现或仅有肺纹理增强。

【诊断和鉴别诊断】

(一)诊断

根据病史、咳嗽和咳痰等呼吸道症状以及两肺散在干、湿性啰音等体征,结合血象、X 线检查可作出临床诊断。病毒和细菌检查有助于病因诊断。

(二)鉴别诊断

1.流行性感冒

流行性感冒起病急,全身中毒症状如发热、头痛、乏力、全身酸痛等明显,呼吸系统症状轻,血象白细胞总数可减少。流行病史、病毒分离和血清学检查,可助鉴别。

2.急性上呼吸道感染

急性上呼吸道感染常有受凉、淋雨、过度疲劳等诱因;鼻咽部症状明显,一般无咳嗽、咳痰,肺部无异常体征,胸部 X 线检查正常。

3.其他

支气管肺炎、肺结核、肺癌、百日咳、支原体肺炎等多种疾病可表现为类似的咳嗽、咳痰表现,可根据病史、体格检查及实验室检查结果进行鉴别。

【治疗】

(一)一般治疗

休息、保暖、避免劳累和不良因素再度刺激;多饮水、补充足够的热量。

(二)控制感染

应根据感染的病原体及药物敏感试验选择抗菌药物治疗。未得到病原菌阳性结果前,可以首选大环内酯类、青霉素类,亦可选用头孢菌素类或喹诺酮类等药物。病情重者可静脉滴注,一般口服抗菌药物即可。

（三）对症治疗

干咳无痰者,可选用可待因、喷托维林等;痰稠不易咳出者,可选用盐酸氨溴索、溴己新,也可雾化帮助祛痰,还可选用中药、中成药止咳祛痰,例如桃金娘油提取物。高热者可予物理降温,并酌情使用解热镇痛药。如有支气管痉挛,可加用平喘药如氨茶碱、β₂受体激动剂等。

【预后】

多数患者预后良好,少数体质弱者可迁延不愈,应引起足够重视。

【预防】

增强体质,预防感冒,减少空气污染,避免刺激性气体的吸入,清除鼻、咽、喉等部位的病灶。

第二节 肺 炎

肺炎是指终末气道、肺泡和肺间质的炎症。病因以感染最常见,如细菌、病毒、支原体等,也可由理化因素、过敏、免疫损伤及药物等引起。细菌性肺炎是最常见的肺炎,也是威胁人类健康的最常见的感染性疾病之一。抗菌药物的出现及发展曾一度使肺炎病死率明显下降。但近年来,尽管应用强力的抗菌药物和有效疫苗,但由于病原体变迁、耐药菌产生及人口老龄化等因素的影响,肺炎总的病死率不再降低,甚至有所上升。

【分类】

（一）按解剖部位分类

1. 大叶性（肺泡性）肺炎

肺炎病原体先在肺泡引起炎症,经肺泡间孔（Cohn孔）扩散,累及部分肺段或整个肺段、肺叶,通常并不累及支气管。

2. 小叶性（支气管性）肺炎

肺炎病原体经支气管入侵,引起细支气管、终末细支气管及肺泡的炎症,常继发于其他疾病,如支气管炎、支气管扩张、上呼吸道病毒感染以及长期卧床的危重患者。

3. 间质性肺炎

以肺间质为主的炎症,病变累及支气管壁以及支气管周围,有肺泡壁增生及间质水肿。

（二）按病因分类

1. 细菌性肺炎

病原体包括肺炎链球菌、甲型溶血性链球菌、金黄色葡萄球菌、肺炎克雷白杆菌、流感嗜血杆菌、铜绿假单胞菌等。

2. 病毒性肺炎

病原体包括腺病毒、冠状病毒、呼吸道合胞病毒、流感病毒、麻疹病毒、巨细胞病毒、单纯疱疹病毒等。

3. 非典型病原体所致肺炎

病原体包括军团菌、支原体和衣原体等。

4. 肺真菌病

病原体包括白色念珠菌、曲霉菌、隐球菌、肺孢子菌等。

5.其他病原体所致肺炎

病原体包括立克次体(如 Q 热立克次体)、弓形虫(如鼠弓形虫)、寄生虫(如肺包虫、肺吸虫)等。

6.理化因素所致的肺炎

主要有:①放射性肺炎,由放射性损伤引起;②化学性肺炎,吸入刺激性气体或液体(如胃酸)所致;③类脂性肺炎,对吸入或内源性脂类物质产生炎症反应的肺炎等。

(三)按患病环境分类

1.社区获得性肺炎

社区获得性肺炎(community acquired pneumonia,CAP)又称医院外肺炎,是指在医院外罹患的感染性肺实质炎症,包括具有明确潜伏期的病原体感染而在入院后平均潜伏期内发病的肺炎。常见病原体包括肺炎链球菌、卡他莫拉菌、流感嗜血杆菌、支原体、衣原体和病毒等。

2.医院获得性肺炎

医院获得性肺炎(hospital acquired pneumonia,HAP)亦称医院内肺炎,是指患者入院时不存在,也不处于潜伏期,而于入院 48 小时后在医院(包括老年护理院、康复院等)内发生的肺炎。HAP 还包括呼吸机相关性肺炎(ventilator associated pneumonia,VAP)和卫生保健相关性肺炎(healthcare associated pneumonia,HCAP)。HAP 多继发于有各种基础疾病的危重患者,并发症多,耐药菌株增加,革兰阴性杆菌所占比例高,治疗困难,病死率高。常见病原体包括肺炎链球菌、流感嗜血杆菌、金黄色葡萄球菌、大肠杆菌、肺炎克雷白杆菌、不动杆菌属、铜绿假单胞菌。

 知识链接

CAP 与 HAP 的临床诊断依据

CAP 的临床诊断依据:①新近出现的咳嗽、咳痰或原有呼吸道疾病症状加重,并出现脓性痰,伴或不伴胸痛;②发热;③肺实变体征和(或)闻及湿性啰音;④白细胞 $>10\times10^9$/L 或 $<4\times10^9$/L,伴或不伴中性粒细胞核左移;⑤胸部 X 线检查显示片状、斑片状浸润性阴影或间质性改变,伴或不伴胸腔积液。以上 1~4 项中任何 1 项加第 5 项,除外非感染性疾病可做出诊断。

HAP 的临床诊断依据是 X 线检查出现新的或进展的肺部浸润影加上下列三个临床征候中的两个或两个以上可以诊断为肺炎:①发热超过 38℃;②血白细胞增多或减少;③脓性气道分泌物。

本节主要介绍肺炎链球菌肺炎、葡萄球菌肺炎和病毒性肺炎。

一、肺炎链球菌肺炎

肺炎链球菌肺炎(streptococcus pheumoniae)又称肺炎球菌肺炎,是由肺炎球菌引起的急性肺部渗出性炎症,约占社区获得性肺炎的半数。临床上以突发高热、寒战、咳嗽、胸痛、咳铁锈色痰、肺实变体征等为特征。好发于冬春季,以青壮年男性较多见。近年来,由于抗菌药物的广泛应用等原因,临床以轻症和不典型者多见。

【病因和发病机制】

肺炎球菌为革兰染色阳性球菌,因常成对或呈短链状排列,故又名肺炎双球菌或肺炎链球菌。菌体外有荚膜,其毒力大小与荚膜的多糖体结构有关。现已知该菌有 86 个血清型,以第 3 型毒力最强。肺炎球菌在干燥痰中可存活数月,但在阳光下直射 1 小时或加热至 52℃ 10 分钟即可杀灭,对各种消毒剂亦甚敏感。

机体免疫功能正常时,肺炎球菌是寄居在口腔、鼻咽部的一种正常菌群,一般不致病;当机体免疫功能受损时(呼吸道病毒感染、受寒、淋雨、醉酒、过度疲劳等),有毒力的肺炎球菌入侵人体而致病。肺炎球菌不产生毒素,其致病力主要在于荚膜对组织的侵袭作用。首先引起肺泡壁充血、水肿及红、白细胞渗出,肺泡内有大量红细胞渗出,随痰液咳出,可呈血痰;渗入肺泡内的红细胞被破坏,释出含铁血黄素,混入痰中咳出,可出现铁锈色痰。含菌的渗出液经肺泡间孔向周围肺泡扩散,可累及几个肺段或整个肺叶,故肺叶间分界清楚,易累及胸膜,引起渗出性胸膜炎。

【病理】

病理改变有充血期、红肝变期、灰肝变期及消散期。①充血期:表现为肺组织充血水肿;②红肝变期和灰肝变期:肺泡内浆液渗出及红、白细胞浸润,白细胞吞噬细菌,肺组织实变呈暗红色,继而转为灰色;③消散期:肺泡内纤维蛋白渗出物溶解、吸收、肺泡重新充气。这一过程大约需要 7~12 日,当炎症消散后,肺组织结构多无损坏,可完全恢复正常。

【临床表现】

发病前常有受凉、淋雨、疲劳、醉酒、上呼吸道感染等诱发因素。

(一)症状

1.全身症状

起病较急,寒战、高热,体温迅速上升至 39~40℃,多呈稽留热型,脉率随之增速,如早期应用抗生素治疗,热型可不典型,伴全身肌肉酸痛、乏力、头痛。少数患者可出现食欲下降、恶心、呕吐、腹胀、腹泻等消化道症状,易被误诊为急腹症。重症患者可出现神经系统症状,如烦躁不安、嗜睡、昏迷等。

2.呼吸系统症状

早期有刺激性干咳或少许黏液痰,痰中带血或呈铁锈色,逐渐转为黏液脓性痰,最后为淡黄色痰。如炎症累及胸膜,可有患侧胸痛,多为尖锐刺痛,可放射到肩部或腹部,咳嗽和深呼吸时加剧,病变范围广泛时可出现呼吸困难。

(二)体征

患者出现急性热病容,鼻翼扇动,口周有单纯疱疹;当病变范围广泛时可出现发绀;有败血症者皮肤、黏膜可见出血点,巩膜黄染;患者心率增快,引起心肌炎时心律不齐,甚至心力衰竭;重症患者有肠胀气,炎症累及膈胸膜时可出现上腹部压痛;重症感染时可伴休克、急性呼吸窘迫综合征及神经精神症状,表现为神志模糊、烦躁、呼吸困难、嗜睡、谵妄、昏迷等;累及脑膜可有颈项强直及出现病理性反射。

早期肺部体征可无明显异常,仅有胸廓呼吸运动幅度减小,叩诊稍浊,听诊可有呼吸音减低及胸膜摩擦音;肺实变期有典型体征,视诊患侧呼吸运动度减弱,触诊语音震颤增强,叩诊呈浊音,听诊可闻及呼吸音减弱或消失,并可闻及病理性支气管呼吸音;消散期可闻及湿啰音。

累及胸膜者,可有胸膜摩擦音或胸腔积液体征。

肺炎球菌的自然病程大致 1~2 周。发病 5~10 日,体温可自行骤降或逐渐消退;使用有效的抗菌药物后可使体温在 1~3 日内恢复正常。患者的其他症状与体征亦随之逐渐消失。

【并发症】

肺炎链球菌肺炎的并发症近年来已少见。重症患者尤其是老年人,易并发感染性休克。表现为血压降低、脉搏细速、四肢厥冷、多汗、尿少、发绀、心动过速、心律失常、意识障碍等,而高热、胸痛、咳嗽等症状并不突出,肺部体征不明显。其他并发症有胸膜炎、脓胸、心包炎、脑膜炎和关节炎等。

【实验室和其他检查】

(一)血液检查

白细胞计数多明显增高,可达(10~20)×10⁹/L,中性粒细胞在 80% 以上,可有核左移或中毒颗粒。年老体弱、酗酒或免疫功能低下者,白细胞计数可正常,但中性粒细胞百分比仍增高。

(二)病原学检查

痰直接涂片可见革兰染色阳性、成对或成短链状排列的球菌,痰培养 24~48 小时可明确病原体,作出病原诊断。聚合酶链反应(PCR)检测及荧光标记抗体检测可提高病原学诊断率。

(三)影像学检查

X 线检查早期仅见肺纹理增粗,或受累的肺段、肺叶稍模糊。随着病情进展,出现典型的肺实变表现:表现为肺叶或肺段分布的大片均匀的高密度实变阴影,多以叶间裂为界,边界清晰,在实变阴影中可见支气管充气征;如有少量胸腔积液则肋膈角变钝。多数病例在起病 3~4 周后阴影完全吸收,老年患者消散缓慢,也可转为机化性肺炎。

【诊断与鉴别诊断】

(一)诊断

依据病史(受寒、淋雨、醉酒、过度疲劳等诱因)、典型症状(寒战、高热、咳嗽、咳铁锈色痰、胸痛等)与体征(肺实变征),结合胸部 X 线、血象检查可作出初步诊断。痰、血培养找到病原菌是确诊的主要依据。

(二)鉴别诊断

1.其他病原体引起的肺炎

葡萄球菌肺炎和克雷白杆菌肺炎的临床表现均较严重。革兰阴性杆菌肺炎多见于体弱、心肺慢性疾病或免疫缺损患者,多为院内继发感染。痰和(或)血的细菌阳性培养是诊断不可缺少的依据。病毒性肺炎和支原体肺炎一般病情较轻,白细胞常无明显增加,临床过程、痰液病原体分离和血液免疫学试验对诊断有重要意义。

2. 干酪性肺炎

干酪性肺炎与肺炎球菌肺炎相似,X 线亦有肺实变,但结核病常有低热乏力,痰中容易找到结核菌。X 线显示病变多在肺尖或锁骨上下,密度不均,历久不消散,且可形成空洞和肺内播散。而肺炎球菌肺炎经青霉素治疗 3~5 日,体温多能恢复正常,肺内炎症也较快吸收。

3. 支气管肺癌

少数周围型肺癌 X 线影像颇似肺部炎症。但一般不发热或仅有低热,周围血白细胞计数不高,痰中找到癌细胞可以确诊。肺癌可伴发阻塞性肺炎,经抗生素治疗后炎症消退,肿瘤阴影渐趋明显,或者伴发肺门淋巴结肿大,肺不张。有效抗生素治疗下炎症久不消散,或者消散后又复出现,尤其是年龄较大的患者,可行 X 线体层摄片,CT、MRI 检查,痰脱落细胞和纤支镜检查等。

【治疗】

(一)一般治疗

患者应卧床休息,注意补充足够蛋白质、热量及维生素,鼓励多饮水(每日 1～2L);密切监测病情变化,防止休克。

(二)对症治疗

根据情况给予对症治疗。①高热者,可行物理降温,一般不用阿司匹林或其他解热药,以免过度出汗、脱水及干扰真实热型,导致临床判断错误;②剧烈胸痛者,可酌用少量镇痛药,如可待因 15mg;③失水者可输液,保持尿比重在 1.020 以下,血清钠保持在 145mmol/L 以下;④中等或重症患者($PaO_2 < 60mmHg$ 或有发绀)应给氧;⑤若有明显麻痹性肠梗阻或胃扩张,应暂时禁食、禁饮和胃肠减压,直至肠蠕动恢复;⑥烦躁不安、谵妄、失眠者酌用地西泮 5mg 或水合氯醛 1～1.5g,禁用抑制呼吸的镇静药。

(三)控制感染

一经诊断即应给予抗菌药物治疗,不必等待细菌培养结果。首选青霉素 G,根据病情轻重及有无并发症选择合适的用药途径及剂量:成年轻症患者,每日 240 万 U,分 3 次肌内注射;病情稍重者,宜用青霉素 G 每日 240 万～480 万 U,分次静脉滴注,每 6～8 小时 1 次;重症及并发脑膜炎者,可增至每日 1 000 万～3 000 万 U,分 4 次静脉滴注。对青霉素过敏者,或耐青霉素或多重耐药菌株感染者,可用氟喹诺酮类、头孢噻肟或头孢曲松等药物,多重耐药菌株感染者可用万古霉素、替考拉宁等。

(四)并发症的处理

约 10％～20％肺炎链球菌肺炎伴发胸腔积液者,应酌情取胸液检查及培养以确定其性质。若治疗不当,约 5％患者并发脓胸,应积极排脓引流。并发感染性休克应加强监护,早期、足量、联用广谱的强力抗菌药物及抗休克治疗。

【预后】

经有效抗菌治疗,多数预后良好,但年老体弱、原有基础疾病、免疫功能缺陷、病变广泛、出现感染性休克等患者预后差。

【预防】

避免受寒、淋雨、疲劳、醉酒等诱发因素,锻炼身体,增强机体抵抗能力,对易感人群可注射肺炎免疫疫苗。

二、葡萄球菌肺炎

葡萄球菌肺炎(staphylococcal pneumonia)是由葡萄球菌引起的急性肺化脓性炎症。常发生于老年人、有基础疾病(如糖尿病、血液病、艾滋病、肝病、静脉吸毒或原有支气管肺疾病等)者、儿童患流感或麻疹时。多急骤起病,寒战、高热、胸痛、痰脓性,早期可出现循环衰竭。若治疗不及时或不当,病死率甚高。

【病因和发病机制】

葡萄球菌为革兰染色阳性球菌,是化脓性感染的主要致病菌,可分为凝固酶阳性葡萄球菌(主要为金黄色葡萄球菌,简称金葡菌)及凝固酶阴性葡萄球菌(如表皮葡萄球菌和腐生葡萄球菌等)。其致病物质主要是酶和毒素,凝固酶阳性者致病力较强,外毒素如溶血毒素、杀白细胞素、肠毒素等,具有溶血、坏死、破坏白细胞及血管痉挛等作用。随着医院内感染的增多,由凝固酶阴性葡萄球菌引起的肺炎也不断增多。

葡萄球菌侵入肺内的途径:①经呼吸道吸入:葡萄球菌可存在于人的鼻咽部,可因误吸或雾化吸入等治疗侵入肺内;②经血循环侵入:皮肤感染灶(疖、痈、蜂窝织炎等)、外伤等情况中的葡萄球菌可经血循环播散至肺部。

【病理】

经呼吸道吸入的葡萄球菌肺炎常呈大叶性分布或呈广泛的、融合性的支气管肺炎,可引起败血症性梗死和脓肿,当脓肿与支气管相通时,空气进入脓肿腔内,形成肺气囊肿;经血循环侵入的葡萄球菌肺炎的病理改变为多发性化脓性炎症,形成单个或多发性肺脓肿以及败血症栓子和多发性肺梗死的形成。

【临床表现】

(一)症状

1.全身症状

葡萄球菌肺炎起病多急骤,寒战、高热,体温多高达 39～40℃,毒血症状明显,全身肌肉、关节酸痛,体质衰弱,精神萎靡,病情严重者可早期出现周围循环衰竭。院内感染者通常起病较隐袭,体温逐渐上升。老年人症状可不典型。

2.呼吸系统症状

呼吸系统症状主要有胸痛,痰脓性、量多、带血丝或呈脓血状。血源性葡萄球菌肺炎常有皮肤伤口、疖痈和中心静脉导管置入等,或静脉吸毒史,咳脓性痰较少见。

(二)体征

早期可无体征,常与严重的中毒症状和呼吸道症状不平行,其后在两肺闻及散在湿啰音,病灶较大时可有肺实变体征,如发生气胸或脓气胸则有相应体征。血源性葡萄球菌肺炎应注意肺外病灶,静脉吸毒者多有皮肤针口和三尖瓣赘生物,可闻及心脏杂音。

【并发症】

易并发脓胸、脓气胸,少数患者也可并发肝脓肿、脑脓肿等。

【实验室和其他检查】

(一)血液检查

外周血白细胞计数明显升高,中性粒细胞比例增加,并有核左移和中毒颗粒。

(二)影像学检查

胸部 X 线检查显示肺段或肺叶实变,可形成空洞,或呈小叶状浸润,其后可有单个或多个液气囊腔,或出现空腔及液平面。X线阴影的易变性是金葡菌肺炎的重要特征。治疗有效时,病变消散,阴影密度逐渐减低,约2～4周阴影可完全消失。

(三)病原学检查

痰和血细菌学检查是确诊的主要依据。但近年来,由于抗生素的滥用,细菌培养的阳性率较低,故诊断不应过分依赖痰和血的细菌学检查。

【诊断与鉴别诊断】

(一)诊断

根据全身中毒症状,咳嗽、脓血痰,胸痛,肺实变体征,白细胞计数增高、中性粒细胞比例增加、核左移并有中毒颗粒和X线表现,可作出初步诊断。痰、胸腔积液、血和肺穿刺物培养找到葡萄球菌是确诊依据。

(二)鉴别诊断

葡萄球菌肺炎主要应与其他细菌性肺炎如肺炎球菌肺炎、肺炎杆菌肺炎和肺脓肿相鉴别,病原体检查可以明确。

【治疗】

(一)一般治疗和对症治疗

同肺炎球菌肺炎,应强调早期清除、引流原发病灶。

(二)控制感染

尽早选用敏感的抗菌药物,临床上可参考药敏试验选用敏感抗菌药。近年来,90％以上金葡菌对青霉素耐药,因此可选用耐青霉素酶的半合成青霉素或头孢菌素,如苯唑西林、头孢唑啉等,联用氨基糖苷类如阿米卡星等可提高疗效。此外,阿莫西林、氨苄西林与酶抑制剂组成的复方制剂对产酶金黄色葡萄球菌也有效。若为耐甲氧西林金黄色葡萄球菌(MRSA),则应选用万古霉素、去甲氧万古霉素或替考拉宁等,近年国外还应用链阳霉素和噁唑烷酮类药物(如利奈唑胺)。

【预后】

多数患者经早期诊断,及时有效的治疗,预后较好,但老年人、原有基础疾病、病情严重者及出现严重并发症者预后差。

【预防】

防止医院内感染,严格无菌操作;对免疫功能低下者,应加强监护,预防金葡菌感染;加强口腔皮肤护理,防止细菌侵入血流。

三、病毒性肺炎

病毒性肺炎(viral pneumonia)是由上呼吸道病毒感染向下蔓延所致的肺部炎症。社区获得性肺炎住院患者约8％为病毒性肺炎。本病一年四季均可发生,但大多见于冬春季节,可暴发或散发流行。可发生在免疫功能正常或抑制的儿童和成人,一般小儿发病率高于成人。临床主要表现为发热、头痛、全身酸痛、干咳等。

【病因和发病机制】

引起成人肺炎的常见病毒为甲型或乙型流感病毒、腺病毒、副流感病毒、呼吸道合胞病毒和冠状病毒等；婴幼儿病毒性肺炎常为呼吸道合胞病毒感染；免疫抑制宿主为疱疹病毒和麻疹病毒的易感者；骨髓移植和器官移植受者常患巨细胞病毒和疱疹病毒肺炎。患者可同时由一种以上病毒感染，并常继发细菌感染，免疫抑制宿主还常继发真菌感染。病毒性肺炎为吸入性感染，呼吸道病毒主要通过飞沫，且传播迅速、传播面广。偶见直接接触传播，粪经口传染见于肠道病毒，呼吸道合胞病毒通过尘埃传染。

【病理】

病毒侵入细支气管上皮引起细支气管炎。细支气管壁可见上皮破坏，黏膜水肿、溃疡；细支气管内有渗出物；炎性介质释出，直接作用于支气管平滑肌，致使支气管痉挛。气道防御功能降低，易致细菌感染，免疫状态低下者，尚可合并真菌、原虫特别是卡氏肺孢子虫感染。

感染可波及肺间质与肺泡而致肺炎。单纯病毒性肺炎多为间质性肺炎，肺泡间隔有大量单核细胞浸润。肺泡水肿，被覆含蛋白及纤维蛋白的透明膜，使肺泡弥散距离加宽。肺炎可为局灶性或广泛弥漫性，偶呈实变。病变吸收后可留有肺纤维化，甚至结节性钙化。

【临床表现】

（一）症状

1. 全身症状

临床症状通常较轻，与支原体肺炎的症状相似，但起病较急，发热、头痛、全身酸痛、倦怠等较突出。

2. 呼吸系统症状

大部分患者起初有喷嚏、流涕、咽干、咽痛等上呼吸道感染症状，在流感症状尚未消退时，病变已累及肺实质而出现咳嗽，少痰，或白色黏液痰及胸痛、气短等症状。小儿或老年人易发生重症病毒性肺炎，表现为高热、心悸、呼吸困难、嗜睡、精神萎靡，甚至发生休克、心力衰竭和呼吸衰竭等并发症，也可发生急性呼吸窘迫综合征。

（二）体征

肺部体征多不明显，有时可在肺下部闻及小水泡音，病情严重者有呼吸浅速、发绀、心率增快、肺部干湿性啰音。

【实验室和其他检查】

（一）血液检查

白细胞计数正常、稍高或偏低，继发细菌感染时，白细胞计数及中性粒细胞可增高。血沉通常在正常范围。

（二）痰液检查

痰涂片所见的白细胞以单核细胞居多，痰培养常无致病细菌生长。

（三）血清学检查

急性期和恢复期的双份血清，补体结合试验、中和试验或血清抑制试验抗体滴度增高 4 倍或以上有确诊意义。近年用血清监测病毒的特异性 IgM 抗体，有助早期诊断。免疫荧光、酶联免疫吸附试验、辣根过氧化物-抗辣根过氧化物法等，可进行病毒特异性快速诊断。

（四）影像学检查

胸部 X 线检查可见两肺呈网状阴影，肺纹理增粗，模糊，小片状浸润或广泛浸润，病情严重者显示两肺中、下野弥漫性结节性阴影,但大叶实变及胸腔积液者均不多见。病毒性肺炎的致病原不同,其 X 线征象亦有不同的特征。

【诊断】

诊断依据为临床症状及胸部 X 线改变,并排除由其他病原体引起的肺炎。确诊则有赖于病原学检查,包括病毒分离、血清学检查以及病毒抗原的检测。

【治疗】

(一)一般治疗及对症治疗

卧床休息,注意保暖,居室保持空气流通,注意隔离消毒,预防交叉感染。保持呼吸道通畅,湿化气道,及时消除上呼吸道分泌物等。给予足量维生素及蛋白质,多饮水及少量多次进软食,防止水、电解质和酸碱失衡,必要时氧疗。

(二)控制感染

1.抗病毒药物

目前已证实较有效的抗病毒药物:①利巴韦林:具有广谱抗病毒活性,每日 0.8～1.0g(分 3～4 次口服),静脉滴注或肌注每日 10～15mg/kg(分 2 次),雾化吸入,每次 10～30mg,加蒸馏水 30ml,每日 2 次,连续 5～7 日;②阿昔洛韦:具有广谱、强效和起效快的特点,每次 5mg/kg,静脉滴注,每日 3 次,连续给药 7 日;③更昔洛韦:主要用于巨细胞病毒感染,7.5～15mg/(kg·d),连用 10～15 日;④奥司他韦:对甲、乙型流感病毒均有很好作用,耐药发生率低,75mg,每日 2 次,连用 5 日;⑤金刚烷胺:有阻止某些病毒进入人体细胞及退热作用,临床用于流感病毒等感染,成人量每次 100mg,晨晚各 1 次,连用 3～5 日;⑥其他:板蓝根、金银花、大青叶、连翘等中药有一定的抗病毒作用。还可用 α-干扰素等。

2.抗菌药物

原则上不宜应用抗菌药物预防继发性细菌感染,一旦明确已合并细菌感染,应及时选用敏感的抗菌药物。

【预后】

预后与年龄、机体免疫功能状态有密切关系。正常人有自限性,肺内病灶可自行吸收,预后好;婴幼儿以及免疫力低下特别是器官移植术后、AIDS 患者以及合并其他病原体感染时预后差。

【预防】

易感者应注意防护,冬春季节或病毒性肺炎流行时,外出应戴口罩,避免在人多的公共场合出入;平时注意锻炼身体,改善营养,增强机体抵抗能力。干扰素对易感细胞的病毒感染具有保护作用,有阻止病情发展和防止其播散作用。人体免疫球蛋白被动免疫对易感的患者,特别是针对水痘与麻疹有一定的保护作用。特异性免疫接种对流行性感冒、腺病毒、麻疹等虽有保护作用,但不能完全防止。

[附] 传染性非典型肺炎

传染性非典型肺炎,又称严重急性呼吸综合征(severe acute respiratory syndromes),简称 SARS,是一种新的呼吸道传染病,极强的传染性与病情的快速进展是此病的主要特点,人群普遍易感,呈家庭和医院聚集性发病,多见于青壮年,儿童感染率较低。

SARS 是由 SARS 冠状病毒引起的一种可累及多个器官系统的特殊肺炎,其主要临床特征为急性起病、发热、干咳、呼吸困难,白细胞不高或降低、肺部浸润和抗菌药物治疗无效。

【病因和发病机制】

世界卫生组织(WHO)把从 SARS 患者体内分离出来的病原体命名为 SARS 冠状病毒(SARS-associated coronavirus,SARS - CoV),简称 SARS 病毒。SARS 病毒在环境中较其他已知的人类冠状病毒稳定,室温 24℃时病毒在尿液里至少可存活 10 日,在痰液中和腹泻患者的粪便中能存活 5 日以上,在血液中可存活 15 日。但病毒暴露在常用的消毒剂和固定剂中即可失去感染性,56℃以上 90 分钟可以杀死病毒。

患者为重要的传染源,主要是急性期患者,此时患者呼吸道分泌物、血液里病毒含量十分高,并有明显症状,如打喷嚏等易播散病毒;SARS 冠状病毒主要通过近距离飞沫、气溶胶,接触患者的分泌物或污染的物品及密切接触传播;人群不具有免疫力,普遍易感。发病机制未明,推测 SARS 病毒通过其表面蛋白与肺泡上皮等细胞上的相应受体结合,导致肺炎的发生。

【病理】

病理改变主要显示弥漫性肺泡损伤和炎症细胞浸润,早期的特征是肺水肿、纤维素渗出、透明膜形成、脱屑性肺炎及灶性肺出血等病变;机化期可见到肺泡内含细胞性的纤维黏液样渗出物及肺泡间隔的成纤维细胞增生,仅部分病例出现明显的纤维增生,导致肺纤维化甚至硬化。

【临床表现】

(一)症状

1.全身症状

潜伏期 2~10 日。起病急骤,多以发热为首发症状,体温大于 38℃,可有寒战,伴有肌肉关节酸痛、头痛、乏力和腹泻。

2.呼吸系统症状

咳嗽、少痰,偶有血丝痰,心悸、气促,甚或呼吸窘迫。患者多无上呼吸道卡他症状。

(二)体征

肺部体征不明显,部分患者可闻及少许湿啰音,或有肺实变体征。

【实验室和其他检查】

(一)血液检查

血白细胞计数一般正常或降低,常有淋巴细胞减少,可有血小板降低。部分患者血清转氨酶、乳酸脱氢酶等升高。

(二)病原检查

常用免疫荧光抗体法(IFA)和酶联免疫吸附法(ELISA)检测。早期可用鼻咽部冲洗或吸引物、血、尿、便等标本行病毒分离和聚合酶链反应(PCR)。平行检测进展期和恢复期双份血清 SARS 病毒特异性 IgM、IgG 抗体,抗体阳转或出现 4 倍或以上升高,有助于诊断和鉴别诊断。

(三)影像学检查

影像学检查早期可无异常,一般在一周内逐渐出现肺纹理粗乱的间质性改变、斑片状或片状渗出阴影,典型的改变为磨玻璃及肺实变影,病灶多在中下叶并呈外周分布,可在 2～3 日内波及一侧肺野或两肺,约半数波及双肺。少数出现气胸和纵隔气肿。CT 还可见小叶内间隔和小叶间隔增厚(碎石路样改变)、细支气管扩张和少量胸腔积液。病变后期部分患者肺部有纤维化改变。

【诊断】

依据流行病学资料,症状与体征,结合实验室检查、胸部影像学变化及 SARS 病原学检测阳性,排除其他表现类似的疾病,可以作出 SARS 的诊断。

但需与其他感染性和非感染性肺部病变鉴别,尤其注意与流感鉴别。根据当时、当地流感疫情及周围人群发病情况,无 SARS 流行病学依据,卡他症状较突出,外周血淋巴细胞常增加,发病早期给予奥司他韦有助于减轻发病和症状,必要时进行流感和 SARS 的病原学检查,可以协助鉴别。

【治疗】

(一)一般性治疗和抗病毒治疗

请参阅本节病毒性肺炎。但重症患者还应加强对生命体征、出入液量、心电图及血糖的监测。当血糖高于正常水平,可应用胰岛素将其控制在正常范围,可能有助于减少并发症。

(二)应用糖皮质激素

重症患者可酌情使用糖皮质激素,具体剂量及疗程应根据病情而定,甲泼尼龙一般剂量为 2～4mg/(kg·d),连用 2～3 周,同时应密切注意糖皮质激素的不良反应和 SARS 的并发症。

(三)呼吸支持治疗

对重症 SARS 患者应该经常监测血氧饱和度(SpO_2)的变化。活动后 SpO_2 下降是呼吸衰竭的早期表现,应该给予及时的处理。同时应给予持续鼻导管吸氧,使 SpO_2 维持在 93% 或以上,必要时可选用面罩吸氧。出现低氧血症患者,可使用无创机械通气,应持续使用直至病情缓解,如效果不佳或出现 ARDS,应及时进行有创机械通气治疗。

(四)其他治疗

对于重症患者还应注意器官功能的支持治疗,一旦出现休克或多器官功能障碍综合征,应予相应治疗。α-干扰素同时具有抗病毒和免疫调节活性,也可试用。有条件者,可试用康复患者血清,能明显降低患者血液中病毒的滴度。

【预后】

本病预后较好,绝大多数患者能治愈,病死率约 5% 左右;有基础疾病、病情严重、起病急、就医相对晚者预后差。

【预防】

防范本病要做到"四勤三好"。四勤是指:勤洗手,预防病毒传染的第一道防线,整个洗手搓揉时间不应少于 30 秒,最后用流动水冲洗干净;勤洗脸,脸部容易寄居病毒;勤饮水,可以使鼻黏膜保持湿润,增强抵抗力,还便于及时排泄体内的废物,有利于加强机体的抗病能力;勤通风,室内经常通风换气,可稀释减少致病的因子。三好是指:口罩戴得好,戴口罩犹如给呼吸道设置了一道"过滤屏障",使病毒和细菌不能进入人体;心态调整好,健康的良好心态,人体的免疫系统才会免遭侵袭;身体锻炼好,加强体育锻炼,增强体质。

第三节　肺　结　核

肺结核是由结核分枝杆菌引起的呼吸系统的慢性传染病,是全球关注的公共卫生和社会问题,也是我国重点控制的主要疾病之一。主要临床表现有低热、盗汗、乏力、消瘦、咳嗽及咯血等。病程长,易复发为特点。

【病因】

(一)病原菌

结核病的病原菌为结核分枝杆菌,包括人型、牛型、非洲型和鼠型四类。人肺结核的致病菌 90% 以上为人型结核分枝杆菌,少数为牛型和非洲型分枝杆菌。

结核分枝杆菌抗酸染色呈红色,可抵抗盐酸酒精的脱色作用,故称抗酸杆菌。结核分枝杆菌生长缓慢,适宜生长温度为 37℃ 左右,培养时间一般为 2~8 周。结核分枝杆菌对干燥、冷、酸、碱等抵抗力强,在干燥的环境中可存活数月或数年,在阴湿环境中可存活数月,但在烈日曝晒下 2 小时或煮沸 5 分钟即可杀死结核菌。煮沸消毒和高压消毒是最有效的消毒方法。

结核分枝杆菌菌体成分复杂,主要是类脂质、蛋白质和多糖类。类脂质占总量的 50%~60%,其中的蜡质约占 50%,其作用与结核病的组织坏死、干酪液化、空洞发生以及结核变态反应有关。菌体蛋白质以结合形式存在,是结核分枝杆菌素的主要成分,诱发皮肤变态反应。多糖类与血清反应等免疫应答有关。

结核分枝杆菌根据其代谢状态分为 A、B、C、D 四群。A 菌群:快速繁殖,大多位于巨噬细胞外和肺空洞干酪液化部分,占结核分枝杆菌群的绝大部分,异烟肼对 A 菌群作用强。B 菌群:处于半静止状态,多位于巨噬细胞内酸性环境中和空洞壁坏死组织中,吡嗪酰胺对 B 菌群作用强。C 菌群:处于半静止状态,可有间歇性的生长繁殖,利福平对 C 菌群作用强。D 菌群:处于休眠状态,不繁殖,数量很少,抗结核药物对 D 菌群无作用。B 和 C 菌群由于处于半静止状态,抗结核药物的作用相对较差,有"顽固菌"之称,杀灭 B 和 C 菌群可以防止复发。

(二)流行病学

1.传染源

结核病的传染源主要是继发性肺结核的患者。痰里查出结核分枝杆菌的患者是唯一传染源。

2.传播途径

结核分枝杆菌主要通过咳嗽、喷嚏等方式把含有结核分枝杆菌的微滴排到空气中而传播。飞沫传播是肺结核最重要的传播途径。经消化道和皮肤等其他途径传播现已罕见。

3.易感人群

婴幼儿细胞免疫系统不完善,老年人、HIV 感染者、免疫抑制剂使用者、慢性疾病患者等免疫力低下,都是结核病的易感人群。此外,生活贫困、居住拥挤、营养不良等社会因素也影响机体的易感性。

【发病机制】

(一)原发感染

当首次吸入含结核分枝杆菌的微滴后,是否感染取决于结核分枝杆菌的毒力和肺泡内巨噬细胞固有的吞噬杀菌能力。结核分枝杆菌的类脂质等成分能抵抗溶酶体酶类的破坏作用，如果结核分枝杆菌能够存活下来，并在肺泡巨噬细胞内外生长繁殖，这部分肺组织即出现炎性病变，称为原发病灶。原发病灶中的结核分枝杆菌沿着肺内引流淋巴管到达肺门淋巴结，引起淋巴结肿大。原发病灶继续扩大，可直接或经血流播散到邻近组织器官，发生结核病。人体通过细胞介导的免疫系统对结核分枝杆菌产生特异性免疫，使结核分枝杆菌停止繁殖，原发病灶炎症迅速吸收或留下少量钙化灶，肿大的肺门淋巴结逐渐缩小、纤维化或钙化，播散到全身各器官的结核分枝杆菌大部分被消灭，这就是原发感染最常见的良性过程。

(二)结核病免疫和迟发性变态反应

结核病主要的免疫保护机制是细胞免疫。人体受结核分枝杆菌感染后，肺泡中的巨噬细胞分泌 IL-1、IL-6 和 TNF 等细胞因子使淋巴细胞和单核细胞聚集到结核分枝杆菌入侵部位，逐渐形成结核肉芽肿，限制结核分枝杆菌扩散并杀灭结核分枝杆菌。

1890 年 Koch 观察到：将结核分枝杆菌皮下注射到未感染的豚鼠，10～14 日后局部皮肤红肿、溃烂，形成深的溃疡，不愈合，最后豚鼠因结核分枝杆菌播散到全身而死亡。而对 3～6 周前受少量结核分枝杆菌感染和结核分枝杆菌素皮肤试验阳转的动物，给予同等剂量的结核分枝杆菌皮下注射，2～3 日后局部出现红肿，形成表浅溃烂，继之较快愈合，无淋巴结肿大，无播散和死亡。这种机体对结核分枝杆菌再感染和初感染所表现出不同反应的现象称为 Koch 现象。较快的局部红肿和表浅溃烂是由结核分枝杆菌素诱导的迟发性变态反应的表现；结核分枝杆菌无播散，引流淋巴结无肿大以及溃疡较快愈合是免疫力的反映。

(三)继发性结核

继发性结核病的发病，目前认为有两种方式：原发性结核感染时期遗留下来的潜在病灶中的结核分枝杆菌重新活动而发生的结核病，此为内源性复发；另一种方式是由于受到结核分枝杆菌的再感染而发病，称为外源性重染。两种不同发病方式主要取决于当地的结核病流行病学特点与严重程度。继发性结核病有明显的临床症状，容易出现空洞和排菌，有传染性，所以，继发性结核病具有重要临床和流行病学意义，是防治工作的重点。

【病理】

(一)基本病理变化

结核病的基本病理变化是炎性渗出、增生和干酪样坏死。结核病的病理过程特点是破坏与修复常同时进行，故上述三种病理变化多同时存在，也可以某一种变化为主，而且可相互转化。这主要取决于结核分枝杆菌的感染量、毒力大小以及机体的抵抗力和变态反应状态。

1.渗出为主的病变

主要出现在结核性炎症初期阶段或病变恶化复发时，可表现为局部中性粒细胞浸润，继之由巨噬细胞及淋巴细胞取代。

2.增生为主的病变

表现为典型的结核结节，直径约为 0.1mm，数个融合后肉眼能见到，由淋巴细胞、上皮样细胞、朗格汉斯巨细胞以及成纤维细胞组成。结核结节的中间可出现干酪样坏死。上皮样细胞呈多角形，由巨噬细胞吞噬结核分枝杆菌后体积变大而形成，染色成淡伊红色。大量上皮样细胞互相聚集融合形成多核巨细胞称为朗格汉斯巨细胞。增生为主的病变发生在机体抵抗力较强、病变恢复阶段。

3. 干酪样坏死为主的病变

多发生在结核分枝杆菌毒力强、感染菌量多、机体超敏反应增强、抵抗力低下的情况。干酪坏死病变镜检为红染无结构的颗粒状物，含脂质多，肉眼观察呈淡黄色，状似奶酪，故称干酪样坏死。

(二)病理变化转归

1. 好转、痊愈

采用化学治疗后早期渗出性病变可完全吸收消失或仅留下少许纤维索条。一些增生病变或较小干酪样病变在化学治疗下也可吸收缩小逐渐纤维化，或纤维组织增生将病变包围，形成散在的小硬结灶。经化疗后干酪样病变中的大量结核分枝杆菌被杀死，病变逐渐吸收缩小或形成钙化。

2. 恶化、进展

未经化学治疗的干酪样坏死病变常发生液化或形成空洞，含有大量结核分枝杆菌的液化物可经支气管播散到对侧肺或同侧肺其他部位引起新病灶。

【临床表现】

肺结核大多起病隐匿，病程长，虽然肺结核的临床表现不尽相同，但有共同之处。

(一)症状

1. 呼吸系统症状

(1)咳嗽咳痰　是肺结核最常见症状。咳嗽较轻，干咳或少量黏液痰。有空洞形成时，痰量增多，若合并其他细菌感染，痰可呈脓性。若合并支气管结核，表现为刺激性咳嗽。

(2)咯血　约 1/3～1/2 的患者有咯血。咯血量多少不定，多数患者为少量咯血，少数为大咯血。

(3)胸痛　结核累及胸膜时可表现胸痛，为胸膜性胸痛，随呼吸运动和咳嗽加重。

(4)呼吸困难　多见于干酪样肺炎和大量胸腔积液患者。

2. 全身症状

发热为最常见症状，多为长期午后潮热，即下午或傍晚开始升高，翌晨降至正常。部分患者有倦怠乏力、盗汗、食欲减退和体重减轻等。育龄女性患者可以有月经不调。

(二)体征

多寡不一，取决于病变性质和范围。病变范围较小时，可没有任何体征；渗出性病变范围较大或干酪样坏死时，则可以有肺实变体征，如触觉语颤增强、叩诊浊音、听诊闻及支气管呼吸音和细湿啰音；较大的空洞性病变听诊也可以闻及支气管呼吸音；当有较大范围的纤维条索形成时，气管向患侧移位，患侧胸廓塌陷、叩诊浊音、听诊呼吸音减弱并可闻及湿啰音；结核性胸膜炎时有胸腔积液体征：气管向健侧移位，患侧胸廓望诊饱满、触觉语颤减弱、叩诊实音、听诊呼吸音消失；支气管结核可有局限性哮鸣音。

(三)肺结核类型

2004 年我国实施新的结核病分类标准，突出了对痰结核分枝杆菌检查和化疗史的描述，取消按活动性程度及转归分期的分类。

1. 原发型肺结核

含原发综合征及胸内淋巴结结核。多见于少年儿童，无症状或症状轻微，多有结核病家庭接触史,结核分枝杆菌素试验多为强阳性,X线胸片表现为哑铃型阴影,即原发病灶、引流淋巴管炎和肿大的肺门淋巴结,形成典型的原发综合征(图2-1)。原发病灶一般吸收较快,可不留任何痕迹。若X线胸片只有肺门淋巴结肿大,则诊断为胸内淋巴结结核。

2.血行播散型肺结核

含急性粟粒型肺结核及亚急性、慢性血行播散型肺结核。

急性粟粒型肺结核多见于婴幼儿和青少年,特别是营养不良、患传染病和长期应用免疫抑制剂导致抵抗力明显下降的小儿。起病急,持续高热,中毒症状严重,约一半以上的小儿和成人合并结核性脑膜炎。全身浅表淋巴结肿大,肝和脾大。在症状出现两周左右可发现由肺尖至肺底呈大小、密度和分布三均匀的粟粒状结节阴影,结节直径2mm左右(图2-2)。

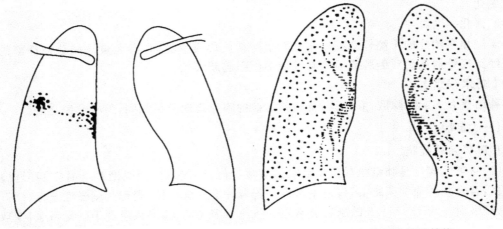

图2-1　原发型肺结核——原发综合征　　图2-2　急性粟粒型肺结核

亚急性、慢性血行播散型肺结核起病较缓,症状较轻,X线胸片呈双上、中肺野为主的大小不等、密度不同和分布不均的粟粒状或结节状阴影,新鲜渗出与陈旧硬结和钙化病灶共存。慢性血行播散型肺结核多无明显中毒症状。

3.继发型肺结核

含浸润性肺结核、纤维空洞性肺结核和干酪样肺炎等。多发生在成人,病程长,易反复。肺内病变多为含有大量结核分枝杆菌的早期渗出性病变,易进展,多发生干酪样坏死、液化、空洞形成和支气管播散;同时又多出现病变周围纤维组织增生,使病变局限化和瘢痕形成。病变轻重多寡相差悬殊,活动性渗出病变、干酪样病变和愈合性病变共存。因此,继发型肺结核X线表现特点为多态性,好发在上叶尖后段和下叶背段。痰菌检查常为阳性。

(1)浸润性肺结核　渗出性病变和纤维干酪增殖病变多发生在肺尖和锁骨下,影像学检查表现为小片状或斑点状阴影,可融合和形成空洞。渗出性病变易吸收,纤维干酪增殖病变吸收很慢,可长期无改变(图2-3)。

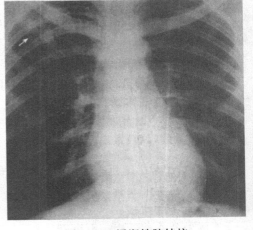

图2-3　浸润性肺结核

（2）空洞性肺结核　空洞形态不一。空洞性肺结核多有支气管播散病变，临床症状较多，发热、咳嗽、咳痰和咯血等。患者痰中经常排菌。应用有效的化学治疗后，出现空洞不闭合，但长期多次查痰阴性，空洞壁由纤维组织或上皮细胞覆盖，诊断为"净化空洞"。但有些患者空洞还残留一些干酪组织，长期多次查痰阴性，临床上诊断为"开放菌阴综合征"，仍须随访。

（3）结核球　多由干酪样病变吸收和周边纤维膜包裹或干酪空洞阻塞性愈合而形成。直径在2～4cm之间，多小于3cm。结核球内有钙化灶或液化坏死形成空洞，同时80%以上结核球有卫星灶，可作为诊断和鉴别诊断的参考。

（4）干酪样肺炎　多发生在机体免疫力和体质衰弱，又受到大量结核分枝杆菌感染的患者，或有淋巴结支气管瘘，淋巴结中的大量干酪样物质经支气管进入肺内而发生。大叶性干酪样肺炎X线呈大叶性密度均匀磨玻璃状阴影，逐渐出现溶解区，呈虫蚀样空洞，可出现播散病灶，痰中能查出结核分枝杆菌。小叶性干酪样肺炎的症状和体征都比大叶性干酪样肺炎轻，X线呈小叶斑片播散病灶，多发生在双肺中下部。

（5）纤维空洞性肺结核　病程长，反复进展恶化，肺组织破坏重，肺功能严重受损，双侧或单侧出现纤维厚壁空洞和广泛的纤维增生，造成肺门抬高和肺纹理呈垂柳样，患侧肺组织收缩，纵隔向患侧移位，常见胸膜粘连和代偿性肺气肿（图2-4）。

4.结核性胸膜炎

含结核性干性胸膜炎、结核性渗出性胸膜炎（图2-5）、结核性脓胸。

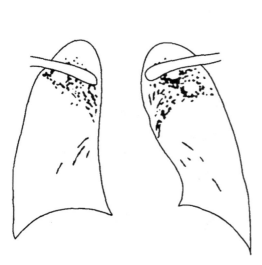

图2-4　纤维空洞性肺结核

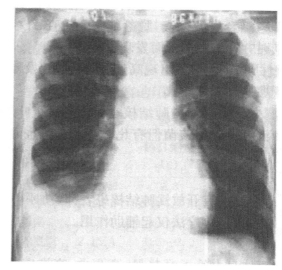

图2-5　结核性渗出性胸膜炎

5.其他肺外结核

按部位和脏器命名，如骨关节结核、肾结核、肠结核等。

6.菌阴肺结核

菌阴肺结核为三次痰涂片及一次培养阴性的肺结核，其诊断标准为：①典型肺结核临床症状和胸部X线表现；②抗结核治疗有效；③临床可排除其他非结核性肺部疾患；④PPD强阳性，血清抗结核抗体阳性；⑤痰结核分枝杆菌PCR和探针检测呈阳性；⑥肺外组织病理证实结核病变；⑦支气管肺泡灌洗液中检出抗酸分枝杆菌；⑧支气管或肺部组织病理证实结核病变。

具备①～⑥中3项或⑦、⑧中任何1项可确诊。

【实验室和其他检查】

(一)影像学检查

胸部X线检查是诊断肺结核的重要方法,可以发现早期轻微的结核病变,确定病变范围、部位、形态、密度、与周围组织的关系等。影像特点是病变多发生在上叶的尖后段和下叶的背段,密度不均匀、边缘较清楚和变化较慢,易形成空洞和播散病灶。

CT易发现隐蔽的病变而减少微小病变的漏诊;能清晰显示各型肺结核病变特点和性质,与支气管关系,有无空洞,以及进展恶化和吸收好转的变化;能准确显示纵隔淋巴结有无肿大。常用于对肺结核的诊断以及与其他胸部疾病的鉴别诊断,也可用于引导穿刺、引流和介入性治疗等。

(二)痰结核分枝杆菌检查

痰结核分枝杆菌检查是确诊肺结核病的主要方法,也是制订化疗方案和考核治疗效果的主要依据。每一个有肺结核可疑症状或肺部有异常阴影的患者都必须查痰。通常初诊患者要送3份痰标本,包括清晨痰、夜间痰和即时痰,如无夜间痰,宜在留清晨痰后2～3小时再留一份痰标本。复诊患者每次送两份痰标本。无痰患者可采用痰诱导技术获取痰标本。痰涂片检查是简单、快速、易行和可靠的方法,由于非结核性分枝杆菌少,故痰中检出抗酸杆菌有极重要的意义。结核分枝杆菌培养常作为结核病诊断的金标准,同时也为药物敏感性测定和菌种鉴定提供菌株。结核分枝杆菌培养费时较长,一般为2～6周,阳性结果随时报告,培养至8周仍未生长者报告阴性。

 知识链接

痰诱导技术

痰诱导技术是以高渗盐水雾化吸入诱导无痰或少痰受检者产生足量痰液,以对下气道分泌物中的细胞及其他液相成分进行分析研究的一种无创的检测方法。Bicherman于1958年最早将此方法应用于肺部肿瘤的诊断,之后又应用于结核和机会菌引发的肺部炎症的诊断。1992年,Pin等首次将诱导痰用于哮喘的研究,扩大了诱导痰的应用范围。诱导痰具有经济、无创、精确、重复性较好等优点,能客观地反映气道状态且与气道活检的病理改变一致,能早期敏感地发现病情变化,并可借此深入研究呼吸系统疾病发病机制及治疗干预。目前痰诱导技术还包括水蒸气诱导排痰、超声雾化排痰、拍背诱导排痰等。

(三)纤维支气管镜检查

常应用于支气管结核和淋巴结支气管瘘的诊断,可以在病灶部位钳取活体组织进行病理学检查、结核分枝杆菌培养。对于肺内结核病灶,可以采集分泌物或冲洗液标本做病原体检查,也可以经支气管肺活检获取标本检查。

(四)结核分枝杆菌素试验

广泛应用于检出结核分枝杆菌的感染,而非检出结核病。结核分枝杆菌素试验对儿童、少年和青年的结核病诊断有参考意义。在卡介苗普遍接种的地区,结核分枝杆菌素试验对检出结核分枝杆菌感染受到很大限制。目前世界卫生组织推荐使用的结核分枝杆菌素为纯蛋白衍化物(PPD)。

结核分枝杆菌素试验选择左侧前臂曲侧中上部 1/3 处，0.1ml(5IU)皮内注射，试验后 48～72 小时观察和记录结果，手指轻摸硬结边缘，测量硬结的横径和纵径，得出平均直径＝(横径＋纵径)/2，而不是测量红晕直径，硬结为特异性变态反应，而红晕为非特异性反应。硬结直径 4mm 为阴性，5～9mm 为弱阳性，10～19mm 为阳性，≥20mm 或虽＜20mm 但局部出现水泡和淋巴管炎为强阳性反应。结核分枝杆菌素试验反应愈强，对结核病的诊断，特别是对婴幼儿的结核病诊断愈重要。凡是阴性反应结果的儿童，一般来说，表明没有受过结核分枝杆菌的感染，可以除外结核病。但在某些情况下，也不能完全排除结核病，因为结核分枝杆菌素试验可受许多因素影响，结核分枝杆菌感染后需 4～8 周才建立充分变态反应，在此之前，结核分枝杆菌素试验可呈阴性；营养不良、HIV 感染、麻疹、水痘、癌症、严重的细菌感染包括重症结核病如粟粒性结核病和结核性脑膜炎等，结核分枝杆菌素试验结果则多为阴性和弱阳性。

【诊断与鉴别诊断】

(一)诊断

1.诊断程序

(1)可疑症状患者的筛选　大约 86% 活动性肺结核患者和 95% 痰涂片阳性肺结核患者有可疑症状。主要可疑症状包括：咳嗽持续 2 周以上、咯血、午后低热、乏力、盗汗、月经不调或闭经，有肺结核接触史或肺外结核。上述情况应考虑到肺结核病的可能性，要进行痰抗酸杆菌和胸部 X 线检查。

(2)是否肺结核　凡 X 线检查肺部发现有异常阴影者，必须通过系统检查，确定病变性质是结核性或其他性质。如一时难以确定，可经 2 周短期观察后复查，大部分炎症病变会有所变化，肺结核则变化不大。

(3)有无活动性　如果诊断为肺结核，应进一步明确有无活动性。活动性病变在胸片上通常表现为边缘模糊不清的斑片状阴影，可有中心溶解和空洞，或出现播散病灶。胸片表现为钙化、硬结或纤维化，痰检查不排菌，无任何症状，为无活动性肺结核。

(4)是否排菌　是确定传染源的唯一方法。

2.诊断方法及内容

(1)肺结核分型　①原发型肺结核；②血行播散型肺结核(需在类型后加括号注明"急性"，"亚急性"或"慢性")；③继发型肺结核(在括号后加括号注明类型)；④结核性胸膜炎；⑤其他肺外肺结核；⑥菌阴性肺结核

(2)病变范围及部位　按左右侧分别记录，每侧又以上、中、下肺野标明病变所在位置。有空洞或结核球者，在相应肺野部位可注明(纤维空洞)、(结核球)。

(3)痰菌检查记录　格式以涂(＋)，涂(－)，培(＋)，培(－)表示。当患者无痰或未查痰时，则注明(无痰)或(未查)。

(4)治疗状况记录　分为初治和复治两种。

有下列情况之一者谓初治：①尚未开始抗结核治疗的患者；②正进行标准化疗方案用药而未满疗程的患者；③不规则化疗未满 1 个月的患者。

有下列情况之一者为复治：①初治失败的患者；②规则用药满疗程后痰菌又复阳的患者；③不规律化疗超过 1 个月的患者；④慢性排菌患者。

3.肺结核的记录方式

按结核病分类、病变部位、范围、痰菌情况、化疗史程序书写。如：原发型肺结核右中涂

（一），初治。继发型肺结核双上涂（＋），复治。血行播散型肺结核可注明（急性）或（慢性）；继发型肺结核可注明（浸润性）、（纤维空洞）等。并发症（如自发性气胸、肺不张等）、并存病（如矽肺、糖尿病等）、手术（如肺切除术后、胸廓成形术后等）可在化疗史后按并发症、并存病、手术等顺序书写。

（二）鉴别诊断

1. 肺炎

主要与继发型肺结核鉴别。各种肺炎因病原体不同而临床特点各异，但大都起病急伴有发热，咳嗽、咳痰明显。胸片表现密度较淡且较均匀的片状或斑片状阴影，抗菌治疗后体温迅速下降，1～2周左右阴影有明显吸收。

2. 支气管扩张

慢性反复咳嗽、咳痰，多有大量脓痰，常反复咯血。轻者X线胸片无异常或仅见肺纹理增粗，典型者可见卷发样改变，CT特别是高分辨CT能发现支气管腔扩大可确诊。

3. 肺癌

肺癌多有长期吸烟史，表现为刺激性咳嗽，痰中带血、胸痛和消瘦等症状。胸部X线表现肺癌肿块常呈分叶状，有毛刺、切迹。癌组织坏死液化后，可以形成偏心厚壁空洞。多次痰脱落细胞和结核分枝杆菌检查和病灶活体组织检查是鉴别的重要方法。

【结核病的化学治疗】

（一）化学治疗的原则

肺结核化学治疗的原则是早期、规律、全程、适量、联合。整个治疗方案分强化和巩固两个阶段。

1. 早期

对所有检出和确诊患者均应立即给予化学治疗。早期化学治疗有利于迅速发挥早期杀菌作用，促使病变吸收和减少传染性。

2. 规律

严格遵照医嘱要求规律用药，不漏服、不停药，以避免耐药性的产生。

3. 全程

保证完成规定的治疗期是提高治愈率和减少复发率的重要措施。

4. 适量

严格遵照适当的药物剂量用药，药物剂量过低不能达到有效的血浓度，影响疗效和易产生耐药性，剂量过大易发生药物毒副反应。

5. 联合 ·

联合用药系指同时采用多种抗结核药物治疗，可提高疗效，同时通过交叉杀菌作用减少或防止耐药性的产生。

（二）常用抗结核病药物

1. 异烟肼（INH，H）

异烟肼问世已50余年，但迄今仍然是单一抗结核药物中杀菌力，特别是早期杀菌力最强者。INH对巨噬细胞内外的结核分枝杆菌均具有杀菌作用。成人剂量每日300mg，顿服；儿童为每日5～10mg/kg，最大剂量每日不超过300mg。结核性脑膜炎和血行播散型肺结核的用药剂量可加大,儿童 20～30mg/kg,成人 10～20mg/kg。偶可发生药物性肝炎,肝功能异常者慎用,需注意观察。如果发生周围神经炎可服用维生素 B_6(吡哆醇)。

2. 利福平(RFP, R)

对巨噬细胞内外的结核分枝杆菌均有快速杀菌作用,特别是对 C 菌群有独特的杀灭菌作用。口服后药物集中在肝脏,主要经胆汁排泄,早晨空腹或早饭前半小时服用。利福平及其代谢物为橘红色,服后大小便、眼泪等为橘红色。成人剂量为每日 8～10mg/kg,体重在 50kg 及以下者为 450mg,50kg 以上者为 600mg,顿服,儿童每日 10～20mg/kg。间歇用药为 600～900mg,每周 2 次或 3 次。用药后如出现一过性转氨酶上升可继续用药,加保肝治疗观察,如出现黄疸应立即停药。妊娠 3 个月以内者忌用,超过 3 个月者慎用。其他利福霉素类药物有利福喷丁(RFT),RFT 适于间歇使用,使用剂量为 450～600mg,每周 2 次。RFT 与 RFP 之间完全交叉耐药。

3. 吡嗪酰胺(PZA, Z)

吡嗪酰胺具有独特的杀灭菌作用,主要是杀灭巨噬细胞内酸性环境中的 B 菌群。成人用药为 1.5g/d,每周 3 次用药为 1.5～2.0g/d,儿童每日为 30～40mg/kg。常见不良反应为高尿酸血症、肝损害、食欲缺乏、关节痛和恶心。

4. 乙胺丁醇(EMB, E)

主要是抑制结核分枝杆菌 RNA 合成,起到抑菌作用,口服易吸收,成人剂量为 0.75～1.0g/d,每周 3 次用药为 1.0～1.25g/d。不良反应为视神经炎,应在治疗前测定视力与视野,治疗中密切观察。鉴于儿童无症状判断能力,一般儿童不用。

5. 链霉素(SM, S)

链霉素对巨噬细胞外碱性环境中的结核分枝杆菌有杀菌作用。肌内注射,每日量为 0.75g,每周 5 次;间歇用药每次为 0.75～1.0g,每周 2～3 次。不良反应主要为耳毒性、前庭功能损害和肾毒性等。儿童、老人、孕妇、听力障碍和肾功能不良者要慎用或不用。

(三)标准化学治疗方案

经国内外严格对照研究证实的化疗方案,可供选择作为统一标准化疗方案。可采用每日给药法和间歇给药法,实验证实间歇给药法能达到每日给药法同样的效果。

1. 初治涂阳肺结核治疗方案（含初治涂阴有空洞形成或粟粒型肺结核）

(1)每日用药方案 ①强化期:异烟肼、利福平、吡嗪酰胺和乙胺丁醇,顿服,2 个月。②巩固期:异烟肼、利福平,顿服,4 个月,简写为 2HRZE/4HR。

(2)间歇给药方案 ①强化期:异烟肼、利福平、吡嗪酰胺和乙胺丁醇,隔日一次或每周3次,2 个月。②巩固期:异烟肼、利福平,隔日一次或每周 3 次,4 个月。简写为:$2H_3R_2Z_3E_3/4H_3R_3$。

2. 复治涂阳肺结核治疗方案

(1)每日用药方案 ①强化期:异烟肼、利福平、吡嗪酰胺、链霉素和乙胺丁醇,每日一次,2 个月。②巩固期:异烟肼、利福平和乙胺丁醇,每日一次,4～6 个月,简写为2HRZSE/4～6HRE。

(2)间歇用药方案 ①强化期:异烟肼、利福平、吡嗪酰胺、链霉素和乙胺丁醇,隔日一次或每周 3 次,2 个月。②巩固期:异烟肼、利福平和乙胺丁醇,隔日一次或每周 3 次,6 个月。简写为 $2H_3R_3Z_3S_3E_3/6H_3R_3E_3$。

3.初治涂阴肺结核治疗方案

（1）每日用药方案　①强化期：异烟肼、利福平、吡嗪酰胺，每日一次，2个月。②巩固期：异烟肼、利福平，每日一次，4个月，简写为：2HRZ/4HR。

（2）间歇用药方案　①强化期：异烟肼、利福平、吡嗪酰胺，隔日一次或每周3次，2个月。②巩固期：异烟肼、利福平，隔日一次或每周3次，4个月。简写为 $2H_3R_3Z_3/4H_3R_3$。

上述间歇方案为我国结核病规划所采用，但必须采用全程督导化疗管理，以保证患者不间断地规律用药。

【其他治疗】

（一）对症治疗

肺结核的一般症状在合理化疗下很快减轻或消失，无需特殊处理。咯血是肺结核的常见症状。咯血处置要注意镇静、止血，患侧卧位，预防和抢救因咯血所致的窒息并防止肺结核播散。

一般少量咯血，多以安慰患者、消除紧张、卧床休息为主，可用氨基己酸、氨甲苯酸（止血芳酸）、酚磺乙胺（止血敏）、卡络柳钠（安络血）等药物止血。大咯血时先用垂体后叶素 5～10U 加入 25%葡萄糖液 40ml 中缓慢静脉注射，一般为 15～20 分钟，然后将垂体后叶素加入 5% 葡萄糖液按 0.1U/(kg·h)速度静脉滴注。垂体后叶素收缩小动脉，使肺循环血量减少而达到较好止血效果。高血压、冠状动脉粥样硬化性心脏病、心力衰竭患者和孕妇禁用。对支气管动脉破坏造成的大咯血可采用支气管动脉栓塞法。在大咯血时，患者突然停止咯血，并出现呼吸急促、面色苍白、口唇发绀、烦躁不安等症状时，常为咯血窒息，应及时抢救。置患者头低足高 45°的俯卧位，同时拍击健侧背部，保持充分体位引流，尽快使积血和血块由气管排出，或直接刺激咽部以咳出血块。有条件时可进行气管插管，硬质支气管镜吸引或气管切开。

（二）糖皮质激素

糖皮质激素在结核病的应用主要是利用其抗炎、抗毒作用。仅用于结核毒性症状严重者，必须确保在有效抗结核药物治疗的情况下使用。使用剂量依病情而定，一般用泼尼松口服每日 20mg，顿服，1～2 周，以后每周递减 5mg，用药时间为 4～8 周。

（三）肺结核外科手术治疗

当前肺结核外科手术治疗主要的适应证是经合理化学治疗后无效、多重耐药的厚壁空洞、大块干酪灶、结核性脓胸、支气管胸膜瘘和大咯血保守治疗无效者。

【预后】

对于及时诊治的患者，大多数肺结核可获得治愈，但也有极少数患者出现恶化，肺内炎性病灶发生干酪样坏死甚至液化，形成空洞。

【预防】

（一）管理传染源

严格对肺结核患者进行登记，以便加强管理；对服务行业、儿童机构的工作人员及患者家属，定期进行胸部 X 线检查，以便早期发现患者，并早期隔离治疗。

（二）切断传播途径

禁止随地吐痰，痰菌阳性患者的痰液应进行必要的处理（吐在纸上烧掉是最好的处理方法）。

（三）增强机体免疫力

加强锻炼，注意营养，增强体质。对未受过结核分枝杆菌感染者，要接种卡介苗（BCG）。

（四）预防性化学治疗

主要应用于受结核分枝杆菌感染易发病的高危人群，包括 HIV 感染者、涂阳肺结核患者的密切接触者、糖尿病、长期使用糖皮质激素或免疫抑制剂者、吸毒者、营养不良者等。方法：异烟肼每日 300mg，顿服，6～8 个月，儿童用量为 4～8mg/kg。

第四节 慢性支气管炎、慢性阻塞性肺疾病

一、慢性支气管炎

慢性支气管炎（chronic bronchitis）简称慢支，是指气管、支气管黏膜及其周围组织的慢性非特异性炎症。临床上以咳嗽、咳痰或伴有喘息及反复发作的慢性过程为特征，是一种严重危害人民健康的呼吸系统常见病。据调查我国患病率约 3％，老年人患病率较高，可达到 15％左右，北方较南方患病率高，农村山区较平原患病率高，大气污染严重的地区患病率高，吸烟者比不吸烟者患病率高。

【病因与发病机制】

本病的病因尚不完全清楚，可能是多种因素长期相互作用的结果。

（一）有害气体和有害颗粒

如香烟、烟雾、粉尘、刺激性气体（二氧化硫、二氧化氮等）。这些理化因素可损伤气道上皮细胞，使纤毛运动减退，巨噬细胞吞噬能力降低，导致气道净化功能下降。气道上皮细胞受损和脱落，引起慢性炎症，腺体分泌增加，为细菌入侵创造了很好的条件。同时刺激黏膜下感受器，使副交感神经功能亢进，使支气管平滑肌收缩，腺体分泌亢进，杯状细胞增生，黏液分泌增加，气道阻力增加。

（二）感染因素

感染是慢性支气管炎发生、发展的重要因素，病毒感染以流感病毒、鼻病毒、副流感病毒、腺病毒、呼吸道合胞病毒等多见，而细菌感染则往往在病毒感染的基础上诱发，以流感嗜血杆菌、肺炎链球菌、甲型链球菌和奈瑟球菌多见。这些感染因素造成气管、支气管黏膜的损伤和慢性炎症。

（三）其他因素

免疫、年龄和气候等因素均与慢性支气管炎有关。寒冷常为慢性支气管炎发作的重要原因或诱因，寒冷空气可以刺激腺体增加黏液分泌，纤毛运动减弱，黏膜血管收缩，局部血循环障碍，有利于继发感染。老年人肾上腺皮质功能减退，细胞免疫功能下降，溶菌酶活性降低，从而容易造成呼吸道的反复感染。

【病理】

慢性支气管炎的病理变化早期表现为上皮细胞的纤毛发生粘连、脱失，上皮细胞空泡变性、坏死、鳞状上皮化生，黏膜和黏膜下充血水肿，杯状细胞和黏液腺肥大和增生、分泌旺盛，大

量黏液潴留。急性发作时可见大量中性粒细胞浸润、黏膜上皮细胞坏死脱落。病变继续发展，炎症由支气管壁向其周围组织扩散，黏膜下方平滑肌束断裂、萎缩。病变发展到晚期出现支气管壁增厚、扭曲变形、塌陷，造成支气管狭窄，逐渐发展成慢性阻塞性肺疾病和肺间质纤维化。

【临床表现】

(一)症状

缓慢起病，病程较长，反复急性发作而逐渐加重。主要症状有慢性咳嗽、咳痰，或伴有喘息。开始症状较轻微，如接触有害气体、吸烟、过度劳累、气候变化或受凉感冒后，则引起急性发作或加重，或者由上呼吸道感染迁延不愈，逐渐演变发展为慢支。到夏天天气转暖后多可自然缓解。

1.咳嗽

咳嗽特点是长期、反复、逐渐加重，咳嗽一般以晨间咳嗽为主，白天较轻，睡眠时有阵咳或排痰。

2.咳痰

清晨排痰较多，起床后或体位变动可刺激排痰。一般为白色黏液或白色浆液泡沫性痰，偶有痰中带血。急性发作伴有细菌感染时，痰可变为黏液脓性或黄色脓痰。

3.喘息

喘息或气急喘息明显者常称为喘息型支气管炎，部分可能合并有支气管哮喘。若伴肺气肿时可表现为劳动或活动后气急。

(二)体征

早期可无任何异常体征，急性发作期在背部或双肺底部闻及散在的干、湿啰音，咳嗽后可减少或消失，啰音多少和部位不固定。伴有喘息时可听到哮鸣音和呼气音延长，伴发肺气肿时则有肺气肿体征。

【临床分期】

按病情进展，分为三期。

(1)急性加重期　指在一周内出现脓性或黏液脓性痰，痰量明显增加，或伴有发热、白细胞计数增高等炎症表现，或咳、痰、喘症状任何一项明显加剧。

(2)慢性迁延期　指有不同程度的咳、痰、喘症状迁延达一个月以上者。

(3)临床缓解期　经治疗或自然缓解，症状基本消失或偶尔有轻微咳嗽和少量痰液，保持两个月以上者。

【实验室和其他检查】

(一)血液检查

急性发作期或合并肺部感染时，可见白细胞总数及中性粒细胞百分比增高。

(二)痰液检查

痰涂片或痰培养可发现肺炎链球菌、流感嗜血杆菌、甲型链球菌、奈瑟球菌等。近年来革兰阴性菌感染有增多趋势，特别是医院内感染者。涂片中还可见到大量中性粒细胞、已破坏的杯状细胞。

(三)X线检查

X线检查早期可无异常表现。当病变反复发作时，可见支气管管壁增厚，两肺纹理增粗、紊乱,呈网状或条索状阴影,以两肺中下野较为明显。当并发肺气肿时,两肺野透亮度增加,膈肌下降且变平。

(四)肺功能检查

早期常无异常,发展到气道狭窄或有阻塞时则出现阻塞性通气功能障碍的表现,如第一秒用力呼气容积(FEV$_1$)占用力肺活量(FVC)的比值减少(<70%),残气量(RV)增加,最大通气量减少(<预计值的80%)。

 知识链接

第一秒用力呼气容积(FEV$_1$):在一定的时间内一次最大吸气后再尽快尽力呼气,在第一秒内所能呼出的气体量。正常时,第一秒用力呼气容积(FEV$_1$)约为用力肺活量的83%,第二秒钟的FEV$_2$/FVC约为96%,第三秒钟的FEV$_3$/FVC约为99%。

【诊断与鉴别诊断】

(一)诊断

根据咳嗽、咳痰或伴喘息,每年发病持续3个月,连续两年或两年以上,并排除其他心、肺疾病(如肺结核、支气管哮喘、支气管扩张、肺癌、心脏病、心力衰竭等)引起的慢性咳嗽、咳痰时,可作出诊断。

(二)鉴别诊断

1.肺结核

肺结核患者多有结核中毒症状或局部症状(如低热、盗汗、乏力、食欲缺乏、消瘦、咯血等),X线检查可发现结核病灶。痰液检查可以找到结核分枝杆菌。

2.支气管扩张

反复发作的咳嗽、咳痰,合并感染时有大量脓痰,或有反复和多少不等的咯血史。肺部听诊可闻及固定的局限性湿啰音,多位于一侧。可有杵状指。X线检查常见下肺纹理增粗呈卷发状,高分辨螺旋CT检查有助诊断。

3.支气管肺癌

多见于年龄在40岁以上的男性患者,大多有长期吸烟史,呈顽固性、刺激性咳嗽,有反复发生或持续的痰中带血,或者近期咳嗽性质发生改变。X线检查可发现块状或结节状阴影或阻塞性肺炎,经抗菌药物治疗不能完全消散。痰涂片检查可发现癌细胞,纤维支气管镜活检可以明确诊断。

【治疗】

针对慢性支气管炎的病因、病期和反复发生的特点,采取防治结合的综合措施。

(一)急性加重期的治疗

应以控制感染和祛痰、镇咳为主,伴发喘息时加用解痉平喘药物。

1.控制感染

根据临床经验或痰病原菌培养,选择敏感的抗生素治疗,轻者可口服,较重者肌内注射或静脉滴注。可选用喹诺酮类、大环内酯类、β-内酰胺类或磺胺类,如左氧氟沙星0.4g,每日1次;阿莫西林每日2～4g,分2～4次口服;头孢呋辛每日1.0g,分2次口服。如果能培养出致病菌,可按药敏试验选用抗菌药。

2.镇咳、祛痰

祛痰、镇咳两类药物应配合应用,如果单独使用镇咳剂,咳嗽受到抑制,痰不易咳出,可加重感染。常用药物如复方氯化铵合剂 10ml,每日 3 次,溴己新 8～16mg,每日 3 次;盐酸氨溴索 30mg,每日 3 次等。亦可选用急支糖浆、复方甘草合剂等复方中药制剂。干咳为主者可用镇咳药物,如右美沙芬、那可丁或其合剂等。

3.解痉、平喘

伴喘息者需应用平喘药物,常选用氨茶碱,0.1～0.2g 或特布他林 2.5mg,每日 3 次,口服。病情严重时,可用氨茶碱 0.25g 加入 10％葡萄糖溶液 500ml 内,静脉滴注。

4.气雾疗法

可选用抗生素、祛痰药、解痉平喘药进行气雾疗法,以加强局部抗菌、祛痰、平喘作用,并可以稀释痰液,利于痰液咳出。

(二)缓解期的治疗

以预防复发为主,加强身体锻炼,提高机体抵抗能力。加强个人卫生,戒烟,避免有害气体和其他有害颗粒的吸入,反复呼吸道感染者,可试用免疫调节剂或中医中药,如细菌溶解产物、卡介菌多糖核酸、胸腺素等。

【预后】

慢性支气管炎很难彻底治愈,但积极预防感染,控制并发症,则预后良好。如果病因持续存在,反复发作,迁延不愈,使气道发生不完全阻塞,加之肺泡壁弹性减退,则可并发阻塞性肺气肿,逐渐发展,可产生肺动脉高压,右心负荷增加,发生肺心病。

【预防】

首先是戒烟,加强耐寒锻炼,增强体质,提高机体抗病能力。在冬季或气候骤变时,注意保暖,避免受凉,预防感冒。改善环境卫生、做好防尘、防大气污染工作。注意通风,保持室内空气新鲜,避免烟雾、粉尘及刺激性气体对呼吸道的影响。

二、慢性阻塞性肺疾病

慢性阻塞性肺疾病(chronic obstructive pulmonary disease, COPD)简称慢阻肺,是一组以气流受限为特征的肺部疾病,气流受限不完全可逆,呈进行性发展,但可以预防和治疗。主要累及肺部,也可以引起肺外各器官的损害。

COPD 是呼吸系统疾病中的常见病和多发病,患病率和病死率均居高不下。2005 年我国调查显示,COPD 的患病率占 40 岁以上人群的 8.2％。因肺功能进行性减退,严重影响患者的劳动力和生活质量,造成巨大的社会和经济负担。

【病因与发病机制】

确切的病因不清楚。但认为与肺部对香烟烟雾等有害气体或有害颗粒的异常炎症反应有关。这些反应存在个体易感因素和环境因素的互相作用。

(一)吸烟

吸烟是 COPD 发病的重要因素,吸烟者慢性支气管炎的患病率比不吸烟者高 2～8 倍,烟龄越长,吸烟量越大,COPD 患病率越高。烟草中含焦油、尼古丁和氢氰酸等化学物质,可损伤气道上皮细胞并抑制纤毛运动,促使支气管黏液腺和杯状细胞增生肥大,黏液分泌增多,使气道净化能力下降,还可使氧自由基产生增多,诱导中性粒细胞释放蛋白酶,破坏肺弹力纤维,诱发肺气肿形成。

(二)职业粉尘和化学物质

接触职业粉尘及化学物质,如烟雾、变应原、工业废气及室内空气污染等,当浓度过高或时间过长时,均可能产生与吸烟无关的 COPD。

(三)空气污染

大气中的有害气体如二氧化硫、二氧化氮、氯气等可损伤气道黏膜上皮,使纤毛清除功能下降,黏液分泌增加,为细菌感染提供有利条件。

(四)感染因素

与慢性支气管炎类似,感染亦是 COPD 发生、发展的重要因素之一。病毒、细菌和支原体是 COPD 急性加重的重要因素。

(五)其他

如 α_1 蛋白酶-抗蛋白酶失衡、氧化应激、炎症、自主神经功能失调、营养不良、气温变化等都有可能参与 COPD 的发生与发展。

【病理】

COPD 的病理改变主要表现为慢性支气管炎及肺气肿的病理变化。支气管黏膜上皮细胞变性、坏死,溃疡形成。纤毛倒伏、变短、不齐、粘连,部分脱落。缓解期黏膜上皮修复、增生、鳞状上皮化生和肉芽肿形成。杯状细胞数目增多、肥大,分泌亢进,腔内分泌物潴留,基底膜变厚坏死。支气管腺体增生肥大,腺体肥厚与支气管壁厚度比值常大于 0.55~0.79(正常小于 0.4)。各级支气管壁均有多种炎症细胞浸润,以中性粒细胞、淋巴细胞为主。急性发作期可见到大量中性粒细胞,严重者为化脓性炎症,黏膜充血、水肿、变性坏死和溃疡形成,基底部肉芽组织和机化纤维组织增生导致管腔狭窄。炎症导致气管壁的损伤-修复过程反复发生,进而引起气管结构重塑、胶原含量增加及瘢痕形成,这些病理改变是 COPD 气流受限的主要病理基础之一。

肺气肿的病理改变可见肺过度膨胀,弹性减退。外观灰白或苍白,边缘钝圆,表面可见多个大小不一的肺大泡。镜检见肺泡壁变薄,肺泡腔扩大、破裂或形成大泡,血液供应减少,弹力纤维网破坏。细支气管壁有炎症细胞浸润,管壁黏液腺及杯状细胞增生、肥大,纤毛上皮破损、纤毛减少。有的管腔纤细狭窄或扭曲扩张,管腔内有痰液存留。细支气管的血管内膜可增厚或管腔闭塞。

【临床表现】

(一)症状

本病起病缓慢、病程较长。

1.咳嗽

慢性咳嗽,随病程发展可终身不愈。晨间咳嗽明显,夜间有阵咳或排痰。

2.咳痰

清晨排痰较多,一般为白色黏液或浆液性泡沫性痰,偶可带血丝。急性发作期痰量增多,可有脓性痰。

3. 气短或呼吸困难

早期在劳力时出现，后逐渐加重，以致在日常活动甚至休息时也感到气短，是 COPD 的标志性症状。

4. 喘息和胸闷

部分患者特别是重度患者或病情急性加重时出现喘息。

5. 其他

晚期患者有体重下降，食欲减退等。

(二)体征

早期体征可无异常，随疾病进展出现以下体征。

1. 视诊

胸廓前后径增大，肋间隙增宽，剑突下胸骨下角增宽，称为桶状胸。部分患者呼吸变浅，频率增快。

2. 触诊

双侧语音震颤减弱。

3. 叩诊

肺部过清音，心浊音界缩小，肺下界和肝浊音界下降。

4. 听诊

两肺呼吸音减弱，呼气延长，部分患者可闻及湿啰音和（或）干啰音。

【临床分期】

按病情进展可以将 COPD 分为两期：急性加重期（慢性阻塞性肺疾病急性加重）指在疾病过程中，短期内咳嗽、咳痰、气短和（或）喘息加重，痰量增多，呈脓性或黏液脓性，可伴发热等症状；稳定期则指患者咳嗽、咳痰、气短等症状稳定或症状较轻。

【并发症】

1. 慢性呼吸衰竭

常在 COPD 急性加重时发生，其症状明显加重，发生低氧血症和（或）高碳酸血症，可具有缺氧和二氧化碳潴留的临床表现。

2. 自发性气胸

如有突然加重的呼吸困难，并伴有明显的发绀，患侧肺部叩诊为鼓音，听诊呼吸音减弱或消失，应考虑并发自发性气胸，通过 X 线检查可以确诊。

3. 慢性肺源性心脏病

由于 COPD 肺病变引起肺血管床减少及缺氧致肺动脉痉挛、血管重塑，导致肺动脉高压、右心室肥厚扩大，最终发生右心功能不全。

【实验室和其他检查】

(一)肺功能检查

肺功能检查是判断气流受限的主要客观指标，对 COPD 诊断、严重程度评价、疾病进展、预后及治疗反应等有重要意义。

1. 第一秒用力呼气容积占用力肺活量百分比（FEV_1/FVC）

FEV_1/FVC 是评价气流受限的一项敏感指标。第一秒用力呼气容积占预计值百分比，是评估 COPD 严重程度的良好指标,其变异性小,易于操作。吸入支气管舒张药后 $FEV_1/FVC<70\%$ 及 $FEV_1<80\%$ 预计值者,可确定为不能完全可逆的气流受限。

2.肺容积和肺容量改变

肺总量(TLC)、功能残气量(FRC)和残气量(RV)增高,肺活量(VC)减低,表明肺过度充气,有参考价值。由于 TLC 增加不及 RV 增高程度明显,故 RV/TLC 增高。

3.一氧化碳弥散量(DLco)及 DLco 与肺泡通气量(VA)比值(DLco / VA)下降

该项指标对诊断有参考价值。

(二)影像学检查

COPD 早期 X 线胸片可无变化,以后可出现肺纹理增粗、紊乱等非特异性改变,也可出现肺气肿改变。X 线胸片改变对 COPD 诊断特异性不高,主要用来确定肺部并发症及与其他肺部疾病鉴别。

(三)血气分析

对确定发生低氧血症、高碳酸血症、酸碱平衡失调以及判断呼吸衰竭的类型有重要价值。

(四)其他

COPD 合并细菌感染时,外周血白细胞增高,核左移。痰培养可能查出病原菌;常见病原菌为肺炎链球菌、流感嗜血杆菌、卡他莫拉菌、肺炎克雷白杆菌等。

【诊断与鉴别诊断】

(一)诊断

主要根据吸烟等高危因素史、临床症状、体征及肺功能检查等综合分析确定。不完全可逆的气流受限是 COPD 诊断的必备条件。吸入支气管舒张药后 $FEV_1/FVC<70\%$ 及 $FEV_1<80\%$ 预计值者可确定为不完全可逆性气流受限。有少数患者并无咳嗽、咳痰症状,仅在肺功能检查时 $FEV_1/FVC<70\%$,而 $FEV_1\geqslant80\%$ 预计值,在除外其他疾病后,亦可诊断为 COPD。

(二)鉴别诊断

1.支气管哮喘

多在儿童或青少年期起病,常有家庭或个人过敏史,以发作性喘息为特征,发作时两肺布满哮鸣音,症状经治疗后可缓解或自行缓解。哮喘的气流受限多为可逆性,其支气管舒张试验阳性。某些患者可能存在慢性支气管炎合并支气管哮喘,从而使两种疾病难以区分。

2.支气管扩张

有反复发作咳嗽、咳痰的特点,常反复咯血。合并感染时,咳大量脓性痰。查体常有肺部固定性湿啰音。部分胸部 X 片显示肺纹理粗乱或呈卷发状,高分辨 CT 有助于鉴别。

3.肺结核

可有午后低热、乏力、盗汗等结核中毒症状,痰检可发现结核分枝杆菌,胸部 X 线片检查可发现病灶。

【治疗】

(一)稳定期治疗

教育和劝导患者戒烟;因职业或环境粉尘、刺激性气体所致者,应脱离污染环境。

1. 支气管舒张药

包括短期按需应用以暂时缓解症状，及长期规则应用以减轻症状。

(1)β_2-肾上腺素受体激动剂　可缓解症状，主要有沙丁胺醇气雾剂，每次 100～200μg（1～2喷），定量吸入，疗效持续 4～5 小时，每 24 小时不超过 8～12 喷。尚有沙美特罗、福莫特罗等长效肾上腺素受体激动剂，每日仅需吸入 2 次。

(2)抗胆碱能药　是 COPD 常用的药物，主要药物为异丙托溴铵气雾剂，定量吸入，起效较沙丁胺醇慢，持续 6～8 小时，每次 40～80μg，每日 3～4 次。长效抗胆碱药有噻托溴铵，每次 18μg，每日 1 次，选择性作用于 M_1、M_3 受体。

(3)茶碱类　氨茶碱 0.1g，每日 3 次，也可选用茶碱缓释或控释片 0.2g，每日 2 次。

2. 祛痰药

对痰不易咳出者可应用。常用药物有盐酸氨溴索 30mg，每日 3 次；羧甲司坦 0.5g，每日 3 次。

3. 糖皮质激素

对重度和极重度患者、反复加重的患者适用。有研究显示长期吸入糖皮质激素与长效 β_2-肾上腺素受体激动剂联合制剂，可增加运动耐量、减少急性加重发作频率、提高生活质量，甚至有些患者的肺功能得到改善。目前常用剂型有沙美特罗加氟替卡松、福莫特罗加布地奈德。

4. 长期家庭氧疗（LTOT）

对 COPD 慢性呼吸衰竭者可提高生活质量和生存率。对血流动力学、运动能力、肺生理和精神状态均会产生有益的影响。LTOT 指征：①$PaO_2 \leqslant$ 55mmHg 或 $SaO_2 \leqslant$ 88％，有或没有高碳酸血症；②PaO_2 55～60mmHg，或 $SaO_2 <$ 89％，并有肺动脉高压、心力衰竭水肿或红细胞增多症（血细胞比容 $>$ 0.55）。一般用鼻导管吸氧，氧流量为每分钟 1.0～2.0L，吸氧时间每天 10～15 小时。目的是使患者在静息状态下，达到 $PaO_2 \geqslant$ 60mmHg 和（或）使 SaO_2 升至 90％。

（二）急性加重期治疗

确定急性加重期的原因及病情严重程度，最多见的急性加重原因是细菌或病毒感染。根据病情严重程度决定门诊或住院治疗。

1. 支气管舒张药同稳定期

有严重喘息症状者可给予较大剂量雾化吸入治疗，如应用沙丁胺醇 500μg 或异丙托溴铵 500μg，或沙丁胺醇 1 000μg 加异丙托溴铵 250～500μg，通过小型雾化器给患者吸入治疗以缓解症状。

2. 低流量吸氧

发生低氧血症者可鼻导管吸氧，或通过文丘里（Venturi）面罩吸氧。

3. 抗生素

当患者呼吸困难加重，咳嗽伴痰量增加、有脓性痰时，应根据患者所在地常见病原菌类型及药物敏感情况积极选用有效的抗生素治疗。如给予 β-内酰胺类或 β-内酰胺酶抑制剂、第二代头孢菌素、大环内酯类或喹诺酮类。如门诊可用头孢呋辛 0.5g，每日 2 次；左氧氟沙星 0.4g，每日 1 次；莫西沙星或加替沙星 0.4g，每日 1 次；较重者可应用第三代头孢菌素如头孢曲松钠 2.0g 加于生理盐水中静脉滴注，每日 1 次。住院患者应当根据疾病严重程度和预计的病原菌更积极地给予抗生素,一般多静脉滴注给药。如果找到确切的病原菌,根据药敏结果选用抗生素。

4. 糖皮质激素

对需住院治疗的急性加重期患者可考虑口服泼尼松龙每日 30～40mg,也可静脉给予甲泼尼龙,连续 5～7 日。

5. 祛痰剂

溴己新 8～16mg,每日 3 次;盐酸氨溴索 30mg,每日 3 次,酌情选用。

【预防】

COPD 的预防主要是避免发病的高危因素、急性加重的诱发因素以及增强机体免疫力。戒烟是预防 COPD 的重要措施,也是最简单易行的措施,在疾病的任何阶段戒烟都有益于防止 COPD 的发生和发展。控制职业和环境污染,减少有害气体或有害颗粒的吸入,可减轻气道和肺的异常炎症反应。积极防治婴幼儿和儿童期的呼吸系统感染,可能有助于减少以后 COPD 的发生。流感疫苗、肺炎链球菌疫苗、细菌溶解物、卡介菌多糖核酸等对防止 COPD 患者反复感染可能有益。加强体育锻炼,增强体质,提高机体免疫力,可帮助改善机体一般状况。此外,对于有 COPD 高危因素的人群,应定期进行肺功能监测,以尽可能早期发现 COPD 并及时予以干预。COPD 的早期发现和早期干预重于治疗。

【预后】

COPD 患者预后不良,最终常死于呼吸衰竭和肺源性心脏病。气道阻塞严重程度影响 COPD 患者的生存率,高碳酸血症是预后的不利因素,高龄者死亡率明显增加。早期发现和早治疗可缓解 COPD 发展进程,长期家庭氧疗能降低 COPD 患者的死亡率。

第五节　支气管哮喘

支气管哮喘(bronchial asthma)简称哮喘,是由多种细胞(如嗜酸性粒细胞、肥大细胞、T 淋巴细胞、中性粒细胞、气道上皮细胞等)和细胞组分参与的气道慢性炎症性疾病。这种慢性炎症与气道高反应性相关,通常出现广泛多变的可逆性气流受限,并引起反复发作性的喘息、气急、胸闷或咳嗽等症状,常在夜间和(或)清晨发作、加剧,多数患者可自行缓解或经治疗缓解。

本病一般春秋季节发病率较高,可发生于任何年龄,但约半数哮喘患者在 12 岁以前起病,发达国家高于发展中国家,城市高于农村,约 40% 的患者有家族史,我国儿童的患病率为 3%～5%。一般认为儿童患病率高于青壮年,老年人群的患病率有增高的趋势,成人男女患病率大致相同。本病如诊治不及时,随病程的延长可产生气道不可逆性缩窄和气道重塑,为此,世界各国的哮喘防治专家共同起草,并不断更新了全球哮喘防治倡议(GINA)。GINA 目前已成为防治哮喘的重要指南。

【病因与发病机制】

本病的病因和发病机制尚未完全明了,病因可能受遗传因素、环境因素的双重影响,其发病机制可概括为免疫-炎症反应、神经机制及气道高反应性及其相互作用。

(一)病因

哮喘的病因还不十分清楚,患者个体过敏体质及外界环境的影响是发病的危险因素。哮喘与多基因遗传有关,同时受遗传因素和环境因素的双重影响。

许多调查资料表明,哮喘患者亲属患病率高于群体患病率,并且亲缘关系越近,患病率越高;患者病情越严重,其亲属患病率也越高。目前,哮喘的相关基因尚未完全明确,但有研究表明存在有与气道高反应性、IgE 调节和特应性反应相关的基因,这些基因在哮喘的发病中起着重要作用。

环境因素中主要包括某些激发因素,如尘螨、花粉、真菌、动物毛屑、二氧化硫等各种特异和非特异性吸入物;感染,如细菌、病毒、原虫、寄生虫等;食物,如鱼、虾、蟹、蛋类、牛奶等;药物,如普萘洛尔、阿司匹林等;气候变化、运动、妊娠等都可能是哮喘的激发因素。

(二)发病机制

1.免疫-炎症机制

外源性变应原(尘螨、花粉、真菌等)进入体内,产生的 IgE 抗体吸附在肥大细胞和嗜碱性粒细胞表面,当同一变应原再次进入体内并与 IgE 抗体结合后肥大细胞脱颗粒,释放出组胺、白三烯(LT)、血小板活化因子(PAF)等介质,这些介质使支气管平滑肌痉挛,黏膜水肿,腺体分泌增多,造成支气管腔狭窄,导致哮喘发作。

根据介质产生的先后可分为快速释放性介质,如组胺;继发产生性介质,如前列腺素(PG)、白三烯(LT)、血小板活化因子(PAF)等。肥大细胞激活后,可释放出组胺、嗜酸性粒细胞趋化因子(ECF)、中性粒细胞趋化因子(NCF)、LT 等介质。肺泡巨噬细胞激活后可释放血栓素(TX)、PG、PAF 等介质,进一步加重气道高反应性和炎症。此外,各种细胞因子及环境刺激因素亦可直接作用于气道上皮细胞,后者分泌内皮素-1(ET-1)及基质金属蛋白酶(MMP)并活化各种生长因子,特别是转移生长因子-β(TGF-β)。以上因子共同作用于上皮下成纤维细胞和平滑肌细胞,使之增殖而引起气道重塑。

总之,哮喘的炎症反应是由多种炎症细胞、炎症介质和细胞因子参与的相互作用的结果。

2.神经机制

支配支气管平滑肌的肾上腺能神经 α 受体、胆碱神经的 M_1 和 M_3 受体和非肾上腺能非胆碱能神经的 P 物质受体,兴奋时可引起平滑肌收缩,管腔缩小;支配支气管平滑肌的肾上腺能神经的 β 受体、胆碱神经的 M_3 受体和非肾上腺能神经的血管活性肠肽(VIP)受体,兴奋时可使平滑肌松弛、管径变大。支气管哮喘患者调节支气管管径的神经受体平衡失调,α、M_1、M_3 和 P 物质受体功能增强,而 β、M_2 和 VIP 受体功能不足。

3.气道高反应性(AHR)

AHR 表现为气道对各种刺激因子出现过强或过早的收缩反应,是哮喘发生、发展的另一个重要因素。目前普遍认为气道炎症是导致气道高反应性的重要机制之一,当气道受到变应原或其他刺激后,由于多种炎症细胞、炎症介质和细胞因子的参与,气道上皮的损害和上皮下神经末梢的裸露等而导致气道高反应性。AHR 常有家族倾向,受遗传因素的影响。AHR 为支气管哮喘患者的共同病理生理特征,然而出现 AHR 者并非都是支气管哮喘,如长期吸烟、接触臭氧、病毒性上呼吸道感染、慢性阻塞性肺疾病(COPD)等也可出现 AHR。

【病理】

疾病早期,因病理的可逆性,肉眼观解剖学上很少有器质性改变。随着疾病的发展,肉眼可见肺膨胀及肺气肿,肺柔软疏松有弹性,支气管及细支气管内含有黏稠痰液及黏液栓。支气管壁增厚、黏膜肿胀充血形成皱襞,黏液栓塞局部可出现肺不张。显微镜下可见气道上皮下有肥大细胞、肺泡巨噬细胞、嗜酸性粒细胞、淋巴细胞与中性粒细胞浸润。气道黏膜下组织水肿,微血管通透性增加,支气管内分泌物潴留,支气管平滑肌痉挛,纤毛上皮细胞脱落,基底膜露出,杯状细胞增殖及支气管分泌物增加等病理改变。若哮喘长期反复发作,表现为支气管平滑肌肌层肥厚、气道上皮细胞下纤维化、基底膜增厚等,导致气道重构和周围肺组织对气道的支持作用消失。

【临床表现】

（一）症状

表现为发作性伴有哮鸣音的呼气性呼吸困难或发作性胸闷和咳嗽。部分患者在发作前有鼻痒、眼睑痒、喷嚏、流涕、干咳等先兆。发作时,被迫采取坐位或呈端坐呼吸,干咳或咳大量白色泡沫痰,甚至出现发绀,有时咳嗽可为唯一的症状（咳嗽变异型哮喘）。哮喘症状可在数分钟内发作,经数小时至数天,用支气管舒张药或自行缓解。某些患者在缓解数小时后可再次发作。在夜间及凌晨发作和加重常是哮喘的特征之一。有些青少年,其哮喘症状表现为运动时出现胸闷、咳嗽和呼吸困难（运动性哮喘）。

（二）体征

发作时胸廓饱满、肋间隙增宽,双肺闻及广泛哮鸣音,呼气音延长。严重哮喘患者可出现心率增快、奇脉、面色苍白等。非发作期体检可无异常。

【临床分期】

支气管哮喘可分为急性发作期、非急性发作期。

（1）急性发作期 因接触变应原等刺激物或治疗不当诱发,气促、咳嗽、胸闷等症状突然发生或症状加重,常有呼吸困难,以呼气流量降低为其特征。病情在数小时、数天内出现,偶尔在数分钟出现症状,危及生命。目前临床上根据病情将哮喘急性发作期分为 4 级,见表 2-3。

表 2-3 哮喘急性发作的病情严重度的分级

临床特点	轻度	中度	重度	危重
气短	步行、上楼时	稍事活动	休息时	
体位	可平卧	喜坐位	端坐呼吸	
谈话方式	成句	常有中断	单字	不能讲话
精神状态	尚安静	稍烦躁	常焦虑、烦躁	嗜睡、昏迷
出汗	无	有	大汗淋漓	
呼吸频率	轻度增加	增加	>30 次/分钟	
辅助肌活动	无	有	常有	胸腹反常运动
哮鸣音	呼气末	较响亮	响亮	减低或无
心率（次/分钟）	<100	100~120	>120	
奇脉（收缩压下降）	无	10~25mmHg	>25mmHg	若无,提示呼吸衰竭

临床特点	轻度	中度	重度	危重
PEF 占预计值（应用支扩剂后）	＞80％	60％～80％	＜60％	
PaO₂（吸空气时）	正常	60～80 mmHg	＜60 mmHg	
PaCO₂	＜45 mmHg	≤45 mmHg	＞45 mmHg	
SaO₂（吸空气时）	＞95％	91％～95％	≤90％	

（2）非急性发作期　是指相当长的时间内仍有不同频度和（或）不同程度地出现症状（喘息、咳嗽、胸闷等），肺通气功能下降。目前建议根据哮喘控制水平将非急性发作期分为控制、部分控制和未控制 3 个等级，每个等级的具体指标见表 2－4。

表 2－4　哮喘非急性发作期临床分级

	控制（满足以下所有条件）	部分控制（在任何一周内出现以下 1～2 项特征）	未控制（在任何一周内）
白天症状	无（或≤2 次/周）	＞2 次/周	
活动受限	无	有	
夜间症状/憋醒	无	有	出现 3 项或以上部分控制特征
需要使用缓解药的次数	无（或≤2 次/周）	＞2 次/周	
肺功能（PEF/FEV₁）	正常	＜正常预计值（或本人最佳值）的 80％	
急性发作	无	≥每年 1 次	在任何一周内出现 1 次

【并发症】

发作时可并发气胸、纵隔气肿、肺不张；长期反复发作和感染或并发慢支、肺气肿、支气管扩张、间质性肺炎、肺纤维化和肺源性心脏病。

【实验室和其他检查】

（一）血液检查

嗜酸性粒细胞增多，并发感染时白细胞总数和中性粒细胞增多。

（二）痰液检查

痰液涂片染色后镜检可见较多嗜酸性粒细胞。

（三）呼吸功能检查

1. 通气功能检测

哮喘发作时呈阻塞性通气功能障碍，呼气流速指标均显著下降，第一秒用力呼气容积（FEV₁），第一秒用力呼气容积占用力肺活量比值（FEV₁/FVC％）、呼气峰值流速（PEF）均减少。肺容量指标可见用力肺活量减少、残气量增加、功能残气量和肺总量增加,残气占肺总量百分比增高。缓解期上述通气功能指标可逐渐恢复。

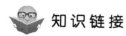 **知识链接**

呼气峰值流速

呼气峰值流速又称最大呼气流量(PEF),是指用力肺活量测定过程中,呼气流速最快的瞬间流速。主要反映呼吸肌的力量及有无气道阻塞。正常人一日之内不同时间点的 PEF 值可有差异,称为日内变异率或昼夜变异率,正常一般小于 20%,≥20%对支气管哮喘诊断有意义。因该操作方法简单,故常用作哮喘患者的病情监测指标。

2.支气管激发试验(BPT)

BPT 用以测定气道反应性。常用吸入激发剂为乙酰甲胆碱、组胺等。吸入激发剂后其通气功能下降、气道阻力增加。运动亦可诱发气道痉挛,使通气功能下降。该试验一般适用于通气功能在正常预计值的 70%以上的患者。在设定的激发剂量范围内如 FEV_1 下降≥20%,可诊断为激发试验阳性。

3.支气管舒张试验(BDT)

BDT 用以测定气道气流受限的可逆性。有效的支气管舒张药可使发作时的气道痉挛得到改善,肺功能指标好转。常用吸入型的支气管舒张剂有沙丁胺醇、特布他林及异丙托溴铵等。舒张试验阳性诊断标准:①FEV_1 较用药前增加 12%或以上,且其绝对值增加 200ml 或以上;②PEF 较治疗前增加 60ml/min 或增加≥20%。

4.呼气峰值流速(PEF)**及其变异率测定**

PEF 可反映气道通气功能的变化。哮喘发作时 PEF 下降。此外,由于哮喘有通气功能时间节律变化的特点,常于夜间或凌晨发作或加重,使其通气功能下降。若 24 小时内 PEF 或昼夜 PEF 波动率≥20%,则符合气道气流受限可逆性改变的特点。

(四)影像学检查

胸部 X 线检查早期在哮喘发作时可见两肺透亮度增加,呈过度通气状态;在缓解期多无明显异常。如并发呼吸道感染,可见肺纹理增加及炎性浸润阴影。

(五)动脉血气分析

哮喘发作时因气道阻塞可表现呼吸性碱中毒。若重症哮喘,病情进一步发展,气道阻塞严重,可有缺氧及 CO_2 滞留,$PaCO_2$ 上升,表现呼吸性酸中毒。若缺氧明显,可合并代谢性酸中毒。

(六)特异性变应原的检测

哮喘患者大多数伴有过敏体质,对众多的变应原和刺激物敏感。测定变应性指标结合病史有助于对患者的病因诊断和脱离致敏因素的接触。

1.体外检测

可检测患者的特异性 IgE,过敏性哮喘患者血清特异性 IgE 可较正常人明显增高。

2.在体试验

(1)皮肤过敏原测试　用于指导避免过敏原接触和脱敏治疗,临床较为常用,需根据病史和当地生活环境选择可疑的过敏原进行检查,可通过皮肤点刺等方法进行,皮试阳性提示患者对该过敏原过敏。

(2)吸入过敏原测试 验证过敏原吸入引起的哮喘发作,因过敏原制作较为困难,且该检验有一定的危险性,目前临床应用较少。在体试验应尽量防止发生过敏反应。

【诊断与鉴别诊断】

(一)诊断

①反复发作喘息、气急、胸闷或咳嗽,多与接触变应原、冷空气、物理、化学性刺激、病毒性上呼吸道感染、运动等有关;②发作时在双肺可闻及散在或弥漫性,以呼气相为主的哮鸣音,呼气相延长;③上述症状可经治疗缓解或自行缓解;④除外其他疾病引起的喘息、气急、胸闷和咳嗽;⑤临床表现不典型者(如无明显喘息或体征)应有下列三项中至少一项阳性:支气管激发试验或运动试验阳性;支气管舒张试验阳性;昼夜 PEF 变异率≥20%。

符合上述①～④条或④、⑤条者,可以诊断为支气管哮喘。

(二)鉴别诊断

1.左心衰竭引起的喘息样呼吸困难

过去称为心源性哮喘,发作时的症状与哮喘相似,患者多有高血压、冠状动脉粥样硬化性心脏病、风湿性心脏病和二尖瓣狭窄等病史和体征。阵发性咳嗽,常咳出粉红色泡沫痰,两肺可闻及广泛的湿啰音和哮鸣音,左心界扩大,心率增快,心尖部可闻及奔马律。病情许可作胸部 X 线检查时,可见心脏增大,肺淤血征,有助于鉴别。若一时难以鉴别,可雾化吸入 β_2 肾上腺素受体激动剂或静脉注射氨茶碱缓解症状后,进一步检查,忌用肾上腺素或吗啡,以免造成危险。

2.慢性阻塞性肺疾病(COPD)

多见于中老年人,有慢性咳嗽史,喘息长年存在,有加重期。患者多有长期吸烟或接触有害气体的病史,有肺气肿体征,两肺可闻及湿啰音。但临床上将 COPD 和哮喘严格区分有时十分困难,用支气管舒张剂口服或吸入激素作治疗性试验可能有帮助。COPD 也可与哮喘合并存在。

【治疗】

目前尚无特效的治疗方法,但长期规范化治疗可使哮喘症状得到控制,减少复发乃至不发作。治疗的目的为控制症状,减少发作,防止病情恶化,尽可能保持肺功能正常,提高生活质量。

(一)脱离变应原

部分患者能找到引起哮喘发作的变应原或其他非特异刺激因素,立即使患者脱离变应原的接触是防治哮喘最有效的方法。

(二)药物治疗

1.缓解哮喘发作

此类药物主要作用舒张支气管。

(1)β_2 肾上腺素受体激动剂 主要通过兴奋 β_2 受体,激活腺苷酸环化酶,增加细胞内环磷酸腺苷(cAMP)合成,舒张支气管平滑肌,是控制哮喘急性发作的首选药物。常用的短效 β_2 受体激动剂有沙丁胺醇、特布他林、非诺特罗,作用时间约为 4～6 小时;长效 β_2 受体激动剂有福莫特罗、丙卡特罗,作用时间为 10～12 小时。用药方法可采用吸入,包括定量气雾剂 MDI 吸入、干粉吸入、持续雾化吸入等,也可采用口服或静脉注射。首选吸入法,因药物吸入气道直接作用于呼吸道,局部浓度高且作用迅速,所用剂量较小,全身性不良反应少。沙丁胺醇或特布他林气雾剂每日 3～4 次,每次 1～2 喷,5～10 分钟见效。应教会患者正确掌握 MDI 吸入方法。儿童或重症患者可在 MDI 上加贮雾瓶,雾化释出的药物在瓶中停留数秒,患者可从容吸入,并可减少雾滴在口咽部沉积引起刺激。干粉吸入方法较易掌握。持续雾化吸入多用于重症和儿童患者,使用方法简单,易于配合。β_2 激动剂的缓释型及控释型制剂疗效维持时间较长,用于防治反复发作性哮喘和夜间哮喘。注射用药,用于严重哮喘,易引起心悸,只在其他疗法无效时使用。

(2)抗胆碱药　为胆碱能受体(M 受体)拮抗剂,可以阻断节后迷走神经通路,降低迷走神经兴奋性而起到舒张支气管平滑肌的作用,并可减少痰液分泌,与 β_2 受体激动剂联合吸入有协同作用,尤其适用于夜间哮喘及多痰的患者。溴化异丙托品气雾剂每日 3～4 次,每次 3～4 喷。选择性 M_1、M_3 受体拮抗剂,如泰乌托品作用更强,持续时间更久,不良反应更少。

(3)茶碱类　主要通过抑制磷酸二酯酶,提高平滑肌细胞内的 cAMP 浓度,起到舒张支气管平滑肌的作用。另外,尚具有拮抗腺苷受体、刺激内源性儿茶酚胺的释放、增强气道纤毛清除功能和抗炎作用。常用药物是氨茶碱,每次 0.1～0.2g,每日 3 次,口服;氨茶碱控(缓)释片,每次 0.3g,12 小时 1 次,口服,或 0.4g,24 小时 1 次,口服,平喘作用可维持 12～24 小时。对于重症哮喘可静脉给药,24 小时内未用过氨茶碱者,0.25g 加入 10% 葡萄糖溶液 40ml 内,缓慢静脉注射。茶碱的主要副作用为胃肠道症状(恶心、呕吐)、心血管症状(心动过速、心律失常、血压下降)及尿多,偶可兴奋呼吸中枢,严重者可引起抽搐甚至死亡。最好在用药中监测血浆氨茶碱浓度,其安全有效浓度为 6～15μg/ml。发热、妊娠、小儿或老年,患有肝、心、肾功能障碍及甲状腺功能亢进者尤须慎用。合用西咪替丁(甲氰咪胍)、喹诺酮类、大环内酯类药物等可影响茶碱代谢而使其排泄减慢,应减少用药量。

2.控制或预防哮喘发作

此类药物主要治疗哮喘的气道炎症,亦称抗炎药。

(1)糖皮质激素　由于哮喘的病理基础是慢性非特异性炎症,糖皮质激素是当前控制哮喘发作最有效的药物。主要作用机制是抑制炎症细胞的迁移和活化;抑制细胞因子的生成;抑制炎症介质的释放;增强平滑肌细胞 β 受体的反应性。可分为吸入、口服和静脉用药。

1)吸入治疗:是目前推荐长期抗炎治疗哮喘的最常用方法。常用吸入药物有倍氯米松(BDP)、布地奈德、氟替卡松、莫米松等。通常需规律吸入一周以上方能生效。根据哮喘病情,吸入剂量(BDP 或等效量其他皮质激素)在轻度持续者一般每日 200～500μg,中度持续者一般每日 500～1 000μg,重度持续者一般＞每日 1 000μg(不宜超过每日 2 000μg),氟替卡松剂量减半。为减少吸入大剂量糖皮质激素的不良反应,可与长效 β_2 受体激动剂、控释茶碱或白三烯受体拮抗剂联合使用。

2)口服用药:泼尼松、泼尼松龙,用于吸入糖皮质激素无效或需要短期加强的患者。起始每日 30～60mg,症状缓解后逐渐减量至≤每日 10mg,然后停用,或改用吸入剂。

3)静脉用药:重度或严重哮喘发作时应及早应用琥珀酸氢化可的松,每日 $100\sim400mg$,或甲泼尼龙(每日 $80\sim160mg$,静脉滴注)。症状缓解后逐渐减量,然后改口服和吸入制剂维持。

(2)LT 调节剂　通过调节 LT 的生物活性而发挥抗炎作用,同时具有舒张支气管平滑肌,可以作为轻度哮喘的一种控制药物的选择。常用半胱氨酰 LT 受体拮抗剂,如孟鲁司特 $10mg$,每日 1 次或扎鲁司特 $20mg$,每日 2 次。不良反应通常较轻微,主要是胃肠道症状,少数有皮疹、血管性水肿、转氨酶升高,停药后可恢复正常。

(3)其他药物　酮替酚和新一代组胺 H_1 受体拮抗剂阿司咪唑、曲尼斯特、氯雷他定在轻症哮喘和季节性哮喘有一定效果,也可与 β_2 受体激动剂联合用药。

(三)急性发作期的治疗

急性发作的治疗目的是尽快缓解气道阻塞,纠正低氧血症,恢复肺功能,预防进一步恶化或再次发作,防止并发症。一般根据病情的分度进行综合性治疗。

1.轻度

每日定时吸入糖皮质激素($200\sim500\mu g$ BDP);出现症状时吸入短效 β_2 受体激动剂,可间断吸入。效果不佳时可加用口服 β_2 受体激动剂控释片或小量茶碱控释片($200mg/d$),或加用抗胆碱药如异丙托溴胺气雾剂吸入。

2.中度

吸入剂量一般为每日 $500\sim1\,000\mu g$ BDP;规则吸入 β_2 激动剂或联合抗胆碱药吸入或口服长效 β_2 受体激动剂。亦可加用口服 LT 拮抗剂,若不能缓解,可持续雾化吸入 β_2 受体激动剂(或联合用抗胆碱药吸入),或口服糖皮质激素($<60mg/d$)。必要时可用氨茶碱静脉注射。

3.重度至危重度

持续雾化吸入 β_2 受体激动剂,或合并抗胆碱药;或静脉滴注氨茶碱或沙丁胺醇,可加用口服 LT 拮抗剂。静脉滴注糖皮质激素如琥珀酸氢化可的松或甲泼尼龙或地塞米松(剂量见前),待病情得到控制和缓解后(一般 $3\sim5$ 日),改为口服给药。注意维持水、电解质平衡,纠正酸碱失衡,当 pH 值<7.20 时,且合并代谢性酸中毒时,应适当补碱;可给予氧疗,如病情恶化缺氧不能纠正时,进行无创通气或插管机械通气。若并发气胸,在胸腔引流气体下仍可机械通气。此外应预防下呼吸道感染等。

(四)非急性发作期的治疗

一般哮喘经过急性期治疗症状得到控制,但哮喘的慢性炎症病理生理改变仍然存在,因此,必须制定哮喘的长期治疗方案。根据哮喘的控制水平选择合适的治疗方案(表 $2-5$)。

(五)免疫疗法

免疫疗法具有病因治疗与预防的双重作用,分为特异性和非特异性两种,前者又称脱敏疗法(或称减敏疗法)。由于有 60% 的哮喘发病与特异性变应原有关,采用特异性变应原(如螨、花粉、猫毛等)作定期反复皮下注射,剂量由低至高,以产生免疫耐受性,使患者脱(减)敏。非特异性疗法,如注射卡介苗、转移因子、疫苗等生物制品抑制变应原反应的过程,有一定辅助的疗效。目前采用基因工程制备的人工重组抗 IgE 单克隆抗体治疗中重度变应性哮喘,已取得较好效果。

表 2 - 5 哮喘非急性发作期治疗方案

第1步	第2步	第3步	第4步	第5步
		哮喘教育环境控制		
按需使用短效 β₂ 受体激动剂		按需使用短效 β₂ 受体激动剂		
控制性药物	选用1种	选用1种	加用1种以上	加用1种或2种
	低剂量吸入 ICS*	低剂量的 ICS 加长效 β₂ 受体激动剂	高剂量的 ICS 加长效 β₂ 受体激动剂	口服最小剂量的糖皮质激素
	白三烯调节剂	中高剂量的 ICS 或高剂量 ICS	白三烯调节剂	抗 IgE 治疗
		低剂量的 ICS 加白三烯调节剂	缓释茶碱	
		低剂量的 ICS 加缓释茶碱		

注:* ICS 为吸入型糖皮质激素

【预后】

哮喘的预后与发病年龄、病情轻重、病程长短、治疗是否及时合理以及是否有家族遗传史有关。及时合理的治疗可减轻发作,部分患者可以治愈。如诱发因素持续存在,哮喘反复发作而加重,可并发阻塞性肺气肿甚至肺源性心脏病。

【预防】

加强对哮喘患者的教育和管理,让患者知道哮喘是可以控制的,消除对哮喘反复发作产生的恐惧心理。医生应帮助患者掌握哮喘的发病规律、防治方法,学会哮喘发作时进行简单的紧急自我处理方法,了解常用平喘药的作用、用法、用量及不良反应。适当增加锻炼,增强体质,提高机体对温度变化的适应能力。避免接触过敏原,避免烟尘及其他刺激性气体,避免种植引起致敏的花草,不要饲养狗、猫、鸟类等宠物,禁止食用可能引起哮喘的食物(海鲜类、蛋类)。

第六节 慢性肺源性心脏病

慢性肺源性心脏病(chronic pulmonale heart disease)简称肺心病,是由肺组织、肺血管或胸廓的慢性病变引起肺组织结构和(或)功能异常,产生肺血管阻力增加,肺动脉压力增高,使右心室扩张或(和)肥厚,伴或不伴右心功能衰竭的心脏病,并排除先天性心脏病和左心病变引起者。在我国慢性肺心病的患病率存在地区差异,东北、西北、华北患病率高于南方地区,农村高于城市,并随年龄增高而增加。吸烟者比不吸烟者患病率明显增多,男女无明显差异。冬、春季节和气候骤然变化时,易出现急性发作。

【病因】

(一)支气管-肺疾病

慢性支气管炎并发阻塞性肺气肿最多见,约占 80%～90%,其次为支气管哮喘、支气管扩张、重症肺结核、肺尘埃沉着症、结节病、间质性肺炎、过敏性肺泡炎、嗜酸性肉芽肿、药物相关性肺疾病等。

(二)胸廓运动障碍性疾病

较少见,严重的脊椎畸形、脊椎结核、类风湿关节炎、胸膜广泛粘连以及神经肌肉疾病如脊髓灰质炎等,均可引起胸廓活动受限、肺受压、支气管扭曲或变形,导致肺功能受损。气道引流不畅,肺部反复感染,并发肺气肿或纤维化。缺氧,肺血管收缩、狭窄、阻力增加,肺动脉高压,发展成慢性肺心病。

(三)肺血管疾病

慢性血栓栓塞性肺动脉高压、肺小动脉炎以及原因不明的原发性肺动脉高压,均可使肺动脉狭窄、阻塞,引起肺血管阻力增加、肺动脉高压和右心室负荷加重,发展成慢性肺心病。

(四)其他

原发性肺泡通气不足、睡眠呼吸暂停综合征等均可产生低氧血症,引起肺血管收缩,导致肺动脉高压,发展成慢性肺心病。

【发病机制与病理】

慢性肺源性心脏病的发病是一个缓慢发展的过程,包括肺动脉高压的形成、右心室肥厚扩大、右心衰竭。

(一)肺动脉高压的形成

1.肺血管阻力增加的功能性因素

缺氧、高碳酸血症和呼吸性酸中毒使肺血管收缩、痉挛,其中缺氧是肺动脉高压形成最重要的因素。缺氧时收缩血管的活性物质增多,如前列腺素、白三烯、5-羟色胺、血管紧张素 Ⅱ、血小板活化因子等。缺氧使平滑肌细胞膜对 Ca^{2+} 的通透性增加,细胞内 Ca^{2+} 含量增高,肌肉兴奋-收缩耦联效应增强,直接使肺血管平滑肌收缩。高碳酸血症时,由于 H^+ 产生过多,使血管对缺氧的收缩敏感性增强,致肺动脉压增高。

2.肺血管阻力增加的解剖学因素

解剖学因素指肺血管解剖结构的变化形成肺循环血流动力学障碍。主要原因是:①长期反复发作的慢性阻塞性肺疾病及支气管周围炎,可累及邻近肺小动脉,引起血管炎,管壁增厚、管腔狭窄或纤维化,甚至完全闭塞,使肺血管阻力增加,产生肺动脉高压;②随肺气肿的加重,肺泡内压增高,压迫肺泡毛细血管,造成毛细血管管腔狭窄或闭塞;③肺泡壁破裂造成毛细血管网的毁损,肺泡毛细血管床减损超过 70%时肺循环阻力增大;④肺血管重塑,即慢性缺氧使肺血管收缩,管壁张力增高,同时缺氧时肺内产生多种生长因子(如多肽生长因子),可直接刺激管壁平滑肌细胞、内膜弹力纤维及胶原纤维增生;⑤血栓形成,尸检发现部分慢性肺心病急性发作期患者存在多发性肺微小动脉原位血栓形成,引起肺血管阻力增加,加重肺动脉高压。此外,肺血管性疾病、肺间质疾病、神经肌肉疾病等皆可引起肺血管的病理改变,使血管腔狭窄、闭塞,肺血管阻力增加,发展成肺动脉高压。

在慢性肺心病肺动脉高压的发生机制中,功能性因素较解剖学因素更为重要。在急性加重期经过治疗,缺氧和高碳酸血症得到纠正后,肺动脉压可明显降低,部分患者甚至可恢复到正常范围。

3.血液黏稠度增加和血容量增多

慢性缺氧产生继发性红细胞增多,血液黏稠度增加。缺氧可使醛固酮增加,使水、钠潴留;缺氧使肾小动脉收缩,肾血流减少也加重水、钠潴留,血容量增多。血液黏稠度增加和血容量增多,更使肺动脉压升高。

(二)右心室肥厚扩大、右心衰竭

肺循环阻力增加时,右心发挥其代偿功能,以克服肺动脉压升高的阻力而发生右心室肥厚。肺动脉高压早期,右心室尚能代偿,舒张末期压仍正常。随着病情的进展,特别是急性加重期,肺动脉压持续升高,超过右心室的代偿能力,右心失代偿,右心排出量下降,右心室收缩末期残留血量增加,舒张末压增高,促使右心室扩大和右心室功能衰竭。

(三)其他重要器官的损害

缺氧和高碳酸血症除影响心脏外,还导致其他重要器官如脑、肝、肾、胃肠及内分泌系统、血液系统等发生病理改变,引起多器官的功能损害。

【临床表现】

发展缓慢,临床上除原发疾病症状、体征外,主要是逐步出现肺、心功能衰竭及其他器官损害的表现。按其功能的代偿期和失代偿期进行分述。

(一)肺、心功能代偿期

1.症状

咳嗽、咳痰、气促,活动后可有心悸、呼吸困难、乏力和劳动耐力下降。急性感染可使上述症状加重。少见胸痛或咯血。

2.体征

可有不同程度的发绀和肺气肿体征。偶有干、湿啰音,心音遥远,$P_2 > A_2$,在三尖瓣区可出现收缩期杂音或剑突下心脏搏动增强,提示有右心室肥厚。部分患者因肺气肿使胸内压升高,阻碍腔静脉回流,可有颈静脉充盈。此期膈下降可引起肝界下移。

(二)肺、心功能失代偿期

多由急性呼吸道感染所诱发,除代偿期症状加重外,相继出现呼吸衰竭和循环衰竭的表现。

1.呼吸衰竭

(1)症状　呼吸困难加重,夜间为甚,有头痛、失眠、食欲下降,白天嗜睡的表现,甚至出现表情淡漠、神志恍惚、谵妄等肺性脑病的表现。

(2)体征　明显发绀,球结膜充血、水肿,严重时可有视网膜血管扩张、视乳头水肿等颅内压增高的表现。腱反射减弱或消失,病理反射阳性。高碳酸血症可出现周围血管扩张的表现,如皮肤潮红、多汗等。

2.右心衰竭

(1)症状　气促更明显,心悸、食欲缺乏、腹胀、恶心等。

（2）体征　发绀更明显,颈静脉怒张,心率增快,可有心律失常,剑突下可闻及收缩期杂音,甚至出现舒张期杂音。肝大且有压痛,肝颈静脉回流征阳性,下肢水肿,严重者可有腹水。少数患者可出现肺水肿及全心衰竭的体征。

【并发症】

（一）肺性脑病

是由于呼吸功能衰竭所致缺氧、二氧化碳潴留而引起精神障碍、神经系统症状的一种综合征。肺性脑病是慢性肺心病死亡的首要原因,应积极防治。

（二）电解质及酸碱平衡紊乱

是肺心病最常见的并发症,慢性肺心病出现呼吸衰竭时,由于缺氧和二氧化碳潴留,当机体发挥最大限度代偿能力仍不能保持体内平衡时,可发生各种不同类型的酸碱失衡及电解质紊乱,使呼吸衰竭、心力衰竭、心律失常的病情更为恶化,对患者的预后有重要影响。应进行严密监测,并认真判断酸碱失衡及电解质紊乱的具体类别及时采取处理措施。

（三）心律失常

多表现为房性期前收缩及阵发性室上性心动过速,其中以紊乱性房性心动过速最具特征性。也可有心房扑动及心房颤动。少数病例由于急性严重心肌缺氧,可出现心室颤动以至心脏骤停。应注意与洋地黄中毒等引起的心律失常相鉴别。

（四）休克

慢性肺心病休克并不多见,一旦发生,预后不良。发生原因有严重感染、失血（多由上消化道出血所致）和严重心力衰竭或心律失常。

此外,还可以并发消化道出血、弥散性血管内凝血等。

【实验室和其他检查】

（一）血液检查

红细胞及血红蛋白可增高,全血黏度及血浆黏度可增加,合并感染时,白细胞总数及中性粒细胞增多。

（二）影像学检查

X线检查除肺、胸基础疾病及急性肺部感染的征象外,出现:①肺动脉高压征:右下肺动脉干扩张,其横径≥15mm,横径与支气管横径比值≥1.07,肺动脉段明显突出,其高度≥3mm,中央动脉扩张,外周血管纤细,形成"残根"征;②右心室肥大征,皆为诊断慢性肺心病的主要依据。

（三）心电图检查

主要为右心室肥大的表现,例如电轴右偏,额面平均电轴≥+90°,重度顺钟向转位,$RV_1+SV_5≥1.05mV$,肺型P波,亦可见右束支传导阻滞及低电压图形,可作为诊断慢性肺心病的参考条件。

（四）血气分析

可出现低氧血症或合并高碳酸血症。当$PaO_2<60mmHg,PaCO_2>60mmHg$时,提示有呼吸衰竭。

（五）超声心动图

右室流出道增宽（≥30mm），右室内径增大（≥20mm），左、右心室内径比重小于2，右肺动脉内径增大，右心房增大等。

（六）其他

痰细菌学检查对急性加重期慢性肺心病可以指导抗生素的选用，肺功能检查对早期或缓解期慢性肺心病患者有意义。

【诊断与鉴别诊断】

（一）诊断

①有慢性支气管炎、支气管哮喘、阻塞性肺气肿等慢性肺、胸疾病或肺血管病变的病史；②有肺动脉高压、右心肥厚扩大的临床表现，如 $P_2 > A_2$、颈静脉怒张、肝大压痛、下肢水肿等，伴或不伴有右心衰竭、呼吸衰竭；③X线、心电图、超声心动图等检查呈现肺动脉高压、右心肥厚扩大的征象。

（二）鉴别诊断

1.冠状动脉粥样硬化性心脏病

有典型的心绞痛、心肌梗死病史或心电图表现，若有左心衰竭的发作史，原发性高血压、高脂血症、糖尿病史，则更有助鉴别。体检、X线、心电图、超声心动图检查呈左心室肥厚为主的征象，可帮助鉴别。

2.风湿性心脏瓣膜病

风湿性心脏病的三尖瓣疾患，应与慢性肺心病的相对性三尖瓣关闭不全相鉴别。前者往往有风湿性关节炎和心肌炎病史，其他瓣膜如二尖瓣、主动脉瓣常有病变，X线、心电图、超声心动图有特殊表现。

【治疗】

（一）急性加重期

积极控制感染，保持气道通畅，改善呼吸功能，纠正缺氧和二氧化碳潴留，处理呼吸衰竭和心力衰竭。

1.控制感染

参考痰菌培养及药敏试验选择抗生素。在还没有培养结果前，根据感染的环境及痰涂片革兰染色选用抗生素。社区获得性感染以革兰阳性菌占多数，医院感染则以革兰阴性菌为主，或选用二者兼顾的抗生素。常用的有青霉素类、氨基糖苷类、喹诺酮类及头孢菌素类抗菌药物，且必须注意可能继发真菌感染。

2.改善呼吸功能

保持呼吸道通畅（包括清除痰液、解除支气管平滑肌痉挛、减少呼吸道分泌物等），持续低浓度吸氧等。

3.呼吸衰竭的处理

应用呼吸兴奋剂，必要时，可行气管插管、气管切开及呼吸机辅助呼吸。

4.心力衰竭的处理

慢性肺心病患者一般在积极控制感染、改善呼吸功能后心力衰竭便能得到改善，患者尿量增多,水肿消退,不需加用利尿药。但对治疗无效的重症患者,可适当选用利尿药、正性肌力药或扩血管药物。

(1)利尿药　可有减少血容量、减轻右心负荷、消除水肿。肺心病应用利尿剂的原则为少量、间歇、联合。常选用氢氯噻嗪和螺内酯。氢氯噻嗪 25mg,每日 3 次,口服;螺内酯 20～40mg,每日 2 次,口服;重者可用呋噻米(速尿)20mg,每日 2 次,口服;必要时,肌内或静脉注射。长期大剂量应用需注意利尿剂易出现血液浓缩、痰液黏稠、电解质紊乱等情况。

(2)血管扩张药　扩张动脉可以减轻心脏后负荷,扩张静脉可以减轻心脏前负荷。常用的动脉扩张剂为酚妥拉明 10～20mg,加入 10％葡萄糖溶液 250～500ml 内静脉滴注;常用的静脉扩张剂为硝酸甘油,每分钟 5～10μg 开始,逐渐增至每分钟 20～50μg 维持,静脉滴注,硝普钠兼有动静脉扩张作用,25mg,加入 10％葡萄糖溶液 250ml 内,避光静脉滴注。在应用血管扩张剂时应注意观察血压。

(3)正性肌力药　肺心病患者由于慢性缺氧及感染,对洋地黄类强心剂耐受性很低,因此,应注意以下三点:①使用剂量宜小,一般为常规剂量的 1/2～2/3 量;②选用作用快、排泄快的制剂;③用药前先纠正缺氧、低血钾症,以免发生药物毒性反应。正性肌力药应用指征:①感染已被控制,呼吸功能已改善,利尿剂不能取得良好疗效而反复水肿的心力衰竭;②以右心衰竭为主要表现而无明显急性感染的患者;③出现急性左心衰竭者。使用方法:毒毛花苷 K 0.125～0.25mg,或毛花苷丙 0.2～0.4mg,加入 50％葡萄糖 20ml 内,缓慢静脉注射。

5.控制心律失常

一般慢性肺心病的感染、缺氧治疗后,心律失常可自行消失。如果持续存在可根据心律失常的类型选用药物。

6.抗凝治疗

应用普通肝素或低分子肝素防止肺微小动脉原位血栓形成。

7.加强护理工作

因病情复杂多变,必须严密观察病情变化,宜加强心肺功能的监护。翻身、拍背排出呼吸道分泌物,是改善通气功能的一项有效措施。

(二)缓解期

原则上采用中西医结合综合治疗措施,目的是增强患者的免疫功能,去除诱发因素,减少或避免急性加重期的发生,使肺、心功能得到部分或全部恢复,如长期家庭氧疗、调整免疫功能等。慢性肺心病患者多数有营养不良,营养疗法有利于增强呼吸肌力,改善缺氧。

(三)对症治疗

1.肺性脑病

可选用 20％甘露醇 250ml 静脉快速滴入,必要时 6～8 小时重复一次;地塞米松 10mg 加入 10％葡糖糖溶液 500ml 内静脉滴注,每日 1～3 次;呋塞米 20～40mg 静脉注射,每日 1～2 次。

2.酸碱失衡和电解质紊乱

呼吸性酸中毒,通过呼吸功能的改善,可得到纠正;代谢性酸中毒,应静脉补给 5％碳酸氢钠;低血钾,补充钾盐。

3.其他

出现休克、消化道出血和弥散性血管内凝血时给予相应处理。

【预后】

目前虽然加强了对本病的防治,病死率有所下降,但病死率仍在 10% 以上,死亡的原因主要是由于呼吸道感染而导致呼吸衰竭和心力衰竭。

【预防】

慢性阻塞性肺疾病是肺心病最常见的病因,因此,预防肺心病的关键是防治慢性阻塞性肺疾病。积极采取各种措施,广泛宣传提倡戒烟,必要时辅以有效的戒烟药,使全民吸烟率逐步下降;尽量避免或减少有害粉尘、烟雾或气体及过敏原吸入;积极防治呼吸道感染;开展多种形式的群众性体育活动和卫生宣教,普及人群的疾病防治知识,增强抗病能力。

第七节　自发性气胸

胸膜腔是不含气体的密闭的潜在性腔隙。当气体进入胸膜腔造成积气状态时,称为气胸。气胸可分为自发性、外伤性和医源性三类。本节主要介绍自发性气胸。自发性气胸是指在无外伤或人为因素情况下,脏层胸膜破裂,气体进入胸膜腔所导致的气胸,可分为原发性和继发性。前者发生在无基础肺疾病的健康人,后者常发生在有基础肺疾病的患者,如慢性阻塞性肺疾病(COPD)。

气胸是常见的内科急症,男性多于女性,原发性气胸的发病率男性为(18~28)/10 万人口,女性为(1.2~6)/10 万人口。发生气胸后,胸膜腔内负压可变成正压,致使静脉回心血流受阻,产生程度不同的心、肺功能障碍。

 知识链接

胸膜腔内压

胸膜腔内压即胸膜腔内的压力,平静呼气末胸膜腔内压约为 $-5\sim-3$ mmHg,吸气末约为 $-10\sim-5$ mmHg。胸膜腔负压可以维持肺的扩张状态,保证肺通气正常进行;胸膜腔负压可降低中心静脉压,有利于静脉血和淋巴液的回流。

【病因和发病机制】

原发性自发性气胸多见于瘦高体型的男性青壮年,常规 X 线检查肺部无显著病变,但可有胸膜下肺大疱,多在肺尖部,此种胸膜下肺大疱的原因尚不清楚,与吸烟、身高和小气道炎症可能有关,也可能与非特异性炎症瘢痕或弹性纤维先天性发育不良有关。

继发性自发性气胸多见于有基础肺部病变者,由于病变引起细支气管不完全阻塞,形成肺大疱破裂,如肺结核、COPD、肺癌、肺脓肿及淋巴管平滑肌瘤病等。

正常情况下胸膜腔内没有气体,呼吸周期胸腔内压均为负压,系胸廓向外扩张,肺向内弹性回缩对抗产生的。气胸时失去了负压对肺的牵引作用,甚至因正压对肺产生压迫,使肺失去膨胀能力,表现为肺容积缩小、肺活量减低、最大通气量降低的限制性通气功能障碍。由于肺容积缩小,初期血流量并不减少,产生通气/血流比例下降,导致动静脉分流,出现低氧血症。大量气胸时,由于失去负压吸引静脉血回心,甚至胸膜腔内正压对血管和心脏的压迫,使心脏充盈减少,心搏出量降低,引起心率加快、血压降低,甚至休克。张力性气胸可引起纵隔移位,致循环障碍,甚或窒息死亡。脏层胸膜破裂或胸膜粘连带撕裂,如其中的血管破裂可形成自发性血气胸。航空、潜水作业而无适当防护措施时,从高压环境突然进入低压环境,以及机械通气压力过高时,均可发生气胸。抬举重物用力过猛,剧咳,屏气,甚至大笑等,可能是促使气胸发生的诱因。

【临床类型】

根据脏层胸膜破裂情况及胸腔内压力变化,将自发性气胸通常分为以下三种类型。

(一)闭合性(单纯性)气胸

胸膜破裂口较小,随肺萎缩而闭合,空气不再继续进入胸膜腔。胸膜腔内压接近或略超过大气压,测定时可为正压亦可为负压,视气体量多少而定。抽气后压力下降而不复升,表明其破裂口不再漏气。

(二)交通性(开放性)气胸

破裂口较大或因两层胸膜间有粘连或牵拉,使破口持续开放,吸气与呼气时空气自由进出胸膜腔。胸膜腔内压在"0"上下波动;抽气后可呈负压,但观察数分钟,压力又复升至抽气前水平。

(三)张力性(高压性)气胸

破裂口呈单向活瓣或活塞作用,吸气时胸廓扩大,胸膜腔内压变小,空气进入胸膜腔;呼气时胸膜腔内压升高,压迫活瓣使之关闭,致使胸膜腔内空气越积越多,内压持续升高,使肺脏受压,纵隔向健侧移位,影响心脏血液回流。此型气胸胸膜腔内压测定常超过 $10cmH_2O$,甚至高达 $20cmH_2O$,抽气后胸膜腔内压可下降,但又迅速复升,对机体呼吸循环功能的影响最大,必须紧急抢救处理。

【临床表现】

起病前部分患者可能有持重物、屏气、剧烈体力活动等诱因,但多数患者在正常活动或安静休息时发生,大多数起病急骤。气胸症状的轻重与有无肺基础疾病及功能状态、气胸发生的速度、胸膜腔内积气量及其压力大小三个因素有关。若原已存在严重肺功能减退,即使气胸量小,也可有明显的呼吸困难;年轻人即使肺压缩 80% 以上,有的症状亦可以很轻。

(一)症状

患者突感一侧胸痛,针刺样或刀割样,持续时间短暂,继之胸闷和呼吸困难,可伴有刺激性咳嗽。积气量大或原已有较严重的慢性肺疾病者,呼吸困难明显,患者不能平卧。如果侧卧,则被迫使气胸侧在上,以减轻呼吸困难。

张力性气胸时胸膜腔内压骤然升高,肺被压缩,纵隔移位,迅速出现严重呼吸循环障碍;患者表情紧张、胸闷、挣扎坐起、烦躁不安、发绀、冷汗、脉速、虚脱、心律失常,甚至发生意识不清、呼吸衰竭。

(二)体征

体征取决于积气量的多少和是否伴有胸腔积液。少量气胸体征不明显,尤其在肺气肿患者更难确定,听诊呼吸音减弱具有重要意义。大量气胸时,气管向健侧移位,患侧胸部隆起,呼吸运动与触觉语颤减弱,叩诊呈过清音或鼓音,心或肝浊音界缩小或消失,听诊呼吸音减弱或消失。液气胸时,胸内有振水声。血气胸如失血量过多,可使血压下降,甚至发生失血性休克。

【影像学检查】

1. X 线胸片检查

X 线胸片检查是诊断气胸的重要方法,可显示肺受压程度,肺内病变情况以及有无胸膜粘连、胸腔积液及纵隔移位等。气胸的典型 X 线表现为外凸弧形的细线条形阴影,称为气胸线,线外透亮度增高,无肺纹理,线内为压缩的肺组织。大量气胸时,肺脏向肺门回缩,呈圆球形阴影。大量气胸或张力性气胸常显示纵隔及心脏移向健侧。合并纵隔气肿在纵隔旁和心缘旁可见透光带。

2. CT 检查

CT 检查表现为胸膜腔内出现极低密度的气体影,伴有肺组织不同程度的萎缩改变。CT 对于小量气胸、局限性气胸以及肺大疱与气胸的鉴别比 X 线胸片更敏感和准确。

【诊断与鉴别诊断】

(一)诊断

①有持重物、屏气、剧烈体力活动等诱因;②胸部突发尖锐刺痛、胸闷、呼吸困难等症状;③患侧典型的气胸体征;④X 线胸片显示气胸部位透亮度增高,无肺纹理,可见气胸线;⑤若病情危重无法进行 X 线检查时,应当机立断在患侧胸腔体征最明显处穿刺抽气测压诊断。

(二)鉴别诊断

1. 支气管哮喘与慢性阻塞性肺疾病

两者均有不同程度的气促及呼吸困难,体征亦与自发性气胸相似,但支气管哮喘患者常有反复哮喘阵发性发作史,COPD 患者的呼吸困难多呈长期缓慢进行性加重。当哮喘及 COPD 患者突发严重呼吸困难、冷汗、烦躁,支气管舒张剂、抗感染药物等治疗效果不好,且症状加剧,应考虑并发气胸的可能,X 线检查有助鉴别。

2. 急性心肌梗死

患者亦有突然胸痛、胸闷,甚至呼吸困难、休克等临床表现,但常有高血压、冠状动脉粥样硬化性心脏病史。体征、心电图、X 线检查、血清酶学检查有助于诊断。

3. 肺大疱

位于肺周边的肺大疱,尤其是巨型肺大疱易被误认为气胸。肺大疱通常起病缓慢,呼吸困难并不严重,而气胸症状多突然发生。影像学上,肺大疱气腔呈圆形或卵圆形,疱内有细小的条纹理,为肺小叶或血管的残遗物。肺大疱向周围膨胀,将肺压向肺尖区、肋膈角及心膈角,在大疱的边缘看不到发丝状气胸线,肺大疱内压力与大气压相仿,抽气后,大疱容积无明显改变。如误对肺大疱抽气测压,甚易引起气胸,必须认真鉴别。

【治疗】

自发性气胸的治疗目的是促进患侧肺复张、消除病因及减少复发。

治疗具体措施有保守治疗、胸腔减压、经胸腔镜手术或开胸手术等。应根据气胸的类型与病因、发生频次、肺压缩程度、病情状态及有无并发症等适当选择。部分轻症者可经保守治疗治愈,但多数需作胸腔减压以助患肺复张,约 10%~20%患者需手术治疗。

(一)保守治疗

主要适用于稳定型小量气胸,首次发生的症状较轻的闭合性气胸。应严格卧床休息,酌情予镇静、镇痛等药物,高浓度吸氧可加快胸腔内气体的吸收,经鼻导管或面罩吸入 10L/min 的氧,可达到比较满意的疗效。保守治疗需密切监测病情改变,尤其在气胸发生后 24～48 小时内。如患者年龄偏大,并有肺基础疾病如 COPD,其胸膜破裂口愈合慢,呼吸困难等症状严重,即使气胸量较小,原则上不主张采取保守治疗。

此外,不可忽视肺基础疾病的治疗。如明确因肺结核并发气胸,应予抗结核药物;由肺部肿瘤所致气胸者,可先作胸腔闭式引流,待明确肿瘤的病理学类型及有无转移等情况后,再进一步作针对性治疗。COPD 合并气胸者应注意积极控制肺部感染,解除气道痉挛等。

(二)排气疗法

1. 胸腔穿刺抽气

适用于小量气胸,呼吸困难较轻,心肺功能尚好的闭合性气胸患者。抽气可加速肺复张,迅速缓解症状。通常选择患侧胸部锁骨中线第 2 肋间为穿刺点,皮肤消毒后用气胸针或细导管直接穿刺入胸腔,随后连接于 50ml 或 100ml 注射器或气胸机抽气并测压,至患者呼吸困难缓解为止。一次抽气量不宜超过 1 000ml,每日或隔日抽气 1 次。张力性气胸病情危急,必须立即胸腔穿刺排气,无其他抽气设备时,为了抢救患者生命,可用粗针头迅速刺入胸膜腔以达到暂时减压的目的。亦可用粗注射针头,在其尾部扎上橡皮指套,指套末端剪一小裂缝,插入胸腔做临时排气,高压气体从小裂缝排出,待胸腔内压减至负压时,套囊即行塌陷,小裂缝关闭,外界空气即不能进入胸膜腔。

2. 胸腔闭式引流

适用于不稳定型气胸,呼吸困难明显、肺压缩程度较重,交通性或张力性气胸,反复发生气胸的患者。无论其气胸容量多少,均应尽早行胸腔闭式引流。插管部位一般多取锁骨中线外侧第 2 肋间,或腋前线第 4～5 肋间,如为局限性气胸或需引流胸腔积液,则应根据 X 线胸片或在 X 线透视下选择适当部位进行插管排气引流。插管前,在选定部位先用气胸箱测压以了解气胸类型,然后在局麻下沿肋骨上缘平行作 1.5～2.0cm 皮肤切口,用套管针穿刺进入胸膜腔,拔去针芯,通过套管将灭菌胶管插入胸腔。亦可在切开皮肤后,经钝性分离肋间组织达胸膜,再穿破胸膜将导管直接送入胸膜腔。一般选用胸腔引流专用硅胶管或外科胸腔引流管。导管固定后,另端置于水封瓶的水面下 1.0～2.0cm,使胸膜腔内压力保持在 $1～2cmH_2O$ 以下,插管成功则导管持续逸出气泡,呼吸困难迅速缓解,压缩的肺可在几小时至数天内复张。对肺压缩严重、时间较长的患者,插管后应夹住引流管分次引流,避免胸腔内压力骤降产生肺复张后肺水肿。如未见气泡溢出 1～2 日,患者气急症状消失,经透视或摄片见肺已全部复张时,可以拔除导管。

(三)化学性胸膜固定术

由于气胸复发率高,为了预防复发,可向胸腔内注入硬化剂,产生无菌性胸膜炎症,使脏层和壁层胸膜粘连从而消灭胸膜腔间隙。主要适用于不宜手术或拒绝手术的患者:①持续性或复发性气胸;②双侧气胸;③合并肺大疱;④肺功能不全,不能耐受手术者。

常用硬化剂有多西环素、滑石粉等,用生理盐水 60～100ml 稀释后经胸腔导管注入,夹管 1～2 小时后引流;或经胸腔镜直视下喷洒粉剂。胸腔注入硬化剂前,尽可能使肺完全复张。为避免药物引起的局部剧痛,先注入适量利多卡因,让患者转动体位,充分麻醉胸膜,15～20 分钟后注入硬化剂。若一次无效,可重复注药。观察 1～3 日,经 X 线透视或摄片证实气胸已吸收,可拔除引流管。此法成功率高,主要不良反应为胸痛、发热,滑石粉可引起急性呼吸窘迫综合征,应用时应予注意。

(四)手术治疗

经内科治疗无效的气胸可为手术的适应证,主要适应于长期气胸、血气胸、双侧气胸、复发性气胸、张力性气胸引流失败者、胸膜增厚致肺膨胀不全或影像学有多发性肺大疱者。手术治疗成功率高,复发率低。胸腔镜直视下粘连带烙断术及开胸肺叶或肺段切除手术。

(五)并发症及其处理

1. 脓气胸

由金黄色葡萄球菌、肺炎克雷白杆菌、铜绿假单胞菌、结核分枝杆菌以及多种厌氧菌引起的坏死性肺炎、肺脓肿以及干酪样肺炎可并发脓气胸,也可因胸穿或肋间插管引流所致。病情多危重,常有支气管胸膜瘘形成。脓液中可查到病原菌。除积极使用抗生素外,应插管引流,胸腔内生理盐水冲洗,必要时尚应根据具体情况考虑手术。

2. 血气胸

自发性气胸伴有胸膜腔内出血常与胸膜粘连带内血管断裂有关,肺完全复张后,出血多能自行停止,若继续出血不止,除抽气排液及适当输血外,应考虑开胸结扎出血的血管。

3. 纵隔气肿与皮下气肿

皮下气肿及纵隔气肿随胸腔内气体排出减压而自行吸收。吸入浓度较高的氧可增加纵隔内氧浓度,有利于气肿消散。若纵隔气肿张力过高影响呼吸及循环,可作胸骨上窝切开排气。

【预后】

自发性气胸的预后与发病原因、气胸类型、肺功能情况、有无并发症、处理是否及时等密切相关。单纯性气胸经保守治疗多可自愈;交通性气胸容易演变成慢性气胸,且易发生感染合并脓气胸;张力性气胸严重影响机体的呼吸和循环功能,病死率在20%左右,必须紧急救治。

第八节 原发性支气管肺癌

原发性支气管肺癌(primary bronchogenic carcinoma)简称肺癌(lung cancer),是起源于支气管黏膜或腺体的恶性肿瘤。肺癌为目前世界上最常见的恶性肿瘤之一,发病率为男性肿瘤的首位,多数在40岁以上发病,发病年龄高峰在60~79岁之间,男女发病率约3~5:1。近几年肺癌发病有明显增高趋势,尤其在大中城市及工业集中地区。WHO预计肺癌和艾滋病将是21世纪危害人类健康最常见的两种疾病。目前随着诊断方法进步、新药以及靶向治疗药物出现,规范有序的诊断、分期以及根据肺癌临床行为进行多学科治疗的进步,生存率已有所延长,然而要想大幅度地延长生存率,仍有赖于早期诊断和早期规范治疗。

【病因与发病机制】

尚未完全阐明,通常认为与下列因素有关。

(一)吸烟

大量研究表明,吸烟是肺癌死亡率进行性增加的首要原因。烟雾中的苯并芘、尼古丁、亚硝胺和少量放射性元素钋等均有致癌作用,尤其易致鳞状上皮细胞癌和未分化小细胞癌。与不吸烟者比较,吸烟者发生肺癌的危险性平均高 4～10 倍,重度吸烟者可达 10～25 倍。被动吸烟或环境吸烟也是肺癌的病因之一。丈夫吸烟的非吸烟妻子中,发生肺癌的几率为夫妻均不吸烟家庭中妻子的 2 倍,而且其危险性随丈夫的吸烟量而升高。

(二)空气污染

空气污染包括室内小环境和室外大环境污染。室内小环境污染如被动吸烟、燃料燃烧和烹调过程中产生的致癌物等;室外大环境污染如汽车废气、工业废气、公路沥青等。有资料表明,室内用煤、接触煤烟或其不完全燃烧物为肺癌的危险因素,特别是对女性腺癌的影响较大。污染严重的大城市居民每日吸入空气含有的苯并芘量可超过 20 支纸烟的含量,并增加纸烟的致癌作用。

(三)职业致癌因子

已被确认的致人类肺癌的职业因素包括石棉、砷、铬、镍、铍、煤焦油、芥子气、三氯甲醚、烟草的加热产物、电离辐射和微波辐射等。这些因素可使肺癌发生危险性增加 3～30 倍。其中石棉是公认的致癌物质,接触者肺癌、胸膜和腹膜间皮瘤的发病率明显增高,潜伏期可达 20 年或更久。接触石棉的吸烟者的肺癌死亡率为非接触吸烟者的 8 倍。

(四)电离辐射

大剂量电离辐射可引起肺癌,电离辐射可能是职业性的,也可能是非职业性的。美国 1978 年报告一般人群中电离辐射有 49.6% 来自自然界,44.6% 为医疗照射,来自 X 线诊断的占 36.7%。

(五)遗传因素

遗传因素与肺癌的相关性受到重视,许多基因与肺癌的易感性有关,肺癌患者常有第 3 条染色体短臂缺失。

(六)其他因素

食物中天然维生素 A、B、胡萝卜素和微量元素(锌、硒)的摄入量与以后癌症的发生呈负相关。病毒感染、真菌(黄曲霉菌)毒素、某些慢性肺部疾病(如慢支、肺结核、结节病、慢性肺间质纤维化和硬皮病等)与肺癌的发生也有一定关系。

【病理和分类】

(一)按解剖学部位分类

按解剖学部位可分为中央型肺癌和周围型肺癌。

1.中央型肺癌

发生在段支气管至主支气管的肺癌称为中央型肺癌,约占 3/4,鳞状上皮细胞癌和小细胞肺癌较多见。

2.周围型肺癌

发生在段支气管以下的肺癌称为周围性肺癌,约占 1/4,腺癌较多见。

(二)按组织病理分类

肺癌的组织病理学分类现分为两大类:即小细胞肺癌和非小细胞肺癌。

1.小细胞肺癌

小细胞肺癌包括燕麦细胞型、中间细胞型、复合燕麦细胞型。癌细胞多为类圆形或菱形，胞浆少，类似淋巴细胞。燕麦细胞型和中间型可能起源于神经外胚层的 Kulchitsky 细胞或嗜银细胞。细胞浆内含有神经内分泌颗粒，具有内分泌和化学受体功能，能分泌 5-羟色胺、儿茶酚胺、组胺、激肽等肽类物质，可引起类癌综合征。在其发生发展的早期多已转移到肺门和纵隔淋巴结，并由于其易侵犯血管，在诊断时大多已有肺外转移。

2.非小细胞肺癌

非小细胞肺癌包括鳞状上皮细胞癌、腺癌、大细胞癌。

(1)鳞状上皮细胞癌(简称鳞癌)　包括乳头状型、透明细胞型、小细胞型和基底细胞样型。典型的鳞癌细胞大，呈多形性，胞浆丰富，有角化倾向，核畸形，染色深，细胞间桥多见，常呈鳞状上皮样排列。中央型肺癌多见，并有向管腔内生长的倾向，早期常引起支气管狭窄导致肺不张或阻塞性肺炎。鳞癌最易发生于主支气管腔，发展成息肉或无蒂肿块，阻塞管腔引起阻塞性肺炎。有时也可发展成周围型，倾向于形成中央性坏死和空洞。

(2)腺癌　以周围型肺癌多见，主要起源于支气管黏液腺，腺癌倾向于形成腺体。包括腺泡状腺癌、乳头状腺癌、细支气管-肺泡细胞癌、实体癌黏液形成。

(3)大细胞癌　包括大细胞神经内分泌癌、复合性大细胞神经内分泌癌、基底细胞样癌、淋巴上皮瘤样癌、透明细胞癌、伴横纹肌样表型的大细胞癌。可发生在肺门附近或肺边缘的支气管。大细胞癌的转移比小细胞未分化癌晚，手术切除机会较大。

(4)其他　腺鳞癌、类癌、肉瘤样癌、唾液腺型癌(腺样囊性癌、黏液表皮样癌)等。

【临床表现】

临床表现与肿瘤大小、类型、发展阶段、所在部位、有无并发症或转移有密切关系。按部位可分为原发肿瘤、肺外胸内扩展、胸外转移和胸外表现四类。

(一)原发肿瘤引起的表现

1.咳嗽、咳痰

为早期症状，多表现为刺激性干咳，当肿瘤引起支气管狭窄后可加重咳嗽，多为持续性，呈高调金属音性咳嗽或刺激性呛咳。细支气管-肺泡细胞癌可有大量黏液痰。继发感染时，痰量增多，呈黏液脓性。

2.咯血

以中央型肺癌多见，多为痰中带血，如果表面糜烂严重侵蚀大血管，则可引起大咯血。

3.喘鸣、胸闷

肿瘤引起支气管狭窄，造成部分阻塞，可产生局限性哮鸣音。肿瘤引起支气管狭窄可引起胸闷。

4.发热

包括肿瘤坏死引起的"癌性热"和继发感染引起的感染性发热，后者抗生素治疗可暂时有效，前者抗生素治疗无效。

5.其他

食欲不振、消瘦、体重下降、恶病质。

(二)肺外胸内扩展引起的表现

1. 胸痛

癌肿位于胸膜附近时,产生不规则的钝痛或隐痛,随呼吸、咳嗽加重;侵犯肋骨、脊柱时,疼痛持续而明显,与呼吸、咳嗽无关,但可有固定压痛;肿瘤压迫肋间神经时,胸痛可累及相应的分布区。

2. 吞咽困难

癌肿侵犯或压迫食管时引起吞咽困难。

3. 声音嘶哑

癌肿直接压迫或侵犯纵隔淋巴结时可压迫喉返神经(左侧多见),出现声音嘶哑。

4. 胸水

约 10% 的患者有不同程度的胸水,通常提示肿瘤转移累及胸膜或肺淋巴回流受阻。

5. 上腔静脉阻塞综合征

癌肿侵犯纵隔淋巴结,可压迫上腔静脉,导致上腔静脉回流受阻,产生胸壁静脉曲张和上肢、颈面部水肿,并引起头痛、头昏或眩晕,称上腔静脉阻塞综合征。

6. Horner 综合征

肺尖部肺癌又称肺上沟瘤,易压迫颈部交感神经,引起病侧眼睑下垂、瞳孔缩小、眼球内陷、额部无汗,称 Horner 综合征。

(三)胸外转移引起的表现

1. 转移至中枢神经系统

可引起颅内压增高,如头痛,恶心,呕吐,精神状态异常。少见的症状有癫痫发作、偏瘫、小脑功能障碍、定向力和语言障碍。

2. 转移至腹部

可出现厌食、肝肿大、黄疸和腹水等。

3. 转移至骨骼

肺癌转移至骨骼,特别是肋骨、脊椎、骨盆时,可有局部疼痛和压痛。

4. 转移至淋巴结

多先出现锁骨上和颈部淋巴结肿大,可毫无症状。典型者多位于前斜角肌区,固定且坚硬,逐渐增大、增多,可以融合,多无痛感。

(四)胸外表现

包括内分泌、神经肌肉、结缔组织、血液系统和血管的异常改变,又称副癌综合征,为某些类型的肺癌分泌的激素或类激素样物质所致。主要表现有肥大性肺性骨关节病、异位促性腺激素、分泌促肾上腺皮质激素样物、分泌抗利尿激素、神经肌肉综合征、高钙血症、类癌综合征。此外,还可有黑色棘皮症及皮肌炎、掌跖皮肤过度角化症、硬皮症,以及栓塞性静脉炎、非细菌性栓塞性心内膜炎、血小板减少性紫癜等肺外表现。

【实验室和其他检查】

(一)胸部影像学检查

胸部影像学检查是发现肿瘤最重要的方法之一,可通过透视或正侧位 X 线胸片和 CT 发现肺部阴影。

1. 胸部 X 线检查

中央型肺癌多表现为一侧肺门类圆形阴影,边缘大多毛糙,可有分叶或切迹等,可伴有肺不张、阻塞性肺炎、局限性肺气肿征象。周围型肺癌早期常呈局限性小斑片状阴影,边缘不清,密度较淡,动态观察可见肿块逐渐增大,密度增高,呈圆形或类圆形,边缘有毛刺或切迹。癌肿中心坏死可形成空洞,空洞壁较厚,多呈偏心状,内壁不规则,凹凸不平。

2. 肺部 CT 检查

优点在于能够显示普通 X 线检查所不能发现的癌肿,可以检查出小病灶(直径<5mm)的小结节和位于心脏后、脊柱旁、肺尖、膈面以下部位的病灶,同时,可判断癌肿有无侵犯邻近器官。

3. 磁共振(MRI)检查

MRI 在明确肿瘤与大血管之间关系、分辨肺门淋巴结或血管阴影方面优于 CT,而在发现小病灶(<5mm)方面不如 CT 敏感。

(二)纤维支气管镜检查和电子支气管镜检查

纤维支气管镜检查和电子支气管镜检查是诊断肺癌的主要方法,可直视癌肿的形态,并可采集标本进一步做病理学检查。

(三)痰脱落细胞检查

该项检查的阳性率取决于采集的标本是否符合要求及送检次数,如果痰标本收集方法得当,3 次以上的痰标本可使中央型肺癌的诊断率提高到 80%,周围型肺癌的诊断率达 50%。

(四)病理学检查

对肺癌的确诊和组织分型具有决定性意义。可在胸透、CT 或 B 超引导下采用细针经胸壁穿刺,或支气管镜、经纵隔镜、胸腔镜采集的标本,进行病理学检查。肿大的淋巴结亦可进行活检病理学检查。

(五)其他检查

放射性核素肺扫描、肿瘤标志物检查、开胸探查、针吸细胞学检查、纵隔镜检查、胸腔镜检查等。

【诊断与鉴别诊断】

(一)诊断

肺癌的治疗效果与肺癌的早期诊断密切相关。因此,应该大力提倡早期诊断、早期治疗,以提高生存率甚至治愈率。肺癌的早期诊断包括两方面的重要因素,一是肺癌防治知识的普及,患者有任何可疑肺癌症状应及时就诊,对 40 岁以上长期重度吸烟者或有危险因素接触史者应该每年体检,进行防癌或排除肺癌的有关检查;二是医务人员对肺癌早期征象的警惕性,避免漏诊、误诊。对于下列情况之一的人群(特别是 40 岁以上男性长期或重度吸烟者)应高度警惕肺癌的可能:①无明显诱因的刺激性咳嗽持续 2~3 周,治疗无效,或有慢性呼吸道疾病,咳嗽性质突然改变者;②近 2~3 个月持续痰中带血而无其他原因可解释者;③反复发作的同一部位的肺炎;④原因不明的肺脓肿,无毒性症状,无大量脓痰,无异物吸入史,抗炎治疗效果不显著者;⑤原因不明的四肢关节痛、杵状指(趾);⑥X 线检查有局限性肺气肿、肺不张、孤立性圆形病灶或单侧肺门阴影增大;⑦原有肺结核已稳定,而形态或性质发生改变者;⑧无中毒症状的进行性增多的血性胸腔积液等。

(二)鉴别诊断

1.肺结核

多见于年轻患者,病灶多见于结核好发部位,如肺上叶尖后段和下叶背段。一般无症状,病灶边界清楚,密度高,可有包膜。有时含钙化点,周围有纤维结节状病灶,多年不变。

2.肺炎

若无毒性症状,抗生素治疗后肺部阴影吸收缓慢,或同一部位反复发生肺炎时,应考虑到肺癌可能。肺部慢性炎症机化,形成团块状的炎性假瘤,也易与肺癌相混淆。但炎性假瘤往往形态不整,边缘不齐,核心密度较高,易伴有胸膜增厚,病灶长期无明显变化。

3.肺脓肿

起病急,中毒症状严重,多有寒战、高热、咳嗽、咳大量脓臭痰等症状。肺部 X 线表现为均匀的大片状炎性阴影,空洞内常见较深液平。血常规检查可发现白细胞和中性粒细胞增多。癌性空洞继发感染,常为刺激性咳嗽、反复血痰,随后出现感染、咳嗽加剧。胸片可见癌肿块影有偏心空洞,壁厚,内壁凹凸不平。结合纤支镜检查和痰脱落细胞检查可以鉴别。

【治疗】

治疗方案主要根据肿瘤的组织学决定。非小细胞肺癌,早期以手术治疗为主;可切除局部的晚期患者,可采取辅助化疗＋手术治疗±放疗;不可切除局部的晚期患者,可采取化疗与放疗联合治疗;远处转移的晚期患者以姑息治疗为主;小细胞肺癌以化疗为主,辅以手术和(或)放疗。

(一)手术治疗

凡具备手术指征的肺癌,均应首先选择手术治疗。手术方式有肺叶切除术、肺段切除术、原发病灶切除及受累淋巴结切除术等,应根据具体情况选择。

(二)化学药物治疗(简称化疗)

小细胞肺癌对化疗非常敏感,一般诱导化疗以 2～3 个周期为宜,使较大病灶经化疗后缩小,以利于手术及放疗,手术或放疗后应继续化疗,一般术后 2～3 周可行化疗。化疗周期应超过 3～4 个周期。非小细胞肺癌对化疗敏感性较差,但为了预防术后发生复发或远处转移,可在术前、术后进行化疗,对晚期肺癌不宜手术或放疗患者,化疗可延长生存期。常用的化疗药物有依托泊苷(VP-16)、顺铂(DDP)、卡铂(CBP)、环磷酰胺(CTX)、长春新碱(VCR)、甲氨蝶呤(MTX)等。

(三)放射治疗(简称放疗)

放射性对癌细胞有杀伤作用,可用来治疗癌症。放疗可分为根治性和姑息性两种,根治性用于病灶局限、因解剖原因不便手术或患者不愿手术者;姑息性放疗目的在于抑制肿瘤的发展、延缓癌细胞扩散,缓解症状。放疗对小细胞肺癌效果较好,其次为鳞癌和腺癌,其放射剂量以腺癌最大,小细胞肺癌最少。若辅以化疗,可提高疗效。

(四)其他治疗

①支气管动脉灌注加栓塞治疗,适用于失去手术指征、全身化疗无效的晚期患者,可缓解

症状,减轻患者痛苦;②经纤维支气管镜电刀切割瘤体、激光烧灼等疗法;③生物反应调节剂,使用转移因子、干扰素、白细胞介素(IL-2)、左旋咪唑、集落刺激因子(CSF)等药物可增加机体对化疗、放疗的耐受性,提高疗效;④中医中药治疗,祖国医学有许多单方及配方在肺癌的治疗中可与西药治疗起协同作用,减少患者对放疗、化疗的反应,提高机体的抗病能力,在巩固疗效、促进、恢复机体功能中起到辅助作用。

【预后】

肺癌的预后取决于早发现、早诊断、早治疗。规范有序的诊断、分期以及根据肺癌临床行为制定多学科治疗(综合治疗)方案,可为患者提供可能治愈或有效缓解的最好的治疗方法。随着以手术、化疗和放疗为基础的综合治疗进展,近30年肺癌的预后有很大改善。

【预防】

避免接触与肺癌发病有关的因素,如吸烟和大气污染,加强职业接触中的劳动保护,有助于减少肺癌发病危险。不吸烟和及早戒烟可能是预防肺癌最有效的方法。

第九节 呼 吸 衰 竭

呼吸衰竭(respiratory failure)是指各种原因引起的肺通气和(或)换气功能严重障碍,以致在静息状态下亦不能维持足够的气体交换,导致低氧血症伴(或不伴)高碳酸血症,进而引起一系列病理生理改变和相应临床表现的综合征。其临床表现缺乏特异性,明确诊断有赖于动脉血气分析:在海平面、静息状态、呼吸空气条件下,动脉血氧分压(PaO_2)<60mmHg,伴或不伴二氧化碳分压($PaCO_2$)>50mmHg,并排除心内解剖分流和原发于心排出量降低等因素,可诊为呼吸衰竭。

【分类】

呼吸衰竭通常有以下三种分类方法。

(一)按照动脉血气分析分类

按照动脉血气分析分类可分为Ⅰ型呼吸衰竭和Ⅱ型呼吸衰竭。Ⅰ型呼吸衰竭即缺氧性呼吸衰竭,只有缺氧(PaO_2<60mmHg),不伴有二氧化碳潴留,主要见于肺换气障碍性疾病,如严重肺部感染性疾病、间质性肺疾病、急性肺栓塞等;Ⅱ型呼吸衰竭即高碳酸性呼吸衰竭,既有缺氧(PaO_2<60mmHg),又伴有二氧化碳潴留($PaCO_2$>50mmHg),由肺泡通气不足所致。单纯通气不足,低氧血症和高碳酸血症的程度是平行的,如果伴有换气功能障碍,则低氧血症更为严重,如COPD。

(二)按照发病机制分类

按照发病机制分类可分为通气性呼吸衰竭和换气性呼吸衰竭,也可分为泵衰竭和肺衰竭。驱动或制约呼吸运动的中枢神经系统、外周神经系统、神经肌肉组织包括神经-肌肉接头和呼吸肌,以及胸廓统称为呼吸泵,这些部位的功能障碍引起的呼吸衰竭称为泵衰竭。通常泵衰竭主要引起通气功能障碍,表现为Ⅱ型呼吸衰竭。肺组织、气道阻塞和肺血管病变造成的呼吸衰竭,称为肺衰竭。肺组织和肺血管病变常引起换气功能障碍,表现为Ⅰ型呼吸衰竭。严重的气道阻塞性疾病(如COPD)影响通气功能,造成Ⅱ型呼吸衰竭。

(三)按照发病急缓分类

按照发病急缓分类可分为急性呼吸衰竭和慢性呼吸衰竭。由于某些突发的致病因素,如严重肺疾患、创伤、休克、电击、急性气道阻塞等引起的呼吸衰竭为急性呼吸衰竭;由慢性阻塞性肺疾病(COPD)、肺结核、间质性肺疾病等慢性疾病引起的呼吸衰竭为慢性呼吸衰竭。在临床上慢性呼吸衰竭常见。

【发病机制和病理生理】

(一)低氧血症和高碳酸血症的发生机制

各种病因通过引起肺泡通气不足、弥散障碍、肺泡通气/血流比例失调、肺内动-静脉解剖分流增加和氧耗量增加五个主要机制,使通气和(或)换气过程发生障碍,导致呼吸衰竭。临床上单一机制引起的呼吸衰竭很少见,往往是多种机制并存或随着病情的发展先后参与发挥作用。

1.肺通气不足

正常成人在静息状态下有效肺泡通气量约为 4L/min,才能维持正常的肺泡氧分压(PaO_2)和二氧化碳分压($PaCO_2$)。肺泡通气量减少会引起 PaO_2 下降和 $PaCO_2$ 上升,从而引起缺氧和 CO_2 潴留。

2.弥散障碍

系指 O_2、CO_2 等气体通过肺泡膜进行交换的物理弥散过程发生障碍。气体弥散的速度取决于肺泡膜两侧气体分压差、气体弥散系数、肺泡膜的弥散面积、厚度和通透性,同时气体弥散量还受血液与肺泡接触时间以及心排出量、血红蛋白含量、通气/血流比例的影响。静息状态下,O_2 完成气体交换的时间为 $0.25\sim0.3s$,CO_2 则只需 0.13s,并且 O_2 的弥散能力仅为 CO_2 的 1/20,故在弥散障碍时,通常以缺氧为主。

3.通气/血流比例失调

血液流经肺泡时,要使血液动脉化,除需有正常的肺通气功能和良好的肺泡膜弥散功能外,还取决于肺泡通气量与血流量之间的正常比例。正常成人静息状态下,通气/血流比值约为 0.8。当肺部病变如肺泡萎陷、肺炎、肺不张、肺水肿等引起病变部位的肺泡通气不足,通气/血流比值减小,部分未经氧合或未经充分氧合的静脉血(肺动脉血)通过肺泡的毛细血管或短路流入动脉血(肺静脉血)中,故又称肺动-静脉样分流或功能性分流;当肺血管病变如肺栓塞引起栓塞部位血流减少,通气/血流比值增大,肺泡通气不能被充分利用,又称为无效腔样通气。通气/血流比例失调通常仅导致低氧血症,而无 CO_2 潴留。

4.肺内动-静脉解剖分流增加

肺动脉内的静脉血未经氧合直接流入肺静脉,导致缺氧,是通气/血流比例失调的特例。在这种情况下,提高吸氧浓度并不能提高分流静脉血的血氧分压。分流量越大,吸氧后提高动脉血氧分压的效果越差;若分流量超过 30%,吸氧并不能明显提高 PaO_2。常见于肺动-静脉瘘。

5.氧耗量增加

发热、寒战、呼吸困难和抽搐均增加氧耗量。寒战时耗氧量可达 500ml/min;严重哮喘时,随着呼吸功的增加,用于呼吸的氧耗量可达到正常的十几倍。氧耗量增加,肺泡氧分压下降,正常人借助增加通气量以防止缺氧。故氧耗量增加的患者,若同时伴有通气功能障碍,则会出现严重的低氧血症。

(二)低氧血症和高碳酸血症对机体的影响

呼吸衰竭时发生的低氧血症和高碳酸血症,能够影响全身各系统器官的代谢、功能甚至使组织结构发生变化。通常先引起各系统器官的功能和代谢发生一系列代偿适应反应,以改善组织的供氧,调节酸碱平衡和适应改变了的内环境。当呼吸衰竭进入严重阶段时,则出现代偿不全,表现为各系统器官严重的功能和代谢紊乱直至衰竭。

1.对中枢神经系统的影响

脑组织耗氧量大,通常完全停止供氧 4～5 分钟即可引起不可逆的脑损害。对中枢神经影响的程度与缺氧的程度和发生速度有关。随着 PaO_2 下降,可以出现注意力不集中、智力和视力轻度减退、头痛、不安、定向与记忆力障碍、精神错乱、嗜睡乃至昏迷。

CO_2 潴留使脑脊液 H^+ 浓度增加,影响脑细胞代谢,降低脑细胞兴奋性,抑制皮质活动;但轻度的 CO_2 增加,对皮质下层刺激加强,间接引起皮质兴奋。CO_2 潴留可引起头痛、头晕、烦躁不安、言语不清、精神错乱、扑翼样震颤、嗜睡、昏迷、抽搐和呼吸抑制,这种由缺氧和 CO_2 潴留导致的神经精神障碍症候群称为肺性脑病,又称 CO_2 麻醉。肺性脑病早期,往往有失眠、兴奋、烦躁不安等症状。除上述神经精神症状外,患者还可表现出木僵、视力障碍、球结膜水肿及发绀等。

缺氧和 CO_2 潴留均会使脑血管扩张,血流阻力降低,血流量增加以代偿脑缺氧。缺氧和酸中毒还能损伤血管内皮细胞使其通透性增高,导致脑间质水肿;缺氧使红细胞 ATP 生成减少,造成 Na^+-K^+ 泵功能障碍,引起细胞内 Na^+ 及水增多,形成脑细水肿。以上情况均可引起脑组织充血、水肿和颅内压增高,压迫脑血管,进一步加重脑缺血、缺氧,形成恶性循环,严重时出现脑疝。

2.对循环系统的影响

一定程度的 PaO_2 降低和 $PaCO_2$ 升高,可以引起反射性心率加快、心肌收缩力增强,使心排出量增加;缺氧和 CO_2 潴留时,交感神经兴奋引起皮肤和腹腔器官血管收缩,而冠状血管主要受局部代谢产物的影响而扩张,血流量增加。严重的缺氧和 CO_2 潴留可直接抑制心血管中枢,造成心脏活动受抑和血管扩张、血压下降和心律失常等严重后果。心肌对缺氧十分敏感,早期轻度缺氧即在心电图上显示出来。急性严重缺氧可导致心室颤动或心脏骤停。

3.对呼吸系统的影响

当 PaO_2 降低时作用于颈动脉体和主动脉体化学感受器,可反射性兴奋呼吸中枢,增强呼吸运动,甚至出现呼吸窘迫。当缺氧程度缓慢加重时,这种反射性兴奋呼吸中枢的作用迟钝。缺氧对呼吸中枢的直接作用是抑制作用。

CO_2 是强有力的呼吸中枢兴奋剂,$PaCO_2$ 急骤升高,呼吸加深加快;长时间严重的 CO_2 潴留,会造成中枢化学感受器对 CO_2 的刺激作用发生适应。

4.对肾功能的影响

呼吸衰竭的患者常合并肾功能不全,若及时治疗,随着呼吸功能的好转,肾功能可以恢复。

5.对消化系统的影响

呼吸衰竭的患者常合并消化道功能障碍,表现为消化不良、食欲缺乏,甚至出现胃肠黏膜糜烂、坏死、溃疡和出血。缺氧可直接或间接损害肝细胞使丙氨酸氨基转移酶上升,若缺氧能够得到及时纠正,肝功能可逐渐恢复正常。

6. 呼吸性酸中毒及电解质紊乱

肺通气、弥散和肺循环功能障碍引起肺泡换气减少，血 $PaCO_2$ 增高，pH 下降，H^+ 浓度升高，导致呼吸性酸中毒。早期可出现血压增高，中枢神经系统受累，如躁动、嗜睡、精神错乱、扑翼样震颤等。在缺氧持续或严重的患者体内，组织细胞能量代谢的中间过程如三羧酸循环、氧化磷酸化作用和有关酶的活动受到抑制，能量生成减少，导致体内乳酸和无机磷产生增多而引起代谢性酸中毒。此时患者出现呼吸性酸中毒合并代谢性酸中毒，可引起意识障碍，血压下降，心律失常，乃至心脏停搏。由于能量不足，体内转运离子的钠泵功能障碍，使细胞内 K^+ 转移至血液，而 Na^+ 和 H^+ 进入细胞，造成细胞内酸中毒和高钾血症。

一、急性呼吸衰竭

【病因】

呼吸系统疾病如严重呼吸系统感染、急性呼吸道阻塞性病变、重度或危重哮喘、各种原因引起的急性肺水肿、肺血管疾病、胸廓外伤或手术损伤、自发性气胸和急剧增加的胸腔积液，导致肺通气或（和）换气障碍；急性颅内感染、颅脑外伤、脑血管病变（脑出血、脑梗死）等直接或间接抑制呼吸中枢；脊髓灰质炎、重症肌无力、有机磷中毒及颈椎外伤等可损伤神经-肌肉传导系统，引起通气不足。上述各种原因均可造成急性呼吸衰竭。

【临床表现】

急性呼吸衰竭的临床表现主要是低氧血症所致的呼吸困难和多器官功能障碍。

(一)呼吸困难

呼吸困难是呼吸衰竭最早出现的症状。多数患者有明显的呼吸困难，可表现为频率、节律和幅度的改变。较早表现为呼吸频率增快，病情加重时出现呼吸困难，辅助呼吸肌活动加强，如"三凹征"。中枢性疾病或中枢神经抑制性药物所致的呼吸衰竭，表现为呼吸节律改变，如潮式呼吸、比奥呼吸等。

(二)发绀

发绀是缺氧的典型表现。当动脉血氧饱和度低于 90％时，可在口唇、指甲出现发绀；应注意，发绀的程度与还原型血红蛋白含量相关，此外还受皮肤色素及心功能的影响。

(三)精神神经症状

急性缺氧可出现精神错乱、躁狂、昏迷、抽搐等症状。如合并急性二氧化碳潴留，可出现嗜睡、淡漠、扑翼样震颤，以至呼吸骤停。

(四)循环系统表现

多数患者有心动过速；严重低氧血症、酸中毒可引起心肌损害，亦可引起周围循环衰竭、血压下降、心律失常、心搏停止。

(五)消化和泌尿系统表现

严重呼吸衰竭对肝、肾功能都有影响，部分病例可出现丙氨酸氨基转移酶与血浆尿素氮升高；个别病例可出现尿蛋白、红细胞和管型。因胃肠道黏膜屏障功能损伤，导致胃肠道黏膜充血水肿、糜烂渗血或应激性溃疡，引起上消化道出血。

【诊断】

除原发疾病和低氧血症及二氧化碳潴留导致的临床表现外,呼吸衰竭的诊断主要依靠血气分析。而结合肺功能、胸部影像学和纤维支气管镜等检查对于明确呼吸衰竭的原因至为重要。

(一)动脉血气分析

对于判断呼吸衰竭和酸碱失衡的严重程度及指导治疗具有重要意义。pH 可反映机体的代偿状况,有助于对急性或慢性呼吸衰竭加以鉴别。当 $PaCO_2$ 升高、pH 正常时,称为代偿性呼吸性酸中毒;若 $PaCO_2$ 升高、pH<7.35,则称为失代偿性呼吸性酸中毒。

(二)肺功能检测

尽管在某些重症患者,肺功能检测受到限制,但通过肺功能的检测能判断通气功能障碍的性质(阻塞性、限制性或混合性)及是否合并有换气功能障碍,并对通气和换气功能障碍的严重程度进行判断。而呼吸肌功能测试能够提示呼吸肌无力的原因和严重程度。

(三)影像学检查

包括普通 X 线胸片、胸部 CT 和放射性核素肺通气/灌注扫描、肺血管造影等。

(四)纤维支气管镜检查

对于明确大气道情况和取得病理学证据具有重要意义。

【治疗】

呼吸衰竭总的治疗原则:加强呼吸支持,包括保持呼吸道通畅、纠正缺氧和改善通气等;呼吸衰竭病因和诱发因素的治疗;加强一般支持治疗和对其他重要脏器功能的监测与支持。

(一)保持呼吸道通畅

保持呼吸道通畅是最基本、最重要的治疗措施。气道不畅使呼吸阻力增加,呼吸功消耗增多,会加重呼吸肌疲劳;气道阻塞致分泌物排出困难将加重感染,同时也可能发生肺不张,使气体交换面积减少;气道如发生急性完全阻塞,会发生窒息,在短时间内导致患者死亡。

保持气道通畅的方法主要有:①若患者昏迷应使其处于仰卧位,头后仰,托起下颌并将口打开;②清除气道内分泌物及异物;③若以上方法不能奏效,必要时应建立人工气道。人工气道的建立一般有三种方法,即简便人工气道、气管插管及气管切开。简便人工气道主要有口咽通气道、鼻咽通气道和喉罩,是气管内导管的临时替代方式,在病情危重不具备插管条件时应用,待病情允许后再行气管插管或切开。气管内导管是重建呼吸通道最可靠的方法。

若患者有支气管痉挛,需积极使用支气管扩张药物,可选用 β_2 肾上腺素受体激动剂、抗胆碱药、糖皮质激素或茶碱类药物等。在急性呼吸衰竭时,主要经静脉给药。

 知识链接

气管切开

气管切开系切开颈段气管,放入金属气管套管,以解除喉源性呼吸困难、呼吸机能失常或下呼吸道分泌物潴留所致呼吸困难的一种常见手术。目前,气管切开有 4 种方法:气管切开术;经皮气管切开术;环甲膜切开术;微创气管切开术。

一般取仰卧位头后仰,常规消毒,铺无菌巾,1%奴夫卡因浸润麻醉,多采用直切口,自甲状软骨下缘至接近胸骨上窝处,沿颈前正中线切开皮肤和皮下组织,分离气管前组织确定气管后,一般于第 2～4 气管环处,用尖刀片自下向上挑开 2 个气管环,(刀尖勿插入过深,以免刺伤气管后壁和食管前壁,引起气管食管瘘)。插入气管套管后,立即取出管蕊,放入内管,吸净分泌物,并检查有无出血。气管套管上的带子系于颈部,打成死结以牢固固定。切口一般不予缝合,以免引起皮下气肿。最后用一块开口纱布垫于伤口与套管之间。

(二)氧疗

通过增加吸入氧浓度来纠正患者缺氧状态的治疗方法即为氧疗。对于急性呼吸衰竭患者,应给予氧疗。

1. 吸氧浓度

确定吸氧浓度的原则是保证 PaO_2 迅速提高到 60mmHg 或脉搏容积血氧饱和度达 90% 以上的前提下,尽量减低吸氧浓度。Ⅰ型呼吸衰竭的主要问题为氧合功能障碍而通气功能基本正常,较高浓度(>35%)给氧可以迅速缓解低氧血症而不会引起 CO_2 潴留。对于伴有高碳酸血症的急性呼吸衰竭,需要低浓度给氧,因为此时呼吸运动主要靠 PaO_2 降低对外周化学感受器的刺激作用得以维持,因此对这种患者进行氧疗时,如吸入高浓度氧,解除了低氧对呼吸的刺激作用,可造成呼吸抑制,应注意避免。

2. 吸氧装置

(1)鼻导管或鼻塞　主要优点为简单、方便;不影响患者咳痰、进食。缺点为氧浓度不恒定,易受患者呼吸的影响;高流量时对局部黏膜有刺激,氧流量不能大于 7L/min。吸入氧浓度与氧流量的关系:吸入氧浓度(%)＝21+4×氧流量(L/min)。

(2)面罩　主要包括简单面罩、带储气囊无重复呼吸面罩和文丘里面罩,主要优点为吸氧浓度相对稳定,可按需调节,该方法对于鼻黏膜刺激小,缺点为在一定程度上影响患者咳痰、进食。

(三)增加通气量、改善 CO_2 潴留

1. 呼吸兴奋剂

呼吸兴奋剂的使用原则:必须保持气道通畅,否则会促发呼吸肌疲劳,并进而加重 CO_2 潴留;脑缺氧、水肿未纠正而出现频繁抽搐者慎用;患者的呼吸肌功能基本正常;不可突然停药。主要适用于以中枢抑制为主、通气量不足引起的呼吸衰竭,对以肺换气功能障碍为主所导致的呼吸衰竭患者,不宜使用。常用的药物多沙普仑,该药对于镇静催眠药过量引起的呼吸抑制和 COPD 并发急性呼吸衰竭有显著的呼吸兴奋效果。

2. 机械通气

当机体出现严重的通气和(或)换气功能障碍时,以人工辅助通气装置(呼吸机)来改善通气和(或)换气功能,即为机械通气。呼吸衰竭时应用机械通气能维持必要的肺泡通气量,降低 $PaCO_2$;改善肺的气体交换效能;使呼吸肌得以休息,有利于恢复呼吸肌功能。

近年来,无创正压通气(NIPPV)用于急性呼吸衰竭的治疗已取得了良好效果。经鼻/面罩行无创正压通气,无需建立有创人工气道,简便易行,与机械通气相关的严重并发症的发生率低。但患者应具备以下基本条件:①清醒能够合作;②血流动力学稳定;③不需要气管插管保护(即患者无误吸、严重消化道出血、气道分泌物过多且排痰不利等情况);④无影响使用鼻/面罩的面部创伤;⑤能够耐受鼻/面罩。

（四）病因治疗

治疗原发病，即治疗引起呼吸衰竭的原发疾病。

（五）一般支持疗法

纠正电解质紊乱和酸碱平衡失调，加强液体管理、防止血容量不足和液体负荷过大，保证血细胞比容在一定水平。呼吸衰竭患者由于摄入不足或代谢失衡，往往存在营养不良，需供给充足的营养及热量。

（六）其他重要脏器功能的监测与支持

急性呼吸衰竭往往会累及其他重要脏器，因此应及时将重症患者转入 ICU，加强对重要脏器功能的监测与支持，预防和治疗肺动脉高压、肺源性心脏病、肺性脑病、肾功能不全、消化道功能障碍和弥散性血管内凝血等。特别要注意防治多器官功能障碍综合征。

二、慢性呼吸衰竭

【病因】

慢性呼吸衰竭多由支气管-肺疾病引起，如 COPD、严重肺结核、肺间质纤维化、肺尘埃沉着症等，以 COPD 最常见。胸廓和神经肌肉病变如胸部手术、外伤、广泛胸膜增厚、胸廓畸形、脊髓侧索硬化症等，也可导致慢性呼吸衰竭。

【临床表现】

慢性呼吸衰竭的临床表现与急性呼吸衰竭大致相似，但以下几个方面不同。

（一）呼吸困难

呼吸困难是临床最早出现的症状。慢性阻塞性肺疾病所致的呼吸衰竭，病情较轻时表现为呼吸费力伴呼气延长，严重时发展成浅快呼吸。若并发 CO_2 潴留，$PaCO_2$ 升高过快或显著升高以致发生 CO_2 麻醉时，患者可由呼吸过速转为浅慢呼吸或潮式呼吸。

（二）精神神经症状

慢性呼吸衰竭伴 CO_2 潴留时，随 $PaCO_2$ 升高可表现为先兴奋后抑制现象。兴奋症状包括失眠、烦躁、躁动、夜间失眠而白天嗜睡（昼夜颠倒现象）。但此时切忌使用镇静或催眠药，以免加重 CO_2 潴留，发生肺性脑病。肺性脑病表现为神志淡漠、肌肉震颤或扑翼样震颤、间歇抽搐、昏睡，甚至昏迷等。亦可出现腱反射减弱或消失，锥体束征阳性等。此时应与合并脑部病变作鉴别。

（三）循环系统

CO_2 潴留使外周体表静脉充盈、皮肤充血、温暖多汗、血压升高、心排出量增多而致脉搏洪大；多数患者有心率加快；因脑血管扩张产生搏动性头痛。

【实验室和其他检查】

（一）动脉血气分析

动脉血氧分压（PaO_2）＜60mmHg；动脉血二氧化碳分压（$PaCO_2$）＞50mmHg；血液酸碱度（PH 值）常降低。

（二）肺功能检查

肺功能检查有助于判断原发疾病的种类和严重程度，包括肺活量（VC）、用力肺活量

（FVC）、第 1 秒用力呼气量（FEV_1）和呼气峰流速（PEF）等。

（三）胸部影像学检查

包括普通 X 线胸片、CT、MRI 等，可以帮助发现胸部原发病变，判断引起慢性呼吸衰竭的原因。

【诊断】

根据慢性呼吸系统疾病等病史和慢性呼吸衰竭的临床表现，结合血气分析（$PaO_2 <$ 60mmHg 或伴有 $PaCO_2 > 50$mmHg），可确诊。在临床上，Ⅱ型呼衰患者还常见于另一种情况，即吸氧呼吸后，$PaO_2 > 60$mmHg，但 $PaCO_2$ 仍高于正常水平。

【治疗】

治疗原发病、保持气道通畅、恰当的氧疗等原则，与急性呼吸衰竭基本一致。

1. 氧疗

慢性呼吸衰竭患者常伴有 CO_2 潴留，呼吸中枢的化学感受器对 CO_2 反应性差，呼吸主要靠低氧血症对颈动脉体、主动脉体化学感受器的刺激来维持。若吸入高浓度氧，使血氧迅速上升，解除了低氧对外周化学感受器的刺激，便会抑制患者呼吸，造成通气状况进一步恶化，CO_2 上升，严重时陷入 CO_2 麻醉状态。

临床上最常用简便的方法是应用鼻导管吸氧，氧流量每分钟 1L～3L。有条件者可用面罩给氧。

2. 机械通气

是治疗严重呼吸衰竭最有效手段。根据病情选用无创机械通气或有创机械通气。在 COPD 急性加重早期给予无创机械通气可以防止呼吸功能不全加重，缓解呼吸肌疲劳，减少后期气管插管率，改善预后。

3. 抗感染

呼吸衰竭最常见的诱发因素是呼吸道或肺部感染，控制感染对改善通气和换气功能，减轻心脏负担非常重要。可以根据痰的性状、临床表现选择有效抗生素，最可靠的方法是根据痰细菌培养与药物敏感试验结果选用。

4. 呼吸兴奋剂的应用

在气道通畅的前提下，可选用阿米三嗪（该药通过刺激颈动脉体和主动脉体的化学感受器兴奋呼吸中枢，增加通气量）50mg～100mg，每日 2 次，口服。

5. 纠正酸碱失衡和电解质紊乱

慢性呼吸衰竭时常伴有呼吸性酸中毒，呼吸性酸中毒的发生多为慢性过程，机体常常以增加碱储备来代偿，以维持 pH 于相对正常水平。当以机械通气等方法较为迅速地纠正呼吸性酸中毒时，原已增加的碱储备会使 pH 升高，对机体造成严重危害，故在纠正呼吸性酸中毒的同时，应当注意同时纠正潜在的代谢性碱中毒，通常给予患者盐酸精氨酸和补充氯化钾。

慢性呼吸衰竭的其他治疗方面与急性呼吸衰竭有类同之处，不再复述。

【预后】

主要取决于呼吸衰竭患者原发病的严重程度及肺功能情况。若原有基础疾病严重或反复发生呼吸衰竭，或合并有多种严重并发症（肺性脑病、多器官衰竭）的患者往往预后不良。

【预防】

积极治疗慢性支气管炎、支气管哮喘、肺结核等慢性呼吸系统疾病,防止病情发展。大力宣传戒烟活动,不吸烟,防止被动吸烟。加强身体锻炼,增强抗病能力,改善心肺功能。

学习小结

呼吸系统疾病是严重危害人类健康和生命的常见病与多发病,呼吸系统疾病(不包括肺癌)在城市的死亡病因中占第四位(13.1%),在农村占第三位(16.4%)。世界卫生组织 2003 年公布的资料显示,肺癌无论是发病率还是病死率,均居全球首位。医务工作者防治呼吸系统疾病的责任艰巨。本章呼吸系统疾病主要讲述了急性上呼吸道感染和急性气管-支气管炎、肺炎、肺结核、慢性支气管炎、慢性阻塞性肺疾病、支气管哮喘、慢性肺源性心脏病、自发性气胸、原发性支气管肺癌、呼吸衰竭等疾病。分别介绍了疾病的病因与发病机制、病理改变、临床表现与辅助检查,诊断与鉴别诊断及治疗措施。总体治疗目标在于缓解症状、延缓病程、提高患者的生活质量。

在学习方法上,要充分利用现代科学手段,结合呼吸系统主要解剖生理和病理,联系症状学和临床实际、采取综合分析和整体观点,逐步提高临床技能。

目标检测

1. 肺炎球菌肺炎的诊断依据有哪些? 如何治疗?
2. 肺结核有哪些临床类型? 发生大咯血时如何处理?
3. 简述慢性支气管炎的诊断标准。
4. 简述支气管哮喘的诊断标准。
5. 简述慢性肺源性心脏病的发病机制。
6. 试述肺癌的早期诊断方法。
7. 简述张力性气胸的临床特点及紧急排气方法。
8. 简述慢性呼吸衰竭的氧疗方法及其机制。

第三章　循环系统疾病

学习目标

【知识要求】

1.掌握慢性心力衰竭、心律失常、原发性高血压、冠心病、风心病的临床表现、诊断和鉴别诊断要点、治疗原则。

2.熟悉急性心力衰竭、高血压危象和脑病的抢救措施;心肌疾病的临床特征、诊断和鉴别诊断要点、治疗原则。

3.了解循环系统疾病的病因和发病机制、辅助检查及其临床意义。

【能力要求】

1.具有对循环系统常见疾病作出初步诊断和简要处理的能力。

2.会阅读常见心律失常的心电图。

循环系统包括心脏、血管和血液循环的神经体液调节装置。主要功能为全身组织器官运输血液,供给组织器官氧、营养物质和激素等,并将组织代谢废物运走,保证人体正常新陈代谢的进行。其次循环系统具有内分泌功能,分泌心钠肽和内皮素、内皮舒张因子等活性物质,对维持血管舒缩功能有重要意义。循环系统疾病包括心脏病和血管病,合称心血管病,是危害人民健康和影响社会劳动力的重要疾病。我国城市的调查显示,20世纪80年代以来心血管病死亡率上升为疾病死因的第1位。目前我国每年约有300万人死于心血管病。

【心血管病的分类】

心血管病的分类应包括病因、病理解剖和病理生理的分类。

(一)病因分类

1.先天性心血管病(先心病)

胎儿期发育异常所致,病变可累及心脏和大血管。

2.后天性心血管病

出生后心脏受到外来或机体内在因素作用而致病,有以下类型:

(1)风湿性心脏病　急性期引起的心内膜、心肌和心包炎症,称为风湿性心脏炎;慢性期主要形成瓣膜狭窄和(或)关闭不全,称为风湿性心瓣膜病。

(2)动脉粥样硬化　常累及主动脉、冠状动脉、脑动脉、肾动脉、周围动脉等。

(3)原发性高血压　显著而持久的动脉血压增高可引起左室肥厚,导致高血压性心脏病。

(4)肺源性心脏病　为肺、肺血管或胸腔疾病引起肺循环阻力增高而导致的心脏病。

(5)感染性心脏病　为病毒、细菌、真菌、立克次体、寄生虫等感染侵犯心脏而导致的心脏疾病。

(6)内分泌性心脏病　如甲状腺功能亢进性、甲状腺功能减退性心脏病等。

(7)血液病性心脏病　如各种贫血引起的心脏病等。

（8）营养代谢性心脏病　如维生素 B_1 缺乏性心脏病,糖代谢障碍引起的糖尿病性心肌病等。

（9）心脏神经症　为自主（植物）神经功能失调引起的心血管功能紊乱。

（10）其他　如药物或化学制剂中毒、风湿免疫性疾病、神经肌肉疾病、放射线、高原环境等物理因素所引起的心脏病,心脏肿瘤和原因不明的心肌病等。

（二）病理解剖分类

不同病因可引起心脏和血管具有特征性的病理解剖变化:①心内膜病:如心内膜炎、纤维弹性组织增生,心瓣膜脱垂、黏液样变性、纤维化、钙化或撕裂等,导致瓣膜狭窄或关闭不全;②心肌病和（或）心律失常:如心肌各种病理变化导致心脏扩大,心肌收缩力下降和（或）心律失常,此外尚有心脏破裂或损伤、乳头肌或腱索断裂、室壁瘤等;③心包疾病:如心包炎,心包积液、积血或积脓等;④心内膜、心肌、心包或大血管的先天畸形;⑤大血管疾病:如动脉粥样硬化、动脉瘤、中膜囊样变性、夹层分离、血管炎症、血栓形成、栓塞等。

（三）病理生理分类

不同病因的心血管病可引起相同或不同的病理生理变化。①心力衰竭:心肌收缩和舒张功能不全达到失代偿期阶段的一组临床综合征。急性心肌梗死所致的急性心力衰竭又称为泵衰竭。②休克:为周围循环锐减引起的组织和器官缺血、微循环障碍。③冠脉循环功能不全:为冠状动脉供血不足造成的心肌缺血性变化。④乳头肌功能不全:二尖瓣或三尖瓣乳头肌缺血或病变,不能正常调节瓣叶的启闭,引起瓣膜关闭不全。⑤心律失常:为心脏的兴奋、自律或传导功能失调,引起心率快慢和节律不规则的变化。⑥高动力循环状态:为心排血量增多、血压增高、心率增快、周围循环血液灌注增多的综合状态。⑦心脏压塞:为心包腔大量积液、积血或积脓,或心包纤维化、增厚、缩窄影响心脏充盈和排血,并造成静脉淤血。⑧其他:动脉或静脉压力增高或降低;体循环与肺循环之间、动脉与静脉之间的血液分流等。

【心血管病的诊断】

诊断心血管病应根据病史、临床症状和体征、实验室检查和器械检查等资料作出综合分析。诊断心血管病时要按病因、病理解剖、病理生理分类以及并发症的先后顺序列出。如诊断风湿性心瓣膜病时应列出:①风湿性心脏病（病因诊断）;②二尖瓣狭窄和关闭不全（病理解剖诊断）;③心力衰竭;④心房颤动（③④为病理生理诊断）。并发症如心脏破裂、脑栓塞、肺部感染等。

（一）常见症状

发绀、呼吸困难、咳嗽、咯血、胸痛、心悸、少尿、水肿、头痛、头昏或眩晕、晕厥和抽搐、上腹胀痛、恶心、呕吐、声音嘶哑等。多数症状也可见于其他系统疾病,因此要仔细鉴别。

（二）常见体征

心脏增大征、心音的异常变化、额外心音、心脏杂音和心包摩擦音、心律失常征、脉搏的异常变化、周围动脉的杂音和"枪击声"、毛细血管搏动、静脉充盈或异常搏动、肝大、下肢水肿等。体征对诊断心血管病具特异性,尤其对心脏瓣膜病、先心病、心包炎、心力衰竭和心律失常等疾病的诊断有意义。

（三）实验室检查

常规血、尿检查,生化、微生物和免疫学检查有助于诊断。

（四）心血管病的器械检查

传统的检查方法有动脉血压测定、静脉压测定，心脏 X 线透视和摄片，心电图检查等。新的检查方法可分为侵入性和非侵入性两大类：

（1）侵入性检查　主要有心导管检查和与选择性心血管造影（包括选择性冠状动脉造影），选择性指示剂（包括温度）稀释曲线测定心排血量，心腔内心电图检查等（这些检查和心脏程序起搏刺激相结合进行时称为临床心脏电生理检查）、心内膜心肌活组织检查以及心脏和血管腔内超声显像、心血管内镜检查等。尽管这些检查存在一定创伤，但诊断价值较大。

（2）非侵入性检查　包括各种类型的心电图检查，24 小时动态血压监测；超声心动图和超声多普勒血流图检查；实时心肌声学造影，各种电子计算机 X 线体层摄影（CT）；放射性核素心肌和血池显像，单光子发射体层显影（SPECT）；磁共振体层显影（MRI）及磁共振血管造影（MRA）等。这些检查无创伤性，但得到的资料较间接，诊断价值较前已迅速提高。

【心血管病的治疗】

（一）病因治疗

对病因已明确者积极治疗病因。如感染性心内膜炎和心包炎时应用抗生素治疗，贫血性心脏病时纠正贫血等可以使疾病得到良好的治疗效果。但有些病种即使积极治疗病因也只能减缓病变的发展，如风心病时治疗风湿热已不能改变瓣膜已形成的病理解剖变化等。

（二）解剖病变的治疗

用介入或外科手术治疗可纠正病理解剖变化。如：先心病大多可用外科手术或介入治疗根治。某些心瓣膜病，可用介入性球囊扩张治疗或瓣膜交界分离、瓣膜修复或人工瓣膜置换等纠治。血管病变如动脉夹层和冠状动脉粥样硬化性心脏病狭窄及闭塞等可施行病变部位介入手术治疗。肥厚型梗阻性心肌病的患者用心肌化学消融可使病情明显缓解。对终末期心脏病，可心脏移植、心肺联合移植或人造心脏替代治疗。

（三）病理生理的治疗

对无法根治或难于根治的心血管病，主要纠正其病理生理变化，延缓疾病进展。如休克、急性心力衰竭、严重心律失常，需紧急处理，并在处理过程中严密监测其变化，随时调整治疗措施；有些则逐渐发生且持续存在，如高血压、慢性心力衰竭需长期药物治疗。治疗心律失常可用人工心脏起搏、电复律以及埋藏式自动复律除颤器（ICD）等。

（四）康复治疗

根据病变和患者情况采用动静结合的办法，在恢复期尽早进行适当的体力活动，对改善心脏功能，促进身体康复有良好的作用。在康复治疗中要注意心理康复，解除患者的思想顾虑；合理安排工作、学习和生活，要注意劳逸结合和生活规律。

【心血管病的预防】

心血管疾病的预防主要是去除病因和控制危险因素。对于病因明确者首先要消除病因，如消除梅毒感染、贫血，治疗甲状腺疾病等。高血压、冠心病等无明确的单一病因者，须改变不良生活方式的同时综合干预各种危险因素，降低并发症，减少发生率和死亡率。有解剖学变化者应积极予以纠正。

第一节　心力衰竭

心力衰竭(heart failure)简称心衰,是各种心脏结构或功能性疾病导致心室充盈及(或)射血能力受损而引起的一组综合征。由于心室收缩功能下降射血功能减弱,心排血量不能满足机体代谢的需要,引起组织、器官血液灌注不足,并出现肺循环和(或)体循环淤血,临床表现主要为呼吸困难和无力,体力活动受限和水肿。心功能不全或心功能障碍理论上是一个更广泛的概念,伴有临床症状的心功能不全称为心力衰竭,而有心功能不全者,不一定是心力衰竭。

心衰按发生的急缓分为急性心衰和慢性心衰;按发生的部位分为左心衰、右心衰和全心衰;按排血量绝对或者相对下降分为高排血量心衰和低排血量型心衰。按心衰发生时主要影响的是心室射血或心室充盈分为收缩性心衰和舒张性心衰。

【病因】

(一)基本病因

1.原发性心肌损害

(1)缺血性心肌损害　冠心病心肌缺血和(或)心肌梗死是引起心衰的最常见的原因之一。

(2)心肌炎和心肌病　各种类型的心肌炎及心肌病均可导致心衰,以病毒性心肌炎及原发性扩张型心肌病最常见。

(3)心肌代谢障碍性疾病　以糖尿病心肌病最为常见,其他如继发于甲状腺功能亢进或减低的心肌病,心肌淀粉样变性等。

2.心脏负荷过重

(1)压力负荷(后负荷)过重　左心室后负荷过重见于高血压、主动脉瓣狭窄等;右心室后负荷过重见于肺动脉高压、肺动脉瓣狭窄等。

(2)容量负荷(前负荷)过重　见于:①心脏瓣膜关闭不全,血液反流,如主动脉瓣关闭不全、二尖瓣关闭不全等;②左、右心或动静脉分流性先天性心血管病,如间隔缺损、动脉导管未闭等两种情况;③伴有全身血容量增多或循环血量增多的疾病,如慢性贫血、甲状腺功能亢进症等,心脏的容量负荷也必然增加。

(二)诱发因素

有基础心脏病的患者,心力衰竭症状多数由一些增加心脏负荷的因素所诱发。常见的诱发因素有以下几种。

1.感染

呼吸道感染是最常见、最重要的诱因。感染性心内膜炎作为心衰的诱因也不少见。

2.心律失常

心房颤动是器质性心脏病最常见的心律失常之一,也是诱发心力衰竭最重要的因素。其他各种类型的快速性心律失常以及严重的缓慢性心律失常均可诱发心力衰竭。

3.血容量增加

如摄入钠盐过多,静脉输入液体过多、过快等。

4.过度劳累或情绪激动

如过度体力劳累、妊娠后期及分娩过程,暴怒等。

5. 治疗不当

如不恰当停用洋地黄或洋地黄过量、不恰当停用利尿药和降血压药等。

6. 并发其他疾病或原有心脏病变加重

如冠心病发生心肌梗死,风湿性心瓣膜病出现风湿活动,心脏病变合并甲状腺功能亢进或贫血等。

【病理生理】

现已认识到心力衰竭是一种不断发展的疾病,一旦发生将不断恶化进展。当基础心脏病损及心功能时,机体首先发生多种代偿机制,使心功能在一定的时间内维持在相对正常的水平,但这些代偿机制也均有其负面的效应。当代偿失效而出现心力衰竭时,病理生理变化则更为复杂。可归纳为以下四个主要方面。

(一)代偿机制

当心肌收缩力减弱时,为了保证正常的心排血量,机体通过以下的机制进行代偿。

1. Frank-starling 机制

即增加心脏的前负荷,使回心血量增多,心室容量负荷增加,从而增加心排血量及提高心脏作功量。然而心室容量负荷增加,意味着心室扩张,舒张末压力也增高,相应的心房压、静脉压也随之升高,待后者达到一定高度时即出现肺或腔静脉系统淤血。

2. 心肌肥厚

当心脏后负荷增高时,常以心肌肥厚作为主要的代偿机制,心肌细胞数并不增多,以心肌纤维增多为主。心肌细胞从整体上相对性能源不足,继续发展可致心肌细胞死亡。心肌肥厚心肌收缩力增强,使心排血量在相当长时间内维持正常,患者可无心力衰竭症状,但心肌肥厚使心肌顺应性差,舒张功能降低,心室舒张末压升高,客观上已存在心功能障碍。

3. 神经体液的代偿机制

(1)交感神经兴奋性增强 心力衰竭患者血中去甲肾上腺素(NE)水平升高,增强心肌收缩力并提高心率,以提高心排血量。但同时周围血管收缩,增加心脏后负荷,心率加快,使心肌耗氧量增加,且 NE 对心肌细胞有直接的毒性作用,均可促使心肌细胞凋亡,参与心脏重塑。此外,交感神经兴奋还可使心肌应激性增强而有促心律失常作用。

(2)肾素-血管紧张素-醛固酮系统(RAAS)激活 心排血量降低,肾血流量随之减低,RAAS 被激活。一方面心肌收缩力增强,周围血管收缩维持血压,保证心、脑等重要脏器的血液供应。同时促进醛固酮分泌,使水、钠潴留,增加心脏前负荷,对心衰起到代偿作用。另一方面 RAAS 被激活后,血管紧张素Ⅱ(AⅡ)及醛固酮分泌增加使细胞和组织的重塑;AⅡ使心肌收缩蛋白合成增加;细胞外的醛固酮刺激成纤维细胞转变为胶原纤维,使心肌间质纤维化;使血管平滑肌细胞增生管腔变窄,同时血管内皮细胞分泌一氧化氮减少,影响血管舒张。这些不利因素的长期作用,加重心肌损伤和心功能恶化,后者再次激活神经体液机制,如此形成恶性循环,使病情日趋恶化。

(二)心力衰竭时各种体液因子的改变

近年来不断发现一些新的肽类细胞因子参与心力衰竭的发生和发展,重要的有:

1. 心钠肽和脑钠肽(ANP 和 BNP)

心力衰竭时,心室壁张力增加,心室肌内 BNP 及 ANP 的分泌明显增加,使血浆中 ANP

及 BNP 水平升高,其增高的程度与心衰的严重程度呈正相关。研究开发的重组人 BNP,可发挥排钠、利尿、扩管等改善心衰的有益作用。

2. 精氨酸加压素(AVP)

心力衰竭时血浆 AVP 水平升高,水的潴留增加;同时其周围血管的收缩作用又使心脏后负荷增加。对于心衰早期,AVP 的效应有一定的代偿作用。

3. 内皮素

心力衰竭时,血浆内皮素水平升高,且直接与肺动脉压力特别是肺血管阻力升高相关。此外内皮素可导致细胞肥大增生,参与心脏重塑过程。实验研究证实内皮素受体拮抗剂 bosentan 可以对抗内皮素,明显改善慢性心衰动物的近期及远期预后。

(三)心脏舒张功能不全

心脏舒张功能不全分为两大类:一种是主动舒张功能障碍,心肌细胞主动舒张过程需要耗能,心衰时能量供应不足,故主动舒张功能即受影响。如冠心病心肌缺血时,在出现收缩功能障碍前即可出现舒张功能障碍。另一种是高血压、肥厚性心肌病时心室肥厚,心室肌的顺应性减退及充盈障碍。当左室舒张末压过高时,左房压力增高,出现肺静脉高压和淤血,即舒张性心功能不全,此时心肌的收缩功能仍较好,故又称为射血分数正常(代偿)的心力衰竭。

(四)心肌损害和心室重塑

原发性心肌损害和心脏负荷过重使心脏功能受损,导致心室扩大或心室肥厚等各种代偿性变化。目前大量的研究表明,心力衰竭发生发展的基本机制是心室重塑。由于基础心脏病的性质不同,进展速度不同以及各种代偿机制的综合作用,有些患者心脏扩大或肥厚已十分明显,临床上尚可无心力衰竭的表现,但如基础心脏疾病病因不能解除,即使没有新的心肌损害,随着时间的推移,心室重塑的病理变化仍可不断发展,心力衰竭必然会出现。

 知识链接

心室重塑

心室重塑是心脏在多种形式的损伤因素作用下引起心脏的间质细胞、心肌细胞的基因表达异常,导致心脏细胞和细胞外基质异常,在临床上表现为心脏的大小、形态及功能的改变。心室重塑是在多种因素如神经体液因素、炎症因子等的作用下,心脏成纤维细胞通过分泌多种细胞因子与生长因子、细胞外基质蛋白的合成与降解失衡、增殖、迁移和表型转化等多种途径参与的病理性过程。

【心衰的分期与分级】

(一)心力衰竭的分期

2001 年美国 AHA/ACC 的成人慢性心力衰竭指南上提出了心力衰竭分期的概念,在 2005 年更新版中具体分期如下。

A 期:心力衰竭高危期,尚无器质性心脏(心肌)病或心力衰竭症状,如患者有高血压、心绞痛、代谢综合征、使用心肌毒性药物等,可发展为心脏病的高危因素。

B 期:已有器质性心脏病变,如左室肥厚,LVEF 降低,但无心力衰竭症状。

C 期:器质性心脏病,既往或目前有心力衰竭症状。

D 期:需要特殊干预治疗的难治性心力衰竭。

心力衰竭的分期对每一个患者而言只能是停留在某一期或向前进展而不可能逆转,为此,只有在 A 期对各种高危因素进行有效的治疗,在 B 期进行有效干预,才能有效减少或延缓进入到有症状的临床心力衰竭。

(二)心力衰竭的分级

这一分级方案于 1928 年由美国纽约心脏病学会(NYHA)按诱发心力衰竭症状的活动程度将心功能的受损状况分为四级,沿用至今。实际是对 C 期和 D 期患者症状严重程度的分级。

Ⅰ级:患者患有心脏病,但日常活动量不受限制,一般活动不引起疲乏、心悸、呼吸困难或心绞痛。

Ⅱ级:心脏病患者的体力活动受到轻度的限制,可出现疲乏、心悸、呼吸困难或心绞痛。休息时无自觉症状,但平时一般活动即引起上述的症状。

Ⅲ级:心脏病患者体力活动明显受限,小于平时一般活动即引起上述的症状。

Ⅳ级:心脏病患者不能从事任何体力活动。休息状态下也出现心衰的症状,体力活动后加重。

(三)6 分钟步行试验

此试验是一项简单易行、安全、方便的试验,用以评定慢性心衰患者的运动耐力的方法。要求患者在平直走廊里尽可能快的行走,测定 6 分钟的步行距离,若 6 分钟步行距离<150米,表明为重度心功能不全;150~425 米为中度;426~550 米为轻度心功能不全。本试验除用以评价心脏的储备功能外,常用以评价心衰治疗的疗效。

一、慢性心力衰竭

慢性心力衰竭(chronic heart failure,CHF)是大多数心血管疾病的最终归宿,也是最主要的死亡原因。根据我国 2003 年的抽样统计成人心衰患病率为 0.9%。引起 CHF 的基础心脏病的构成比,我国过去以风湿性心脏病为主,但近年来其所占比例已趋下降,而高血压、冠心病的比例明显上升。如据上海市的一项统计 1980 年 CHF 的病因,风湿性心脏病为 46.8%占首位,至 2000 年冠心病、高血压病已跃居第一、二位,而风湿性心脏病仅为 8.9%,退居第三位。

【临床表现】

临床上左心衰竭最为常见,单纯右心衰竭较少见。左心衰竭后继发右心衰竭而致全心衰者,以及由于严重广泛心肌疾病同时波及左、右心而发生全心衰者临床上更为多见。

(一)左心衰竭

以肺淤血及心排血量降低表现为主。

1. 症状

(1)呼吸困难 是肺淤血和肺活量减少的结果,是左心衰竭最基本的临床表现。①劳力性呼吸困难:是左心衰竭的最早症状,系因运动使回心血量增加,左房压力升高,加重了肺淤血。引起呼吸困难的运动量随心衰程度加重而减少。②端坐呼吸:肺淤血达到一定的程度时,患者不能平卧,因平卧时回心血量增多且横膈上抬,呼吸更为困难。高枕卧位、半卧位甚至端坐时方可使憋气好转。③夜间阵发性呼吸困难:患者已入睡后突然因憋气而惊醒,被迫采取坐位,呼吸深快。重者可有哮鸣音,称之为"心源性哮喘",端坐休息后可自行缓解。其发生机制包括睡眠平卧血液重新分配使肺血量增加,夜间迷走神经张力增加,小支气管收缩,横膈高位,肺活量减少等。④急性肺水肿:是"心源性哮喘"的进一步发展,是左心衰呼吸困难最严重的形式(见急性心力衰竭)。

（2）咳嗽、咳痰、咯血　咳嗽、咳痰是肺泡和支气管黏膜淤血所致,常于夜间发生,坐位或立位时咳嗽可减轻,白色浆液性泡沫状痰为其特点,偶可见痰中带血丝。长期慢性淤血肺静脉压力升高,导致肺循环和支气管血液循环之间形成侧支,在支气管黏膜下形成扩张的血管,此种血管一旦破裂可引起大咯血。

（3）乏力、疲倦、头晕、心慌　这些是心排血量不足,器官、组织灌注不足及代偿性心率加快所致的主要症状。

（4）泌尿系统症状　严重的左心衰竭血液进行再分配时,首先是肾的血流量明显减少,患者可出现少尿。长期慢性的肾血流量减少可出现血尿素氮、肌酐升高并可有肾功能不全的相应症状。

2.体征

（1）肺部湿性啰音　肺毛细血管压增高,导致液体渗出到肺泡而出现湿性啰音,是左心衰竭最重要的体征之一。肺部的啰音一般呈对称性,患者如取侧卧位则下垂的一侧啰音较多。随着病情的由轻到重,肺部啰音可从局限于肺底部直至全肺。

（2）心脏体征　除基础心脏病的固有体征外,慢性左心衰的患者一般均有心脏扩大（单纯舒张性心衰除外）、肺动脉瓣区第二心音亢进及舒张期奔马律。舒张期奔马律反应左心室顺应性受损,是心力衰竭的重要体征。

（二）右心衰竭

以体静脉淤血的表现为主。

1.症状

（1）消化道症状　胃肠道及肝脏淤血引起腹胀、食欲缺乏、恶心、呕吐等是右心衰最常见的症状。

（2）劳力性呼吸困难　继发于左心衰的右心衰呼吸困难早已存在。分流性先天性心脏病或肺部疾患所致的单纯性右心衰,也均有明显的呼吸困难。

2.体征

（1）心脏体征　除基础心脏病的相应体征之外,右心衰时可因右心室显著扩大而出现三尖瓣关闭不全的反流性杂音。

（2）颈静脉征　颈静脉搏动增强、充盈、怒张是右心衰时的最早出现的体征,肝颈静脉反流征阳性则更具特征性。

（3）肝脏肿大　肝脏因淤血肿大常伴压痛,持续慢性右心衰可致心源性肝硬化,晚期可出现黄疸、肝功能受损及大量腹水。

（4）水肿　体静脉压力升高使皮肤等软组织出现水肿,为右心衰的重要体征,其特征为首先出现于身体最低垂的部位,常为对称性可压陷性。严重者发展为全身水肿及浆膜腔积液,如胸腔积液,腹腔积液等。

（三）全心衰竭

右心衰继发于左心衰而形成全心衰,当右心衰出现之后,右心排血量减少,肺淤血症状反而有所减轻。

【实验室和其他检查】

(一)X线检查

心影大小及外形为心脏病的病因诊断提供重要线索。根据心脏扩大的程度和动态改变也间接反映心脏功能状态。X线主要表现为肺门血管影增强,上肺血管影增多与下肺纹理密度相仿,甚至多于下肺;右下肺动脉宽,进一步出现间质性肺水肿可使肺野模糊,Kerley B线提示肺小叶间隔内积液,是慢性肺淤血的特征性表现。急性肺泡性肺水肿时肺门呈蝴蝶状,肺野可见大片融合的阴影。肺淤血的有无及其程度直接反映心功能状态。

(二)超声心动图

超声心动图是心衰诊断中最有价值的检查,可以估计心脏功能。

(1)收缩功能　以收缩末及舒张末的容量差计算左室射血分数(LVEF值),虽不够精确,但方便实用。正常LVEF值>50%,LVEF≤40%为收缩期心力衰竭的诊断标准。

(2)舒张功能　超声多普勒是临床上最实用的判断舒张功能的方法,心动周期中舒张早期心室充盈速度最大值为E峰,舒张晚期(心房收缩)心室充盈最大值为A峰,E/A为两者之比值。正常人E/A值不应小于1.2,中青年应更大。舒张功能不全时,E峰下降,A峰增高,E/A比值降低。如同时记录心音图则可测定心室等容舒张期时间(C-D值),它反映心室主动的舒张功能。

(三)放射性核素检查

放射性核素心血池显影,有助于判断心室腔大小外,计算EF值,还可计算左心室最大充盈速率以反映心脏舒张功能。

(四)心-肺吸氧运动试验

在运动状态下测定患者对运动的耐受量,更能说明心脏的功能状态。通过心-肺吸氧运动试验,可得到两个数据。

(1)最大耗氧量[单位:ml/(min·kg)]　即运动量虽继续增加,耗氧量已达峰值不再增加时的值。心功能正常时,此值应>20,轻至中度心功能受损时为16~20,中至重度损害时为10~15,极重损害时则<10。

(2)无氧阈值　以开始出现呼气中的CO_2的增长与氧耗量两者增加不成比例时的氧耗量作为代表值,此值愈低说明心功能愈差。

(五)有创性血流动力学检查

对急性重症心力衰竭患者必要时采用床边漂浮导管,计算心脏指数(CI)及肺小动脉楔压(PCWP),直接反映左心功能,正常时CI>2.5L/(min·m²);PCWP<12mmHg。

【诊断与鉴别诊断】

(一)诊断

心力衰竭的正确诊断需综合病因、病史、症状、体征及客观检查。首先应有明确的器质性心脏病的诊断。心衰的症状体征是诊断心衰的重要依据。左心衰竭的肺淤血引起不同程度的呼吸困难,右心衰竭的体循环淤血引起的颈静脉怒张、肝大、水肿等是诊断心衰的重要依据。同时要注意心衰的类型和心功能分级。

(二)鉴别诊断

心力衰竭主要应与以下疾病相鉴别。

1.支气管哮喘

左心衰竭夜间阵发性呼吸困难,常称之为"心源性哮喘",应与支气管哮喘相鉴别。前者多见于老年人有高血压或慢性心瓣膜病史,发作时必须坐起,重症者肺部有干湿性啰音,甚至咳粉红色泡沫痰;后者多见于青少年有过敏史,发作时双肺可闻及典型哮鸣音,咳出白色黏痰后呼吸困难常可缓解。

2.心包积液、缩窄性心包炎

由于腔静脉回流受阻同样可以引起颈静脉怒张、肝大、下肢水肿等表现,应根据病史、心脏及周围血管体征进行鉴别,超声心动图检查可得以确诊。

3.肝硬化腹水伴下肢水肿

需与慢性右心衰竭鉴别。除基础心脏病体征有助于鉴别外,非心源性肝硬化不会出现颈静脉怒张等上腔静脉回流受阻的体征。

【治疗】

(一)治疗原则和目的

1.治疗原则

防止和延缓心衰的发生;缓解心衰的症状,改善预后和降低死亡率。对各种可导致心功能受损的危险因素的早期治疗;调节心力衰竭的代偿机制,阻止心肌重塑的进展。

2.目的

①缓解症状;②提高运动耐量,改善生活质量;③阻止或延缓心肌损害进一步加重;④降低死亡率。

(二)治疗方法

1.病因治疗

(1)基本病因的治疗 对所有可能导致心脏功能受损的疾病在尚未造成心脏器质性改变前,应早期进行有效的治疗。对于少数病因未明的疾病如原发性扩张型心肌病等亦应早期干预,从病理生理层面延缓心室重塑过程。

(2)消除诱因 常见的诱因为感染,特别是呼吸道感染,对于发热持续1周以上者应警惕感染性心内膜炎的可能性。此外,还包括心律失常特别是心房颤动、潜在的甲状腺功能亢进、贫血等。

2.一般治疗

(1)休息 控制体力活动,避免精神刺激,降低心脏的负荷。好转后鼓励心衰患者主动运动,避免长期卧床的并发症,根据病情轻重,从床边小坐开始逐步增加症状限制性有氧运动,如散步等。

(2)改善生活方式 如戒烟、酒,肥胖患者应减轻体重,控制高血压、高血脂、糖尿病等。心衰患者血容量增加,且体内水钠潴留,因此应减少钠盐的摄入,但应用强效排钠利尿剂时,适当注意钾的补充。

3.药物治疗

(1)利尿剂 利尿剂是心力衰竭治疗中最常用的药物,对缓解淤血症状,减轻水肿十分显著。常用的利尿剂有：①噻嗪类利尿剂：以氢氯噻嗪（双氢克尿塞）为代表，轻度心力衰竭首选，开始 25mg 每日 1 次，逐渐加量。对较重的患者可增至每日 75～100mg，分 2～3 次服用，同时补充钾盐，否则可因低血钾导致各种心律失常。噻嗪类利尿剂可抑制尿酸的排泄，引起高尿酸血症，长期大剂量应用还可干扰糖及胆固醇代谢。②袢利尿剂：以呋塞米（速尿）为代表，为强效利尿剂。口服 20mg，2～4 小时达高峰。对重度慢性心力衰竭者可增至 100mg 每日 2 次。效果仍不佳可用静脉注射，每次用量 100mg，每日 2 次。低血钾是这类利尿剂的主要不良反应。③保钾利尿剂：与噻嗪类或袢利尿剂合用时能加强利尿并减少钾的丢失。常用的有螺内酯（安体舒通），作用于肾远曲小管，干扰醛固酮的作用，使钾离子吸收增加，口服用 20mg，每日 3 次；氨苯蝶啶，直接作用于肾远曲小管，排钠保钾，利尿作用不强，一般 50～100mg，每日 2 次。注意这类药单独应用易引起高钾血症，一般不宜同时服用钾盐。

（2）肾素-血管紧张素-醛固酮系统抑制剂　①血管紧张素转换酶抑制剂（ACEI）用于心力衰竭时，可以明显改善远期预后，降低死亡率。提早对代偿期心力衰竭进行 ACEI 治疗，是心力衰竭治疗方面的重要进展。卡托普利用量为 12.5～25mg，每日 3 次；贝那普利对有早期肾功能损害者较适用，用量为 5～10mg，每日 1 次；培哚普利 2～4mg，每日 1 次。其他尚有咪达普利、赖诺普利等长效制剂均可选用。ACEI 的不良反应有低血压、肾功能一过性恶化、高血钾及干咳。临床上无尿性肾衰竭、妊娠哺乳期妇女及对 ACE 抑制药物过敏者、双侧肾动脉狭窄、血肌酐水平明显升高（>265mmol/L）、高血钾（>5.5mmol/L）及低血压者禁用本类药物。②血管紧张素受体阻滞剂（ARBs），如坎地沙坦、氯沙坦、缬沙坦等，副作用除不引起干咳外均与 ACEI 相同，用药的注意事项也类同。③醛固酮受体拮抗剂，螺内酯等抗醛固酮制剂作为保钾利尿药，采用小剂量（亚利尿剂量，20mg，每日 1～2 次），适用于对中重度心衰患者。对肾功能不全，血肌酐升高或高钾血症以及正在使用胰岛素治疗的糖尿病患者不宜使用。

（3）β 受体阻滞剂　用于心力衰竭治疗，可显著降低死亡率。首先从小量开始，美托洛尔 12.5mg/d、比索洛尔 1.25mg/d、卡维地洛 6.25mg/d，逐渐增加剂量，适量长期维持。起效慢需用药后 2～3 个月才出现。β 受体阻滞剂的禁忌证为支气管痉挛性疾病、心动过缓、房室传导阻滞。

（4）正性肌力药　包括洋地黄类和非洋地黄类正性肌力药。

1）洋地黄类药物

药理作用：①正性肌力作用：洋地黄主要是使细胞内 Ca^{2+} 浓度升高而使心肌收缩力增强，而细胞内 K^+ 浓度降低，成为洋地黄中毒的重要原因。②电生理作用：洋地黄可抑制心脏传导系统，对房室交界区的抑制最为明显。③迷走神经兴奋作用：此作用是洋地黄的一个独特的优点。可以对抗心衰时交感神经兴奋的不利影响。

洋地黄制剂的选择：①地高辛：口服 0.25mg，连续用药 7 日后可达稳态有效的血浆浓度，这种给药方法称之为维持量法。适用于中度心力衰竭维持治疗，每日 1 次 0.25mg，对 70 岁以上或肾功能不良的患者宜减量。②毛花苷 C：为静脉注射，注射后 10 分钟起效，1～2 小时达高峰，每次 0.2～0.4mg 稀释后静注，24 小时总量 0.8～1.2mg。③毒毛花苷 K：属快速作用类，静脉注射后 5 分钟起作用，1/2～1 小时达高峰，每次静脉用量为 0.25mg，24 小时总量 0.5～0.75mg。

适应证：适用于急性心力衰竭或慢性心衰加重时，特别适用于心衰伴快速室上性心律失常如室上性心动过速、心房扑动、心房颤动等。注意事项：对于代谢异常而发生的高排血量心衰，如贫血性心脏病、甲状腺功能亢进以及心肌炎、心肌病等病因所致心衰洋地黄治疗效果欠佳。肺源性心脏病导致右心衰,常伴低氧血症,洋地黄效果不好且易于中毒,应慎用。

禁忌证:肥厚型心肌病;二度及二度以上房室传导阻滞而无永久性心脏起搏器保护者;预激综合征伴心房扑动或心房颤动。

洋地黄中毒及其处理:①影响洋地黄中毒的因素:心肌缺血、缺氧情况下易中毒。低血钾、肾功能不全以及与其他药物的相互作用也是引起中毒的因素如胺碘酮、维拉帕米及奎尼丁等均可增加地高辛中毒的可能性。②洋地黄中毒表现:洋地黄中毒最重要的反应是各类心律失常,最常见者为室性期前收缩,多表现为二联律,非阵发性交界区心动过速,房性期前收缩,心房颤动及房室传导阻滞。快速房性心律失常又伴有传导阻滞是洋地黄中毒的特征性表现。③洋地黄中毒的处理:发生洋地黄中毒后应立即停药。单发性室性期前收缩、一度房室传导阻滞等停药后常自行消失;对快速性心律失常者,如血钾浓度低则可用静脉补钾,如血钾不低可用利多卡因或苯妥英钠。电复律易致心室颤动,一般禁用。有传导阻滞及缓慢性心律失常者可用阿托品 0.5~1.0mg 皮下或静脉注射,一般不需安置临时心脏起搏器。

2)非洋地黄类正性肌力药

肾上腺素能受体兴奋剂:多巴胺较小剂量[$2\sim5\mu g/(kg \cdot min)$]的作用为增强心肌收缩力,扩张血管,特别是肾小动脉扩张,心率加快不明显。多巴酚丁胺可通过兴奋 β 受体增强心肌收缩力,但扩血管作用不如多巴胺明显,对加快心率的反应也比多巴胺小。起始用药剂量与多巴胺相同,以上两种制剂均只能短期静脉应用。

磷酸二酯酶抑制剂:其作用机制是抑制磷酸二酯酶活性,促进 Ca^{2+} 通道膜蛋白磷酸化,Ca^{2+} 通道激活使 Ca^{2+} 内流增加,心肌收缩力增强。目前临床应用的制剂为米力农,用量为 $50\mu g/kg$ 稀释后静注,继以 $0.375\sim0.75g/(kg \cdot min)$ 静脉滴注维持。仅限于重症心衰各项措施仍然不能控制症状时短期使用。

(5)扩张血管药 仅对于不能耐受 ACE 抑制剂的患者,可考虑应用小静脉扩张剂硝酸异山梨酯和扩张小动脉的 α 受体阻断剂肼苯达嗪等。

4. 舒张性心力衰竭的治疗

舒张性心功能不全由于心室舒张不良使左室舒张末压(LVEDP)升高而致肺淤血,多见于高血压和冠心病。如果客观检查 LVEDP 增高、左心室不大、LVEF 值正常则表明以舒张功能不全为主。最典型的舒张功能不全见于肥厚型心肌病变。治疗的主要措施如下:

(1)β 受体阻滞剂 改善心肌顺应性,改善舒张功能。

(2)钙通道阻滞剂 降低心肌细胞内钙浓度,改善心肌主动舒张功能,主要用于肥厚型心肌病。

(3)ACE 抑制剂 有效控制高血压,改善心肌及小血管重构,有利于改善舒张功能,最适用于高血压心脏病及冠心病。

(4)尽量维持窦性心律,保持房室顺序传导,保证心室舒张期充分的容量。

(5)在无收缩功能障碍的情况下,禁用正性肌力药物。

(6)对肺淤血症状较明显者,可适量应用硝酸盐或利尿剂降低前负荷。

5. "顽固性心力衰竭"及不可逆心力衰竭的治疗

"顽固性心力衰竭"又称为难治性心力衰竭,是指经各种治疗,心衰不见好转,甚至还有进展者,但并非指心脏情况已至终末期不可逆转者。对这类患者应努力寻找潜在的原因,并设法纠正。同时调整心衰用药,强效利尿剂和血管扩张制剂及正性肌力药物联合应用。对高度顽固水肿也可使用血液滤过或超滤,常可即时明显改善症状。

二、急性心力衰竭

急性心力衰竭(acute heart failure,AHF)简称急性心衰,是指由于急性心脏病变引起心排血量显著、急骤降低导致的组织器官灌注不足和急性淤血综合征。急性右心衰少见,多由大块肺梗死引起。临床上急性左心衰较为常见,以肺水肿或心源性休克为主要表现是严重的急危重症,抢救是否及时合理与预后密切相关。

【病因和发病机制】

(一)病因

(1)与冠心病相关的疾病 急性广泛前壁心肌梗死、乳头肌梗死断裂、室间隔破裂穿孔等。

(2)感染性心内膜炎的并发症 瓣膜穿孔、腱索断裂所致瓣膜性急性反流。

(3)其他 高血压心脏病,原有心脏病的基础上出现快速心律失常或严重缓慢性心律失常,输液过多过快等。

(二)发病机制

主要发病机制为心脏收缩力突然严重减弱,或左室瓣膜急性反流,心排血量急剧减少,左室舒张末压(LVEDP)迅速升高,肺静脉淤血导致肺毛细血管压升高,使血管内液体渗入到肺间质和肺泡内形成急性肺水肿。

【临床表现】

突发严重呼吸困难,呼吸频率常达每分钟 30～40 次,强迫坐位、面色灰白、发绀、大汗、烦躁,同时频繁咳嗽,咳粉红色泡沫状痰。极重者可因脑缺氧而致神志模糊。开始可有一过性血压升高,转而血压持续下降直至休克。听诊时两肺满布湿性啰音和哮鸣音,心尖部第一心音减弱,频率快,可有舒张早期第三心音而构成奔马律,肺动脉瓣第二心音亢进。胸部 X 线片显示:早期间质水肿时,上肺静脉充盈、肺门血管影模糊、小叶间隔增厚;肺水肿时表现为蝶形肺门;严重肺水肿时,为弥漫满肺的大片阴影。

AHF 的临床严重程度常用 Killip 分级:

Ⅰ级:无 AHF;

Ⅱ级:AHF,肺部中下肺野湿性啰音,心脏奔马律,胸片见肺淤血;

Ⅲ级:严重 AHF,严重肺水肿,满肺湿啰音;

Ⅳ级:心源性休克。

【诊断和鉴别诊断】

根据典型症状、体征与 X 线结果,容易诊断。急性心衰呼吸困难与支气管哮喘的鉴别前已叙述,与肺水肿并存的心源性休克与其他原因所致休克亦易鉴别。

【治疗】

急性左心衰竭时的缺氧和高度呼吸困难是致命威胁,需要尽快使之缓解。

1.体位

患者取坐位,双腿下垂,以减少静脉回流。

2.吸氧

立即高流量鼻管给氧,对病情严重者应采用面罩呼吸机持续加压(CPAP)给氧,使肺泡内压增加。

3.吗啡

吗啡 3~5mg 静脉注射,可减少躁动所带来的额外的心脏负担,扩张小血管,减轻心脏的负荷。必要时间隔 15 分钟可重复,共 2~3 次。老年、低血压、呼吸抑制患者可酌减剂量或不用。

4.快速利尿

呋塞米 20~40mg 静注,于 2 分钟内推完,4 小时后可重复。

5.血管扩张剂

(1)硝酸甘油　扩张小静脉,降低回心血量。可先以 10μg/min 开始,每 10 分钟调整 1 次,每次增加 5~10μg,以收缩压达到 90~100mmHg 为度。

(2)硝普钠　为动、静脉血管扩张剂。静注后 2~5 分钟起效,起始剂量 0.3μg/(kg·min)滴入,根据血压逐步增加剂量,最大量可用至 5μg/(kg·min),维持量为 50~100μg/min。硝普钠可引起氰化物中毒,连续用药不超过 24 小时。

6.正性肌力药

(1)多巴胺　小剂量多巴胺[<2μg/(kg·min),iv]可降低外周阻力,扩张肾、冠脉和脑血管改善供血;较大剂量[>2μg/(kg·min)]可增加心肌收缩力和心输出量,提高血压,均有利于改善 AHF 的病情。但不宜>5μg/(kg·min),因可兴奋 α 受体而增加左室后负荷和肺动脉压而对人体有害。

(2)多巴酚丁胺　可增加心输出量,起始剂量为 2~3μg/(kg·min),可根据尿量和血流动力学监测结果调整剂量,最高 20μg/(kg·min),多巴酚丁胺可引起心律失常,应特别注意。

(3)磷酸二酯酶抑制剂(PDEI)　米力农有正性肌力及降低外周血管阻力的作用。AHF 时在扩血管、利尿的基础上短时间应用米力农疗效较好。起始 25μg/kg 于 10~20min 推注,继以 0.375~0.75μg/(kg·min)速度滴注。

7.洋地黄类药物

最常用毛花苷 C 静脉给药。主要用于有心房颤动伴有快速心室率并已知有心室扩大伴左心室收缩功能不全者。首剂可给 0.4~0.8mg,2 小时后可酌情再给 0.2~0.4mg。对急性心肌梗死最初 24 小时内不宜用洋地黄类药物;二尖瓣狭窄所致肺水肿用本药无效。后两种情况如伴有快速室率心房颤动则可应用洋地黄类药物减慢心室率,有利于缓解肺水肿。

8.机械辅助治疗

主动脉内球囊及搏(IABP)和临时心肺辅助系统对极危重患者,有条件的医院可采用。

待急性症状缓解后,应着手对诱因及基本病因进行治疗。

第二节　心律失常

正常情况下心脏的电冲动由窦房结发出,沿传导系统以一定的速度下传,先后引起心房和心室节律性收缩,形成正常的心脏节律。心律失常(cardiac arrhythmia)指心脏冲动的频率、节律、起源部位、传导速度或激动次序的异常。

【病因】

心律失常多见于各种器质性心血管病,如冠状动脉粥样硬化性心脏病、心肌炎、心肌病、心瓣膜病、高血压等,偶见于健康人。心律失常还可能继发于电解质紊乱、内分泌失调、麻醉、低温、心脏或胸腔手术、中枢神经系统疾病等。精神紧张、过度劳累、饮酒、茶、咖啡等常为心律失常诱因。

【发生机制】

(一)冲动形成的异常

1.窦房结冲动形成异常

窦房结发出冲动节律过快、过慢、不规则、或暂停发放分别引起窦性心动过速、窦性心动过缓、窦性心律不齐或窦性停搏。

2.异位冲动的形成

无自律性的心肌细胞在病理状态下出现异常自律性,形成各种快速性心律失常。如心房、心室肌细胞。

3.触发活动

低钾、高血钙、洋地黄中毒等引起心房、心室与希氏束-普肯耶组织在动作电位后产生除极活动,被称为后除极,形成的电活动称触发活动。若后除极的振幅增高并达到阈值,便可引起反复激动,持续的反复激动即构成快速性心律失常。

(二)冲动传导异常

1.折返

冲动在环内反复循环,产生持续而快速的心律失常,折返是快速心律失常最常见的发生机制。产生折返的必要条件包括:①心脏两个或多个部位的传导性与不应期各不相同,相互连接形成一个闭合环;②其中一条通道发生单向传导阻滞;③另一通道传导缓慢,使原先发生阻滞的通道有足够时间恢复兴奋性;④原先阻滞的通道再次激动,从而完成一次折返激动。

2.病理性传导功能障碍

冲动传导至某处心肌,产生传导障碍并非由于生理性不应期所致者,如窦房、房内、房室、束支等传导阻滞。

【分类】

按心律失常的发生原理分为两大类:冲动形成异常和冲动传导异常。按照心律失常发生时心率的快慢,分为快速性心律失常与缓慢性心律失常两大类。此处以心律失常的发生原理分类介绍。

(一)冲动形成异常

1.窦性心律失常

包括:①窦性心动过速;②窦性心动过缓;③窦性心律不齐;④窦性停搏。

2.异位心律

(1)被动性异位心律　①逸搏(房性、房室交界区性、室性);②逸搏心律(房性、房室交界区性、室性)。

(2)主动性异位心律　①期前收缩(房性、房室交界区性、室性);②阵发性心动过速(房性、房室交界区性、房室折返性、室性);③心房扑动、心房颤动;④心室扑动、心室颤动。

（二）冲动传导异常

1.生理性

干扰及房室分离。

2.病理性

①窦房传导阻滞;②房内传导阻滞;③房室传导阻滞;④束支或分支阻滞(左、右束支及左束支分支传导阻滞)或室内阻滞。

3.房室间传导途径异常

预激综合征。

【诊断】

心律失常需结合病史、体格检查、心电图及相关特殊检查才能正确诊断。

（一）病史

病史是诊断心律失常的重要线索:①心律失常的存在及其类型;②心律失常的诱发因素:烟、酒、咖啡、运动及精神刺激等;③心律失常发作的频繁程度、持续时间、起止方式;④心律失常对患者造成的影响,产生症状或后果;⑤心律失常对药物和非药物方法如体位、呼吸、活动等的反应。

（二）体格检查

除检查心率与节律外,某些心脏体征有助心律失常的诊断。例如,完全性房室传导阻滞或房室分离时心律规则,第一心音强度亦随之变化。若心房收缩与房室瓣关闭同时发生,颈静脉可见巨大 a 波。

（三）心电图检查

心电图是诊断心律失常最重要的一项无创伤性检查技术。应记录 12 导联心电图,并记录清楚显示 P 波导联的心电图长条以备分析,通常选择 V_1 或 Ⅱ 导联。阅读心电图应注意:心房和心室节律是否规则,频率各为多少;PR 间期是否恒定;P 波与 QRS 波群形态是否正常;P 波与 QRS 波群的相互关系等。

（四）动态心电图

动态心电图检查,连续记录患者 24 小时的心电图。此项检查便于了解心悸与晕厥等症状的发生是否与心律失常有关、明确心律失常或心肌缺血发作与日常活动的关系以及昼夜分布特征、协助评价药物疗效等。

（五）食管心电图

食管心电图结合电刺激技术常用于室上性心动过速发生机制的判断。

（六）运动试验

患者在运动时出现心悸症状,可作运动试验协助诊断。运动试验诊断心律失常的敏感性不如动态心电图,而且正常人进行运动试验,亦可发生室性期前收缩。

（七）临床心电生理检查

某些心律失常需做无创或有创的心脏电生理检查,以确定心律失常的类型,了解心律失常的类型、起源部位及发生机制。

【治疗】

(一)病因治疗

病因治疗包括纠正心脏病理改变、调整异常病理生理功能(如冠脉动态狭窄、泵功能不全、自主神经张力改变等),以及去除导致心律失常发作的其他诱因(如电解质失调、药物不良反应等)。

(二)药物治疗

治疗缓慢性心律失常一般选用增强心肌自律性和(或)加速传导的药物,如拟交感神经药(异丙肾上腺素等)、迷走神经抑制药物(阿托品)或碱化剂(克分子乳酸钠或碳酸氢钠)。

治疗快速性心律失常则选用减慢传导和延长不应期的药物,如迷走神经兴奋剂(新斯的明、洋地黄制剂),或抗心律失常药物。

目前临床应用的抗心律失常药物种类繁多,常按药物对心肌细胞动作电位的作用分类。

(1)Ⅰ类 阻断快速钠通道。又根据其作用特点分为三个亚类。ⅠA类减慢动作电位0相上升速度(V_{max}),延长动作电位时程,常用药有奎尼丁、普鲁卡因胺、丙吡胺;ⅠB类不减慢V_{max},缩短动作电位时程,常用药有利多卡因、美西律、苯妥英钠;ⅠC类减慢 V_{max}减慢传导与轻微延长动作电话时程,常用药有普罗帕酮、氟卡尼等。

(2)Ⅱ类 β-肾上腺素受体阻滞剂。能够延缓心房和房室结的传导,抑制心肌收缩力。这类药物有阿替洛尔、普萘洛尔、美托洛尔等。

(3)Ⅲ类 阻断钾通道与延长复极。其药物有溴苄铵和胺碘酮等。

(4)Ⅳ类 阻断慢钙通道。其药物有维拉帕米、硫氮䓬酮等。

(三)非药物治疗

1.反射性兴奋迷走神经

兴奋迷走神经的方法有压迫眼球、按摩颈动脉窦、捏鼻用力呼气和屏住气等。

2.心脏起搏器

用于治疗缓慢心律失常,以低能量电流按预定频率有规律地刺激心房或心室,维持心脏活动;亦用于治疗折返性快速心律失常和心室颤动,通过程序控制的单个或连续快速电刺激中止折返形成。

3.直流电复律和电除颤

分别用于终止异位性快速心律失常发作和心室颤动,用高压直流电短暂经胸壁作用或直接作用于心脏,使正常和异常起搏点同时除极,恢复窦房结的最高起搏点。为了保证安全,利用患者心电图上的 R 波触发放电,避免易激惹期除极发生心室颤动的可能,称为同步直流电复律,适用于心房扑动、心房颤动、室性和室上性心动过速的转复。治疗心室扑动和心室颤动时则用非同步直流电复律。电复律疗效迅速、可靠而安全,是快速终止上述快速心律失常的主要治疗方法,但并无预防发作的作用。

4.射频消融、冷冻、激光消融和手术

预激综合征合并心室率极快的室上性快速心律失常患者,主张经临床电生理测试程序刺激诱发心律失常后,静脉内或口服抗心律失常药,根据药物抑制诱发心律失常的作用,判断其疗效而制订 治疗方案。药物治疗无效者,结合临床电生理对心律失常折返途径的定位,考虑经静脉导管电灼、射频、冷冻、激光或选择性酒精注入折返径路所在区心肌的冠脉供血分支或手术等切断折返途径的治疗。

一、窦性心律失常

窦性心动过速

正常窦性心律的冲动起源于窦房结,其特征为:频率为 60～100 次/分。心电图显示窦性心律的 P 波在 I、Ⅱ、aVF 导联直立,aVR 倒置,PR 间期 0.12～0.20s。

【心电图检查】

心电图符合窦性心律的特征,成人窦性心律的频率超过 100 次/分,为窦性心动过速。窦性心动过速通常逐渐开始和终止,频率大多在 100～150 次/分之间,偶可高达 200 次/分(图 3-1)。刺激迷走神经可使其频率逐渐减慢,停止刺激后又至原先水平。

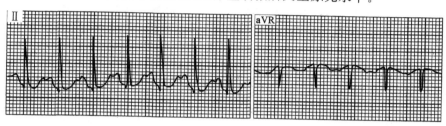

图 3-1 窦性心动过速
Ⅱ导联的 P 波正向,aVR 导联 P 波、R 波向下,P-P 间期 0.40s,心率 135 次/分

【临床意义】

窦性心动过速可见于健康人吸烟、饮茶或咖啡、饮酒、体力活动及情绪激动时。某些病理状态,如发热、甲状腺功能亢进、贫血、休克、心肌缺血、充血性心力衰竭及应用肾上腺素、阿托品等药物亦可导致窦性心动过速。

窦性心动过速的治疗应针对病因和去除诱发因素,必要时使用 β 受体阻滞剂或非二氢吡啶类钙通道阻滞剂(如地尔硫䓬)减慢心率。

窦性心动过缓

【心电图检查】

成人窦性心律的频率低于 60 次/分,称为窦性心动过缓。窦性心动过缓常伴有窦性心律不齐(不同 PP 间期的差异大于 0.12s)(图 3-2)。

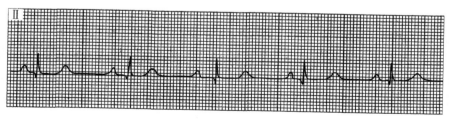

图 3-2 窦性心动过缓
Ⅱ导联的心率 54 次/分,P-P 间期之差为 0.16s

【临床意义】

窦性心动过缓常见于健康青年人、运动员与睡眠状态。其他原因包括颅内疾患、严重缺氧、低温、甲状腺功能减退、胆汁淤积性黄疸,以及应用拟胆碱药物、胺碘酮、β受体阻滞剂、非二氢吡啶类的钙通道阻滞剂或洋地黄等药物。窦房结病变和急性下壁心肌梗死亦常发生窦性心动过缓。

无症状的窦性心动过缓通常无需治疗。如由于心率过慢,出现心排血量不足症状,可应用阿托品、麻黄碱或异丙肾上腺素等药物,但长期应用效果不确定,易发生严重副作用,故可考虑心脏起搏治疗。

窦性停搏

窦性停搏或窦性静止是指窦房结停止产生冲动。心电图表现为:在较正常 PP 间期显著长的间期内无 P 波发生,或 P 波与 QRS 波群均不出现,长的 PP 间期与基本的窦性 PP 间期无倍数关系。长时间的窦性停搏后,下位的潜在起搏点发出单个逸搏或逸搏心律,如房室交界处或心室。过长时间的窦性停搏并且无逸搏发生时,患者可出现黑蒙、短暂意识障碍或晕厥,甚至发生 Adams-Stokes 综合征,重则死亡。

迷走神经张力增高或颈动脉窦过敏均可发生窦性停搏,急性下壁心肌梗死、窦房结变性、脑血管意外、应用洋地黄类药物、乙酰胆碱等药物亦可引起窦性停搏。治疗可参照病态窦房结综合征。

病态窦房结综合征

病态窦房结综合征(简称病窦综合征,SSS 综合征)是由窦房结病变导致起搏功能减退,产生多种心律失常的综合表现。病窦综合征经常合并心房自律性异常,部分患者同时有房室传导障碍。

【病因】

甲状腺功能减退、某些感染(布氏杆菌病、伤寒)、纤维化与脂肪浸润、硬化与退行性变等,均可损害窦房结,导致窦房结起搏与窦房传导功能障碍;窦房结周围神经和心房肌的病变,窦房结动脉供血减少;迷走神经张力增高,某些抗心律失常药物抑制窦房结功能,均能引起窦房结功能障碍。

【临床表现】

主要是心动过缓引起的心、脑等脏器供血不足的症状,如发作性头晕、黑蒙、乏力等,甚至晕厥。如有心动过速发作,则可出现心悸、心绞痛等症状。

【心电图表现】

主要包括:①持续而显著的窦性心动过缓(50 次/分以下),且并非由于药物引起;②窦房传导阻滞或窦性停搏;③窦房传导阻滞与房室传导阻滞同时并存;④心动过缓-心动过速综合征是指心动过缓与房性快速性心律失常交替发作。

【诊断】

根据心电图的典型表现,以及临床症状与心电图改变存在明确的相关性,便可确定诊断。

【治疗】

若患者无症状,不必治疗,仅需定期随诊观察。对有症状的病窦综合征患者,应安装起搏器治疗。心动过缓-心动过速综合征患者应用起搏治疗后,患者仍有心动过速发作,可同时应用抗快速心律失常药物。

二、期 前 收 缩

窦房结以外的异位起搏点过早发出冲动,引起心脏提前搏动称为期前收缩,是临床常见的心律失常。根据异位起搏点所在部位不同,可分为房性、房室交界性和室性三类,其中室性期前收缩最多见。期前收缩可以偶发(<5 次/分),也可频发(>5 次/分)。

房性期前收缩

激动起源于窦房结以外的心房任何部位。正常成人进行 24 小时心电检测,大约 60% 有房性期前收缩发生。各种器质性心脏病患者均可发生房性期前收缩,并可能是快速性房性心律失常的先兆。

【心电图检查】

①与窦性 P 波形态不同的异常的 P′波提前发生;②PR 间期≥0.12s;③P′波后的 QRS 波群有三种情况:如发生在舒张早期,正好在房室结不应期内,可产生传导中断,无 QRS 波发生(被称为阻滞的或未下传的房性期前收缩)或缓慢传导(下传的 PR 间期延长)现象,P′波可重叠于前面的 T 波之上,且不能下传心室,易误认为窦性停搏或窦房传导阻滞;房性期前收缩下传的 QRS 波群形态通常正常;较早发生的房性期前收缩有时亦可出现宽大畸形的 QRS 波群,称为室内差异性传导。④代偿间歇不完全:包括期前收缩在内前后两个窦性 P 波的间期,短于窦性 PP 间期的两倍,称为不完全性代偿间歇(图 3-3)。

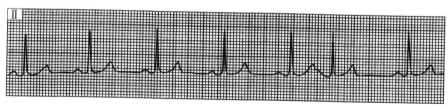

图 3-3　房性期前收缩

Ⅱ导联第 6 个 P 波为房性期前收缩,提早出现且形态与窦性 P 波不同,PR 间期正常(0.19s),QRS 波群正常,其后有不完全性代偿间歇

【治疗】

房性期前收缩通常无需治疗。当出现明显症状或触发室上性心动过速时,应给予治疗。吸烟、饮酒与咖啡均可诱发房性期前收缩,应劝导患者戒除或减量。治疗药物包括普罗帕酮、维拉帕米或 β 受体阻滞剂。

房室交界区性期前收缩

房室交界区性期前收缩简称交界性期前收缩。起源于交界区的主动性心律失常,由于本身不具有自律性,起源部位认为在希氏束,较少见,主要见于器质性心脏病和洋地黄中毒。

【心电图】

①冲动起源于房室交界区,可前向和逆向传导,分别产生提前发生的 QRS 波群与逆行 P′

波;②逆行 P′波可位于 QRS 波群之前(P′R 间期<0.12s、之中或之后(RP′间期<0.20s;③QRS 波群形态正常。当发生室内差异性传导,QRS 波群形态可有变化(图 3-4)。

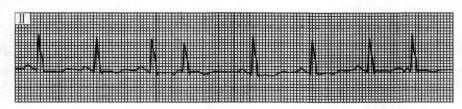

图 3-4　房室交界区性期前收缩

Ⅱ导联第 3 个 QRS 波群提前发生,形态正常,其前有逆行 P′波,P′-R 间期<0.12s

【治疗】

交界性期前收缩通常无需治疗。当症状明显或因房室交界性期前收缩触发室上性心动过速时,可给予普罗帕酮、β受体阻滞药等治疗。

室性期前收缩

室性期前收缩是最常见的一种心律失常。

【病因】

正常人与各种心脏病患者均可发生室性期前收缩。正常人发生室性期前收缩的机会随年龄的增长而增加。①机械、电、化学性刺激:心肌炎、缺血、缺氧、麻醉和手术均可发生室性期前收缩。②药物中毒:洋地黄、奎尼丁、三环类抗抑郁药中毒发生严重心律失常之前出现。③器质性心脏疾病:高血压、冠心病、心肌病、风湿性心脏病与二尖瓣脱垂。④诱因:电解质紊乱(低钾、低镁等)、精神不安、过量烟、酒、咖啡。

【临床表现】

室性期前收缩常无症状;每一患者是否有症状或症状的轻重程度与期前收缩的频发程度不直接相关。患者可感到心悸,类似电梯快速升降的失重感或代偿间歇后有力的心脏搏动。

听诊时,室性期前收缩后出现较长的停歇,第二心音强度减弱,甚至仅能听到第一心音。桡动脉搏动减弱或消失。颈静脉可见正常或巨大的 a 波。心音和脉搏节律紊乱是室性期前收缩最常见的体征。

【心电图检查】

心电图的特征如下:

①提前发生的 QRS 波群,时限通常超过 0.12 秒、宽大畸形,ST 段与 T 波的方向与 QRS 主波方向相反。②室性期前收缩与其前面的窦性搏动之间期(称为配对间期)恒定。③室性期前收缩很少能逆传心房,故窦房结冲动发放节律未受干扰,室性期前收缩后出现完全性代偿间歇,即包含室性期前收缩在内前后两个下传的窦性搏动之间期,等于两个窦性 RR 间期之和。如果室性期前收缩恰巧插入两个窦性搏动之间,不产生室性期前收缩后停顿,称为间位性室性期前收缩。④室性期前收缩可孤立或规律出现。二联律是指每个窦性搏动后跟随一个室性期前收缩;三联律是每两个正常搏动后出现一个室性期前收缩;如此类推。连续发生两个室性期前收缩称成对室性期前收缩。连续三个或以上室性期前收缩称室性心动过速。同一导联内,

室性期前收缩形态相同者,为单形性室性期前收缩;形态不同者称多形性或多源性室性期前收缩(图3-5)。⑤室性并行心律:心室的异位起搏点规律地自行发放冲动,并能防止窦房结冲动入侵。其心电图表现为:异位室性搏动与窦性搏动的配对间期不恒定;长的两个异位搏动之间距,是最短的两个异位搏动间期的整倍数;当主导心律(如窦性心律)的冲动下传与心室异位起搏点的冲动几乎同时抵达心室,可产生室性融合波,其形态介于以上两种QRS波群形态之间。

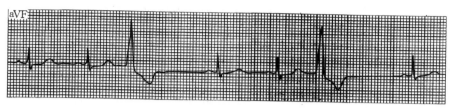

图3-5　室性期前收缩

aVF导联第3、6个QRS波群提前发生,明显增宽畸形,其前无P波,其后有完全性代偿间歇

【治疗】

首先应对患者室性期前收缩的类型、症状及其原有心脏病变作全面的了解;然后根据不同的临床状况决定是否给予治疗,采取何种方法治疗以及确定治疗的终点。

(一)无器质性心脏病

室性期前收缩不会增加患者发生心脏性死亡的危险性,如无明显症状,不必药物治疗。如症状明显,治疗以消除症状为目的,应注意对患者耐心解释,减轻焦虑与不安。同时应避免诱发因素,如吸烟、咖啡、应激等。药物宜选用β受体阻滞剂、美西律、普罗帕酮、莫雷西嗪等。二尖瓣脱垂患者发生室性期前收缩,仍遵循上述原则,可首先给予β受体阻滞剂。

(二)急性心肌缺血

在急性心肌梗死发病开始的24小时内,患者原发性心室颤动的发生率很高。过去认为,急性心肌梗死发生室性期前收缩是出现致命性室性心律失常的先兆,特别是出现以下情况时:频发性室性期前收缩(每分钟超过5次);多源(形)性室性期前收缩;成对或连续出现的室性期前收缩;室性期前收缩落在前一个心搏的T波上(R-on-T)。因而提出所有患者均应预防性应用药物治疗。近年研究发现,原发性心室颤动与室性期前收缩的发生并无必然联系,因此不主张预防性应用抗心律失常药物,仅对早期出现上述类型室性期前收缩时使用。首选利多卡因100mg静脉注射,1～2分钟注完,无效可5～10分钟后静脉注射50mg,直至室性期前收缩消失或总量达到300mg有效后2～4mg/min持续静点。利多卡因无效时改用静注普鲁卡因胺100mg稀释后静注,每5分钟1次,总量500～750mg,有效后2～6mg/min静脉滴注。若急性心肌梗死发生窦性心动过速与室性期前收缩,早期应用β受体阻滞剂可能减少心室颤动的发生。急性肺水肿或严重心力衰竭并发室性期前收缩,治疗应改善血流动力学障碍,同时注意有无洋地黄中毒或电解质紊乱(低钾、低镁)。

(三)慢性心脏病变

心肌梗死后或心肌病患者常伴有室性期前收缩。研究表明,应用Ⅰ类抗心律失常药风险反而增加,应避免使用。β受体阻滞剂对室性期前收缩的疗效不显著,但能降低心肌梗死后猝死发生率、再梗死率和总病死率,可作为首选。

三、阵发性心动过速

阵发性室上性心动过速

室上性心动过速(supraventricular tachycardia,SVT)简称室上速,是起源于希氏束分叉以上部位的触发激动自律性增强、房室结折返的心动过速和房室折返性心动过速的总称。大部分室上速由折返机制引起,折返可发生在窦房结、房室结与心房,分别称为窦房折返性心动过速、房室结内折返性心动过速与心房折返性心动过速(心房折返性心动过速少见)。大多数室上速表现为阵发性,持续数分钟、数小时或数天后自行恢复窦性心律,故又称为阵发性室上性心动过速(paroxysmal supraventricular tachycardia,PSVT),其中以房室结内折返性心动过速与利用隐匿性房室旁路的房室折返性心动过速为主。

【病因】

通常见于无器质性心脏病者,不同性别与年龄均可发生。

【临床表现】

心动过速发作突然起始与终止是其最明显的特点,持续时间长短不一。症状包括胸闷、心悸、头晕、焦虑不安,甚至有晕厥、心绞痛、心力衰竭与休克者。症状轻重取决于发作时心室率快速的程度以及持续时间,亦与原发病的严重程度有关。若发作时心室率过快或心动过速猝然终止,窦房结未能及时恢复自律性导致心搏停顿,均可发生晕厥。体检心尖区第一心音强度恒定,心律绝对规则。

【心电图表现】

心电图表现为:①心率150~250次/分,节律规则;②QRS波群形态与时限均正常,但发生室内差异性传导或原有束支传导阻滞时,QRS波群形态异常;③P波为逆行性(Ⅱ、Ⅲ、aVF导联倒置),常埋藏于QRS波群内或位于其终末部分,P波与QRS波群保持固定关系;④起始突然,通常由一个房性期前收缩触发,其下传的PR间期显著延长,随之引起心动过速发作(图3-6)。

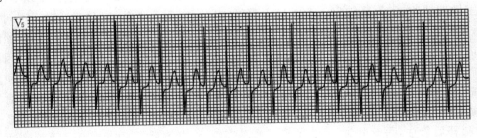

图3-6 阵发性室上性心动过速

V_5导联示连续快速、规则的QRS波群,其形态和时限均正常,频率212次/分。未见明确P波

【治疗】

（一）急性发作期

1.物理方法刺激迷走神经

如患者心功能与血压正常，可先尝试刺激迷走神经的方法。颈动脉窦按摩（患者取仰卧位，先行右侧，每次 5～10 秒，切勿双侧同时按摩）、Valsalva 动作（深吸气后屏气、再用力作呼气动作）、诱导恶心、将面部浸没于冰水内等方法可使心动过速终止，但停止刺激后，有时又恢复原来心率。初次尝试失败，在应用药物后再次施行仍可望成功。

2.药物治疗

（1）腺苷与钙通道阻滞剂 首选治疗药物为腺苷（6～12mg 快速静注），起效迅速，副作用即使发生亦很快消失。副作用为胸部压迫感、呼吸困难、面部潮红、窦性心动过缓、房室传导阻滞等。如腺苷无效可改静注维拉帕米（首次 5mg，无效时隔 10 分钟再注 5mg）或地尔硫䓬 0.25～0.35mg/kg。上述药物疗效达 90% 以上。如患者合并心力衰竭、低血压或为宽 QRS 波心动过速，尚未明确室上性心动过速的诊断时，不应选用钙拮抗剂，宜选用腺苷静注。

（2）β受体阻滞剂与洋地黄 β受体阻滞剂也能有效终止心动过速，但应注意禁忌证。并以选用短效β受体阻滞剂如艾司洛尔 50～200mg/(kg·min) 较为合适。洋地黄（如毛花苷 C 0.4～0.8mg 静注，以后每 2～4 小时 0.2～0.4mg，24 小时总量在 1.6mg 以内）可终止发作。目前洋地黄对伴有心功能不全患者仍作首选。

（3）普罗帕酮 1～2mg/kg 稀释后静脉注射。

（4）其他药物 合并低血压应用升压药物（如去氧肾上腺素、甲氧明或间羟胺），通过反射性兴奋迷走神经终止心动过速。但老年患者、高血压、急性心肌梗死等禁忌。

3.直流电复律

当患者出现严重心绞痛、低血压、充血性心力衰竭表现，应立即电复律，此外急性发作以上治疗无效亦应施行电复律。但应注意，已应用洋地黄者不应接受电复律治疗。

4.食管心房调搏术

常能有效终止发作。

5.导管消融术

对反复发作以及发作时症状严重的患者，施行导管消融术可以达到根治的目的。

（二）预防复发

是否需要长期药物预防，要看发作频率以及发作时症状的严重性。洋地黄、长效钙通道阻滞剂或β受体阻滞剂可供首先选用。洋地黄制剂（地高辛每日 0.125～0.25mg），长效钙通道阻滞剂（维拉帕米缓释片 240mg/d，长效地尔硫䓬 60～120mg，每日 2 次），长效β受体阻滞剂，单独或联合应用。普罗帕酮（100～200mg，每日 3 次）。导管消融能根治心动过速，应予以优先考虑。

阵发性室性心动过速

阵发性室性心动过速（paroxysmal ventricular tachycardia，PVT）简称室速，系指起源于希氏束分支以下部位的室性快速心律，频率>100 次/分，连续 3 次以上称为室速。

【病因】

室速常发生于各种器质性心脏病患者,多见于严重心肌疾病如心肌炎、扩张型心肌病、冠心病、心肌梗死的患者,其次是心力衰竭、二尖瓣脱垂、心瓣膜病等,其他病因包括代谢障碍、电解质紊乱、长 QT 综合征等。室速偶可发生在无器质性心脏病者。

【临床表现】

室速的临床症状轻重视发作时心室率、持续时间、基础心脏病变和心功能状况等因素而异。阵发性室性心动过速(发作时间短于 30 秒,能自行终止)的患者通常无症状(图 3 - 7)。持续性室速(发作时间超过 30 秒,需药物或电复律才能终止)常伴有明显血流动力学障碍与心肌缺血。临床症状包括低血压、少尿、晕厥、气促、心绞痛等。

听诊心律轻度不规则,第一、二心音分裂,收缩期血压可随心搏变化。如发生完全性室房分离,第一心音强度经常变化。心室搏动逆传并持续夺获心房,心房与心室几乎同时发生收缩,颈静脉间歇出现巨大 a 波。

【心电图表现】

室速的心电图特征为:①3 个或 3 个以上的室性期前收缩连续出现;②心室率通常为 100～250 次/分;心律规则或略不规则;③QRS 波群形态畸形,时限超过 0.12 秒;ST - T 波方向与 QRS 波群主波方向相反;④心房独立活动与 QRS 波群无固定关系,形成室房分离;心室激动可逆传夺获心房;⑤通常发作突然开始;⑥心室夺获与室性融合波:室速发作时部分室上性冲动可下传心室,产生心室夺获,表现为在 P 波之后,提前发生一次正常的 QRS 波群。室性融合波的 QRS 波群形态介于窦性与异位心室搏动之间,其实质为部分夺获心室。心室夺获与室性融合波是室性心动过速诊断的重要依据(图 3 - 7)。

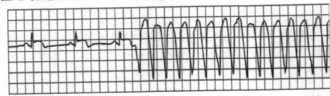

图 3 - 7   阵发性室性心动过速

可见第 4～18 为快速、明显增宽畸形的 QRS 波群,频率 183 次/分,RR 间期轻微不规则,每次发作的持续时间 <30s(此处未显示发作始末)。第 1、2、3 个 QRS 波群为窦性搏动

【治疗】

治疗原则:有器质性心脏病或有明确诱因应首先给以针对病因或诱因治疗;无器质性心脏病患者发生非持续性短暂室速,如无症状或血流动力学影响,处理的原则与室性期前收缩相同;持续性室速发作,无论有无器质性心脏病,应给予治疗。但目前发现只有 β 受体阻滞剂、胺碘酮能降低心脏性猝死的发生率。

(一)终止室速发作

①室速患者如无显著的血流动力学障碍,首选注射利多卡因或普鲁卡因胺,具体用药同室性期前收缩;②静脉注射普罗帕酮也十分有效,但不宜用于心肌梗死或心力衰竭的患者;③其他药物治疗无效时,可选用胺碘酮静脉注射或直流电复律;④如患者已发生低血压、休克、心绞

痛、充血性心力衰竭或脑血流灌注不足等症状,应迅速施行电复律。洋地黄中毒引起的室速,不宜用电复律,应给予药物苯妥英钠和钾盐治疗,苯妥英钠 125～250mg 稀释于是 20～40ml 注射用水中注射,5～10 分钟注入,必要时每隔 10 分钟静脉注射 100mg,总量不超过 1 000mg;氯化钾 3g 加入 5％葡萄糖 500ml 中静脉滴注;⑤尖端扭转型室速可使用 I B 类药物和静脉注射镁盐,如硫酸镁 2g 稀释至 40ml 缓慢静脉注射,然后 8mg/min 静脉滴注,I A、I C、Ⅲ类抗心律失常药会加重尖端扭转型室速的长 QT 间期,因此禁用。

(二)预防复发

1. 防治病因

应努力寻找和治疗室速的诱发和持续的可逆性病变,治疗充血性心力衰竭有助于减少室速发作。窦性心动过缓或房室传导阻滞心室率过于缓慢,易导致室性心律失常,可给予阿托品治疗或应用人工心脏起搏。

2. 预防药物

抗心律失常的预防药物选择要充分考虑到药物长期服用可能带来的不良反应。常用的预防室速复发的药物:利多卡因静脉滴注见室早治疗;美西律 150～200mg 口服,每日 3～4 次,主要用于 QT 间期延长的患者;普罗帕酮 150mg 口服,每日 3～4 次;胺碘酮 200mg 口服,每日 3 次,一周后每日 2 次,两周后每日 1 次维持。在预防效果大致相同的情况下,应选择毒副反应较少的药物。单一药物治疗无效时,应联合作用机制不同的药物,各自药量均可减少,不宜大剂量用一种药物,以便减少副作用。

3. 外科手术或射频消融

两者对特发性室速疗效较肯定。

四、扑动和颤动

心 房 扑 动

心房扑动简称房扑。

【病因】

房扑可发生于无器质性心脏病者以及一些心脏病患者,病因包括:①心脏本身疾病:风湿性心脏病、冠心病、高血压性心脏病、心肌病、慢性充血性心力衰竭、二、三尖瓣狭窄与反流导致心房扩大;②全身性疾病:肺栓塞、甲状腺功能亢进、酒精中毒、心包炎等。

【临床表现】

房扑往往有不稳定的倾向,可恢复窦性心律也可以进展为心房颤动,但亦可持续数月或数年。按摩颈动脉窦能突然成比例减慢房扑的心室率,停止按摩后又恢复。相反增加交感神经张力或降低迷走神经张力,可使房扑的心室率成倍数加速。

房扑的心室率不快时,患者可无症状。房扑伴极快的心室率,可诱发心绞痛与充血性心力衰竭。体格检查:快速的颈静脉扑动,当房室传导比率发生变动时,第一心音强度亦随之变化,有时能听到心房音。

【心电图检查】

心电图特征为:①心房活动呈现规律的锯齿状扑动波称为 F 波,扑动波之间的等电线消失,在 Ⅱ、Ⅲ、aVF 或 V$_1$导联最明显,心房率通常为 250～300 次/分;②心室率规则或不规则,取决于房室传导比率是否恒定,房室传导比例多为 2：1,使用奎尼丁、普罗帕酮、莫雷西嗪等药物,房室传导比率可 1：1,导致心室率显著加速;③QRS 波群形态正常,当出现室内差异传导、原先有束支传导阻滞或经房室旁路下传时,QRS 波群增宽、形态异常(图 3-8)。

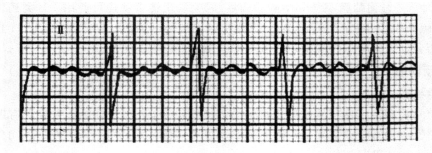

图 3-8 心房扑动

II 导联一系列快速而规则的锯齿状扑动波(F 波),频率为 330 次/分,QRS 波群时限 0.12s,为室内差异传导所致,R-R 间距规则,频率约为 60 次/分。房室传导比例 4：1

【治疗】

应针对原发疾病进行治疗。最有效终止房扑的方法是直流电复律。通常应用很低的电能(低于 50J),便可迅速将房扑转复为窦性心律。如电复律无效,可将电极导管以超过心房扑动频率起搏心房。

钙通道阻滞剂维拉帕米或地尔硫䓬(硫氮䓬酮),能有效减慢房扑之心室率。超短效的 β 受体阻滞剂艾司洛尔[200mg/(kg·min)],亦可减慢房扑时的心室率。事前以洋地黄、钙通道阻滞剂或 β 受体阻滞剂减慢心室率,再用 IA(如奎尼丁)或 IC(如普罗帕酮)类抗心律失常药能有效转复房扑并预防复发。

如房扑患者合并冠心病、充血性心力衰竭等时,应选用胺碘酮 200mg,每日 3 次;用 1 周后同样剂量,每日 2 次;用 1 周后同样剂量,每日 1 次作为维持量,对预防房扑复发有效。索他洛尔亦可用作房扑预防,但不宜用于心肌缺血或左室功能不全的患者。射频消融可根治房扑。

心 房 颤 动

心房颤动(atrial fibrillation)简称房颤,是成人最常见心律失常之一,是指心房发生 350~600 次/分不规则的冲动,引起不协调的心房肌颤动。与心房扑动及房性心动过速一起构成所谓快速房性心律失常。心房颤动根据心室率多少分为快速性心房颤动(心室率 100~160 次/分)和缓慢性心房颤动(心室率<100 次/分)。还可分为:①阵发性房颤,即房颤发作后持续数秒到数天,但可自行转复为窦性心律;②持续性房颤,房颤发作后不加干预不能自行转复为窦性心律,形成慢性房颤;③永久性房颤,由于多种因素已不能复律,房颤将是终身心律。

【病因】

房颤的发作呈阵发性或持续性。可见于正常人,也见于心脏与肺部疾病患者。最常发生于原有心血管疾病者,常见于风湿性心脏病、冠心病、高血压性心脏病、甲状腺功能亢进等。肺部疾病:急性缺氧、高碳酸血症、代谢或血流动力学紊乱。

【临床表现】

(一)症状

症状的轻重受心室率快慢的影响。心室率不快时,患者可无症状。心室率超过 150 次/分,患者可发生胸闷、心悸。严重时心绞痛、晕厥或充血性心力衰竭。

(二)体征

心脏听诊第一心音强度变化不定,心律极不规则。当心室率快时可发生脉短绌,颈静脉搏动 a 波消失。

【心电图检查】

心电图表现包括:①P 波消失,代之以小而不规则的 f 波,形态与振幅均变化不定,频率约350~600 次/分;②心室率极不规则,通常在 100~160 次/分之间,RR 间期绝对不等,药物(儿茶酚胺类等)、运动、发热、甲状腺功能亢进等均可缩短房室结不应期,使心室率加速;相反,洋地黄延长房室结不应期,减慢心室率;③QRS 波群形态通常正常,当心室率过快,发生室内差异性传导,QRS 波群增宽变形(图 3 - 9)。

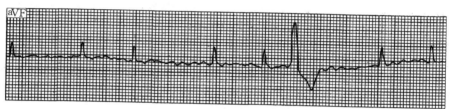

图 3 - 9　心房颤动

aVF 导联 P 波消失,代之以小而不规则的 f 波,形态与振幅均变化不定;频率约 450次/分,心室率极不规则,心室率 70 次/分,RR 间期绝对不规则。QRS 形态和时限正常

【治疗】

积极寻找病因和诱发因素,作出适当处理。

(一)急性心房颤动

初次发作的房颤且在 24~48 小时以内,称为急性房颤。通常发作可在短时间内自行终止。对于症状显著者,应迅速给予治疗。最初治疗的目标是减慢心室率,静脉注射 β 受体阻滞剂或钙通道阻滞剂,洋地黄仍可选用,但已不作为首选用药,使安静时心率保持在 60~80 次/分,轻微运动后不超过 100 次/分。必要时,洋地黄与 β 受体阻滞剂或钙通道阻滞剂合用。经以上处理后,房颤常在 24~48 小时内自行转复,仍未能恢复窦性心律者,可应用药物或电击复律。药物复律无效时,可改用电复律。

(二)慢性心房颤动

慢性房颤可分为阵发性、持续性与永久性三类。

阵发性房颤常能自行终止,急性发作的处理如上所述。当发作频繁或伴随明显症状,可应用口服普罗帕酮、莫雷西嗪或胺碘酮,减少发作的次数与持续时间。

持续性房颤复律治疗成功与否与房颤持续时间的长短、左房大小和年龄有关。转复和预防复发的药物有普罗帕酮、莫雷西嗪、索他洛尔、胺碘酮。选用电复律治疗,应在电复律前几天给予抗心律失常药,预防复律后房颤复发,部分患者在电复律前的用药中已恢复窦性心律。低剂量胺碘酮(200mg/d)的疗效与患者的耐受性均较好。近来的研究表明,持续性房颤选择减慢心室率同时注意血栓栓塞的预防,尤其适用于老年患者。

永久性房颤治疗目的应为控制房颤过快的心室率,可选用β受体阻滞剂、钙通道阻滞剂或地高辛。

(三)预防栓塞并发症

慢性房颤患者有较高的栓塞发生率。有栓塞病史、瓣膜病、高血压、糖尿病、老年患者、左心房扩大、冠心病等发生栓塞的危险性更大,均应接受长期抗凝治疗。口服华法林,使凝血酶原时间国际标准化比值(INR)维持在 2.0～3.0 之间,能安全而有效预防脑卒中发生,也可用阿司匹林(每日 100～300mg),施行长期抗凝治疗。房颤持续不超过 2 日,复律前无需作抗凝治疗。否则应在复律前接受 3 周华法林治疗,待心律转复后继续治疗 3～4 周。紧急复律治疗可选用静注肝素或皮下注射低分子量肝素抗凝。

房颤发作频繁、心室率很快、药物治疗无效者,可施行房室结阻断消融术,并同时安置心室按需或双腔起搏器。其他治疗方法包括射频消融、外科手术、植入式心房除颤器等。

 知识链接

特殊情况的房颤治疗注意事项:房颤合并心力衰竭与低血压者忌用β受体阻滞剂与维拉帕米,房颤合并预激综合征禁用洋地黄、β受体阻滞剂与钙通道阻滞剂。如房颤患者发作开始时已呈现急性心力衰竭或血压下降明显,宜紧急施行电复律。

心室扑动与心室颤动

心室扑动与颤动是最严重的致命性心律失常。前者为心室快而微弱的无效收缩,后者为各部位心室肌不协调颤动,心脏均失去泵血功能,二者血流动力学状态均相当于心室停搏。心室扑动多为心室颤动的前奏,为心脏病或其他疾病临终前的表现。常见于缺血性心脏病、严重缺氧、预激综合征合并房颤与极快的心室率、电击伤、某些抗心律失常药物等引起。

【临床表现】

临床症状包括意识丧失、抽搐、呼吸停顿甚至死亡。查体:听诊心音消失、脉搏触不到、血压亦无法测到。

伴随急性心肌梗死发生而不伴有泵衰竭或心源性休克的原发性心室颤动,预后较佳,抢救存活率较高,复发率很低。相反,不伴随急性心肌梗死的心室颤动,复发率较高。

【心电图检查】

心室扑动为正弦图形,波幅大而规则,频率 150～300 次/分(通常在 200 次/分以上),有时难与室速鉴别(图 3-10)。心室颤动无明显 QRS 波群、ST 段与 T 波,代之以波形、振幅与频率均极不规则的颤动波,频率 150～500 次/分(图 3-11)。

【治疗】

除颤和复律。一旦心电监测确定为心室颤动或室扑,有条件应立即进行非直流电除颤,并按照心脏骤停进行抢救。药物治疗利多卡因为首选,对于心脏骤停则肾上腺素首选。普鲁卡因胺、溴苄胺、胺碘酮、多巴胺、多巴酚丁胺等均可用于治疗。应努力改善通气和矫正血液生化

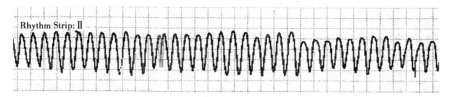

图 3-10　心室扑动

Ⅱ 导联呈连续的波动，形态似正弦波，频率 330 次/分，无法分辨 QRS 波群、ST 段及 T 波，为心室扑动

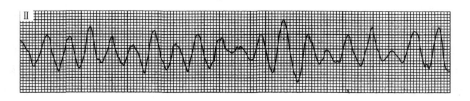

图 3-11　心室颤动

Ⅱ 导联呈形态、振幅各异的不规则波动，频率约为 285 次/分，QRS-T 波群消失

指标的异常，以利于重建稳定的心律。应尽可能在复苏期间监测动脉血 pH、氧分压和二氧化碳分压。

五、心脏传导阻滞

冲动在心脏传导系统的任何部位的传导均可发生减慢或阻滞。如发生在窦房结与心房之间，称窦房传导阻滞。在心房与心室之间，称房室传导阻滞。位于心房内，称房内阻滞。位于心室内，称为室内阻滞。

按照严重程度传导阻滞分为三度。第一度传导阻滞的传导时间延长，全部冲动仍能传导。第二度传导阻滞，分为两型：莫氏（Mobitz）Ⅰ 型和 Ⅱ 型。Ⅰ 型阻滞表现为传导时间进行性延长，直至一次冲动不能传导；Ⅱ 型阻滞表现为间歇出现的传导阻滞。第三度又称完全性传导阻滞，全部冲动都不能被传导。

窦房传导阻滞

窦房传导阻滞（sinoatrial block，SAB，窦房阻滞）指窦房结冲动传导至心房时发生延缓、部分或全部不能传至心房。第二度窦房传导阻滞分为两型：莫氏（Mobitz）Ⅰ 型和莫氏 Ⅱ 型。莫氏（Mobitz）Ⅰ 型即文氏阻滞（wenckebach block），心电图表现为：①PP 间期进行性缩短，直至出现一次长 PP 间期；②长间歇之前的 PP 间距最短；③最长 PP 间期小于最短 PP 间期的两倍，此型窦房传导阻滞应与窦性心律不齐鉴别。莫氏 Ⅱ 型阻滞心电图表现为：①在窦性心律中突然出现长的 PP 间距；②长 PP 间期为基本 PP 间期的整倍数。

【治疗】

主要针对病因治疗。心室率正常者不需治疗。若心动过缓出现脑供血不足症状如头晕、晕厥可用阿托品、山莨菪碱、沙丁胺醇、麻黄碱、异丙肾上腺素等治疗。无效者安装永久性心脏起搏器。

房室传导阻滞

房室传导阻滞(atrioventricular block，AVB)又称房室阻滞,是指冲动从心房到心室的过程中,冲动传导延迟或中断。房室阻滞可以发生在房室结、希氏束以及束支内不同的部位。

【病因】

文氏房室阻滞(莫氏Ⅰ型)可发生正常人或运动员,与迷走神经张力增高有关。也见于一些疾病:急性心肌梗死、病毒性心肌炎、心内膜炎、心肌病、急性风湿热、心脏肿瘤(特别是心包间皮瘤)、先天性心血管病、原发性高血压、心脏手术、电解质紊乱、药物中毒等。

【临床表现】

第一度房室阻滞患者通常无症状。第二度房室阻滞可引起心搏脱漏,可有心悸症状,也可无症状。第三度房室阻滞由于心室率过慢,每分钟心脏输出量减少,引起脏器供血不足表现为疲倦、乏力、头晕、晕厥、心绞痛、心力衰竭等。如合并室性心律失常、患者可感到心悸不适。当第一、二度房室阻滞突然进展为完全性房室阻滞,因心室率过慢导致脑缺血,可出现暂时性意识丧失、抽搐,称为 Adams-Strokes 综合征,甚至可致猝死。

听诊:第一度房室阻滞因 PR 间期延长,第一心音强度减弱。第二度Ⅰ型房室阻滞的第一心音强度逐渐减弱并有心搏脱漏。第二度Ⅱ型房室阻滞亦有间歇性心搏脱漏,但第一心音强度恒定。第三度房室阻滞的第一心音强度经常变化,第二心音可呈正常或反常分裂。间或听到响亮亢进的第一心音。如果心房与心室收缩同时发生,听到响亮的第一心音。颈静脉可见巨大的 a 波(大炮波)。

【心电图表现】

(一)第一度房室阻滞

每个 P 波后均有 QRS 波群,但 PR 间期大于 0.20 秒(图 3-12)。

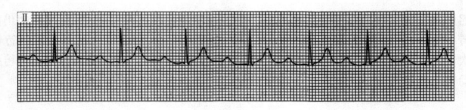

图 3-12　第一度房室传导阻滞

Ⅱ导联每个 P 波后均跟随 QRS 波群,PR 间期为 0.32s

(二)第二度房室阻滞

通常将第二度房室阻滞分为Ⅰ型(图 3-13)和Ⅱ型(图 3-14),其中Ⅰ型又称文氏阻滞。

1. 第二度Ⅰ型房室传导阻滞

这是最常见的第二度房室阻滞类型。心电图表现为:①PR 间期进行性延长、直至一个 P 波不能下传心室;②RR 间期进行性缩短,直至一个 P 波不能下传心室;③包含受阻 P 波在内的 RR 间期小于正常窦性 PP 间期的两倍。最常见的房室传导比为 3∶2 和 5∶4。阻滞多位于房室结,QRS 波群正常。

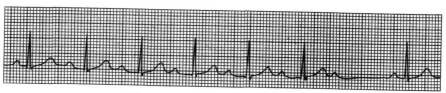

图 3-13　第二度 I 型房室传导阻滞

I 导联 P 波规律出现,由左起第 1 个 P 波开始,PR 间期逐渐延长,直至第 7 个 P 波后
脱漏一个 QRS 波群,出现长间歇,形成 7:6 房室传导,为第二度 I 型房室传导阻滞

2. 第二度 II 型房室传导阻滞

心电图表现为:①数个 P 波之后有一个 QRS 波脱漏;②PR 间期恒定不变,且 PR 间期基
本正常;③发生 2 个或 2 个以上 QRS 波脱漏时为高度房室传导阻滞。2:1 房室阻滞可能属 I
型或 II 型房室阻滞。QRS 波群正常或增宽,前者见于房室结阻滞,后者见于束支阻滞。

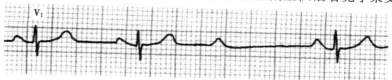

图 3-14　第二度 II 型房室传导阻滞

V$_1$ 导联 P 波规律出现,P 波与 QRS 波群数目之比为 3:2,下传的 PR 间
期为 0.16s,且恒定不变,QRS 波群时限 0.08s

(三)第三度(完全性)房室传导阻滞

此时心房冲动全部不能传到心室。其心电图特征为:①P 波与 QRS 波互不相关;②心房
率(P 波)快于心室率(QRS 波),心房冲动来自窦房结或异位心房节律(房性心动过速、扑动或
颤动);③心室起搏点通常在阻滞部位稍下方,QRS 波群的形态和时限取决于阻滞的部位。如
位于希氏束及其近邻,心室率约 40~60 次/分,QRS 波群正常,心律亦较稳定;如位于室内传
导系统的远端,心室率可 20~40 次/分,QRS 波群增宽,心室律亦常不稳定(图 3-15)。

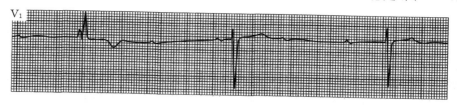

图 3-15　第三度(完全性)房室传导阻滞

V$_1$ 导联 P 波与 QRS 波群无相关性,心房频率为 65 次/分,心室频率 32 次/分,节律规
则。QRS 波群增宽畸形,时限 0.12s,提示起搏点在希氏束分叉以下,第 1 个 QRS 为
心房和心室融合波,形态异常

【治疗】

第一度房室阻滞与第二度 I 型房室阻滞如无症状,且心室率在 50 次/分以上,无需特殊治
疗。第二度 II 型与第三度房室阻滞如心室率显著缓慢,伴有明显症状或血流动力学障碍,甚至
Adams-Strokes 综合征发作者,应给予起搏治疗。无心脏起搏条件情况下可短时用阿托品

(0.5～2.0mg,静脉注射)可提高房室阻滞的心率,适用于阻滞位于房室结的患者。异丙肾上腺素(1～4μg/min 静脉滴注)适用于任何部位的房室传导阻滞,但应用于急性心肌梗死时应十分慎重,可能导致严重室性心律失常。以上药物仅适用于无心脏起搏条件的应急情况,对于症状明显、心室率缓慢者,应及早给予临时性或永久性心脏起搏治疗。

室内传导阻滞

室内传导阻滞(intraventricular block)又称室内阻滞,是指希氏束分叉以下部位的传导阻滞。室内传导系统由三个部分组成:右束支、左前分支和左后分支,室内传导系统的病变可波及单支、双支或三支。右束支阻滞和左前分支阻滞较为常见,单支、双支阻滞通常无临床症状。可听到第一、二心音分裂。三分支阻滞的临床表现与完全性房室阻滞相同。由于替代起搏点在分支以下,起搏频率更慢且不稳定,预后差。

【心电图检查】

(一)右束支阻滞

完全性右束支阻滞 QRS 时限≥0.12s。$V_{1\sim2}$ 导联呈 rsR,R 波粗钝;V_5、V_6 导联呈 qRS,S 波宽阔。T 波与 QRS 主波方向相反(图 3－16)。不完全性右束支阻滞的图形与上述相似,但 QRS 时限<0.12s。

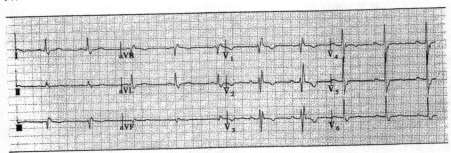

图 3－16　完全性右束支传导阻滞

窦性心律,PR 间期为 0.16s,QRS 时限 0.14s,V_1 导联呈现 rsR′,I、Ⅱ、$V_{4\sim6}$、aVL 导联 S 波增宽,aVR 导联 R 波增宽

(二)左束支阻滞

完全性左束支阻滞 QRS 时限≥0.12s。V_5、V_6 导联 R 波宽大,顶部有切迹或粗钝,其前方无 q 波。V_1、V_2 导联呈宽阔的 QS 波或 rS 波形。$V_{5\sim6}$ T 波与 QRS 主波方向相反。不完全性左束支阻滞的图形与上述相似,但 QRS 时限<0.12s(图 3－17)。

(三)左前分支阻滞

电轴左偏达-45°～-90°。I、aVL 导联呈 qR 波,Ⅱ、Ⅲ、aVF 导联呈 rS 图形,QRS 时限<0.12s。

【治疗】

慢性单侧束支阻滞的患者如无症状,无需接受治疗。双分支与不完全性三分支阻滞有可能进展为完全性房室传导阻滞,但未发生之前不必常规预防性起搏器治疗。急性前壁心肌梗死发生双分支、三分支阻滞,或慢性双分支、三分支阻滞,伴有晕厥或 Adams－Stroke 综合征发作者,则应及早考虑心脏起搏。

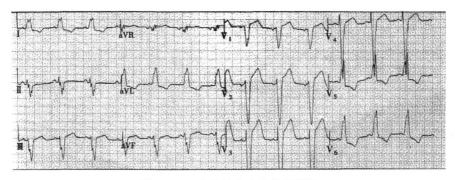

图 3-17 完全性左束支传导阻滞

窦性心率,心率 80 次/分,PR 间期为 0.14s,QRS≥0.12s,QT 间期延长(QTc0.50s),心电轴左偏(−60 度)。V₁、V₂ 导联呈宽阔的 QS 级形;V₅、V₆ 导联 R 波宽大,顶部有切迹;其前方无 q 波。V₅V₆ T 波与 QRS 主波方向相反

第三节　原发性高血压

原发性高血压(primary hypertension)是以血压升高为主要临床表现伴或不伴有多种心血管危险因素的综合征,通常简称高血压。高血压是多种心、脑血管疾病的重要病因和危险因素,影响重要脏器,如心,脑、肾的结构与功能,最终导致这些器官的功能衰竭,迄今仍是心血管疾病死亡的主要原因之一。

按 WHO 的标准,收缩压≥140mmHg 和(或)舒张压≥90mmHg,即可诊断为高血压。我国采用的血压分类和标准根据血压升高水平,将高血压分为 1～3 级(表 3-1)。

表 3-1　高血压分级

类　别	收　缩　压(mmHg)	舒　张　压(mmHg)
正常血压	<120	<80
正常高值	120～139	80～89
高血压		
1 级高血压(轻度)	140～159	90～99
2 级高血压(中度)	160～179	100～109
3 级高血压(重度)	≥180	≥110
单纯收缩期高血压	≥140	<90

注:若收缩压与舒张压分属不同级别时,则以较高的分级为准

【原发性高血压危险分层】

根据血压升高水平(1、2、3 级)、其他心血管危险因素、糖尿病、靶器官损害以及并发症情况(表 3-2),将高血压患者分为低危、中危、高危和极高危。

用于分层的其他心血管危险因素包括:①年龄:男>55 岁,女>65 岁;②吸烟;③高脂血症;④早发心血管病家族史(一级亲属发病年龄<50 岁);⑤腹型肥胖(腹围:男≥85cm,女≥80cm),或体重指数(BMI)>28kg/m²;⑥高敏 C 反应蛋白(hCRP)≥1mg/dl;⑦缺乏体力运

动。用于分层的靶器官损害包括：①心脏损害：左心室肥厚；②颈动脉损害：动脉粥样斑块或内膜中层厚度（IMT）≥0.9mm；③肾脏损害：血肌酐轻度升高，男性115～133/μmol/L，女性107～124μmol/L；微量白蛋白尿30～300mg/24h，或尿白蛋白/肌酐比值：男性≥22mg/g，女性≥31mg/g。用于分层的并发症：①心脏疾病（心绞痛、心肌梗死、冠状动脉血运重建、心力衰竭）；②脑血管疾病（脑出血、缺血性脑卒中、短暂性脑缺血发作）；③肾脏疾病（糖尿病肾病，血肌酐升高男性超过133μmol/L或女性超过124μmol/L，临床蛋白尿＞300mg/24h）；④血管疾病（主动脉夹层，外周血管病）；⑤高血压视网膜病变（出血或渗出、视乳头水肿）。

表3-2　原发性高血压的危险分层

其他危险因素和病史	血压(mmHg)		
	1级(SBP140～159 DBP90～99)	2级(SBP160～179 DBP100～109)	3级(SBP≥180 DBP≥110)
无其他危险因素	低危	中危	高危
1～2个危险因素	中危	中危	极高危
≥3个危险因素或糖尿病或靶器官损害	高危	高危	极高危
有并发症	极高危	极高危	极高危

注：SBP为收缩压；DBP为舒张压

【病因】

我国高血压流行病学调查显示，患病率随年龄而增高，北方高于南方，西部地区高于东部地区，沿海高于内地，城市高于农村，男女差别不大。原发性高血压与多种因素有关，主要为遗传和环境两方面，高血压是多种因素相互作用的结果。

(一)遗传因素

高血压具有明显的家族聚集性。父母均有高血压.子女的发病概率46%。约60%高血压患者有高血压家族史。高血压的遗传可能存在主要显性遗传和多基因关联遗传两种方式。

(二)环境因素

1.饮食

不同地区人群血压水平和高血压患病率与钠盐平均摄入量显著有关，摄盐越多，血压水平和患病率越高，摄盐过多导致血压升高主要见于对盐敏感的人中。此外，升压因素还包括：低钙饮食、高蛋白饮食、饮酒。钾摄入量与血压呈负相关。

2.精神应激

城市脑力劳动者高血压患病率超过体力劳动者，长期生活在噪声环境中听力敏感性减退者，患高血压者较多。高血压患者休息后症状和血压往往可获得一定改善。

(三)其他因素

1.体重

超重或肥胖是血压升高的重要危险因素。体重常是衡量肥胖程度的指标，一般采用体重指数(BMI)，即体重(kg)/身高(cm)(20～24为正常)。高血压患者约1/3有不同程度肥胖。肥胖与高血压发生呈正相关，腹型肥胖者容易发生高血压。

2. 睡眠呼吸暂停低通气综合征（SAHS）

SAHS 是指睡眠期反复发作性呼吸暂停。SAHS 患者 50% 有高血压，血压高度与 SAHS 病程有关。

3. 避孕药

服避孕药妇女血压升高发生率及程度与服药时间长短有关。口服避孕药引起的高血压一般为轻度，停用避孕药 3～6 个月血压恢复正常。

【发病机制】

高血压的发病机制，即遗传与环境因素通过什么途径和环节升高血压，还未完全阐明。目前高血压的发病机制较集中在以下几种学说。

（一）交感神经系统活性亢进

各种病因使大脑皮质下神经中枢功能发生变化，各种神经递质浓度和活性异常，导致交感神经系统活性亢进，血浆儿茶酚胺浓度升高，阻力小动脉收缩增强。

（二）肾性水钠潴留

各种原因导致的水钠潴留，通过全身血流自身调节使外周血管阻力和血压升高。血流自身调节机制包括：①压力-利尿钠机制将潴留的水钠排泄出去；②通过排钠激素分泌释放增加，例如内源性类洋地黄物质；③在排泄水钠同时使外周血管阻力增高。这个学说认为血压升高作为维持体内水钠平衡的一种代偿方式。

（三）肾素-血管紧张素-醛固酮系统（RAAS）激活

经典的 RAAS 包括：肾小球入球动脉的球旁细胞分泌肾素，激活从肝脏产生的血管紧张素原，生成血管紧张素 I（AI），然后经肺循环的转换酶（ACE）生成血管紧张素 II（A II）。A II 是 RAAS 主要效应物质，作用于血管紧张素 II 受体（AT_1），使小动脉平滑肌收缩，刺激肾上腺皮质球状带分泌醛固酮，通过交感神经末梢突触前膜的正反馈使肾上腺素分泌增加。这些作用均可使血压升高，参与高血压发病并维持。

（四）细胞膜离子转运异常

血管平滑肌细胞有许多特异性的离子通道、载体和酶，组成细胞膜离子转运系统，维持细胞内外钠、钾、钙离子浓度的动态平衡。遗传性或获得性细胞膜离子转运异常，导致细胞内钠、钙离子浓度升高，膜电位降低，激活平滑肌细胞兴奋收缩耦联，使血管收缩反应性增强和平滑肌细胞增生肥大，血管阻力增高。

（五）胰岛素抵抗

胰岛素抵抗（IR）是机体组织对胰岛素处理葡萄糖的能力减退，必须以高于正常的血胰岛素释放水平来维持正常的糖耐量。约 50% 原发性高血压患者存在不同程度的 IR，胰岛素抵抗表现最为明显的是在肥胖、高甘油三酯、高血压与糖耐量减退并存的四联征患者中。多数认为是胰岛素抵抗造成继发胰岛素升高引起肾脏水钠重吸收增强，交感神经系统活性亢进，动脉弹性减退，从而血压升高。

【病理】

高血压早期无明显病理改变。长期高血压引起的病理改变：心脏改变主要是左心室肥厚扩大；血管改变主要是全身小动脉病变，壁腔比值增加和管腔缩小，导致重要靶器官如心、脑、肾组织缺血。此外长期高血压及伴随的危险因素可促进体循环大中动脉粥样硬化的形成及发展。

（一）心脏

长期高血压发生心脏肥厚或扩大时，称为高血压性心脏病。是由于长期压力负荷增高，儿茶酚胺与血管紧张素Ⅱ等生长因子刺激心肌细胞肥大和间质纤维化。高血压主要引起左心室肥厚和扩张，可表现为对称性肥厚、不对称性室隔肥厚和扩张性肥厚。高血压心脏病常合并冠状动脉粥样硬化和微血管病变，最终心力衰竭或严重心律失常，甚至猝死。

（二）脑

长期高血压可引起脑血管缺血、变性甚至形成动脉瘤，导致脑卒中、慢性脑缺血，甚至脑出血。长期高血压促使脑动脉粥样硬化，粥样斑块破裂脑血栓形成。脑小动脉闭塞性病变形成脑梗死。

（三）肾脏

慢性肾衰竭是长期高血压的严重并发症，尤其在合并糖尿病时。长期持续高血压使肾小球内囊压力增高，肾小球纤维化、萎缩，以及肾动脉硬化，进一步导致肾实质缺血和肾单位不断减少。恶性高血压时，入球小动脉及小叶间动脉发生增殖性内膜炎及纤维素样坏死，短期内可出现肾衰竭。

（三）视网膜

视网膜小动脉早期发生痉挛，长期痉挛出现硬化改变。血压急骤升高可引起视网膜渗出和出血。眼底血管变化分四级：Ⅰ级，视网膜动脉变细；Ⅱ级，视网膜动脉狭窄，动静脉交叉压迫；Ⅲ级，眼底出血或絮状渗出；Ⅳ级，眼底出血、渗出伴视乳头水肿。

【临床表现及并发症】

（一）症状

起病缓慢、逐渐进展，一般无明显的临床表现。常见症状有头晕、头痛、颈项板紧等，也可出现视力模糊、鼻出血等较重症状。呈轻度持续性，症状多可自行缓解，在紧张或劳累后加重，症状与血压水平有一定的关联。典型的高血压头痛在血压下降后即可消失。高血压还可引起受累器官的症状，如胸闷、气短、心绞痛、多尿等。

（二）体征

血压随季节、昼夜、情绪等因素有较大波动。冬季血压较高，夏季较低；血压有明显昼夜波动，一般夜间血压较低，清晨起床活动后血压迅速升高，形成清晨血压高峰。

高血压时周围血管搏动、血管杂音、心脏杂音等是重点检查的项目。常见并应重视的部位是颈部、背部两侧肋脊角、上腹部脐两侧、腰部肋脊处的血管杂音，提示存在血管狭窄、不完全阻塞或者血流量增多、加快。

（三）恶性高血压

又称急进型高血压病。多见于中青年人；起病及进展急骤，血压显著增高，舒张压多持续在130mmHg或以上，并有头痛、视力模糊、眼底出血、视乳头水肿；肾脏损害突出，持续蛋白尿、血尿与管型尿，并很快出现肾衰竭；进展迅速，如不及时有效治疗，常在短期内死于脑卒中、心力衰竭和肾衰竭。

（四）并发症

1.高血压危象

因紧张、疲劳、寒冷、嗜铬细胞瘤发作、突然停服降压药等诱因,小动脉发生强烈痉挛,血压急剧上升,影响重要脏器血液供应而产生危急症状。在高血压病程中均可发生。危象发生时,出现头痛、烦躁、眩晕、恶心、呕吐、心悸、气急及视力模糊等严重症状,以及伴有动脉痉挛(椎-基底动脉、颈内动脉、视网膜动脉、冠状动脉等)累及相应的靶器官缺血症状。

2.高血压脑病

对重症高血压患者,过高的血压突破了脑血流自动调节范围,脑组织血流灌注过多引起脑水肿。临床表现以脑病的症状与体征为特点,表现为弥漫性严重头痛、呕吐、意识障碍、精神错乱,甚至昏迷、局灶性或全身抽搐。

3.脑血管病

包括脑出血、脑血栓形成、腔隙性脑梗死、短暂性脑缺血发作等。

4.其他

如心力衰竭、慢性肾衰竭、主动脉夹层等。

【实验室和其他检查】

（一）一般检查

一般检查包括尿常规、血糖、血胆固醇、血甘油三酯、肾功能、血尿酸和心电图等。这些检查有助于发现相关的危险因素和靶器官损害。部分患者根据需要和条件可以进一步检查眼底、X线、超声心动图、血电解质、低密度脂蛋白胆固醇与高密度脂蛋白胆固醇。

（二）特殊检查

如果为了更进一步了解高血压患者病理生理状况和靶器官结构与功能变化,可以有目的地选择一些特殊检查,例如24小时动态血压监测(ABPM),它有助于判断血压升高严重程度,了解血压昼夜节律,指导降压治疗以及评价降压药物疗效。此外还有血浆肾素活性、颈动脉内膜中层厚度等。

【诊断与鉴别诊断】

（一）诊断

高血压诊断主要根据测量安静、休息、坐位时上臂肱动脉部位血压。一般来说,非同日休息15分钟后测血压三次,均达到或超过成人高血压标准,且排除继发性高血压者即可诊断为高血压。左、右上臂的血压相差小于10～20mmHg/10mmHg,右侧＞左侧。如果左、右上臂血压相差较大,要考虑一侧锁骨下动脉及远端有阻塞性病变,例如大动脉炎、粥样斑块。原发性高血压患者需作有关实验室检查,评估靶器官损害和相关危险因素。

（二）鉴别诊断

一旦诊断高血压,必须鉴别是原发性还是继发性。常见继发性高血压有肾性高血压和内分泌代谢性高血压。

1.肾性高血压

(1)肾实质性高血压　见于各种急慢性肾小球肾炎、慢性肾盂肾炎、糖尿病肾病等。

(2)肾血管性高血压 如大动脉炎、肾动脉粥样硬化、肾动脉纤维肌性发育不良等。

2.内分泌疾病引起的高血压

原发性醛固酮增多症、皮质醇增多症、嗜铬细胞瘤等。

【治疗】

(一)目的与原则

原发性高血压目前尚不能根治,降压治疗的最终目的是减少高血压患者心、脑血管病的发生率和死亡率。由于高血压多与肥胖、高胆固醇血症、糖尿病等协同作用加重心血管并发症的危险,决定了治疗措施的综合性。

高血压治疗原则如下:

1.改善生活行为

适用于所有高血压患者,包括使用降压药物治疗的患者。

(1)增加运动 运动有利于减轻体重和改善胰岛素抵抗,使交感神经活动降低,血压不同程度下降。较好的运动方式是低或中等强度的等张运动,可根据年龄及身体状况选择慢跑或步行,太极拳等。

(2)减轻体重 通过适当减少每日热量摄入,增加运动,体重降低对改善胰岛素抵抗、糖尿病、高脂血症和左心室肥厚均有益。尽量将体重指数(BMI)控制在<25。

(3)保证体内电解质平衡 高血压往往与高钠、低钾和低钙饮食有关,因此饮食应减少钠盐摄入,补充钙和钾盐。每人每日食盐量以不超过 6g,吃新鲜蔬菜 400~500g,喝牛奶 500ml,可以补充钾 1 000mg 和钙 400mg。

(4)减少脂肪摄入 膳食中脂肪量应控制在总热量的 25% 以下。

(5)戒烟、限制饮酒 饮酒量每日不可超过相当于 50g 乙醇的量。

2.降压药治疗

(1)降压药治疗对象 ①高血压水平在 2 级或以上患者(≥160/100mmHg);②高血压合并糖尿病,或者已有心、脑、肾靶器官损害和并发症患者;③凡血压持续升高,一般治疗后血压仍高的患者。从心血管危险分层为高危和极高危患者,必须使用降压药物强化治疗。

(2)血压控制目标值 目前一般主张血压控制目标值至少<140/90mmHg。糖尿病或慢性肾脏病合并高血压患者,血压控制目标值<130/80mmHg。根据临床试验已获得的证据,老年收缩期性高血压的降压目标水平:收缩压(SBP)140~150mmHg,舒张压(DBP)<90mmHg但不低于 65~70mmHg。但如果患者不耐受目标值血压,则以最大耐受水平为准。

3.多重心血管危险因素协同控制

控制某一种危险因素时应注意尽可能改善或至少不加重其他心血管危险因素。降压治疗方案除了必须有效控制血压、保证患者依从治疗外,还应顾及对糖代谢、脂代谢、尿酸代谢等的影响。

(二)降压药物治疗

1.降压药物种类

目前常用降压药物可归纳为五大类,即利尿剂、β受体阻滞剂、钙通道阻滞剂(CCB)、血管紧张素转换酶抑制剂(ACEI)和血管紧张素Ⅱ受体阻滞剂(ARB)(表 3-3,4)。

表 3-3 常用降压药物适应证、不良反应与禁忌证

降压药物	适应证	不良反应与禁忌证
利尿剂（噻嗪类、保钾利尿剂和袢利尿剂三类）	噻嗪类适用于轻、中度高血压，对盐敏感性高血压、合并肥胖或糖尿病、更年期女性和老年人高血压有较强降压效应。袢利尿剂主要用于肾功能不全时	噻嗪类：低钾血症、乏力、尿量增多，影响血脂、血糖、血尿酸代谢，痛风患者禁用。保钾利尿剂：高血钾，不宜与 ACEI、ARB 合用，肾功能不全者禁用。袢利尿剂：低钾血症
β受体阻滞剂（非选择性、选择性和兼有α受体阻滞的β受体阻滞剂三类）	选择性β阻滞剂或者兼有α受体阻滞作用的β阻滞剂适用于各种不同程度的高血压，尤其是心率较快的中、青年患者或合并心绞痛患者，高度选择性β受体阻滞剂对糖尿病患者较好。对老年人高血压疗效较差	不良反应：心动过缓、乏力、四肢发冷，增加气道阻力，突然停药可导致撤药综合征。禁忌证：急性心力衰竭、支气管哮喘、病态窦房结综合征、房室传导阻滞和外周血管病
钙通道阻滞剂（分为二氢吡啶类和非二氢吡啶类）	适用于各种高血压，尤其对老年患者有较好的降压疗效；特点：降压作用较强，短期降血压明显，剂量与疗效呈正相关，个体差异性较小，高钠摄入不影响降压；与其他类降压药联合明显增强降压作用	不良反应：心率增快、面部潮红、头痛、下肢水肿等。非二氢吡啶类抑制心肌收缩及自律性和传导性。禁忌证：心力衰竭者禁用；窦房结功能低下或心脏传导阻滞非二氢吡啶类也禁用
血管紧张素转换酶抑制剂	在肥胖、糖尿病和心、肾等靶器官受损的高血压患者具有相对较好的疗效	不良反应：刺激性干咳和血管性水肿，停用后可消失。禁忌证：高钾、妊娠妇女和双侧肾动脉狭窄患者禁用。血肌酐＞3mg(265μmmol/L)慎用
血管紧张素Ⅱ受体阻滞剂	同血管紧张素转换酶抑制剂	同血管紧张素转换酶抑制剂

表 3-4 常用降压药物名称、剂量及用法

药物分类	药物名称	剂 量(mg)	用法（每日）
利尿药	氢氯噻嗪	12.5	1～2 次
	氯噻酮	25～50	1 次
	螺内酯	20～40	1～2 次
	氨苯蝶啶	50	1～2 次
	阿米洛利	5～10	1 次
	呋塞米	20～40	1～2 次
	吲达帕胺	1.25～2.5	1 次

药物分类	药物名称	剂　量（mg）	用法（每日）
β受体阻滞剂	普萘洛尔	10～20	2～3次
	美托洛尔	25～50	2次
	阿替洛尔	50～100	1次
	倍他洛尔	10～20	1次
	比索洛尔	5～10	1次
	卡维洛尔	12.5～25	1～2次
	拉贝洛尔	100	2～3次
钙通道阻滞剂	硝苯地平	5～10	3次
	硝苯地平控释剂	30～60	1次
	尼卡地平	40	2次
	尼群地平	10	2次
	非洛地平缓释剂	5～10	1次
	氨氯地平	5～10	1次
	拉西地平	4～6	1次
	乐卡地平	10～20	1次
	维拉帕米缓释剂	240	1次
	地尔硫䓬缓释剂	90～180	1次
血管紧张素转换酶抑制剂	卡托普利	12.5～50	2～3次
	依那普利	10～—20	2次
	贝那普利	10～20	1次
	赖诺普利	10～20	1次
	雷米普利	2.5～10	1次
	福辛普利	10～20	1次
	西拉普利	2.5～5	1次
	培哚普利	4～8	1次
血管紧张素Ⅱ受体阻滞剂	氯沙坦	50～100	1次
	缬沙坦	80～160	1次
	厄贝沙坦	150～300	1次
	替米沙坦	40～80	1次
	坎地沙坦	6～16	1次
	奥美沙坦	20～40	1次

2. 降压治疗方案

大多数单独或联合使用噻嗪类利尿剂、β阻滞剂、CCB、ACEI 和 ARB。治疗应从小剂量开始，逐步递增剂量。现在认为，2 级高血压患者在开始时就可以采用两种降压药物联合治疗。比较合理的两种降压药联合方案是：利尿剂与 β 阻滞剂；利尿剂与 ACEI 或 ARB；二氢吡啶类钙拮抗剂与 β 阻滞剂；钙拮抗剂与利尿剂或 ACEI 或 ARB。三种降压药合理的联合治疗方案必须包含利尿剂。合理的治疗方案和良好的治疗依从，一般在治疗后 3～6 个月内可达到血压控制目标值。高血压患者需要长期降压治疗，在血压平稳控制 1～2 年后，可以根据需要逐渐减少降压药剂量与品种。

（三）恶性高血压、高血压危象或高血压脑病的治疗

1.迅速降低血压

选择适宜有效的降压药物，静脉滴注给药，同时应血压监测，以便于调整给药的剂量，情况允许后及早开始口服降压药治疗。短时间内血压急骤下降，会使重要器官的血流灌注明显减少，因此应采取逐步控制性降压。即开始的 24 小时内将血压降低 20％～25％，48 小时内血压不低于 160/100mmHg。如果降压后有重要器官的缺血表现，血压降低幅度应更小些。在随后的 1～2 周内，再将血压逐步降到正常水平。硝普钠、硝酸甘油、地尔硫䓬和拉贝洛尔注射液比较理想，这几种药物特点：起效迅速，短时间内达到最大作用；作用持续时间短，停药后作用消失较快；不良反应较小。

（1）硝普钠 能直接扩张动脉和静脉，降低心脏前、后负荷。开始时以 10～25μg/min 静滴，立即发挥降压作用。须密切监测血压，随时调整滴速。硝普钠降压作用迅速，停止滴注后 3～5 分钟作用消失。该药溶液对光敏感，每次应用前要临时配制，滴注瓶需用银箔或黑布包裹。硝普钠在体内代谢后产生氰化物，长期或大剂量应用可能发生硫氰酸中毒，尤其是肾功能损害者。

（2）硝酸甘油 扩张静脉和选择性扩张冠状动脉和大动脉。开始时以 5～10μg/min 静滴，然后每 5～10 分钟增加滴注速率至 20～50μg/min。降压起效迅速，停药后数分钟作用消失。硝酸甘油主要用于急性心力衰竭或急性冠脉综合征时的高血压急症。不良反应有心动过速、面部潮红、头痛和呕吐等。

（3）地尔硫䓬 非二氢吡啶类钙通道阻滞剂，降压同时具有改善冠状动脉血流量和控制快速性室上性心律失常作用。配制成 50mg/500ml 浓度，以 5～15mg/h 速率静滴，根据血压变化调整速率。地尔硫䓬主要用于高血压危象或急性冠脉综合征。不良反应有头痛、面部潮红等。

（4）拉贝洛尔 兼有 α 受体阻滞作用的 β 受体阻滞剂，起效较迅速（5～10 分钟），但持续时间较长（3～6 小时）。开始时缓慢静脉注射 50mg，以后可以每隔 15 分钟重复注射，总剂量不超过 300mg，也可以每分钟 0.5～2mg 速率静脉滴注。拉贝洛尔主要用于妊娠或肾衰竭时高血压急症。不良反应有头晕、直立性低血压、心脏传导阻滞等。

2.对症治疗

如脱水，纠正心、肾衰竭等。

【预后】

高血压的预后与血压升高水平、其他心血管危险因素存在以及靶器官损害程度有关。高血压心血管危险分层，分为低危、中危、高危和极高危，这些是心血管危险的重要标记。

 知识链接

顽固性高血压

约 10％高血压患者，尽管使用了三种以上合适剂量降压药联合治疗，血压仍未能达到目标水平，称为顽固性高血压或难治性高血压。对顽固性高血压的处理，首先要寻找原因，然后针对具体原因进行治疗。

第四节　冠状动脉粥样硬化性心脏病

冠状动脉粥样硬化性心脏病(coronary atherosclerotic heart disease)简称冠心病,指冠状动脉粥样硬化使血管狭窄或阻塞或/和因冠状动脉功能改变(痉挛)导致心肌缺血缺氧或坏死而引起的心脏疾病。

【分型】

世界卫生组织 1979 年将冠心病分为五型,即无症状性心肌缺血、心绞痛、心肌梗死、缺血性心肌病、猝死五种类型。近年临床医学专家将其分为急性冠脉综合征(ACS)和慢性冠脉病(CAD)或慢性缺血综合征(CIS)两大类。前者包括不稳定型心绞痛(UA)、非 ST 段抬高性心肌梗死和 ST 段抬高性心肌梗死、冠心病猝死,后者包括稳定型心绞痛、冠脉正常的心绞痛(如 X 综合征)、无症状性心肌缺血和缺血性心力衰竭(缺血性心肌病)。本节重点讨论心绞痛和心肌梗死。

一、心　绞　痛

稳定型心绞痛

稳定型心绞痛亦称稳定型劳力性心绞痛,是在冠状动脉狭窄的基础上,由于心肌负荷的增加引起心肌急剧的、暂时的缺血与缺氧的临床综合征。其特点为阵发性的前胸压榨性疼痛或憋闷感,主要位于胸骨后部,可放射至心前区和左上肢尺侧,常发生于劳力负荷增加、情绪激动等情况时,持续数分钟,休息或用硝酸酯制剂后缓解或消失。本症患者男性多于女性,多数患者年龄在 40 岁以上,劳累、情绪激动、饱食、受寒等为常见诱因。

【发病机制】

在冠心病的危险因素单独或多个存在的情况下,发生冠状动脉粥样硬化、动脉内膜增生、管壁变硬、管腔变小狭窄,当冠状动脉的供血与心肌的需血之间发生矛盾,冠状动脉血流量不能满足心肌代谢的需要,引起心肌急剧的、暂时的缺血缺氧时,即可发生心绞痛。冠状动脉粥样硬化的斑块好发于前降支上、中 1/3 和右冠状动脉中 1/3,其次为旋支,后降支发生较少。

心肌氧耗常用"心率×收缩压"(即二重乘积)作为估计指标。心肌能量的产生要求大量的氧供,在正常情况下,冠状循环有很大的储备能力,其血流量可随身体的生理情况而有显著的变化;动脉粥样硬化时,其扩张性减弱,血流量减少,导致心肌的供血量相对较少。心肌的血供减低,轻时休息可无症状。但心脏负荷突然增加,劳累、激动等致使心肌氧耗量增加时,心肌对血液的需求增加,而冠脉的血供不能满足心肌需要,即引起心绞痛。

在缺血缺氧的情况下,心肌内积聚过多的代谢产物,乳酸等酸性物质或类似激肽的多肽类物质,刺激心脏内自主神经的传入纤维,经 1~5 胸交感神经节和相应的脊髓段,传至大脑,产生疼痛感觉。这种痛觉反映在与自主神经进入水平相同脊髓节段的脊神经所分布的区域,即胸骨后及两臂的前内侧与小指,尤其是在左侧。

【病理解剖和病理生理】

(一)病理解剖

冠状动脉造影显示稳定型心绞痛的患者,有 1、2 或 3 支动脉直径减少>70%的病变者分别各有 25% 左右,5%～10% 有左冠状动脉主干狭窄,其余约 15% 患者无显著狭窄,提示冠状动脉痉挛、冠状循环的小动脉病变、血红蛋白和氧的解离异常、交感神经过度活动等所致。

(二)病理生理

患者在心绞痛发作之前常有心脏和肺的顺应性减低表现,如血压增高、心率增快、肺动脉压和肺毛细血管压增高。发作时可有左心室收缩力和收缩速度降低、射血速度减慢等左心室收缩和舒张功能障碍。彩超提示左心室壁可呈收缩不协调或部分心室壁有收缩减弱的现象。

【临床表现】

(一)症状

心绞痛以发作性胸痛为主要临床表现,疼痛的特点如下。

1.诱发因素

发作常由体力劳动或情绪激动(如愤怒、焦急、过度兴奋等)所诱发,饱食、寒冷、吸烟、心动过速、休克等亦可诱发。疼痛多发生于劳力或激动的当时。典型的心绞痛常在相似的条件下重复发生,同样的劳力只在早晨而不在下午引起心绞痛,提示与晨间交感神经兴奋性增高等昼夜节律变化有关。

2.疼痛部位

在胸骨体中段或上段之后可波及心前区,有手掌大小范围,甚至横贯前胸,界限不清。常放射至左肩、左臂内侧达无名指和小指,或至颈、咽或下颌部。

3.疼痛性质

胸痛常为压迫、发闷或紧缩性,也可有烧灼感,偶伴濒死的恐惧感觉。有些患者仅觉胸闷不适无明显疼痛。发作时,患者往往被迫停止正在进行的活动,直至症状缓解。

4.持续时间

疼痛出现后常逐步加重,然后在 3～5 分钟内渐消失,可数天或数星期发作一次,亦可一日内多次发作。

5.缓解方式

一般在停止原来诱发症状的活动后即可缓解;舌下含用硝酸甘油也能在几分钟内缓解。

(二)体征

一般无异常体征。心绞痛发作时常见心率增快、血压升高、表情焦虑、皮肤湿冷或出汗,有时出现第三或第四心音奔马律。心尖部可有一过性收缩期杂音,是乳头肌缺血功能失调引起二尖瓣关闭不全所致。

【实验室和其他检查】

因心绞痛发作时间短暂,以下大多数检查均应在发作间期进行,可直接或间接反映心肌缺血。

(一)心脏 X 线检查

可无异常发现,如已伴发缺血性心肌病可见心影增大、肺充血等。

(二)心电图检查

心电图检查是发现心肌缺血、诊断心绞痛最常用的检查方法。

1.静息心电图

约半数患者在正常范围,也可能有陈旧性心肌梗死的改变或非特异性 ST 段和 T 波异常,有时出现房室或束支传导阻滞或室性、房性期前收缩等心律失常。

2. 心绞痛发作时心电图

绝大多数患者可出现暂时性心肌缺血引起的 ST 段移位。因心内膜下心肌更容易缺血，故常见反映心内膜下心肌缺血的 ST 段压低（≥0.1mV），发作缓解后恢复。有时出现 T 波倒置，在平时有 T 波持续倒置的患者，发作时可变为直立（"假性正常化"）。T 波改变虽然对反映心肌缺血的特异性不如 ST 段，但如与平时心电图比较有明显差别，也有助于诊断。

3. 心电图负荷试验

最常用的是运动负荷试验，主要为分级活动平板或踏车。运动强度可逐步分期升级，以前者较为常用，让受检查者在平板上就地踏步。运动中出现心绞痛、步态不稳，出现室性心动过速（连续 3 个以上室性期前收缩）或血压下降时，应立即停止运动。心肌梗死急性期，有不稳定型心绞痛，明显心力衰竭，严重心律失常或急性疾病者禁作运动试验。

4. 动态心电图

常用方法是让患者在正常活动状态下，携带慢速转动的记录装置，以双极胸导联（现已可同步 12 导联）连续记录并自动分析 24 小时心电图（又称 Holter 心电监测），打印出综合报告。胸痛发作时相应时间的缺血性 ST - T 改变有助于确定心绞痛的诊断。

（三）冠状动脉造影

将导管经大腿股动脉或其他周围动脉插入，送至升主动脉，然后探寻左或右冠状动脉口插入，注入造影剂，使冠状动脉显影。能较明确地揭示冠状动脉的解剖畸形及其阻塞性病变的位置、程度与范围。冠状动脉造影是目前唯一能直接观察冠状动脉形态的诊断方法，被誉为"金标准"。通常认为，冠状动脉血管腔狭窄达 70％～75％以上即可确诊为冠心病。

（四）其他检查

心肌放射性核素检查、电子束或多层螺旋 X 线计算机断层显像冠状动脉造影二维或三维重建、磁共振显像（MRI）冠状动脉造影等都有助于冠心病的诊断。

【诊断与鉴别诊断】

（一）诊断

根据年龄、存在冠心病危险因素、心绞痛的发作特点，休息或含用硝酸甘油后缓解，除外其他原因所致的心绞痛，一般即可诊断。发作时心电图检查可见以 R 波为主的导联中，ST 压低，T 波平坦或倒置，发作过后数分钟内逐渐恢复。心电图无改变的患者可考虑作心电图负荷试验，如确有必要可考虑行选择性冠状动脉造影。

心绞痛严重度的分级：根据加拿大心血管病学会（CCS）分级分为四级。

Ⅰ级：一般体力活动（如步行和登楼）不受限。仅在强、快或持续用力时发生心绞痛。

Ⅱ级：一般体力活动轻度受限。快步、饭后、寒冷或刮风中、精神应激或醒后数小时内发作心绞痛。一般情况下平地步行 200 米以上或登楼一层以上受限。

Ⅲ级：一般体力活动明显受限。一般情况下平地步行 200 米，或登楼一层引起心绞痛。

Ⅳ级：轻微活动或休息时即可发生心绞痛。

（二）鉴别诊断

1. 急性心肌梗死

疼痛部位与心绞痛相仿，但性质更剧烈，持续时间多超过 30 分钟，可伴有心律失常、心力衰竭或（和）休克,含硝酸甘油多不能缓解。实验室检查示白细胞计数增高、红细胞沉降率增快,心肌坏死标记物（肌红蛋白、肌钙蛋白 I 或 T、CK－MB 等）增高。心电图中面向梗死部位的导联 ST 段抬高及/或有异常 Q 波（非 ST 段抬高性心梗则多表现为 ST 段下移及或 T 波改变）。

2.心脏神经症

胸痛表现为短暂（几秒钟）的刺痛或持久（几小时）的隐痛,常喜作叹息性呼吸。胸痛部位多在心尖部附近或经常变动。症状多在疲劳之后出现,作轻度体力活动反觉舒适,有时可耐受较重的体力活动。含用硝酸甘油无效或在 10 分钟后才"见效",常伴有心悸、疲乏、头昏、失眠及其他神经症的症状。

【预后】

患者大多数能生存很多年,但有发生急性心肌梗死或猝死的危险。有室性心律失常或传导阻滞者预后较差,合并有糖尿病者预后明显差于无糖尿病者,但决定预后的主要因素为冠状动脉病变范围和心功能。左冠状动脉主干病变最为严重,此后依次为三支、二支与一支病变。左前降支病变较其他两大支严重。据左心室造影、超声心动图检查或放射性核素心室腔显影所示:射血分数降低和室壁运动障碍提示预后不良。

【防治】

主要在于预防动脉粥样硬化的发生和治疗已存在的动脉粥样硬化。针对心绞痛的治疗原则是改善冠状动脉的血供和降低心肌的耗氧,同时治疗动脉粥样硬化。长期服用小剂量阿司匹林 75～100mg/d 和给予有效的降血脂治疗可促使粥样斑块稳定,减少血栓形成,降低不稳定型心绞痛和心肌梗死的发生率。

（一）发作时的治疗

1.休息

发作时立刻休息,一般患者在停止活动后症状即可消除。

2.药物治疗

较重的发作,可使用作用较快的硝酸酯制剂。这类药物除扩张冠状动脉,降低阻力,增加冠状循环的血流量外,还能降低心室容量,减低心脏前后负荷和心肌的需氧,从而缓解心绞痛。

（1）硝酸甘油 可用 0.3～0.6mg,置于舌下含化,迅速吸收,1～2 分钟即开始起作用,多在 3 分钟内见效。延迟见效或完全无效时提示患者并非患冠心病或为严重的冠心病,也可能所含的药物已失效或未溶解,如属后者可嚼碎后继续含化。长时间反复应用可耐受,停用 10 小时以上,即可恢复有效。副作用有头晕、头胀痛、头部跳动感、面红、心悸等,偶有血压下降,故第一次用药时宜平卧片刻。

（2）硝酸异山梨酯 可用 5～10mg,舌下含化,2～5 分钟见效,作用维持 2～3 小时,此外还有喷雾吸入制剂。

（二）缓解期的治疗

宜尽量避免各种诱因,调节饮食,注意不宜过饱;戒烟酒。调整生活规律与工作量;减轻精神负担;一般不需卧床休息。

1.药物治疗

使用作用持久的抗心绞痛药物,可单独选用、交替应用或联合应用。

（1）β受体阻滞剂　减慢心率、降低血压，减低心肌收缩力和氧耗量，从而减少心绞痛的发作。此外，还减低运动时血流动力的反应，使在同一运动量水平上心肌氧耗量减少；使心肌不缺血区小动脉（阻力血管）收缩，迫使更多的血液通过极度扩张的侧支循环流入缺血区。其使心肌氧耗量减少的良性作用远超过其负性作用，因此用量要偏大。目前常用制剂是美托洛尔 25～100mg，每日 2 次，缓释片 95～190mg，每日 1 次；阿替洛尔 12.5～25mg，每日 1 次；比索洛尔 2.5～5mg，每日 1 次；也可用纳多洛尔 40～80mg，每日 1 次；塞利洛尔 200～300mg，每日 1 次或用兼有 α 受体阻滞作用的卡维地洛 25mg，每日 2 次；阿罗洛尔 10mg，每日 2 次等。

应注意：①本类药与硝酸酯类合用有协同作用，用量应偏小，以免引起直立性低血压；②停药时应逐步减量，如突然停用可能诱发心肌梗死；③低血压、支气管哮喘以及心动过缓、二度或以上房室传导阻滞者禁用。

（2）硝酸酯类药物　①5-单硝酸异山梨酯：20～40mg，口服，每日 2 次，是长效硝酸酯类药物，无肝脏首过效应，生物利用度几乎 100％。②硝酸异山梨酯：5～20mg，口服，每日 3 次，服后半小时起作用，持续 3～5 小时；缓释制剂药效可维持 12 小时，20mg，每日 2 次。③长效硝酸甘油：每次 2.5mg，每 8 小时服 1 次。硝酸甘油持续而缓缓释放，服后半小时起作用，持续可达 8～12 小时，用 2％硝酸甘油油膏或橡皮膏贴片（含 5～10mg）涂或贴在胸前或上臂皮肤，适于预防夜间心绞痛发作。

（3）钙通道阻滞剂　主要作用：①抑制心肌收缩，减少心肌氧耗；②扩张冠状动脉，解除冠状动脉痉挛，改善心内膜下心肌的供血；③扩张周围血管，降低动脉压，减轻心脏负荷；④还降低血黏度，抗血小板聚集，改善心肌的微循环。适用于同时有高血压的患者。常用制剂：①维拉帕米 40～80mg，每日 3 次或每天缓释剂 240mg，不良反应有头晕、恶心、呕吐、便秘、心动过缓、PR 间期延长、血压下降等。②地尔硫䓬（硫氮䓬酮）30～60mg，每日 3 次，其缓释制剂 90mg，每日 1 次，副作用有头痛、头晕、失眠等。③硝苯地平，其缓释制剂 20～40mg，每日 2 次，副作用有头痛、头晕、乏力、血压下降、心率增快、水肿等；控释剂 30mg，每日 1 次，副作用较少；同类制剂有尼索地平 10～40mg，每日 1 次；氨氯地平 5～10mg，每日 1 次等。

（4）曲美他嗪　通过抑制脂肪酸氧化和增加葡萄糖代谢，改善心肌氧的供需平衡，20mg，每日 3 次，饭后服。

（5）中医中药治疗　目前以活血化瘀、芳香温通和祛痰通络最为常用。此外，针刺或穴位按摩治疗也可能有一定疗效。

（6）其他治疗　高压氧治疗用于顽固性心绞痛；增强型体外反搏治疗有一定疗效。对早期心衰或心衰诱发的心绞痛者，宜用快速作用的洋地黄类药物。

2.介入治疗

介入治疗是用心导管技术疏通狭窄甚至闭塞的冠状动脉管腔，从而改善心肌的血流灌注的方法。它属血管再通术的范畴，是心肌血流重建术中创伤性最小的一种。临床最早应用的是经皮冠状动脉腔内成形术（PTCA），其后还发展了经冠状动脉内旋切术、旋磨术和激光成形术等，1987 年开发了冠状动脉内支架置入术，2002 年又应用药物洗脱支架降低了再狭窄发生率。这些技术统称为经皮冠状动脉介入治疗（PCI）。目前 PTCA 加上支架置入术已成为治疗本病的重要手段。

3.外科手术治疗

主要是在体外循环下施行主动脉-冠状动脉旁路移植手术，术后心绞痛症状改善者可达

80%～90%,且 65%～85%患者生活质量提高。

4.运动锻炼疗法

谨慎安排进度适宜的运动锻炼有助于促进侧支循环的形成,提高体力活动的耐受量而改善症状。

【预防】

对冠心病稳定型心绞痛除用药物防止心绞痛再次发作外,应从阻止或逆转粥样硬化病情进展,预防心肌梗死等方面综合考虑以改善预后。

不稳定型心绞痛

冠心病中除变异型心绞痛具有短暂 ST 段抬高的特异的心电图变化仍为临床所保留外,其他如恶化型心绞痛、卧位型心绞痛、静息心绞痛、梗死后心绞痛、混合性心绞痛等统称之为不稳定型心绞痛(unstable angina,UA)。表明了这类心绞痛患者临床上的不稳定性,有心肌梗死的高度危险性,必须予以足够的重视。

【发病机制】

冠状动脉内不稳定的粥样斑块继发病理改变,使局部心肌血流量明显下降,如斑块内出血、斑块纤维帽出现裂隙、表面上有血小板聚集及(或)刺激冠状动脉痉挛,导致缺血加重。可因劳累诱发但劳累中止后胸痛并不能缓解。

【临床表现】

胸痛的部位、性质与稳定型心绞痛相似,但具有以下特点之一:①原为稳定型心绞痛,在最近 1 个月内疼痛时限延长、程度加重、频率增加,诱发因素发生变化,硝酸酯类药物缓解作用减弱;②1 个月之内新发生的心绞痛,且较轻的负荷即可诱发;③休息状态下仍发作或较轻微活动即可诱发,心电图表现为 ST 段抬高的变异型心绞痛。此外,由于贫血、感染、甲亢、心律失常等原因诱发的心绞痛称之为继发性不稳定型心绞痛。

UA 与非 ST 段抬高性心肌梗死(NSTEMI)同属非 ST 段抬高性急性冠脉综合征(ACS),两者的区别主要是血心肌坏死标记物的测定,未超过正常范围时方能诊断 UA。

UA 临床分为低危组、中危组和高危组。低危组指新发的或是原有劳力性心绞痛恶化加重,达心绞痛分级 CCSⅢ级或Ⅳ级,发作时 ST 段下移≤1mm,持续时间<20 分钟,胸痛间期心电图正常或无变化;中危组就诊前一个月内发作 1 次或数次(但 48 小时内未发),静息心绞痛及梗死后心绞痛,持续时间<20 分钟,心电图可见 T 波倒置>0.2mV,或有病理性 Q 波;高危组就诊前 48 小时内反复发作,静息心绞痛伴一过性 ST 段改变(>0.05mV)新出现束支传导阻滞或持续性室速,持续时间>20 分钟。其处理和预后三组有很大的差别。

【防治】

不稳定型心绞痛病情发展常难以预料,疼痛发作频繁或持续不缓解及高危组的患者应立即住院。

(一)一般处理

持续卧床休息 1～3 日,床边 24 小时心电监测。有呼吸困难、发绀者应给氧吸入,维持血氧饱和度应 90%以上,烦躁不安、剧烈疼痛者可给以吗啡 5～10mg,皮下注射。如有必要应重复检测心肌坏死标记物。无论血脂是否增高均应及早使用他汀类药物。

（二）缓解疼痛

单次含化或喷雾吸入硝酸酯类药物不能缓解症状，建议每隔 5 分钟一次，共用 3 次，后再用硝酸甘油或硝酸异山梨酯持续静脉滴注或微泵输注，以 10μg/min 开始，每 3～5 分钟增加 10μg/min，直至症状缓解或出现血压下降。

硝酸酯类制剂静脉滴注疗效不佳，而无低血压等禁忌证者，需及早应用 β 受体阻滞剂。如伴血压明显升高，心率增快者可静脉滴注艾司洛尔 250μg/(kg·min)，停药后 20 分钟内作用消失。也可用非二氢吡啶类钙拮抗剂，如地尔硫革 1～5μg/(kg·min)持续静脉滴注。

治疗变异型心绞痛以钙通道阻滞剂的疗效最好。本类药也可与硝酸酯同服，其中硝苯地平也可与 β 受体阻滞剂同服。停用这些药时宜逐渐减量然后停服，以免诱发冠状动脉痉挛。

（三）抗凝（抗栓）

阿司匹林、氯吡格雷和肝素（包括低分子量肝素）是 UA 中的重要治疗措施，可防止血栓形成，阻止发展为心肌梗死。溶栓能促发心肌梗死故不推荐应用。

（四）其他

对于个别病情极严重者，保守治疗效果不佳，心绞痛发作时 ST 段压低＞1mm，持续时间＞20min，或血肌钙蛋白升高者，在有条件的医院可行急诊冠脉造影，考虑 PCI 治疗。

UA 经治疗病情稳定，出院后应继续强调抗凝和调脂治疗，特别是他汀类药物的应用以促使斑块稳定。缓解期的进一步检查及长期治疗方案与稳定型劳力性心绞痛相同。

二、心肌梗死

心肌梗死（myocardial infarction，MI）是指在冠状动脉粥样硬化基础上，冠状动脉血流急剧减少或中断，使相应部位心肌发生严重持久的急性缺血性损伤和坏死。临床上多有剧烈而持久的胸骨后疼痛，休息及硝酸酯类药物不能完全缓解，伴白细胞增高、发热、血沉加快，血清心肌酶活性增高及进行性心电图变化，可并发心律失常、休克或心力衰竭等并发症，属急性冠脉综合征（ACS）的严重类型，常可危及生命。本病在欧美常见，中国在世界上属低发区，但近年来也有上升趋势。

【病因和发病机制】

基本病因是冠状动脉粥样硬化（偶为冠状动脉栓塞、炎症等所致），造成一支或多支血管管腔狭窄和心肌血供不足，而侧支循环未充分建立，一旦血供急剧减少或中断，使心肌严重而持久地急性缺血达 20～30 分钟以上，即可发生急性心肌梗死（AMI）。

不稳定的粥样斑块溃破、粥样斑块内或其下发生出血或血管持续痉挛，继而出血和管腔内血栓形成，而使管腔闭塞。

促使斑块破裂出血及血栓形成的诱因有：①晨起 6 时至 12 时交感神经活动增加，冠状动脉张力增高；②饱餐特别是进食多量脂肪后，血脂增高，血黏稠度增高；③重体力活动、情绪过分激动等因素，致左心室负荷明显加重；④休克、脱水、出血、外科手术或严重心律失常，致心排血量骤降，冠状动脉灌流量锐减。

AMI 可发生在频发心绞痛的患者，也可发生在原来从无症状者中。AMI 后发生的严重心律失常、休克或心力衰竭，均可使冠状动脉灌流量进一步降低，心肌坏死范围扩大。

【病理】

（一）冠状动脉病变

冠脉内可见在粥样斑块的基础上有血栓形成而使管腔狭窄或闭塞。此外，梗死的发生与冠状动脉粥样硬化累及的支数及其所造成管腔狭窄程度未必呈平行关系。

1. 左冠状动脉前降支闭塞

引起左心室前壁、心尖部、下侧壁、前间隔和二尖瓣前乳头肌梗死。

2. 右冠状动脉闭塞

引起左心室膈面（右冠状动脉占优势时）、后间隔和右心室梗死，并可累及窦房结和房室结。

3. 左冠状动脉回旋支闭塞

引起左心室高侧壁、膈面（左冠状动脉占优势时）和左心房梗死，可能累及房室结。

4. 左冠状动脉主干闭塞

引起左心室广泛梗死。右心室和左、右心房梗死较少见。

（二）心肌病变

冠状动脉闭塞后 20～30 分钟，心肌即有少数坏死，开始了 AMI 的病理过程。1～2 小时绝大部分心肌呈凝固性坏死，心肌间质充血、水肿，伴多量炎症细胞浸润。以后坏死的心肌纤维逐渐溶解，形成肌溶灶，随后渐有肉芽组织形成。继发性病理变化：心脏破裂（心室游离壁破裂、心室间隔穿孔或乳头肌断裂）或心室壁瘤。坏死组织 1～2 周后开始吸收，并逐渐纤维化，在 6～8 周形成瘢痕愈合，称为陈旧性或愈合性心肌梗死（OMI 或 HMI）。

【分类】

目前强调以 ST 段是否抬高将 AMI 分为 ST 段抬高性 MI（STEMI）和非 ST 段抬高性 MI（NSTEMI）。

STEM 是指患者出现胸痛且心电图上出现 ST 段抬高，心肌坏死标记物或心肌酶升高，表明此时相应的冠脉完全闭塞而导致心肌全层损伤。如果处理及时，在心肌坏死前充分开通闭塞血管，可使 Q 波不致出现，即心肌不出现坏死，否则将进展为心肌坏死，Q 波形成。

NSTEMI 是指患者出现胸痛但心电图为 ST 段下移及（或）T 波倒置等，若有血中心肌标记物或心肌酶升高，提示有尚未波及心肌全层的小范围坏死。目前国内外相关指南均将 UA 及 NSTEMI 的诊断治疗合并进行讨论。

【病理生理】

主要出现左心室舒张和收缩功能障碍的一些血流动力学变化，其严重度和持续时间取决于梗死的部位、程度和范围。心脏收缩力减弱、顺应性减低、心肌收缩不协调，左心室压力曲线最大上升速度（dp/dt）减低，左心室舒张末期压增高、舒张和收缩末期容量增多。射血分数减低，心搏量和心排血量下降，心率增快或有心律失常，血压下降，病情严重者，动脉血氧含量降低。急性大面积心肌梗死者，可发生泵衰竭或急性肺水肿。右心室梗死较少见，其主要病理性改变是急性右心衰竭的血流动力学变化，右心房压力增高，心排血量减低，血压下降。

AMI 引起的心力衰竭称为泵衰竭，按 Killip 分级法可分为：

Ⅰ级　尚无明显心力衰竭；

Ⅱ级　有左心衰竭，肺部啰音＜50％肺野；

Ⅲ级　有急性肺水肿,全肺大、小、干、湿啰音;

Ⅳ级　有心源性休克等不同程度或阶段的血流动力学变化。

心源性休克是泵衰竭的严重阶段。但如兼有肺水肿和心源性休克则情况最严重。心室重塑作为 MI 的后续改变,在 MI 急性期后的治疗中要注意对心室重塑的干预。

【临床表现】

与梗死的大小、部位、侧支循环情况密切有关。

(一)先兆

多数患者在发病前数日有乏力,胸部不适,活动时心悸、气急、烦躁、心绞痛等前驱症状,最常见的是原有的稳定型心绞痛变为不稳定型,或继往无心绞痛,突然出现较长时间心绞痛。心电图示 ST 段一时性明显抬高(变异型心绞痛)或压低,T 波倒置或增高("假性正常化")即前述不稳定型心绞痛情况,如及时住院处理,可使部分患者避免发生 MI。

(二)症状

1. 疼痛

疼痛是最先出现的症状,多发生于清晨,疼痛部位和性质与心绞痛相同,但诱因多不明显,且常发生于安静时,程度较重,持续时间较长,可达数小时或更长,休息和含用硝酸甘油片多不能缓解。患者常烦躁不安、出汗、恐惧,胸闷或有濒死感。少数患者无疼痛,开始即表现为急性心力衰竭或休克。部分患者疼痛位于上腹部,被误认为胃穿孔、急性胰腺炎等急腹症;部分患者疼痛放射至下颌、颈部、背部上方,被误认为骨关节痛。

2. 胃肠道症状

疼痛剧烈时常伴有频繁的恶心、呕吐和上腹胀痛,与迷走神经受坏死心肌刺激和心排血量降低组织灌注不足等有关。肠胀气、呃逆亦不少见。

3. 全身症状

有发热、心动过速、白细胞增高和红细胞沉降率增快等,由坏死物质被吸收所引起。一般在疼痛发生后 24～48 小时出现,程度与梗死范围常呈正相关,体温一般在 38℃ 左右,很少达到 39℃,持续约一周。

4. 心律失常

见于 75%～95% 的患者,多发生在起病 1～2 日,而以 24 小时内最多见,可伴乏力、头晕、晕厥等症状。以室性心律失常最多,尤其是室性期前收缩,室颤是 AMI 早期,特别是入院前主要的死因。房室传导阻滞和束支传导阻滞多见,室上性心律失常则较少,多发生在心力衰竭者中。

5. 低血压和休克

疼痛期血压下降常见,未必是休克。如疼痛缓解,而收缩压仍低于 80mmHg,仍有交感神经兴奋表现,尿量减少(<20ml/h),神志迟钝,甚至晕厥者,则为休克表现。休克多在起病后数小时至数日内发生,主要是心源性、神经反射引起的周围血管扩张以及有血容量不足的因素也参与。

6. 心力衰竭

主要是急性左心衰竭,在起病最初几天或在疼痛、休克好转阶段出现,为梗死后心脏舒缩力显著减弱或不协调所致。出现呼吸困难、咳嗽、发绀、烦躁等症状,严重者可发生肺水肿,随后可有颈静脉怒张、肝大、水肿等右心衰竭表现。右心室 MI 者可从开始即出现右心衰竭表现,伴血压下降。

(三)体征

1.心脏体征

心脏浊音界可正常或轻、中度增大;心率多增快,少数也可减慢;心尖区第一心音减弱;可出现心房性奔马律、第三心音奔马律;部分患者在起病第2~3日出现心包摩擦音;心尖区可出现粗糙的收缩期杂音或伴收缩中晚期喀喇音;可有各种心律失常。

2.血压

除早期血压可增高外,几乎所有患者都有血压降低。起病前有高血压者,血压可降至正常,且可能不再恢复到起病前的水平。

3.其他

可有与心律失常、休克或心力衰竭等并发症相关的其他体征。

【并发症】

(一)乳头肌功能失调或断裂

总发生率可高达50%。二尖瓣乳头肌因缺血、坏死等使收缩功能发生障碍,造成不同程度的二尖瓣脱垂并关闭不全,心尖区出现收缩中晚期喀喇音和吹风样收缩期杂音,第一心音可不减弱,可引起心力衰竭。轻症者,可以恢复,其杂音可消失。乳头肌整体断裂极少见,多发生在二尖瓣后乳头肌,见于下壁MI,心力衰竭明显,可迅速发生肺水肿在数日内死亡。

(二)心脏破裂

少见,常在起病1周内出现,多为心室游离壁破裂,造成心包积血引起急性心脏压塞而猝死。偶为心室间隔破裂造成穿孔,可引起心力衰竭和休克而在数日内死亡。心脏破裂也可存活数月。

(三)栓塞

少见,在起病后1~2周,多为左心室附壁血栓脱落所致,引起脑、肾、脾或四肢等动脉栓塞。也可因下肢静脉血栓形成部分脱落所致,则产生肺动脉栓塞。

(四)心室壁瘤

或称室壁瘤,主要见于左心室,发生率5%~20%。体格检查可见左侧心界扩大,心脏搏动范围较广,可有收缩期杂音。心电图ST段持续抬高。X线透视、摄影、超声心动图等可见局部心缘突出,搏动减弱或有反常搏动。

(五)心肌梗死后综合征

发生率约10%。于MI后数周至数月内出现,可反复发生,表现为心包炎、胸膜炎或肺炎,有发热、胸痛心包摩擦音等症状,可能为机体对坏死物质的过敏反应。吲哚美辛或糖皮质激素疗效明显。

【实验室和其他检查】

心电图常有进行性的改变。对MI的诊断、定位、定范围、估计病情演变和预后都有帮助。

(一)心电图

1.特征性改变(ST段抬高性MI)

(1)ST段抬高性MI心电图 面向透壁心肌坏死区的导联上出现的特征性改变:①宽而

深的 Q 波(病理性 Q 波);②ST 段抬高呈弓背向上型;③T 波倒置。在背向 MI 区的导联则出现相反的改变,即 R 波增高、ST 段压低和 T 波直立并增高。

(2)非 ST 段抬高性 MI 心电图　有两种类型:①无病理性 Q 波,有普遍性 ST 段压低≥0.1mV,但 aVR 导联(有时还有 V_1 导联)ST 段抬高,或有对称性 T 波倒置;②无病理性 Q 波,也无 ST 段变化,仅有 T 波倒置改变。

2.动态性改变 (ST 段抬高性 MI)

(1)超急性期改变　起病数小时内,心电图无异常或出现异常高大两肢不对称的 T 波。

(2)急性期改　病变数小时后,ST 段明显抬高,弓背向上,与直立的 T 波连接,形成单相曲线。数小时~2 日内出现病理性 Q 波,同时 R 波减低。Q 波在 3~4 日内稳定不变,以后 70%~80%永久存在(图 3-18)。

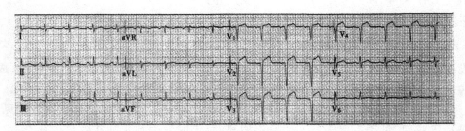

图 3-18　急性前壁心肌梗死

窦性心动过速,心率:108 次/分,PR 间期为 0.16s,QRS 时限 0.09s,V_2、V_3、V_4、V_5 ST 段上抬高,QT 间期正常。诊断:(1)窦性心动过速 (2)前壁心肌梗死

(3)亚急性期改变　自然病程数日至两周左右,抬高的 ST 段逐渐回到基线水平,T 波则变为平坦或倒置。

(4)慢性期改变　数周至数月后,T 波呈 V 形倒置,两肢对称,波谷尖锐。T 波倒置可永久存在,也可在数月至数年内逐渐恢复。

3.定位和定范围

ST 抬高性 MI 的定位和定范围可根据出现特征性改变的导联数来判断(表 3-5)。

表 3-5　急性心肌梗死的心电图定位诊断

导联	前间隔	局限前壁	前侧壁	广泛前壁	下壁①	下间壁	下侧壁	高侧壁②	正后壁③
V_1	+			+		+			
V_2	+			+		+			
V_3	+	+		+		+			
V_4		+		+					
V_5		+	+	+				+	
V_6			+					+	
V_7			+					+	+
V_8									+
aVR									
aVL		±	+	±	−	−	−	+	

导联	前间隔	局限前壁	前侧壁	广泛前壁	下壁①	下间壁	下侧壁	高侧壁②	正后壁③
aVF	…	…	…	+	+	+	-	
Ⅰ		±	+	±	-	-	-	+	
Ⅱ		…	…	…	+	+	+		
Ⅲ					+	+	+	-	

注:①即膈面,右心室 MI 心电图变化不明显,但 CR_{4R}(负极置于右上肢前臂,正极置于 V_4 部位)或 V_{4R} 导联的 ST 段抬高,可作为下壁 MI 扩展到右心室的参考指标;②在 V_5、V_6、V_7 导联高 1～2 肋处可能有改变;③在 V_1、V_2、V_3 导联 R 波增高。同理,在前侧壁梗死时,V_1、V_2 导联 R 波也增高。"+"为正面改变,表示典型 ST 段抬高、Q 波及 T 波变化;"-"为反面改变,表示 QRS 主波向上、ST 段压低、T 波与"+"部位的方向相反;"±"为可能有正面改变;"…"为可能有反面改变

(二)放射性核素检查

静脉注射^{99m}Tc-焦磷酸盐或^{111}In-抗肌凝蛋白单克隆抗体,对有血供心肌进行扫描或照相;均可显示 MI 的部位和范围,目前临床上已很少应用。用门电路 γ 闪烁照相法进行放射性核素心腔造影(常用^{99m}Tc-标记的红细胞或白蛋白),可观察心室壁的运动和左心室的射血分数,有助于判断心室功能、诊断梗死后造成的室壁运动失调和心室壁瘤。目前多用单光子发射计算机化体层显像(SPECT)来检查,新的方法正电子发射体层显像(PET)可观察心肌的代谢变化,判断心肌的死活效果更好。

(三)超声心动图

二维和 M 型超声心动图也有助于了解心室壁的运动和左心室功能,诊断室壁瘤和乳头肌功能失调等。

(四)实验室检查

1.血液学一般检查

24～48 小时后白细胞可增至$(10～20)×10^9$/L,中性粒细胞增多,核左移,嗜酸性粒细胞减少或消失;红细胞沉降率增快;C 反应蛋白(CRP)增高均可持续 1～3 周。

2.血心肌坏死标记物

心肌坏死标记物增高水平与心肌梗死范围及预后明显相关。①肌红蛋白发病后 2 小时内升高,12 小时内达高峰;1～2 日内恢复正常。②肌钙蛋白 I(cTnI)或 T(cTnT)发病 3～4 小时后升高,cTnI 于 11～24 小时达高峰,7～10 日降至正常;cTnT 于 24～48 小时达高峰,10～14 日降至正常。这些心肌结构蛋白含量的增高为诊断心肌梗死的敏感指标。③肌酸激酶同工酶(CK-MB):升高在发病后 4 小时内增高,16～24 小时达高峰,3～4 日恢复正常,其值增高的程度能较准确地反映梗死的范围,高峰出现时间是否提前有助于判断溶栓治疗是否成功。

心肌酶测定,包括肌酶激酶(CK)、天门冬氨酸氨基转移酶(AST)以及乳酸脱氢酶(LDH),其特异性及敏感性均远不如上述心肌坏死标记物,但仍有参考价值。三者在 AMI 发病后 6～10 小时开始升高;按序分别于 12 小时、24 小时及 2～3 日内达高峰;又分别于 3～4 日、3～6 日及 1～2 周内回降至正常。

【诊断与鉴别诊断】

(一)诊断

根据典型的临床表现,特征性的心电图改变以及心肌坏死标记物、心肌酶检查结果及其动态变化,诊断本病并不困难。对老年患者,突然发生严重心律失常、休克、心力衰竭而原因未明,或突然发生较重而持久的胸闷或胸痛者,都应考虑本病的可能。宜先按 AMI 来处理,并短期内进行心电图、血清心肌酶测定和肌钙蛋白测定等的动态观察以确定诊断。

(二)鉴别诊断

1. 心绞痛

鉴别要点列于表 3-6。

表 3-6 心肌梗死与心绞痛鉴别要点

鉴别要点	心绞痛	急性心肌梗死
疼痛		
1. 部位	胸骨上中部后方	相同,也可较低位置或上腹
2. 性质	压榨性或窒息性	相似,但更剧烈
3. 诱因	劳力、情绪激动、受寒、过饱等	不常有
4. 时限	短,1~5 分钟或小于 15 分钟	长,数小时或 1~2 日
5. 频率	频繁发作	不频繁
6. 硝酸甘油疗效	显著缓解	作用较差或无效
气喘或肺水肿	极少	可有
血压	升高或无显著改变	可降低,甚至发生休克
心包摩擦音	无	可有
坏死物质吸收的表现		
1. 发热	无	常有
2. 血白细胞增加	无	常有
3. 血红细胞沉降率血清	无	常有
4. 心肌坏死标记物	无	有
心电图变化	无变化或暂时性 ST 段和 T 波变化	有特征性和动态性变化

2. 主动脉夹层

胸痛一开始即达高峰,常放射到背、肋、腹、腰和下肢,两上肢的血压和脉搏有明显差别,可有主动脉瓣关闭不全的表现,偶有意识模糊和偏瘫等神经系统受损症状。但无血清心肌坏死标记物升高等可资鉴别。二维超声心动图检查、X 线或磁共振体层显像有助于诊断。

3. 急性肺动脉栓塞

可发生胸痛、咯血、呼吸困难和休克。但有右心负荷急剧增加的表现如发绀、肺动脉瓣区第二心音亢进、颈静脉充盈、肝大、下肢水肿等。心电图示 I 导联 S 波加深,III 导联 Q 波显著 T 波倒置,胸导联过度区左移,右胸导联 T 波倒置等改变,可以鉴别。

4. 急腹症

急性胰腺炎、消化性溃疡穿孔、急性胆囊炎、胆石症等,均有上腹部疼痛,可能伴休克。仔细询问病史、体格检查、心电图检查、血清心肌酶和肌钙蛋白测定可协助鉴别。

5.急性心包炎

急性非特异性心包炎可有较剧烈而持久的心前区疼痛。但心包炎的疼痛与发热同时出现,呼吸和咳嗽时加重,早期即有心包摩擦音,后者和疼痛在心包腔出现渗液时均消失;全身症状一般不如 MI 严重;心电图除 aVR 外,其余导联均有 ST 段弓背向下的抬高,T 波倒置,无异常 Q 波出现。

【治疗】

对 ST 段抬高的 AMI,强调早发现,早住院,并加强住院前的处理。治疗原则是尽快恢复心肌的血液灌注(到达医院后 30 分钟内开始溶栓或 90 分钟内开始介入治疗)以尽可能挽救濒死的心肌、防止梗死扩大、缩小心肌缺血范围,保护和维持心脏功能,及时处理严重心律失常、泵衰竭和各种并发症,防止猝死。

(一)监护和一般治疗

1.休息

急性期卧床休息,保持安静、减少探视、防止不良刺激、解除焦虑。

2.监测

在冠心病监护室进行心电图、血压和呼吸的监测,除颤仪应随时处于备用状态。严重泵衰者还需监测肺毛细血管楔压和静脉压。密切观察心率、心律、血压和心功能的变化,适时进行治疗措施调整。

3.吸氧

对有呼吸困难和血氧饱和度降低者,最初几日间断或持续通过鼻管面罩吸氧。

4.护理

急性期 12 小时绝对卧床休息;若无并发症,24 小时内应鼓励患者在床上行肢体活动;若无低血压,第 3 日就可在病房内走动;梗死后第 4～5 日,逐步增加活动直至每日 3 次步行100～150 米。

5.阿司匹林

无禁忌证者即服水溶性阿司匹林或嚼服肠溶阿司匹林 150～300mg,然后每日 1 次,3 日后改为 75～150mg,每日 1 次,长期服用。

6.建立静脉通道

保持给药途径畅通。

(二)解除疼痛

尽快解除疼痛,可选用以下药物:①哌替啶 50～100mg 肌内注射或吗啡 5～10mg 皮下注射,必要时 1～2 小时后再注射一次,以后每 4～6 小时可重复应用,注意防止对呼吸功能的抑制;②疼痛较轻者可用可待因或罂粟碱 0.03～0.06g 肌内注射或口服。或再试用硝酸甘油0.3mg 或硝酸异山梨酯 5～10mg 舌下含用或静脉滴注,要注意心率增快和血压降低的副作用。

(三)再灌注心肌

起病 3～6 小时最多在 12 小时内,使闭塞的冠状动脉再通,心肌得到再灌注,濒死心肌可能得以存活或使坏死范围缩小,减轻梗死后心肌重塑,预后改善,是一种积极而有效的治疗措施。

1.介入治疗(PCI)

在患者明确诊断之后,对需施行直接 PCI 者边给予常规治疗和作术前准备,边将患者送到心导管室。

(1)直接 PCI 适应证为:①ST 段抬高和新出现左束支传导阻滞(影响 ST 段的分析)的 MI;②ST 段抬高性 MI 并发心源性休克;③适合再灌注治疗而有溶栓治疗禁忌证者;④非 ST 段抬高性 MI,但梗死相关动脉严重狭窄,血流≤TIMI Ⅱ级。应强调:①发病 12 小时以上不宜施行 PCI;②不宜对非梗死相关的动脉施行 PCI;③要由有经验者施术,以避免延误时机。有心源性休克者宜先行主动脉内球囊反搏术,待血压稳定后再施术。

(2)补救性 PCI 溶栓治疗后仍有明显胸痛,抬高的 ST 段无明显降低者,应尽快进行冠状动脉造影,如显示 TIMI 0～Ⅱ级血流,说明相关动脉未再通,宜立即施行补救性 PCI。

(3)溶栓治疗再通者的 PCI 溶栓治疗成功的患者,如无缺血复发表现,可在 7～10 日后行冠状动脉造影,如残留的狭窄病变适宜于 PCI 可行相应治疗。

 知识链接

TIMI 血流分级

由 Gibson 及其同事提出,旨在对急性心肌梗死冠脉内溶栓后冠脉血流的情况能有客观的评价标准。TIMI 血流分级的方法定义为:

TIMI 0 级:血管完全闭塞,闭塞处远端血管无前向血流充盈。

TIMI 1 级:仅有少量造影剂通过闭塞部位,使远端血管隐约显影,但血管床充盈不完全。

TIMI 2 级:部分再灌注或造影剂能完全充盈冠状动脉远端,但造影剂前向充盈和排空的速度均较正常冠状动脉慢。

TIMI 3 级:完全再灌注,造影剂在冠状动脉内能够迅速充盈排空。

2.溶栓治疗

如无禁忌证应立即(接诊后 30 分钟内)行本法治疗。主要用于无条件施行介入治疗或因患者就诊延误、来不及转送的患者。

(1)溶栓的适应证 ①两个或两个以上相邻导联 ST 段抬高(胸导联≥0.2mV,肢导联≥0.1mV),或病史提示 AMI 伴左束支传导阻滞,起病时间<12 小时,患者年龄<75 岁;②ST 段显著抬高的 MI 患者年龄>75 岁,经慎重权衡利弊仍可考虑;③ST 段抬高性 MI:发病时间已达 12～24 小时,但如仍有进行性缺血性胸痛,广泛 ST 段抬高者也可考虑。

(2)禁忌证及注意要点 ①既往发生过出血性脑卒中,1 年内发生过缺血性脑卒中或脑血管事件;②颅内肿瘤;③近期(2～4 周)有活动性内脏出血;④未排除主动脉夹层;⑤入院时严重且未控制的高血压(>180/110mmHg)或慢性严重高血压病史;⑥目前正在使用治疗剂量的抗凝药或已知有出血倾向;⑦近期(2～4 周)创伤史,包括头部外伤、创伤性心肺复苏或较长时间(>10 分钟)的心肺复苏;⑧近期(<3 周)外科大手术;⑨近期(<2 周)曾有在不能压迫部位的大血管行穿刺术。

(3)溶栓药物的使用 以纤维蛋白溶解酶原激活剂(简称纤溶酶原激活剂)激活血栓中纤溶酶原,使转变为纤溶酶而溶解冠状动脉内的血栓。国内常用:①尿激酶 UK 最为常用,30 分钟内静脉滴注 150 万～200 万 U；②链激酶或重组链激酶(rSK)以 150 万 U 静脉滴注,在 60分钟内滴完,需要试敏,注意过敏反应；③重组型纤溶酶原激活剂(rt－PA)100mg 在 90 分钟内静脉给予:先静脉注入 15mg,继而 30 分钟内静脉滴注 50mg,其后 60 分钟内再滴注 35mg。用 rt－PA 前先用肝素 5 000U 静脉注射,用药后继续以肝素每小时 700～1 000U 持续静脉滴注共 48 小时,以后改为皮下注射 7 500U 每 12 小时一次,连用 3～5 日(也可用低分子量肝素)。

(4)溶栓再通的判断　①冠状动脉造影；②心电图抬高的 ST 段于 2 小时内回降＞50％；③胸痛 2 小时内基本消失；④2 小时内出现再灌注性心律失常；⑤血清 CK－MB 酶峰值提前出现(14 小时内)。①可直接判断,②～⑤间接判断是否溶栓成功。

3.外科手术

治疗失败或溶栓治疗无效有手术指征者,宜争取 6～8 小时内进行主动脉-冠状动脉旁路移植手术。

(四)并发症的治疗

1.治疗心力衰竭

主要是治疗急性左心衰竭,以应用吗啡(或哌替啶)和利尿剂为主,亦可选用血管扩张剂减轻左心室的负荷,或用多巴酚丁胺 10μg/(kg·min)静脉滴注或用短效血管紧张素转换酶抑制剂从小剂量开始等治疗(参见本章第一节"心力衰竭")。在梗死发生后 24 小时内尽量避免使用洋地黄制剂。有右心室梗死的患者应慎用利尿剂。

2.控制休克

根据休克属心源性,抑或尚有周围血管舒缩障碍或血容量不足等因素存在,而分别处理。

(1)补充血容量　估计有血容量不足,或中心静脉压和肺动脉楔压低者,用右旋糖酐 40 或5％～10％葡萄糖液静脉滴注,输液后如中心静脉压上升＞18cmH₂O,肺小动脉楔压＞15～18mmHg,则应停止。右心室梗死时,中心静脉压的升高则未必是补充血容量的禁忌。

(2)升压药的应用　补充血容量后血压仍不升,而肺小动脉楔压和心排血量正常时,提示周围血管张力不足,可用多巴胺,起始剂量 3～5μg/(kg·min),或去甲肾上腺素 2～8mg/min,亦可选用多巴酚丁胺,起始剂量 3～10μg/(kg·min)静脉滴注。

(3)应用血管扩张剂　经上述处理血压仍不升,而肺动脉楔压(PCWP)增高,心排血量低或周围血管显著收缩以致四肢厥冷并有发绀时,硝普钠 15μg/min 开始静脉滴注,每 5 分钟逐渐增量至 PCWP 降至 15～18mmHg；硝酸甘油 10～20μg/min 开始静脉滴注,每 5～10 分钟增加 5～10μg/min 直至左室充盈压下降。

(4)其他治疗　休克的其他措施包括纠正酸中毒、保护脑、肾功能,必要时应用洋地黄制剂等。为了降低心源性休克的病死率。

(5)主动脉内球囊反搏术　药物治疗无效者,应使用主动脉内球囊反搏术(IABP),然后作选择性冠状动脉造影,随即施行介入治疗或旁路移植手术,可挽救一些患者的生命。

3.心律失常的治疗

心肌梗死并发心律失常必须及时消除,防止进展为严重心律失常甚至猝死。

(1)心室颤动或持续多形性室性心动过速　尽快采用非同步直流电除颤或同步直流电复律。

(2)室性期前收缩或室性心动过速　一旦发现立即用利多卡因 50～100mg 静脉注射,每 5～10分钟重复 1 次,至期前收缩消失或总量已达 300mg,继以 1～3mg/min 的速度静脉滴注维持(100mg 加入 5％葡萄糖液 100ml,滴注 1～3ml/min)。如室性心律失常反复可用胺碘酮治疗。上述药物治疗不满意应及早用同步直流电复律。

(3)缓慢性心律失常　用阿托品 0.5～1mg 肌内或静脉注射。

(4)第二度或第三度房室传导阻滞　伴有血流动力学障碍者宜用人工心脏起搏器,待传导阻滞消失后撤除。

(5)室上性快速心律失常　选用维拉帕米、地尔硫䓬、美托洛尔、洋地黄制剂或胺碘酮等药物治疗不能控制时,可考虑用同步直流电复律治疗。

4.其他并发症的处理

并发栓塞时,用溶解血栓和(或)抗凝疗法。心室壁瘤如影响心功能或引起严重心律失常,宜手术切除或同时作旁路移植手术。心脏破裂和乳头肌功能严重失调都可考虑手术治疗,但手术死亡率高。心肌梗死后综合征可用糖皮质激素或阿司匹林、吲哚美辛等治疗。

(五)其他治疗

1.β 受体阻滞剂和钙通道阻滞剂

适用于起病的初期,尤其是前壁 MI 伴有交感神经功能亢进者,可能防止梗死范围的扩大,改善预后。如无禁忌证可尽早使用美托洛尔、阿替洛尔或卡维地洛等,应注意其对心脏收缩功能的抑制。β 受体阻滞剂禁忌者可考虑应用钙通道阻滞剂地尔硫䓬可能有类似效果。

2.ACEI 和 ARB

在起病早期应用,从低剂量开始,如卡托普利(起始 6.25mg,然后 12.5～25mg,每日 2 次)、依那普利(2.5mg,每日 2 次)、雷米普利(5～10mg,每日 1 次)、福辛普利(10mg,每日 1 次)等,有助于改善恢复期心肌的重塑,降低心力衰竭的发生率,从而降低病死率。如不能耐受 ACEI 者可选用 ARB 如氯沙坦或缬沙坦等。

3.极化液疗法

极化液促进心肌摄取和利用葡萄糖,使钾离子进入细胞内,恢复细胞膜的极化状态,有利于抬高的 ST 段回到等电位线。氯化钾 1.5g、胰岛素 10U 加入 10％葡萄糖液 500ml 中,静脉滴注,每日 1～2 次,7～14 日为一疗程。

4.抗凝疗法

目前多用在溶解血栓疗法之后,在梗死范围较广、复发性梗死或有梗死先兆者可考虑应用。禁忌证有:出血、出血倾向或出血既往史、严重肝肾功能不全、活动性消化性溃疡、血压过高、新近手术而创口未愈者。先用肝素或低分子量肝素。维持凝血时间在正常的两倍左右,继而口服氯吡格雷或阿司匹林。

(六)恢复期的处理

4 周后如病情稳定,体力增进可考虑出院。近年主张出院前作症状限制性运动负荷心电图、放射性核素和(或)超声显像检查,如显示心肌缺血或心功能较差,宜行冠状动脉造影检查考虑进一步处理。心室晚电位检查有助于预测发生严重室性心律失常的可能性。近年提倡 AMI 恢复后,进行康复治疗,逐步作适当的体育锻炼 2～4 个月,酌情恢复部分或较轻工作。

(七)右心室心肌梗死的处理

治疗措施与左心室梗死不同。右心室心肌梗死引起右心衰竭伴低血压,无左心衰竭的表现时,宜扩张血容量。直到低血压得到纠正或肺毛细血管楔压达 15～18mmHg。如输液 1～2L 低血压未能纠正可用正性肌力药以多巴酚丁胺为优。不宜用利尿药。

(八)非 ST 段抬高性心肌梗死的治疗

非 ST 抬高性 MI 住院期病死率较低,但再梗死率、心绞痛再发生率和远期病死率则较高。对于低危险组(无合并症、血流动力稳定、不伴反复胸痛者)以阿司匹林和肝素尤其是低分子量肝素治疗为主;中高危险组(伴持续或反复胸痛,心电图无变化或 ST 段压低 1mm 上下者;并发心源性休克、肺水肿或持续低血压)则保证血压稳定前提下,首选介入治疗。其余治疗除不能溶栓外,原则同上。

【预后】

预后与梗死范围的大小、部位、侧支循环建立的情况、治疗是否及时有关。急性期住院病死率采用溶栓疗法后明显下降,采取绿色通道施行介入治疗后进一步降至 4% 左右。死亡多发生在第一周内,尤其在数小时内,发生严重心律失常、休克或心力衰竭者,病死率尤高。非 ST 段抬高性 MI 近期预后虽佳,但长期预后则较差,可进展至完全阻塞或一过性再通后再度阻塞以致再梗死或猝死。

【预防】

以下预防措施亦适用于心绞痛患者。预防动脉粥样硬化和冠心病,属一级预防,已有冠心病和 MI 病史者还应预防再次梗死和其他心血管事件,称之为二级预防。二级预防应全面综合考虑,为便于记忆可归纳为以 A、B、C、D、E 为符号的五个方面。

A. 抗血小板聚集(或氯吡格雷,噻氯匹定);抗心绞痛治疗(硝酸酯类制剂)

B. 预防心律失常,减轻心脏负荷等;控制好血压

C. 控制血脂水平;戒烟

D. 控制饮食;治疗糖尿病

E. 普及有关冠心病的教育,包括患者及其家属;鼓励有计划的、适当的运动锻炼。

第五节 心脏瓣膜病

心脏瓣膜病(valvular heart disease)是指由于炎症、黏液样变性、退行性变、先天性畸形、缺血性坏死、创伤等原因引起的单个或多个瓣膜结构(包括瓣叶、瓣环、腱索或乳头肌)的功能或结构异常,导致瓣口狭窄和(或)关闭不全。随着病情进展,引起心脏血流动力学改变,并出现一系列临床综合征。另外,心室和主动脉、肺动脉根部严重扩张也可产生相应房室瓣和半月瓣的相对关闭不全。病变可累及一个瓣膜,也可累及两个以上瓣膜,后者称联合瓣膜病。病变性质可为单纯狭窄、单纯关闭不全或狭窄与关闭不全并存。

导致瓣膜关闭不全病变的病因较多,无论是反流性,还是狭窄性心脏瓣膜病都会增加心室的血流动力学负担,最终导致心力衰竭。目前超声心动图检查是瓣膜病诊治的重要无创手段。药物治疗对瓣膜病的疗效有限,手术是纠正心脏瓣膜病患者血流动力学异常的唯一方法。

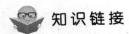 **知识链接**

血液循环路线

左心室（此时为动脉血）收缩 →二尖瓣关闭，主动脉瓣开放，血液进入→主动脉→各级动脉→毛细血管（物质交换）→（物质交换后变成静脉血）→各级静脉→上、下腔静脉→右心房，三尖瓣开放→血液进入右心室，右心室收缩 →三尖瓣关闭，肺动脉瓣开放，血液进入→肺动脉→肺部毛细血管（物质交换）→（物质交换后变成动脉血）→肺静脉→左心房→最后回到左心室，又开始新一轮循环。其中，从左心室开始到右心室被称为血液体循环，从肺动脉开始到左心房被称为血液肺循环，最大特点就是肺动脉血为静脉血，肺静脉血为动脉血。

一、二尖瓣狭窄

【病因与发病机制】

(一)病因

1.常见病因

慢性风湿性心脏病，二尖瓣最常受累及，其次为主动脉瓣，女性患者多见。风湿性心脏病患者中单纯二尖瓣狭窄约 25%，约有 40% 同时合并二尖瓣关闭不全。

2.其他病因

包括先天性畸形、老年性二尖瓣环或环下钙化。

3.罕见病因

包括类风湿性关节炎和系统性红斑狼疮等。

(二) 发病机制

风湿性心脏病在早期先有瓣膜交界处和基底部炎症水肿和赘生物形成，由于纤维化和(或)钙质沉着、瓣叶广泛增厚粘连、腱索相互粘连缩短，导致瓣口变形和狭窄，影响了瓣膜的开放，严重时可出现二尖瓣关闭不全。二尖瓣狭窄按病理分为隔膜型和漏斗型。隔膜型主要为二尖瓣交界处粘连，病变多较轻；漏斗型瓣叶明显增厚、纤维化，腱索和乳头肌粘连、缩短，使整个瓣膜变硬呈漏斗状，活动明显受限，此型常伴不同程度二尖瓣关闭不全。

【病理生理】

正常二尖瓣口面积约 $4\sim6cm^2$。①轻度狭窄：瓣口面积减小为 $2.0\sim1.5cm^2$；②中度狭窄 $1.5\sim1.0cm^2$；③重度狭窄：$<1.0cm^2$。根据二尖瓣狭窄的程度及血流动力学改变将二尖瓣狭窄的病理生理过程分为三个阶段：

1.左心房代偿期

轻度狭窄时，舒张期血流由左心房流入左心室受限，左房发生代偿性扩张及肥厚以增强收缩力，增加瓣口血流量，延缓左房压力的增高，患者一般无症状。

2.左心房失代偿期

中度狭窄时，左房压明显升高，引起肺静脉和肺毛细血管的压力升高，继而发生扩张和淤血，导致肺间质水肿。肺循环长期容量超负荷，可导致肺动脉压增高，患者休息状态下无明显症状，但在体力活动时，心率加快，血流加速，肺毛细血管压力进一步上升，出现呼吸困难、咳嗽、发绀等临床表现。

3.右心受累期

长期肺动脉高压,增加右室后负荷,引起右心室肥厚扩张,最终发生右心衰竭。此期肺动脉压力有所降低,肺循环血有所减少,肺淤血一定程度缓解。

【临床表现】

(一)症状

二尖瓣中度狭窄开始出现临床症状。

1.呼吸困难

劳力性呼吸困难是最常见、最早期的症状。随病程进展,可发展到静息时呼吸困难、夜间阵发性呼吸困难甚至端坐呼吸。在有诱因(如劳累、感染、情绪激动、发热、妊娠或快速心律失常等)存在时,发生急性肺水肿发生。

2.咳嗽

常见,多在夜间睡眠或劳动后出现,为干咳无痰或泡沫痰,并发感染时咳黏液样或脓性痰。可能与患者支气管黏膜淤血水肿易致支气管炎或扩大的左心房压迫左主支气管有关。

3.咯血

①痰中带血或血痰:与支气管炎、肺部感染、肺充血或肺毛细血管破裂有关,常伴夜间阵发性呼吸困难;②二尖瓣狭窄晚期:肺梗死时咳胶冻状暗红色痰;③大咯血:严重二尖瓣狭窄时,因左心房压力突然增高,肺静脉压增高,支气管静脉破裂出血所致;④粉红色泡沫痰:由毛细血管破裂所致,为急性肺水肿的特征。

4.其他症状

①由于左心房扩大、左肺动脉扩张压迫左喉返神经引起声音嘶哑;②左房显著扩大压迫食管可引起吞咽困难;③右心室衰竭时可出现食欲减退、腹胀、恶心等消化道淤血症状。

(二)体征

1.心音

①开瓣音:二尖瓣狭窄时,如瓣叶柔顺有弹性,第一心音亢进,呈拍击样。如瓣叶钙化僵硬,则第一心音减弱,开瓣音消失;②当出现肺动脉高压时,肺动脉瓣区第二心音亢进或伴分裂。

2.心脏杂音

①心尖区舒张中晚期低调的隆隆样杂音,是二尖瓣狭窄特征性的杂音,呈递增型,局限,左侧卧位明显,运动或用力呼气可使其增强,常伴舒张期震颤。当心房颤动时,杂音可不典型。②严重肺动脉高压时,由于肺动脉及其瓣环的扩张,导致相对性肺动脉瓣关闭不全,因而在胸骨左缘第 2~4 肋间可闻及递减型高调叹气样舒张早期的 Graham-Steel 杂音。③右心室扩大时,因相对性三尖瓣关闭不全,可于胸骨左缘第 4、5 肋间闻及全收缩期吹风样杂音。

3.其他

重度二尖瓣狭窄的患者两颧绀红,呈二尖瓣面容。心尖部常可触及舒张期震颤,心界扩大,心腰部膨出,呈梨形。晚期二尖瓣狭窄患者可出现右心衰竭,表现为肝大压痛、腹水、下肢水肿等。

【并发症】

(一)心房颤动(房颤)

二尖瓣狭窄常并发房颤,引起心悸,诱发或加重呼吸困难,肺水肿,另外还易诱发血栓形成。

(二)血栓栓塞

20%发生体循环栓塞。其中80%伴心房颤动。血栓栓塞以脑栓塞最常见,亦可发生于四肢、脾、肾和肠系膜等动脉栓塞,栓子多来自扩大的左心房伴房颤者。来源于右心房的栓子可造成肺栓塞。

(三)右心衰竭

为晚期常见并发症,此期由于右心排血量明显减少使左心房压降低,加以肺泡和肺毛细血管壁增厚,故呼吸困难减轻,发生急性肺水肿和大咯血的危险减少。临床表现为右心衰竭的症状和体征。

(四)急性肺水肿

为重度二尖瓣狭窄的严重并发症。表现为突然出现的重度呼吸困难和发绀,不能平卧,咳粉红色泡沫痰,双肺布满干湿啰音,常因剧烈体力活动或情绪激动、感染、心律失常等诱发,如不及时救治,可能致死。

(五)感染性心内膜炎

单纯二尖瓣狭窄极少并发感染性心内膜炎。

(六)肺部感染

本病常有肺静脉压力增高及肺淤血,易合并肺部感染。

【实验室和其他检查】

(一)超声心动图

超声心动图是明确和量化诊断二尖瓣狭窄的可靠方法。

1.二维超声

可见瓣叶增厚、粘连、钙化,开放受限,瓣口开放面积变小,并可见左心房扩大,右心室肥大及右心室流出道增宽等。

2.M 型超声

心动图示二尖瓣前后叶同向运动呈"城垛样"改变。

3.彩色多普勒超声

可测定二尖瓣血流速度,用以评价跨瓣压差。

(二)心电图

二尖瓣狭窄的心电图可表现为:①双峰型 P 波提示左心房增大,这是二尖瓣狭窄的主要心电图表现;②右心室肥厚发生于疾病后期;③心房颤动是二尖瓣狭窄患者最常见的心律失常。

(三)X 线检查

典型表现为左心房增大:后前位可见左心缘变直,右心缘有双心房影;左前斜位可见左心房使左主支气管上抬;右前斜位可见增大的左房压迫食管下段。其他还有:右心室增大、肺动脉主干突出、肺淤血、间质肺水肿(可见 Kerley B 线),长期肺淤血可见含铁血黄素沉着征象等。

【诊断与鉴别诊断】

(一)诊断

心尖区隆隆样舒张期杂音伴 X 线或心电图示左心房增大,多可诊断二尖瓣狭窄,超声心动图检查可明确诊断。中青年患者,既往有风湿热病史,心脏超声示瓣叶及腱索粘连时,多为风湿性心脏病所致二尖瓣狭窄。

(二)鉴别诊断

心尖部舒张期隆隆样杂音尚见于如下情况,应注意鉴别:

1.主动脉瓣关闭不全

严重的主动脉瓣关闭不全常于心尖部闻及舒张中晚期柔和、低调隆隆样杂音(Austin-Flint 杂音),系相对性二尖瓣狭窄所致。

2.左心房黏液瘤

瘤体阻塞二尖瓣口,产生随体位改变的舒张期杂音,其前可闻及肿瘤扑落音,超声心动图下可见左心房团块状回声反射。

3.其他

严重二尖瓣反流、大量左向右分流的先天性心脏病(如室间隔缺损、动脉导管未闭)和高动力循环(如甲状腺功能亢进症、贫血)时,流经二尖瓣口的血流增加,心尖区可有舒张中期短促的隆隆样杂音。

【治疗】

(一)一般治疗

①避免剧烈运动及过度体力劳动,保护心功能;②风湿性心脏病者应积极预防链球菌感染与风湿活动复发,预防感染性心内膜炎;③出现心功能不全症状者,应限制钠盐,用利尿药、扩血管药等;④合并心房颤动时,可用洋地黄控制心室率;⑤长期心力衰竭伴心房颤动者可予抗凝或抗血小板药物,以预防血栓形成及栓塞事件发生。

(二)介入和手术治疗

介入和手术治疗是治疗本病的最有效方法。通过治疗可以解除二尖瓣狭窄,降低跨瓣压力阶差,缓解症状。

1.经皮球囊二尖瓣成形术

适于单纯二尖瓣狭窄者。

2.二尖瓣分离术

有闭式和直视式两种。闭式的适应证同经皮球囊二尖瓣分离术,现临床已少用。直视式适于瓣叶严重钙化、病变累及腱索和乳头肌、左心房内有血栓者。

3.人工瓣膜置换术

适用于瓣膜严重钙化以致不能分离修补或合并严重二尖瓣关闭不全者。

二、二尖瓣关闭不全

【病因】

(一)急性二尖瓣关闭不全

常见于:①创伤损害二尖瓣结构;②感染性心内膜炎损伤瓣叶或致腱索断裂;③急性心肌梗死致乳头肌急性坏死或断裂。

(二)慢性二尖瓣关闭不全

1.风湿性炎症

是我国最常见病因,占全部二尖瓣关闭不全患者的 1/3,男性多见。常同时合并二尖瓣狭窄和(或)主动脉瓣病变。

2.黏液样变性

因腱索、瓣环、瓣叶黏液样变性引起腱索过长、瓣环扩大、瓣叶松弛、冗长,导致二尖瓣脱垂。收缩时二尖瓣瓣叶脱入左心房,引起瓣膜关闭不全,后叶较前叶多见。

3.冠心病

心肌梗死后及慢性心肌缺血致乳头肌及邻近心肌缺血,引起乳头肌功能失常,收缩无力致收缩期瓣叶脱入左心房,引起二尖瓣关闭不全。

4.老年性二尖瓣环钙化

为特发性退化性病变,多见于老年女性。

5.其他少见病因

先天性畸形、结缔组织病等。

【病理生理】

主要病理生理变化是左心室每搏量的一部分反流入左心房,使前向射出的每搏量减少,同时使左心房负荷和左心室舒张期负荷加重,从而引起一系列血流动力学变化。

(一)急性二尖瓣关闭不全

因左房容量负荷骤增,致使左心房压和肺毛细血管楔压急剧升高,导致肺淤血、急性肺水肿,之后可致肺动脉高压和右心衰竭。

(二)慢性二尖瓣关闭不全

慢性二尖瓣关闭不全时左心房接受左心室反流血液,使左心房负荷增加,压力增高,内径扩大;同时,左心室舒张期容量负荷增加,根据 Frank-Starling 机制使左心室每搏量增加,射血分数增加。因此:①代偿早期左心室舒张末容量和压力可不增加,此时可无明显症状;②当失代偿时,持续严重的过度容量负荷终致左心房压和左心室舒张末压明显上升,导致每搏量和射血分数下降,肺静脉和肺毛细血管楔压增高,继而发生肺淤血、左心衰竭;③晚期出现肺动脉高压,导致右室肥厚、右心衰竭,终致全心衰竭。

【临床表现】

(一)症状

1.急性二尖瓣关闭不全

轻者可仅有轻微劳力性呼吸困难,重者可很快发生急性左心衰竭,甚至急性肺水肿、心源性休克。

2.慢性二尖瓣关闭不全

患者的临床症状取决于二尖瓣反流的严重程度及关闭不全的进展速度。轻度多无明显自觉症状,重度由于严重反流使心排出量减少,表现为疲乏无力,活动耐力下降,晚期可出现劳力性呼吸困难、端坐呼吸等。发展至晚期则出现右心衰竭的表现,包括腹胀,食欲缺乏,肝脏淤血肿大、水肿及胸、腹水等。

(二)体征

1.急性二尖瓣关闭不全

心尖搏动呈高动力型,抬举样搏动;肺动脉瓣区第二心音分裂;左心房强有力收缩可致心尖区出现第四心音。由于左心房与左心室之间压力差减小,心尖区反流性杂音于第二心音前终止,而非全收缩期杂音;严重反流也可出现心尖区第三心音和短促舒张期隆隆样杂音。出现急性肺水肿时双肺可闻及干湿啰音。

2.慢性二尖瓣关闭不全

(1)心音 二尖瓣关闭不全时,心室舒张期过度充盈,使二尖瓣漂浮,第一心音减弱;由于左心室射血期缩短,主动脉瓣关闭提前,导致第二心音分裂,严重反流可出现低调第三心音。肺动脉高压时可闻及亢进的肺动脉瓣区第二心音及其分裂。二尖瓣脱垂可有收缩中期喀喇音。

(2)心脏杂音 心尖区全收缩期吹风样杂音为二尖瓣关闭不全的主要体征。杂音强度≥3/6级,可伴有收缩期震颤。前叶损害为主者杂音向左腋下或左肩胛下传导,后叶损害为主杂音向心底部传导。二尖瓣脱垂时收缩期杂音出现在喀喇音之后。严重反流时,由于舒张期大量血流通过二尖瓣口,导致相对性二尖瓣狭窄,故心尖区可闻及短促的舒张中期隆隆样杂音。

(3)其他体征 心界向左下扩大,收缩期可触及抬举样心尖搏动,提示左心室肥厚和扩大。右心衰竭时可见颈静脉怒张、肝脏肿大、下肢水肿等。

【并发症】

(一)心力衰竭

心力衰竭是二尖瓣关闭不全的常见并发症和主要致死原因。

(二)心房颤动

见于3/4的慢性重度二尖瓣关闭不全患者。

(三)感染性心内膜炎

较二尖瓣狭窄患者多见。

(四)栓塞

少见。

【实验室和其他检查】

(一)超声心动图

多普勒超声心动图和彩色多普勒血流成像是诊断和评估二尖瓣关闭不全最精确的无创检查方法。①超声心动图可以发现左心房扩大和(或)收缩加强,左心室可能呈高动力状态;②系列超声心动图可以早期发现无症状二尖瓣关闭不全患者的左心室功能减退;③彩色多普勒测定的二尖瓣反流束最大面积/左心房面积的比值<20%为轻度反流,20%~40%为中度反流,>40%为重度反流;④二尖瓣脱垂的超声心动图诊断标准是:在胸骨旁长轴切面和其他切面,二尖瓣瓣叶脱垂入二尖瓣瓣环≥2mm。

(二)心电图

主要是左心房增大和房颤,严重者出现左心室肥厚。疾病晚期部分患者还有右心室肥大的心电图表现。

(三)X 线检查

①轻度可无明显异常发现;②严重者左心房、左心室明显增大,明显增大的左心房可推移和压迫食管,左心衰竭者可见肺淤血及肺间质水肿和 Kerley B 线;③晚期可见右心室增大,二尖瓣环钙化者可见钙化阴影;④急性者心影正常或左心房轻度增大,伴肺淤血甚至肺水肿征。

【诊断与鉴别诊断】

(一)诊断

临床诊断主要根据心尖区典型的收缩期吹风样杂音伴左心房和左心室扩大,超声心动图可明确诊断。

(二)鉴别诊断

1.生理性杂音

多位于心尖和胸骨左缘,柔和、短促,强度多在 2/6 级以下,杂音不传导。

2.相对性二尖瓣关闭不全

任何原因导致的左心室明显扩大,均可使二尖瓣环扩张和乳头肌侧移,从而影响瓣叶闭合,引起相对二尖瓣关闭不全。杂音较柔和,多出现在收缩中晚期。

3.三尖瓣关闭不全

全收缩期杂音,在胸骨左缘第 4、5 肋间最清楚,几乎不传导,少有震颤,杂音在吸气时增强,伴颈静脉收缩期搏动和肝脏收缩期搏动。ECG、胸部 X 线及超声心动图提示右室增大。

4.室间隔缺损

胸骨左缘第 3、4 肋间响亮而粗糙的全收缩期杂音,可伴胸骨旁收缩期震颤。ECG、胸部 X 线及超声心动图提示左右心室增大。

5.主动脉瓣狭窄

心底部喷射性收缩期杂音,偶伴收缩期震颤,呈递增递减型,杂音向颈部传导。

【治疗】

(一)急性二尖瓣关闭不全

治疗目的是降低肺静脉压、增加心排出量和纠正病因。内科治疗常作为术前过渡措施,以减轻心脏前后负荷、减轻肺淤血、减少反流和增加心排出量为目的。应在药物控制症状的基础上,采取紧急或择期手术治疗,手术方式为瓣膜修复术或人工瓣膜置换术。

(二)慢性二尖瓣关闭不全

1.药物治疗

①无症状者无需治疗,但应定期随访,同时积极预防感染性心内膜炎,风湿性心脏病需预防风湿热;②慢性心力衰竭者应限制钠盐,合理选用 ACEI 、β 受体阻滞剂、利尿剂和洋地黄;

③重度心力衰竭者可静脉滴注硝普钠、硝酸甘油、利尿剂等；④对于合并心房颤动者,应采取减慢心率的措施,有体循环栓塞史及超声发现左房血栓者应长期抗凝。

2.手术治疗

手术是恢复二尖瓣完整关闭功能的根本性措施,应在左心室功能发生不可逆损害之前进行。常用的手术方法有二尖瓣修补术和二尖瓣置换术。前者死亡率低,术后射血分数的改善较好,不需终生抗凝治疗,占所有适合手术患者的70％,严重者应选择二尖瓣置换术。

三、主动脉瓣狭窄

【病因】

(一)风湿性炎症

风湿性炎症导致瓣叶交界处融合,瓣叶纤维化、钙化、僵硬和挛缩畸形,引起主动脉瓣膜狭窄。单纯风湿性主动脉瓣狭窄少见,常与风湿性二尖瓣病变和主动脉瓣关闭不全合并存在。

(二)老年性主动脉瓣钙化

老年性主动脉瓣钙化是一种退行性改变,常见于严重的高脂血症患者,现已成为成人主动脉瓣病变最常见的原因。此病是由于钙质沉积于瓣膜基底而使瓣尖活动受限,瓣叶活动受限,引起主动脉瓣口狭窄。

(三)先天性畸形

先天性单叶瓣、二叶瓣可因结构畸形在幼年即表现瓣口狭窄,也可因结构畸形导致的血液湍流长期损害瓣叶,引起主动脉瓣纤维化、钙化,从而导致瓣口狭窄。

【病理生理】

正常成人主动脉瓣口面积≥$3.0cm^2$。①当主动脉瓣口面积≤$1.0cm^2$时,左心室和主动脉之间收缩期的压力阶差明显,使左心室舒张末压进行性升高,该压力通过二尖瓣传导至左心房,使左心房后负荷增加,最终引起肺静脉压、肺毛细血管楔压和肺动脉压等相继增加,临床上导致左心衰症状的发生;②主动脉瓣口狭窄导致的左心室收缩压增高,引起左心室肥厚、左心室射血时间延长,使心肌耗氧量增加;③主动脉瓣狭窄常因主动脉根部舒张压降低、左心室舒张末压增高,压迫心内膜下血管使冠状动脉灌注减少及脑供血不足。上述因素导致心肌缺血缺氧和心绞痛发作,并进一步损害左心功能,并可导致头晕、黑蒙及晕厥等症状。

表 3-7　主动脉瓣狭窄程度分级

	瓣口面积	平均压力差	射流速度
轻度	>$1.5cm^2$	<25mmHg	<3.0m/s
中度	1.0~$1.5cm^2$	25~50mmHg	3.0~4.0m/s
重度	<$1.0cm^2$	>50mmHg	>4.0m/s

注:瓣口面积、平均压力阶差及射流速度分属不同级别时,则以较高的分级为准

【临床表现】

(一)症状

由于左心室代偿能力较大,直至瓣口面积≤$1.0cm^2$时才出现临床症状。呼吸困难、心绞

痛和晕厥是典型主动脉瓣狭窄的常见三联征。

1.呼吸困难

劳力性呼吸困难为晚期患者常见的首发症状,见于95%有症状的患者。随病情发展,可能出现夜间阵发性呼吸困难、端坐呼吸甚至急性肺水肿。

2.心绞痛

多由运动诱发,休息可缓解,反映了心肌需氧和供氧之间的不平衡。主要为心肌缺血所致,极少数由瓣膜的钙质栓塞冠状动脉引起。部分患者同时患冠心病,使心肌缺血进一步加重。

3.晕厥

见于1/3有症状的患者。轻者表现为黑蒙,可为首发症状。晕厥多在体力活动中或其后立即发作,少数在休息时发生。

(二)体征

1.心音

第一心音正常。如主动脉瓣严重狭窄或钙化,左心室射血时间明显延长,则主动脉瓣第二心音成分减弱或消失,也可出现第二心音逆分裂。左心房肥厚收缩有力可产生明显的第四心音。

2.心脏杂音

典型杂音为主动脉瓣听诊区收缩期粗糙而响亮的喷射性杂音,3/6级以上,呈递增递减型,向颈部传导,常伴收缩期震颤。

3.其他

心界正常或轻度向左扩大,心尖区可触及收缩期抬举样搏动,脉搏平而弱,晚期收缩压和脉压均下降。

【并发症】

(一)心律失常

10%患者可发生心房颤动,主动脉瓣钙化累及传导系统可致房室传导阻滞,左心室肥厚可致室性心律失常。

(二)心脏性猝死

多发生于先前有症状者,无症状者少见。

(三)充血性心力衰竭

发生左心衰竭后自然病程缩短,50%~70%的患者因心力衰竭死亡。

(四)感染性心内膜炎

不常见。年轻人、瓣膜畸形较轻者发生感染性心内膜炎的危险性较老年钙化性瓣膜狭窄者大。

(五)体循环栓塞

少见。多见于钙化性主动脉瓣狭窄者。

【实验室和其他检查】

(一)超声心动图

①二维超声心动图可见主动脉瓣瓣叶增厚、回声增强,瓣叶收缩期开放受限,左心室肥厚,左心房可增大,主动脉根部狭窄后扩张等;②彩色多普勒超声心动图可见血流于瓣口下方加速形成五彩镶嵌的射流;③连续多普勒测定通过主动脉瓣的最大血流速度,可计算最大跨瓣压力阶差及瓣口面积。

(二)心电图

①轻者心电图正常;②严重者可出现左心室肥厚伴劳损和左心房增大的表现;③主动脉瓣钙化可以累及心脏传导系统,可有房室传导阻滞、室内传导阻滞、心房颤动或室性心律失常改变。

(三)X 线检查

①心影正常或左心室轻度增大,左心房可轻度增大;②重度主动脉瓣狭窄常有升主动脉根部狭窄后扩张。在侧位透视下有时可见主动脉瓣膜钙化;③晚期可有肺淤血征象。

【诊断与鉴别诊断】

(一)诊断

心底部喷射样收缩期杂音,即可诊断主动脉瓣狭窄,超声心动图可明确诊断。

(二)鉴别诊断

1.肥厚性梗阻型心肌病

收缩期二尖瓣前叶前移,致左心室流出道梗阻,可在胸骨左缘第 4 肋间闻及中晚期喷射性收缩期杂音。该杂音不向颈部和锁骨下区传导,多不伴收缩期震颤,主动脉瓣区第二心音正常。超声心动图显示左心室壁不对称肥厚,室间隔明显增厚,与左室后壁之比≥1.3。

2.主动脉扩张

各种原因如高血压、梅毒所致的主动脉扩张,可在主动脉瓣区闻及短促的收缩期杂音,主动脉瓣第二心音正常或亢进,无第二心音分裂。

3.其他

先天性主动脉瓣上、下狭窄;肺动脉瓣狭窄;二尖瓣关闭不全和三尖瓣关闭不全等均可闻及收缩期杂音。超声心动图可予以鉴别。

【治疗】

(一)内科治疗

主要是对症治疗。①避免过劳和剧烈运动,预防风湿热反复发作,预防感染性心内膜炎,定期随访,复查超声心动图;②心衰时可用洋地黄和利尿剂,应避免使用强烈利尿剂和血管扩张剂。目前还没有药物可以改善生存率,非手术治疗预后差。

(二)手术治疗

1.人工瓣膜置换术

为治疗成人主动脉瓣狭窄的主要方法,手术死亡率约 5%,远期预后优于二尖瓣疾病和主动脉瓣关闭不全的换瓣患者。

2. 直视下主动脉瓣分离术

适用于儿童和青少年的非钙化性先天性主动脉瓣严重狭窄者,包括无症状者。

3. 经皮球囊主动脉瓣成形术

能减轻狭窄,缓解症状,但不能降低死亡率。主要适用于高龄、有心力衰竭和手术高危、不能或拒绝接受外科手术的患者或手术前过渡。

四、主动脉瓣关闭不全

【病因】

主要由主动脉瓣膜、主动脉瓣环和升主动脉疾病所致。主动脉瓣叶先天畸形、炎症和退行性变引起瓣叶缩短、回缩以及升主动脉的结缔组织病或炎症导致升主动脉扩大等均可造成主动脉瓣关闭不全。

(一)急性主动脉关闭不全

1. 感染性心内膜炎

它是急性主动脉瓣关闭不全最常见的病因。

2. 主动脉夹层

急性主动脉近端夹层也是急性主动脉瓣关闭不全的主要病因。但是近端夹层的某些临床表现,如心包积血伴压塞,急性心肌梗死或主动脉破裂等,常比急性主动脉瓣关闭不全更危急。

3. 创伤

穿通或钝挫性胸部创伤改升主动脉根部、瓣叶支持结构和瓣叶破损或瓣叶急性脱垂。

4. 人工瓣撕裂

(二)慢性主动脉瓣关闭不全

1. 导致慢性主动脉瓣异常的疾病

主动脉瓣二瓣化、风湿性心脏病、感染性心内膜炎和退行性瓣叶钙化等。退行性病变导致瓣叶钙化是慢性主动脉瓣关闭不全最常见的病因,它常同时导致主动脉瓣关闭不全和狭窄。

2. 引起主动脉根部病变的疾病

Marfan综合征、主动脉夹层、高血压合并主动脉环扩张、梅毒性主动脉炎、强直性脊柱炎、成骨不全和系统性红斑狼疮等。

【病理生理】

(一)急性主动脉关闭不全

舒张期主动脉血流反流入左心室,使左心室舒张末压迅速升高,左心房压力增高,引起肺淤血、肺水肿;同时左室舒张末压增高,使冠状动脉灌注压和左室之间的压力阶差降低,引起心肌缺血,心肌收缩力下降,最终导致心排出量减少。

(二)慢性主动脉瓣关闭不全

主动脉内血流经关闭不全的主动脉瓣逆流人左心室,使左心室舒张末容量增加。左心室对慢性容量负荷增加的早期代偿反应为左心室舒张末容量增加,左心室肥厚扩张,舒张末压可维持正常。随病情进展,反流量增多,左心室进一步扩张,左心室舒张末容积和压力显著增加,最终导致左室功能降低。

【临床表现】

(一)症状

1.急性主动脉瓣关闭不全

轻者可无任何症状,重者由于突然增大的左心室容量负荷,左室壁张力增加,左心室扩张,可很快发生急性左心衰竭和低血压。

2.慢性主动脉瓣关闭不全

可在较长时间无症状。随反流量增大,出现与心搏量增大有关的症状,如心悸、心前区不适、头部强烈搏动感等,晚期出现左心衰竭表现。心绞痛发作较主动脉瓣狭窄时少见,并对硝酸甘油反应不佳。晕厥较少见,常表现为体位性头晕。

(二)体征

1.急性主动脉瓣关闭不全

二尖瓣提前关闭致使第一心音减弱或消失,肺动脉高压时可闻及肺动脉瓣区第二心音亢进。收缩压、舒张压和脉压基本正常,周围血管征不明显。心尖搏动多正常,心动过速常见。

2.慢性主动脉瓣关闭不全

(1)心音 第一心音减弱,为舒张期左心室充盈过度、二尖瓣位置高所致;主动脉瓣区第二心音减弱或消失;心尖区常可闻及第三心音,与舒张早期左心室快速充盈增加有关。

(2)心脏杂音 主动脉瓣第二听诊区可闻及舒张期高调递减型叹气样杂音,舒张早期出现,坐位前倾位呼气末明显,向心尖区传导。①轻度反流,可局限在舒张早期,呈高音调;②中重度反流,杂音为全舒张期,性质较粗糙,当出现乐音性杂音时,常提示瓣叶脱垂、撕裂或穿孔;③重度反流者,常在心尖区闻及柔和低调的隆隆样舒张期杂音(Austin-Flint 杂音),其产生机制是由于主动脉瓣反流,左室血容量增多及舒张期压力增高,将二尖瓣前侧叶推起处于较高位置引起相对二尖瓣狭窄所致。

(3)周围血管征 动脉收缩压增高,舒张压降低,脉压增宽。出现周围血管征。包括:随心脏搏动的点头征(De Musset 征)、水冲脉、股动脉枪击音(Traube 征)和毛细血管搏动征,听诊器压迫股动脉可闻及双期杂音(Duroziez 双重音)。

(4)其他 面色苍白,心尖搏动向左下移位,弥散而有力,心界向左下扩大。颈动脉搏动明显增强,并呈双重搏动。

【并发症】

(一)充血性心力衰竭

为慢性主动脉瓣关闭不全主要死因,常于晚期出现,急性者出现较早。

(二)感染性心内膜炎

是常见和危险的并发症,常加速心力衰竭发生。

(三)室性心律失常

常见,提示心功能受损。

(四)心脏性猝死

少见。

【实验室和其他检查】

(一)超声心动图

①M 型超声显示舒张期二尖瓣前叶快速高频的振动,为主动脉瓣关闭不全的可靠诊断征象。②二维超声可显示主动脉瓣增厚,舒张期闭合不佳。瓣膜和主动脉根部的形态改变,有助于确定病因。③多普勒超声显示主动脉瓣下方舒张期涡流,对检测主动脉瓣反流非常敏感,并可判断其严重程度。

(二)心电图

①急性者常见窦性心动过速和非特异性 ST-T 改变;②慢性者常见左心室肥厚劳损,心室内传导阻滞,房性和室性心律失常。

(三)X 线检查

①急性者心脏大小多正常或稍增大,常有肺淤血和肺水肿表现;②慢性主动脉瓣关闭不全者左心室明显增大,升主动脉和主动脉结扩张,呈“主动脉型心脏”,即靴形心。左心衰竭时有肺淤血表现。

【诊断与鉴别诊断】

(一)诊断

有典型主动脉瓣关闭不全的舒张期杂音伴周围血管征,可诊断为主动脉瓣关闭不全,超声心动图可明确诊断。

(二)鉴别诊断

主动脉瓣关闭不全杂音于胸骨左缘明显时,应与 Graham-Steel 杂音鉴别。Austin-Flint 杂音应与二尖瓣狭窄的心尖区舒张中晚期杂音鉴别。前者常紧随第三心音后,第一心音减弱;后者紧随开瓣音后,第一心音常亢进。

【治疗】

(一)急性主动脉瓣关闭不全

外科治疗(人工瓣膜置换术或主动脉瓣修复术)为根本措施。内科治疗一般为术前准备过渡措施,主要目的是降低肺静脉压、增加心排出量、稳定血流动力学。

(二)慢性主动脉瓣关闭不全

1.内科治疗

主要为预防并发症和对症治疗。无症状时不需要内科治疗,但要预防感染性心内膜炎,预防风湿活动,并定期随访,限制重体力活动。有心力衰竭者,应用 ACEI、利尿剂和洋地黄药物等,必要时短期应用血管扩张剂,积极预防和治疗心律失常,控制感染。

2.手术治疗

人工瓣膜置换术为严重主动脉瓣关闭不全的主要治疗方法,应在不可逆的左心室功能不全发生之前进行。对于存在明确手术适应证的患者,应考虑尽早行主动脉瓣置换术,可以改善预后。部分病例如创伤、感染性心内膜炎致瓣叶穿孔可行瓣叶修复术。

五、多瓣膜病

多瓣膜病(又称联合瓣膜病)是指两个或两个以上瓣膜病变同时存在。

【病因】

(一)一种疾病同时损害几个瓣膜

最常见为风湿性心脏病,近一半患者有多瓣膜损害。其次为黏液样变性,可同时累及二尖瓣和三尖瓣,二者可同时发生脱垂。感染性心内膜炎也可累及多瓣膜。

(二)一个瓣膜病变致血流动力学异常

导致近端瓣膜相对性狭窄或关闭不全。如主动脉瓣膜关闭不全使左心室容量负荷过度而扩大,产生相对性二尖瓣关闭不全。

(三)不同疾病分别导致不同瓣膜损害

如先天性肺动脉瓣狭窄伴风湿性二尖瓣病变。

【临床表现】

(一)二尖瓣狭窄伴主动脉瓣关闭不全

二尖瓣狭窄伴主动脉瓣关闭不全是最常见的联合瓣膜病,常见于风湿性心脏病。二尖瓣狭窄可使左室容量负荷过重延缓,使左室扩张减轻,周围血管征。如听诊二尖瓣舒张期杂音可减弱,甚至消失。

(二)二尖瓣狭窄伴主动脉瓣狭窄

若二尖瓣狭窄重于主动脉瓣狭窄,左心室充盈压降低,左心室收缩压降低,延缓左心室肥厚和减少心肌耗氧,使心绞痛不明显;若主动脉瓣狭窄较重,左室舒张压增高,舒张期跨瓣压减小,极易发生左房衰竭。

(三)主动脉瓣狭窄伴二尖瓣关闭不全

主动脉瓣狭窄伴二尖瓣关闭不全是危险的多瓣膜病。前者增加二尖瓣反流,后者减少了主动脉瓣狭窄维持左心室每搏容量必需的前负荷,致使肺淤血早期发生,短期内产生左心衰竭。

(四)二尖瓣关闭不全伴主动脉瓣关闭不全

左心室承受双重容量过度负荷,使左心室舒张期压力明显上升,可进一步加重二尖瓣反流,较早发生左心室衰竭。

(五)二尖瓣狭窄伴三尖瓣和(或)肺动脉瓣关闭不全

常见于晚期风湿性心脏病二尖瓣狭窄患者。

【诊断及治疗】

(一)诊断

超声心动图对诊断及评价心功能具有重要价值。

(二)治疗

多膜病内科治疗同单瓣膜损害者,手术治疗为主要措施。多瓣膜人工瓣膜置换术死危险性高,预后不良,应仔细分析各瓣膜病治疗的利弊,并行左、右心导管检查和心血管造影以确定诊断及治疗方法。手术方式有瓣膜分离术、瓣膜置换术和瓣环成形术。

第六节　心肌病

原发性心肌病是指伴有心肌功能障碍、病因未明的心肌疾病，1995 年世界卫生组织将原发性心肌病分为扩张型心肌病、肥厚型心肌病、限制型心肌病、致心律失常型右室心肌病和未分类型心肌病。特异性心肌病是指病因已明确或与系统性疾病相关的心肌疾病。本节重点介绍临床上常见的扩张型心肌病。病毒性心肌炎是以心肌炎为主的心肌疾病，与心肌病关系密切，也于本节介绍。

一、扩张型心肌病

扩张型心肌病（dilated cardiomyopathy，DCM）的主要特征是单侧或双侧心室扩大及心室收缩功能减低，常伴有心律失常发生，可发生栓塞或猝死等并发症。本病中年以上男性多发，病死率较高。

【病因】

尚不完全清楚，近年认为病毒性心肌炎与其发生密切相关。体液、细胞免疫反应所致心肌损伤亦可导致和诱发扩张型心肌病。此外，遗传、代谢异常、中毒、药物等亦可引起本病。

【临床表现】

（一）症状

起病缓慢，早期可仅有心脏扩大而无症状，明显症状主要表现为不断加重的呼吸困难、水肿、肝大等充血性心力衰竭的症状。部分患者可发生栓塞和猝死，栓塞多见于晚期病例。

（二）体征

主要为心脏向两侧扩大，第一心音减弱，部分患者可听到第三或第四心音，心率增快时可出现奔马律，常合并各种类型的心律失常。可在二、三尖瓣听诊区闻及收缩期吹风样杂音，与心脏扩大引起的相对性瓣膜关闭不全有关，该杂音可随心功能改善而减弱或消失。

【实验室和其他检查】

（一）胸部 X 线检查

心影明显增大呈普大型，心胸比＞50％，肺淤血常见。

（二）心电图

以心室肥大、心肌损伤和心律失常为主。可见室性期前收缩、心房颤动、传导阻滞等各种心律失常。有时可出现病理 Q 波，多见于间隔部，与间隔纤维化有关。其他尚可见 ST－T 改变、低电压、R 波降低等。

（三）超声心动图

扩张型心肌病超声心动图具有一"大"、二"薄"、三"弱"、四"小"的特征，①"大"为早期左心室内径增大，晚期心脏四腔均可扩大，但以左心室扩大明显，左室流出道也扩大；②"薄"为室间隔和左心室后壁多变薄；③"弱"为室间隔与左心室后壁运动减弱，提示心肌收缩力下降；④"小"为二尖瓣口开放幅度相对变小，其原因为左心室充盈压升高引起二尖瓣前叶舒张期活动振幅降低。

（四）心导管检查和心血管造影

心导管检查可见左心室舒张末期压、左心房压和肺毛细血管楔压均增高，心搏量、心脏指数减低；心室造影可见心腔明显扩大，室壁运动减弱，心室射血分数降低；冠状动脉造影多无异常。

（五）心肌活检

可见心肌细胞肥大、变性、间质纤维化等，虽缺乏特异性，不能单独据此作为诊断依据，但可作为评价病变程度及预后的参考，并有助于排除心肌炎。

（六）心脏放射性核素检查

核素心肌显影表现为散在的、局灶性放射性减低；核素血池扫描可见收缩和舒张末期左心室容积增大、心搏出量减低。

【诊断与鉴别诊断】

（一）诊断

本病缺乏特异性诊断指标。如临床表现为心脏扩大、心律失常和充血性心力衰竭者，应想到本病的可能。如超声心动图证实有心腔扩大、心脏弥漫性搏动减弱等特异性改变，在除外各种有明确病因的器质性心脏病的情况下，可诊断本病。

（二）鉴别诊断

1.冠心病（缺血性心肌病型）

缺血性心肌病型冠心病心脏扩大与扩张型心肌病相似。冠心病有吸烟、高血压、高脂血症和糖尿病等易患因素，高龄者多见；多有心绞痛或心肌梗死病史；超声心动图检查室壁活动节段性异常；冠状动脉造影可确诊冠心病。

2.风湿性心脏病

扩张型心肌病在二、三尖瓣听诊区可听到收缩期杂音与风湿性心脏病相似，但风湿性心脏病收缩期杂音粗糙，心衰控制后杂音反而增强，多伴有舒张期杂音。超声心动图有助于两者的鉴别。

3.心包积液

大量心包积液时，心脏外形扩大和扩张型心肌病相似。心包积液时多有病因可查，心尖搏动常不明显或位于心浊音界左缘的内侧（与心浊音界外缘不符），心音遥远而无杂音，心影多呈烧瓶状且随体位变化而改变，超声心动图有特征性改变，即表现为液性暗区。

【治疗】

治疗原则是减轻心脏负荷、预防和控制充血性心力衰竭、纠正各种心律失常和减少栓塞的并发症。

（一）一般治疗

限制体力活动，避免过度劳累，给予低盐、易消化的饮食，避免大便干燥和用力排便。

（二）心力衰竭的治疗

与一般心力衰竭的治疗相同。但由于本病对洋地黄敏感性增强易发生洋地黄毒性反应，需慎重应用，宜采用维持量给药方法，一般从小剂量开始。也可应用血管扩张药物，改善临床症状。

(三)抗心律失常治疗

对于有心律失常,特别是伴有症状者,应予以积极治疗,使用抗心律失常药物或电学方法。

(四)抗凝治疗

为减少栓塞并发症的发生,除有禁忌证外,应予抗凝治疗。可应用华法林、阿司匹林、氯吡格雷、肝素等。

(五)改善心肌代谢药物

如 $1,6$-二磷酸果糖、辅酶 Q_{10}、维生素 C、三磷酸腺苷、环磷腺苷、极化液和能量合剂等。

(六)起搏治疗

在应用 ACEI、强心药、利尿剂等基础上,合并束支传导阻滞者可考虑安装三腔心脏起搏器从而改善心脏功能,缓解症状。对于心源性碎死的高危患者,如曾有不明原因的晕厥病史、伴短阵室速的患者,可植入心脏电复律除颤器即 ICD 预防猝死的发生。

(七)心脏移植

对病情严重的患者,心脏移植可明显改善预后。在我国已开展,手术病例的存活率和预后正在逐年改善。

【预后】

本型病程长短不一,短者可于发病 1 年内死亡,长者可存活 20 年以上。下列因素与预后不良有关:心脏明显扩大、长期心力衰竭、顽固性心律失常、射血分数明显降低及左室传导障碍等。

二、心 肌 炎

心肌炎(myocarditis)是指心肌的局限性或弥漫性炎性病变,可累及心肌细胞及其组织间隙。按病因可分:①感染性心肌炎:可由细菌、病毒、螺旋体、立克次体、真菌、原虫、蠕虫等所引起;②非感染性心肌炎:包括过敏、变态反应(如风湿热等)、化学、物理或药物(如阿霉素等)。临床上最常见的心肌炎是病毒性心肌炎,本病与扩张型心肌病的关系日益受到重视,予以重点介绍。

【病因】

已被证明能引起病毒性心肌炎的病毒有 20 余种,以肠道病毒和呼吸道病毒为主。肠道病毒包括柯萨奇病毒(A 组和 B 组)、埃可病毒和脊髓灰质炎病毒,其中柯萨奇 B 组病毒引起的心肌炎最为常见;呼吸道病毒以流感病毒(A 型和 B 型)、腮腺炎病毒最多见。

【临床表现】

(一)症状

①约半数患者发病前 1~3 周有上呼吸道感染或肠道感染史,常表现为"感冒"症状;②病毒感染 1~3 周后,出现心悸、胸闷、胸痛、呼吸困难、头晕、乏力等;③病情轻者可无明显自觉症状,重者可出现严重心律失常、心力衰竭、心源性休克或猝死;④临床上 90% 左右的心肌炎患者以心律失常为主诉就诊。

(二)体征

1. 心脏增大

病情轻者心脏无增大;病情重者心脏可轻至中度增大。

2.心率及心律改变

可出现与发热不平行的心动过速和各种心律失常,其中以室性期前收缩最常见。

3.心音变化

心尖区第一心音减弱,可听到第三、四心音,有时呈胎心律。

4.心力衰竭的体征

合并心力衰竭时可出现肺部湿啰音、颈静脉怒张、肝大、水肿等相应体征。

【实验室及特殊检查】

(一)血液检查

急性期可出现白细胞计数升高、血沉增快、C 反应蛋白增加。部分患者心肌坏死后出现 AST、LDH、CK 及 CK-MB 增高,cTnT 及 cTnI 升高,其中 cTnI 升高对诊断心肌损伤有较高的特异性。

(二)病原学检查

①咽拭子、粪便或心肌组织中可分离出病毒;②应用聚合酶联反应(PCR)技术在外周血中可检出肠道病毒核酸;③血清病毒中和抗体滴定目前仍为检测心肌炎患者的病毒学依据。将早期或恢复期血清柯萨奇 B 组病毒中和抗体效价上升≥4 倍或 1 次≥1:640 作为阳性标准;④血清中病毒特异性抗体测定 IgM≥1:32 为阳性,但特异性不强,在抗核抗体阳性时会出现假阳性;⑤活检心肌应用免疫荧光法可检出病毒抗原;电镜检查可检出病毒颗粒。

(三)X 线检查

病情轻者心影可正常,病变广泛而严重者心影可轻至中度增大,透视下心脏搏动减弱。

(四)心电图

病毒性心肌炎心电图改变缺乏特异性。急性期几乎可出现所有类型的异常心电图。最常见的是:①各种心律失常,最常见的为期前收缩,尤以室性期前收缩最为常见,其次为房室传导阻滞;② ST-T 改变,ST 段压低、T 波低平或倒置。

(五)超声心动图

病情轻者可完全正常,病情严重者主要表现为:①心肌收缩功能异常;②心室充盈异常;③区域性室壁运动异常;④心脏扩大,以左心室扩大常见,多为轻至中度扩大。

(六)核素检查

应用放射性核素标记可显示心肌细胞坏死区的部位和范围。

(七)心内膜心肌活检

心内膜心肌活检是一种有创性检查方法,有助于本病的诊断及病情和预后的判断,阳性结果为诊断心肌炎的可靠证据。但由于心肌炎有时呈局灶性分布,可因取材误差而出现阴性结果。

【诊断与鉴别诊断】

(一)诊断

诊断本病可依照以下几点:①有病毒感染的证据,如发病前有肠道感染或上呼吸道感染病史,病毒学实验室检查呈阳性结果;②有明确的心肌损害证据,如心脏扩大、心律失常、心力衰竭或心源性休克、血清心肌酶和肌钙蛋白增高、心电图改变等;③心内膜心肌活检呈阳性结果；④除外引起心肌炎的其他原因及 β 受体功能亢进症。

(二)鉴别诊断

1.其他病因引起的心肌炎

发病前缺乏病毒感染的证据,有相应的原因或疾病可查。

2.β 受体功能亢进症

本病心电图有 ST - T 改变可与病毒性心肌炎相混淆。以下各点有助于 β 受体功能亢进症的诊断：①多见于年轻女性或更年期女性；②患者主诉较多、症状明显,但缺乏相应的阳性体征；③多有自主神经功能失调的表现,如心悸、头晕、失眠、健忘、记忆力减退等；④无器质性心脏病的证据；⑤普萘洛尔试验阳性。

【治疗】

病毒性心肌炎至今无特效治疗。一般都采取对症及支持疗法,减轻心脏负担,注意休息及营养等。

(一)一般治疗

本病一经确诊,应立即卧床休息,直至体温正常、心率、心律、心脏大小及心功能恢复正常。应给予易消化、富含维生素和蛋白质的食物。

(二)抗病毒治疗

在发病早期为阻断病毒复制可给予抗病毒治疗,可应用干扰素诱导剂或中药如板蓝根、大青叶等。

(三)调节细胞免疫功能的药物

可应用中药黄芪口服或静脉滴注,有改善临床症状、减少感冒发生次数、改善心脏功能、提高机体免疫力的作用。此外,胸腺素、免疫核糖核酸、转移因子、α-干扰素等,对本病也有一定预防效果。

(四)促进心肌炎症修复

1.改善心肌营养及代谢的药物

目前常用的有辅酶 Q_{10}、肌苷、三磷酸腺苷、辅酶 A、环磷腺苷、1,6-二磷酸果糖等；也可应用极化液(10％葡萄糖 500ml,10％氯化钾 10～15ml,胰岛素 8～12U),静脉滴注,每日 1 次,10～14 日为一疗程。还可应用维生素 C 5～10g,加入 10％葡萄糖 100ml,静脉滴注,每日 1 次,10 日为一疗程,应用上述药物有助于心肌炎的恢复。

2.糖皮质激素

激素治疗一直存有争议。目前认为感染早期不宜应用激素,因为激素可抑制干扰素的合成与释放,促进病毒繁殖及扩散,使病情加重。但如果病情严重,如出现严重的心律失常(高度或完全性房室传导阻滞)、难治性心力衰竭、心源性休克等,应用糖皮质激素可消除变态反应、抑制心肌的炎症和水肿、减轻毒素的作用,挽救患者的生命。激素可短期内足量应用,疗程不宜超过 2 周,可选用地塞米松或氢化可的松等。对其他治疗效果不佳或免疫反应强烈者,在发病 10 日～1 个月内,也可加用糖皮质激素。

3.抗自由基治疗

病毒性心肌炎急性期氧自由基增多,加重心肌损伤。临床上常用的抗脂质氧化、降低自由基的药物有维生素 C、维生素 E、辅酶 Q_{10} 等，对心肌细胞具有保护作用。

（五）纠正心律失常

出现期前收缩或其他快速心律失常者，可应用抗心律失常药物；高度或完全性房室传导阻滞、反复发生 Adam-Strokes 综合征者，可安装临时人工心脏起搏器，以帮助患者平安度过急性期。

【预后】

（一）急性病毒性心肌炎

多数患者症状在数周内可消失，心电图恢复正常需几个月。

（二）慢性心肌炎

目前认为 3 个月后少数未能完全恢复者即转为慢性病程。有心脏增大、心电图异常、心功能低下者，易发展为扩张型心肌病。极少数患者死于严重心律失常、心力衰竭或心源性休克。部分患者经治疗后已无心肌炎的证据，但遗留下心律失常，尤其是室性期前收缩，此种情况经久不变，成为后遗症。

 ## 学习小结

本章主要讲述了心力衰竭、心律失常、高血压、冠状动脉粥样硬化性心脏病、心脏瓣膜病、扩张型心肌病和病毒性心肌炎等疾病。心力衰竭一节主要讲述了慢性心力衰竭和急性心力衰竭的诊治，在慢性心力衰竭部分，强调了血管紧张素转化酶抑制剂在治疗中的首选和基石地位。心律失常主要讲述了窦性心律失常、期前收缩、阵发性心动过速、扑动与颤动、心脏传导阻滞等疾病的诊断和治疗。高血压主要讲述了原发性高血压的诊断和常用的几种抗高血压药物，对于高血压急症，着重阐明迅速降低血压的重要性；冠状动脉粥样硬化性心脏病主要讲述了心绞痛和心肌梗死的诊治，心肌梗死的确诊有赖于特征性的心电图表现、血清坏死标志物和心肌酶的增高，对再灌注治疗做了较为详尽的阐述。心脏瓣膜病主要讲述了常见受累瓣膜疾病的表现。扩张性心肌病和病毒性心肌炎在临床上也不罕见。

在学习方法上，要充分利用现代科学手段，结合循环系统的解剖、电生理和病理，理论联系临床实际、采取综合分析方法和整体观点，逐步提高临床技能。

 ## 目标检测

1. 慢性心力衰竭的常见诱因有哪些？
2. 高血压病因有哪些？简述高血压诊断标准及分类？
3. 高血压常见并发症有哪些？药物治疗有哪几类？各有哪些特点？
4. 简述心绞痛典型临床表现？世界卫生组织将心绞痛分哪五型？
5. 简述病毒性心肌炎的诊断标准要点。
6. 简述常见心脏瓣膜病的体征。

第四章　消化系统疾病

学习目标

【知识要求】

1. 掌握慢性胃炎、消化性溃疡的临床表现和诊断,根除幽门螺杆菌的具体措施,消化性溃疡常见并发症的防治;肠易激综合征、炎症性肠病的临床表现、诊断与鉴别诊断以及治疗;肝硬化、原发性肝癌、肝性脑病的临床表现、诊断和治疗;急性胰腺炎的临床表现、诊断和治疗。

2. 熟悉内镜、B超、X线钡餐、CT、MRI、实验室检查、活组织检查等在消化系统疾病诊治中的应用;消化系统疾病的常用药物及适应证、用法、用量和注意事项;消化系统疾病的病因、病理和预防。

【能力要求】

1. 具有对消化性溃疡穿孔、上消化道大出血、肝性脑病、急性重症胰腺炎等急症救治的能力。

2. 能对消化系统常见疾病进行初步诊断和有效治疗。

消化系统由消化道、消化器官及腹膜、肠系膜、网膜组成。消化道以屈氏韧带为界分为上、下消化道,上消化道包括食管、胃和十二指肠;下消化道含空肠、回肠、结肠、直肠和肛门。消化器官包括肝、胆、胰腺,通过胆总管开口于十二指肠,与上消化道相通。消化系统疾病包括消化器官、消化道及腹膜、肠系膜、网膜的器质性和功能性疾病。

【消化系统疾病的常见症状】

消化系统疾病的症状很多,常见的有吞咽困难、恶心、呕吐、反酸、嗳气、烧灼感、食欲减退、厌油、腹痛、腹胀、便秘、腹泻、腹部肿块、呕血、便血、黄疸、黑粪等。不同的消化系统疾病有不同的症状及不同的症状组合,同一组症状在不同疾病也有其不同的表现特点。

【消化系统疾病的诊断思路】

消化系统疾病的诊断,主要依据病史、症状和体征以及常规实验室检查,在此基础上予以有针对性地选择内窥镜检查、恰当的影像学及有关特殊检查。细致全面地采集病史,在消化系统疾病诊断中占有相当重要的地位,重要病史和典型症状可以为诊断提供重要线索。

【消化系统疾病的治疗措施】

消化系统疾病的治疗措施通常包括:①一般治疗:主要指饮食营养、生活安排和精神心理治疗;②药物治疗:包括针对病因或发病环节的治疗和对症治疗;③介入或手术治疗:一些消化系统疾病可以在内镜检查的同时进行有效治疗;④积极防治并发症。

【消化系统疾病的诊治进展】

①消化内镜的应用:一方面实现了直视食管、胃、十二指肠、小肠、结肠等病变部位,另一方面可进行局部治疗和取活组织检查;②腹腔镜的应用:极大地提高了肝、胆、脾及腹膜疾病的诊断率,同时也是胃肠、胰腺确定病变范围及判断有无肿瘤转移的重要手段;③幽门螺杆菌的发

现和成功根除(三联或四联疗法):是关于胃炎和消化性溃疡的重要进展;④一些新药或新疗法的应用:如新型 H_2 受体拮抗剂、质子泵抑制剂治疗消化性溃疡;去氧鹅胆酸与熊胆酸治疗胆结石;胃肠外营养疗法;生长抑素治疗重症胰腺炎等都收到了较好的效果。

第一节 胃 炎

胃炎(gastritis)是各种病因引起的胃黏膜炎症反应的统称,是最常见的消化道疾病之一。根据发病急缓和病程长短可将胃炎分为急性和慢性两类。本病多见于成人,饮食不当、药物刺激、饮酒、感染、应激反应等均可诱发或加重。确诊主要依赖胃镜和胃黏膜活组织检查。

一、急 性 胃 炎

急性胃炎(acute gastritis)是指各种病因引起的急性胃黏膜炎症或糜烂,常表现为上腹不适、疼痛、厌食和恶心、呕吐等。按病理变化,以胃黏膜单纯浅表性炎症为主者,称为急性单纯性胃炎;以充血、水肿、出血、糜烂为主者,称为急性糜烂出血性胃炎。后者多因理化刺激、急性应激等所致,胃黏膜可伴有一过性表浅溃疡形成,也称为急性胃黏膜病变或急性糜烂出血性胃病。

【病因和发病机制】

(一)理化因素

1.食物

进食生凉、坚硬、辛辣食物和刺激性调味品,如酒精、咖啡、浓茶等,可直接损伤胃黏膜上皮层或者削弱胃黏膜的屏障功能从而导致胃黏膜炎症或糜烂。

2.药物

最常见药物是非甾体抗炎药(NSAID),如阿司匹林、吲哚美辛等,其次是抗肿瘤药、口服氯化钾、铁剂和糖皮质激素等,许多药物可降低胃黏膜屏障的防护功能,从而加重或诱发胃炎。

(二)生物因素

1.急性幽门螺杆菌感染

临床上很难诊断幽门螺杆菌感染引起的急性胃炎,因为一过性的上腹部症状多不被患者注意,亦极少需要胃镜检查,加之多数患者症状轻微或缺乏。感染幽门螺杆菌后,如治疗不及时可发展为慢性胃炎。

2.幽门螺杆菌之外的病原体感染

以沙门菌属、副溶血性弧菌、大肠埃希菌、葡萄球菌、真菌和肠道病毒多见。主要是细菌及(或)其毒素损害胃黏膜所致,多因进食污染的食物发病。临床上常伴有肠道感染,称为急性胃肠炎。

(三)应激因素

一般认为应激状态下机体儿茶酚胺类物质分泌增多,造成胃黏膜缺血、缺氧,胃酸分泌增多,黏液和碳酸氢盐分泌不足、局部前列腺素合成不足、使胃黏膜受损上皮细胞糜烂出血。临床上多由严重创伤、大手术、大面积烧伤、颅内病变、败血症、休克、严重的脏器功能衰竭等引起。

【临床表现】

(一)症状

急性起病,症状轻重不一。主要表现为上腹不适、饱胀疼痛、嗳气、厌食和恶心、呕吐等消化道症状。细菌或病毒感染所致急性胃肠炎者常于数小时至 24 小时内发病,多伴有发热、腹痛、腹泻,大便呈水样或稀糊状,每日 3~5 次甚至数十次不等。应激因素所致者常以消化道出血为主要表现,可有呕血和黑粪。

(二)体征

急性单纯性胃炎体征不明显,可有上腹部轻压痛;急性胃肠炎者常伴有肠鸣音亢进;急性糜烂出血性胃炎者多以突然发生呕血和(或)黑粪等上消化道出血症状而就诊。据统计在所有上消化道出血病例中,急性糜烂出血性胃炎所致者约占 10%~25%,是上消化道出血的常见病因。

【实验室和其他检查】

(一)血液常规检查

一般无明显变化。细菌感染者多有白细胞计数增加;沙门菌属和病毒感染者白细胞计数可正常或减少;胃黏膜糜烂出血者可有红细胞计数和血红蛋白含量下降。

(二)粪便检查

急性胃肠炎者大便呈水样或稀糊状,可带少量黏液、脓血;镜检可见未消化的食物成分、黏液、白细胞和红细胞。胃黏膜糜烂出血者常有便血(黑粪)和大便隐血试验阳性。

(三)胃镜检查

胃镜检查是确诊胃黏膜病变的可靠方法。但对急性胃炎一般不必进行,除非病因不明或有上消化道出血者。急性单纯性胃炎可见胃黏膜充血、水肿、渗出;急性糜烂性胃炎可见胃黏膜多发性糜烂、出血灶和浅表溃疡。由应激反应所致的胃黏膜病变以胃体、胃底为主,而 NSAID 或乙醇所致者则以胃窦为主。胃镜检查宜在出血发生后 24~48 小时内进行,因病变(特别是 NSAID 或乙醇引起者)可在短期内消失,延迟胃镜检查可能无法确定出血病因。

【诊断与鉴别诊断】

(一)诊断

发病前多有明确的暴饮暴食、不洁饮食、大量饮酒、服用药物、严重创伤或紧急应激史。由饮食所致者,进食同一食物的人可同时发病;结合临床表现和辅助检查即可做出诊断。

(二)鉴别诊断

1.消化性溃疡

消化性溃疡的临床特点是:慢性周期性反复发作性上腹部疼痛伴反酸、嗳气,X 线钡餐透视可见龛影。

2.急性阑尾炎

阑尾炎的腹痛常开始于脐周,逐渐转移至右下腹,麦氏点部位有压痛、反跳痛,常伴有恶心、呕吐、发热、白细胞计数增加、中性粒细胞比例升高等。

3.急性细菌性痢疾(菌痢)

菌痢患者多有发热、腹痛、脓血便、里急后重等,大便镜检可见红细胞、脓细胞、巨噬细胞,大便培养多数有痢疾杆菌生长。

4.其他

尚需与急性胰腺炎、霍乱、副霍乱、不典型急性心肌梗死等相鉴别。

【治疗】

应针对原发病和病因采取防治措施。

(一)一般治疗

适当休息,避免紧张和劳累;以清淡、少渣、易消化食物为主,避免损害胃黏膜的药物和食物;急性大出血或频繁呕吐者应暂时禁食;戒除烟酒。

(二)病因治疗

1.药物、饮酒等理化因素所致者

应立即中止诱发或加重因素,并给予抑制胃酸分泌的 H_2 受体拮抗剂、质子泵抑制剂或米索前列醇和保护胃黏膜的药物。

2.急性应激所致者

急性应激性胃炎患者,除积极治疗原发病外,应常规给予 H_2 受体拮抗剂或质子泵抑制剂,或具有黏膜保护作用的硫糖铝等。

3.感染所致者

针对致病菌给予有效的抗生素治疗。

(三)对症支持治疗

1.剧烈频繁呕吐

应给予止吐治疗,如甲氧氯普胺 10mg 或维生素 B_6 100mg 肌注。

2.腹痛、腹泻

严重者可给予解痉药物,如阿托品 0.5mg 或山莨菪碱 10mg 肌注;有脱水或(和)电解质平衡紊乱者,应予以输液并纠正水、电、酸碱失衡。

3.上消化道大出血

按上消化道出血的治疗原则综合治疗。

【预防】

急性胃炎是一种自限性、可逆性的病理过程,去除致病因素后可自愈。若病因长期存在,可转为慢性,故日常生活中应注意养成良好的饮食卫生习惯,忌烟酒、避免损害胃黏膜的理化因素,慎用或不用易损伤胃黏膜的药物。

二、慢 性 胃 炎

慢性胃炎(chrohic gastritis)是由各种病因引起的胃黏膜慢性炎症。根据病理组织学改变,慢性胃炎可分为非萎缩性(以往称浅表性)、萎缩性和特殊类型三大类。幽门螺杆菌感染是导致慢性胃炎的主要原因。估计我国人群中幽门螺杆菌感染率在 40%～70% 左右。感染率随年龄增加而升高,男女差异不大。人是目前唯一被确认的幽门螺杆菌传染源,主要通过消化道传播。

【病因和发病机制】

(一)幽门螺杆菌(HP)感染

现已明确幽门螺杆菌感染是引起慢性胃炎的最主要病因。95%的慢性活动性胃炎患者的胃黏膜中可检出幽门螺杆菌,且幽门螺杆菌在胃内的分布与胃内炎症分布一致。根除幽门螺杆菌可使胃黏膜炎症消退。

 知识链接

幽门螺杆菌

幽门螺杆菌(HP)是一种单极、多鞭毛、微嗜氧,触酶阳性、具有尿素酶活性的革兰阴性螺旋菌。能在胃内穿过黏液感染胃黏膜,通过产氨、分泌空泡毒素 A 等物质而引起细胞损害和强烈的炎症反应;其菌体胞壁还可作为抗原诱导免疫反应。这些因素长期存在导致胃黏膜的慢性炎症。

(二)饮食和环境因素

长期服用对胃黏膜有刺激性的食物及药物,如浓茶、咖啡、烈酒、辛辣食品、非甾体抗炎药等,或经常进食过冷、过热、过酸、过于粗糙的食物反复损伤胃黏膜,或急性胃炎未经治疗等均可引起慢性胃炎。流行病学研究显示:饮食中高盐和缺乏新鲜蔬菜、水果与胃黏膜萎缩、肠化生以及胃癌的发生密切相关。

(三)自身免疫

萎缩性胃炎患者的血液、胃液或萎缩的胃黏膜内可查到自身抗体,如壁细胞抗体(PCA),伴恶性贫血者还可查到内因子抗体(IFA)。本病可伴有其他自身免疫病,如桥本甲状腺炎、白癜风等,提示本病与自身免疫有关。自身抗体攻击壁细胞,使壁细胞总数减少,导致胃酸分泌减少或丧失。内因子抗体与内因子结合,阻碍维生素 B_{12} 吸收,从而导致恶性贫血。

(四)其他因素

幽门括约肌功能不全时含胆汁和胰液的十二指肠液反流入胃,可削弱胃黏膜屏障功能。口腔、咽部的慢性感染,长期吸烟,长期精神紧张,生活不规律等均可与 HP 感染协同作用而引起或加重胃黏膜的慢性炎症。

【病理】

慢性胃炎的主要病理组织学特征:炎症、萎缩和肠化生。炎症表现以黏膜层淋巴细胞和浆细胞浸润为主,如中性粒细胞浸润,则提示有活动性炎症,称为慢性活动性胃炎。因多数慢性胃炎是由 HP 感染引起,所以病理组织学检查时,常可在黏液层和胃黏膜上皮表面以及小凹间发现 HP。

不同类型的慢性胃炎,上述病理改变在胃内的分布不同。HP 感染引起者炎症呈弥漫性分布,但以胃窦为主。多灶性萎缩性胃炎,萎缩和肠化生呈多灶性分布。自身免疫性胃炎的萎缩和肠化生主要局限在胃体。

【临床表现】

多数患者症状轻微或缺乏,常表现为餐后上腹痛或不适、上腹灼热感、嗳气、食欲减退、恶心等消化不良症状,部分患者可有餐后饱胀和早饱感觉,伴或不伴有上腹痛和轻压痛,这些表现常与进食有关。餐后饱胀是指正常餐量即出现饱胀感。早饱是指有饥饿感但进食后不久即有饱胀感,致使摄入食物明显减少。自身免疫性胃炎患者可伴有维生素 B_{12} 缺乏的恶性贫血表现。

【实验室和其他检查】

(一)胃镜及活组织检查

胃镜检查并同时取活组织作病理组织学检查是诊断慢性胃炎最可靠的方法。内镜下可见胃黏膜糜烂(平坦或隆起)、出血、胆汁反流。非萎缩性胃炎可见红斑(点、片状或条状)、黏膜粗糙不平、出血点/斑、黏膜水肿、渗出等。萎缩性胃炎有两种类型,即单纯萎缩性胃炎和萎缩性胃炎伴增生。前者的黏膜红白相间/白相为主、血管显露、色泽灰暗、皱襞变平甚至消失;后者的黏膜呈颗粒状或结节状。

(二)幽门螺杆菌(HP)检测

检测方法分为侵入性和非侵入性两类。前者可在胃镜检查的同时取胃黏膜活组织进行检测,主要包括快速尿素酶试验、组织学检查和 HP 培养;后者主要有 ^{13}C 或 ^{14}C 尿素呼气试验、粪便 HP 抗原检测及血清学检查(定性检测血清抗 HP IgG 抗体)。快速尿素酶试验是侵入性检查的首选方法,操作简便、费用低。组织学检查可直接观察 HP。HP 培养技术要求高,主要用于科研。^{13}C 或 ^{14}C 尿素呼气试验检测 HP 敏感性及特异性高且无需胃镜检查,可作为根除治疗后复查的首选方法。

值得注意的是,如近期应用抗生素、质子泵抑制剂、铋剂等药物,可暂时抑制 HP,会使上述检查(血清学检查除外)呈假阴性。

(三)自身免疫性胃炎的相关检查

疑为自身免疫性胃炎者,应检测血清壁细胞抗体和内因子抗体,本病壁细胞抗体多呈阳性,伴恶性贫血者内因子抗体常呈阳性。血清维生素 B_{12} 浓度测定及维生素 B_{12} 吸收试验有助于恶性贫血的诊断。

(四)血清胃泌素 G17、胃蛋白酶原 I 和 II 测定

胃体萎缩者血清胃泌素 G17 水平显著升高、胃蛋白酶原 I 和胃蛋白酶原 I/II 比值下降;胃窦萎缩者血清胃泌素 G17 水平下降、胃蛋白酶原 I 和胃蛋白酶原 I/II 比值正常;全胃萎缩者两项均降低。

【诊断与鉴别诊断】

(一)诊断

依据病史及临床表现可提出初步诊断。确诊必须依靠胃镜检查及胃黏膜活组织病理学检查。HP 检测有助于病因诊断。怀疑自身免疫性胃炎应检测相关自身抗体及血清胃泌素。

(二)鉴别诊断

主要应与消化性溃疡、胃癌、功能性消化不良、肝炎、胆囊炎、胆石症、胰腺炎、早期阑尾炎、心绞痛及不典型心肌梗死等相鉴别。

【治疗】

(一)一般治疗

饮食以易消化无刺激食物为主,多进新鲜蔬菜、水果,避免过酸过甜或过于辛辣、刺激的食物和饮料,戒烟酒,进食要细嚼慢咽,保持口腔清洁,养成良好生活习惯。

(二)根除幽门螺杆菌

根除 HP 可改善胃黏膜组织学,预防消化性溃疡和降低胃癌发生的危险性,少部分患者的消化不良症状也可得到改善。根除 HP 特别适用于:①伴有胃黏膜糜烂、萎缩及肠化生、异型增生者;②有消化不良症状者;③有胃癌家族史者。根除 HP 感染目前临床上多主张三联疗法,即一种质子泵抑制剂(PPI)或胶体铋加两种抗生素(表 4-1)。

表 4-1 根除 HP 的常用三联疗法

质子泵抑制剂或胶体铋	抗菌药物
奥美拉唑 40mg/d	克拉霉素 1 000mg/d
枸橼酸铋钾 480mg/d	阿莫西林 2 000mg/d
	甲硝唑 800mg/d
(选择一种)	(选择两种)

注:每日上述剂量分 2 次服,7～14 日为一疗程

(三)对症处理

有反酸、嗳气、上腹疼痛等胃酸过多表现者,可给予 H_2 受体拮抗剂或质子泵抑制剂;有消化不良症状者,可给予抑酸或抗酸药、促胃肠动力药、胃黏膜保护药等;自身免疫性胃炎有恶性贫血者,需补充维生素 B_{12} 和叶酸;异型增生是胃的癌前病变,应予高度重视。轻度异型增生除给予上述积极治疗外,要定期随访。对肯定的重度异型增生则宜预防性手术,目前多采用内镜下胃黏膜切除术。

【预后】

少数慢性非萎缩性胃炎可发展成慢性多灶性萎缩性胃炎。极少数慢性多灶性萎缩性胃炎经过长期演变可发展成胃癌。由 HP 感染引起的胃炎约 15%～20% 形成消化性溃疡。

第二节 消化性溃疡

消化性溃疡(peptic ulcer)主要指发生于胃和十二指肠的慢性溃疡,即胃溃疡(GU)和十二指肠溃疡(DU),因溃疡形成与胃酸/胃蛋白酶的消化作用有关而得名。临床上以慢性、周期性、节律性上腹痛为主要特点。本病是一种常见病、多发病,DU 比 GU 多见,两者之比约为 2～3:1,本病可发生于任何年龄,DU 多发于青壮年,GU 多发于中老年,男性多于女性。其发作有季节性,以秋冬和冬春之交多见。流行病学显示在胃癌高发区 GU 发病率有所增加。

【病因和发病机制】

凡引起胃酸、胃蛋白酶分泌增多的因素和使胃十二指肠黏膜防御、修复能力减弱的因素均可诱发或加重消化性溃疡。其中,幽门螺杆菌和非甾体抗炎药是损害胃黏膜屏障从而导致消化性溃疡发病的最常见病因。

(一)幽门螺杆菌感染(HP)

确认 HP 为消化性溃疡的主要病因基于两方面的证据:①消化性溃疡患者的 HP 检出率

显著高于对照组的普通人群,在 DU 的检出率为 90%、GU 约为 70%~80%(HP 阴性的消化性溃疡患者往往能找到 NSAID 服用史等其他原因);②成功根除 HP 后溃疡复发率明显下降,常规抑酸治疗后溃疡复发率为 50%~70%,而根除 HP 后溃疡复发率降至 5% 以下,这就表明去除病因后消化性溃疡可获治愈。

HP 感染一方面直接引起胃、十二指肠炎症,影响其黏膜的防御和修复功能;另一方面作用于胃窦 D、G 细胞,削弱胃酸分泌的负反馈调节,从而导致餐后胃酸分泌增加。至于感染 HP 后是否发展成消化性溃疡则与 HP、宿主和环境因素三者相互作用有关。

(二)非甾体抗炎药(NSAID)

NSAID 是引起消化性溃疡的另一个常见病因。通过削弱黏膜的防御和修复功能而导致消化性溃疡发病。在长期服用 NSAID 患者中,约 10%~25% 可发生胃或十二指肠溃疡,约有 1%~4% 的患者发生出血、穿孔等溃疡并发症。NSAID 引起的 GU 较 DU 多见。发生的危险性除与服用 NSAID 种类、剂量、疗程有关外,尚与高龄、同时服用抗凝血药、糖皮质激素等因素有关。

(三)胃酸和胃蛋白酶

消化性溃疡的最终形成是由于胃酸/胃蛋白酶对黏膜自身消化所致。因蛋白酶的活性受胃酸制约,故胃酸在溃疡形成过程中起着决定性作用,是溃疡形成的直接原因。胃酸的这一损害作用一般只有在正常黏膜防御和修复功能遭受破坏时才能发生。少见的特殊情况,如胃泌素瘤患者,持续高浓度胃酸的攻击作用远远超过了黏膜的防御能力,而致溃疡。

(四)其他因素

1.吸烟

长期吸烟者消化性溃疡发生率比不吸烟者高,且吸烟能促进溃疡复发,影响溃疡愈合。

2.应激和心理因素

长期精神紧张、焦虑、过劳可通过神经内分泌途径影响胃十二指肠分泌、运动和黏膜血流的调节,可加重或诱发消化性溃疡。

3.胃、十二指肠运动异常

胃排空增快或延迟,可加重 HP 或 NSAID 对黏膜的损害。

4.遗传因素

自从证实了 HP 感染在消化性溃疡中的致病作用,遗传因素的重要性便受到挑战。所谓消化性溃疡的家族史可能是 HP 感染的"家庭聚集"现象。O 型血者胃黏膜上皮细胞表面表达更多黏附受体,而有利于 HP 定植。因此,遗传因素的作用尚有待进一步研究。

【病理】

DU 常发生在球部前壁,GU 多发生在胃角和胃窦小弯。溃疡一般为单发,也可多发,呈圆形或椭圆形。直径 1~2cm,边缘光整、底部洁净,由肉芽组织构成,上面覆盖灰白色或灰黄色纤维渗出物。溃疡浅者累及黏膜肌层,深者可达肌层甚至浆膜层,血管溃破时引起出血,穿破浆膜层时引起穿孔。活动性溃疡周围黏膜常有炎症水肿;溃疡愈合过程中,边缘上皮细胞增生覆盖溃疡面,其下的肉芽组织纤维化,变为瘢痕。

【临床表现】

(一)症状

消化性溃疡的主要症状是上腹痛。

1.腹痛的临床特点

①慢性过程:病史可达数年至数十年;②周期性发作:发作与缓解相交替,发作期可持续数周或数月,缓解期亦长短不一,短者数周、长者数年,发作常有季节性,多在秋冬或冬春之交发病,可因精神紧张、情绪不良或过劳而诱发;③发作时上腹痛有节律性:胃溃疡者常于餐后1/2~1小时出现,持续1~2小时逐渐缓解,十二指肠溃疡者常于餐后2~4小时或(和)午夜出现,可因进食缓解。

2.腹痛的性质

可为烧灼样疼痛、钝痛、胀痛、剧痛、饱胀感或饥饿感等。

3.腹痛的部位

多位于中上腹,可偏右或偏左。

4.伴随症状

可伴反酸、嗳气、上腹饱胀等。

5.其他

部分患者可表现为无规律性的上腹隐痛或不适。

(二)体征

溃疡活动时上腹部可有局限性轻压痛,缓解期无明显体征。

(三)特殊类型的消化性溃疡

1.复合溃疡

指胃和十二指肠同时发生的溃疡。DU往往先于GU出现。幽门梗阻发生率较高。

2.幽门管溃疡

病变位于幽门管部位者,胃酸分泌一般较高,上腹痛的节律性不明显,对药物治疗反应较差,呕吐较多见,易并发幽门梗阻、出血和穿孔等。

3.球后溃疡

发生在十二指肠球部以下的溃疡,称为球后溃疡。具有DU的临床特点,午夜痛及放射性背部痛较多见,对药物治疗反应较差,易并发出血。

4.巨大溃疡

指直径大于2cm的溃疡。对药物治疗反应差、愈合时间长,易发生慢性穿孔。胃的巨大溃疡应注意与溃疡型胃癌相鉴别。

5.老年人消化性溃疡

发生在老年人的消化性溃疡,临床表现多不典型,GU多位于胃体上部甚至胃底部、溃疡常较大,易误诊为胃癌。

6.无症状性溃疡

临床上约有15%的消化性溃疡患者,无症状或症状轻微。常不为患者所注意,往往以出血、穿孔等并发症为首发症状而就诊,可见于任何年龄,以老年人较多见。NSAID引起的溃疡近半数无症状。

【并发症】

（一）出血

上消化道出血是消化性溃疡最常见的并发症，约 20%～25% 的患者可并发出血，10%～15% 的患者以大出血为首发症状。长时间小量出血可致小细胞低色素性贫血和大便潜血阳性；出血速度快而量多者，则表现为呕血、便血，严重者可有心悸气短、面色苍白、脉搏细数、四肢厥冷、血压下降，出血量大于 1 500ml 可引起休克。对临床表现不典型而诊断困难者，应争取在出血后 24～48 小时内进行急诊内镜检查，确诊率可达 90% 以上。

（二）穿孔

临床上可分为急性、亚急性和慢性穿孔三种类型，以急性穿孔常见。穿孔部位常在十二指肠前壁或胃前壁，穿孔后胃肠的内容物漏入腹腔而引起急性腹膜炎，患者突然出现上腹部持续剧烈疼痛，并蔓延至全腹。腹壁紧张呈板状，有压痛、反跳痛等腹膜刺激症状。肝脏浊音界缩小或消失，X 线透视膈下有游离气体。慢性穿孔多见于十二指肠或胃后壁的溃疡，易与邻近的组织器官发生粘连，穿孔时胃肠内容物不流入腹腔，称为慢性穿孔或穿透性溃疡。这种穿孔腹痛顽固而持续，疼痛常放射至背部。后壁穿孔或穿孔较小者，只引起局限性腹膜炎称亚急性穿孔，症状较急性穿孔轻而体征较局限，且易漏诊。

（三）幽门梗阻

发生于十二指肠或幽门管的溃疡，急性发作期可因炎症水肿和痉挛致暂时性幽门梗阻；溃疡愈合过程中由于瘢痕收缩可致永久性幽门梗阻。梗阻分为完全性和不完全性两种，临床表现为：腹痛、腹胀、恶心呕吐，完全梗阻者可无肛门排气。严重呕吐可致失水和低氯低钾性碱中毒。体检可见胃型和胃蠕动波，肠鸣音亢进，清晨空腹时检查胃内有振水声。胃镜或 X 线钡剂检查可确诊。

（四）癌变

约 1% 的胃溃疡可发生癌变，十二指肠溃疡癌变者罕见。对 45 岁以上的慢性胃溃疡患者，若疼痛的节律性发生改变、溃疡顽固不愈，要警惕癌变可能，应胃镜下取多点活组织做病理检查，以进一步确诊。

【实验室和其他检查】

（一）胃镜及胃黏膜活组织检查

胃镜检查是确诊消化性溃疡首选的检查方法。不仅可对胃、十二指肠黏膜直接观察、摄像，还可在直视下取活组织作病理学检查及 HP 检测，胃镜检查对消化性溃疡诊断和鉴别诊断的准确性高于 X 线钡餐检查。胃溃疡和胃癌的最终鉴别须通过活组织检查来确定。内镜下消化性溃疡通常呈圆形、椭圆形或线形，边缘锐利，基本光滑，被灰白色或灰黄色苔膜所覆盖，周围黏膜充血、水肿，略隆起。内镜下溃疡可分为活动期（A）、愈合期（H）和瘢痕期（S）三个病期。

（二）X 线钡餐检查

适用于对胃镜检查有禁忌或不愿接受胃镜检查者。龛影是直接征象，对溃疡有确诊价值。十二指肠球部激惹、球部畸形、胃大弯侧痉挛性切迹均为间接征象，仅提示可能有溃疡。在溃疡较小或较浅时 X 线钡餐检查有可能漏诊，活动性上消化道出血是 X 线钡餐检查的禁忌证。

(三)HP 检测

HP 检测应列为消化性溃疡的常规检查项目,因为有无 HP 感染决定治疗方案的选择(详见本章第一节)。

(四)胃液分析和血清胃泌素测定

不作为常规检查,临床上主要用于和胃泌素瘤的鉴别诊断。

【诊断与鉴别诊断】

(一)诊断

根据慢性病程、周期性发作的节律性上腹痛,且上腹痛可为进食或抗酸药缓解的临床表现,即可做出初步诊断。确诊有赖胃镜检查,X 线钡餐检查发现龛影亦有确诊价值。

(二)鉴别诊断

1.功能性消化不良（FD）

功能性消化不良患者,有以下临床特点:①是胃和十二指肠功能紊乱引起的一组临床综合征,排除器质性消化不良;②主要表现为上腹痛、上腹灼热感、餐后饱胀和早饱,部分患者可有上腹胀、嗳气、食欲缺乏、恶心、呕吐等,常于餐后加重;③起病缓、病程长、可反复发作;④胃镜检查或 X 线钡餐无溃疡、糜烂、龛影等器质性病变。

2.胃癌

内镜或 X 线钡餐检查发现溃疡,需直视下取活组织检查,以排除胃癌。胃癌的内镜特点为:①溃疡形状不规则,一般较大;②底部凹凸不平、苔污秽;③边缘呈结节状隆起;④周围皱襞中断;⑤胃壁僵硬、蠕动减弱(X 线钡餐检查亦可见上述相应的 X 线征)。活组织检查可以确诊。但必须强调,对于怀疑胃癌而一次活检阴性者,必须在短期内复查胃镜进行再次活检;即使内镜下诊断为良性溃疡且活检阴性,仍有漏诊的可能,因此对初诊为胃溃疡者,必须在完成正规治疗后进行胃镜复查,胃镜复查时不能仅凭溃疡缩小或愈合来判定是胃溃疡还是胃癌,必须重复活检加以证实。

3.胃泌素瘤

胃泌素瘤亦称 Zollinger-Ellison 综合征。由于胰腺非 β 细胞瘤,分泌大量胃泌素所致。肿瘤一般<1cm,生长缓慢,半数为恶性。溃疡常发生于不典型部位,易并发出血、穿孔,具难治性特点,基础胃酸分泌量(BAO)和最大胃酸分泌量(MAO)均明显升高,且 BAO/MAO>60%,空腹血清胃泌素(GAS)常>500pg/ml(正常<200pg/ml)。

4.其他

还应与慢性胃炎、胆囊炎和胆石症等相鉴别。

【治疗】

治疗原则是消除病因、缓解症状、愈合溃疡、防止复发和防治并发症。

(一)一般治疗

生活要有规律,避免过劳、精神紧张和情绪激动,保持乐观,戒烟酒,避免生冷辛辣刺激性食物和 NSAID 等损害胃肠黏膜的药物。

(二)治疗消化性溃疡的药物及其应用

包括抑制胃酸的药物、保护胃黏膜的药物两大类(表 4-2)。

1. 抑制胃酸的药物

（1）碱性抗酸药　通过中和作用降低胃、十二指肠内的酸度，缓解疼痛和促进溃疡愈合。本类药物每日服药次数多，长期大量应用不良反应较大，已很少单独用于消化性溃疡。

（2）抑制胃酸分泌药　①H_2受体拮抗剂（H_2RA）：可与组织胺竞争 H_2 受体，抑制壁细胞分泌胃酸。使用各种 H_2RA 的推荐剂量，溃疡愈合率相近，不良反应也较少，临床上特别适用于根除 HP 疗程完成后的后续治疗，及某些情况下预防溃疡复发的维持治疗。②质子泵抑制剂（PPI）：抑酸作用比 H_2RA 强大而持久。促进溃疡愈合的速度较快、愈合率较高，特别适用于难治性溃疡或 NSAID 溃疡患者不能停用 NSAID 时的治疗。常与抗生素协同应用，是根除 HP 治疗方案中最常用的基础药物。使用推荐剂量的各种 PPI，对消化性溃疡的疗效相仿，不良反应均少。

2. 保护胃黏膜药物

硫糖铝可黏附覆盖于溃疡表面，阻止胃酸/胃蛋白酶腐蚀黏膜，该药在酸性环境下才能发挥作用，故应避免与碱性抗酸药同服。枸橼酸铋钾兼有较强抑制 HP 作用，可作为根除 HP 联合治疗方案的组分，但长期服用可蓄积致神经毒性。米索前列醇常用于 NSAID 溃疡的预防，副作用有腹泻和子宫收缩，故孕妇忌服。

表 4 - 2　治疗消化性溃疡常用药物

药物种类	常用药物	常规用法用量（口服）
碱性抗酸药	氢氧化铝凝胶	10ml　tid 或 qid
	三硅酸镁	0.6g　qid
	碱式碳酸铋	0.6g　qid
H_2受体拮抗剂（H_2RA）	西咪替丁	800mg qn 或 400mg bid
	雷尼替丁	300mg qn 或 150mg bid
	法莫替丁	40mg qn 或 20mg bid
	尼扎替丁	300mg qn 或 150mg bid
质子泵抑制剂（PPI）	奥美拉唑	20mg qd
	兰索拉唑	30mg qd
	泮托拉唑	40mg qd
	雷贝拉唑	10～20mg qd
	埃索美拉唑	20mg qd
保护胃黏膜药物	硫糖铝	1g qid
	米索前列醇	$200\mu g$ qid
	枸橼酸铋钾	120mg qid

（三）根除幽门螺杆菌治疗

凡有 HP 感染的消化性溃疡，无论初发或复发、活动或静止、有无合并症，均应常规给予根除 HP 治疗。根除 HP 的方案见本章第一节。根除 HP 的总疗程：一般情况下，PPI 和制剂 DU4～6 周；GU6～8 周，抗菌药物均为 1～2 周。

根除幽门螺杆菌治疗结束后的处理：①根除幽门螺杆菌治疗结束后的抗溃疡治疗：在根除治疗结束后，继续给予一个常规疗程的抗溃疡治疗，但对无并发症且根除幽门螺杆菌治疗结束时症状已完全缓解者也可不须继续治疗。②根除幽门螺杆菌治疗后复查:应在根除幽门螺杆菌治疗结束至少 4 周后进行,且在检查前停用 PPI 或铋剂 2 周。多采用非侵入性的^{13}C 或^{14}C 尿素呼气试验,也可通过胃镜活检做尿素酶和(或)组织学检查。

(三)NSAID 溃疡的治疗和预防

如病情允许应立即停用 NSAID 治疗,如病情不允许可换用对黏膜损伤少的 NSAID 药物,如特异性 COX-2 抑制剂(如塞来昔布)。

对停用 NSAID 者,可给予常规剂量、常规疗程的 H$_2$RA 或 PPI 治疗;对不能停用 NSAID 者,应选用 PPI。

因幽门螺杆菌和 NSAID 是引起溃疡的两个独立因素,因此应同时监测幽门螺杆菌,阳性者应采用幽门螺杆菌治疗。溃疡愈合后,无论幽门螺杆菌检查是阳性还是阴性,都必须继续 PPI 或米索前列醇治疗,以预防溃疡复发。既往有溃疡病史或溃疡高危人群、高龄、同时应用抗凝血药(包括低剂量的阿司匹林)或糖皮质激素者,应常规给予抗溃疡药物预防,目前认为 PPI 或米索前列醇效果较好。

(四)外科手术治疗

主要限于少数有并发症者。包括:①大出血经内科治疗无效;②急性穿孔;③瘢痕性幽门梗阻非手术不能缓解;④胃溃疡癌变;⑤严格内科治疗无效的顽固性溃疡。

【预后和预防】

随着内科有效治疗的发展,死亡率已降至 1% 以下。死亡的主要原因是并发症,特别是高龄患者并发大出血和急性穿孔。

预防的重点是开展健康教育,养成良好的生活习惯和生活规律,戒烟酒,加强锻炼、增强体质,避免生冷辛辣等刺激性食物,慎用或忌用 NSAID 等可致溃疡的药物。

第三节　炎症性肠病

炎症性肠病(inflammatory bowel disease,IBD)一词专指病因未明的炎症性肠病,包括溃疡性结肠炎(UC)和克罗恩病(克隆氏病,CD),以前者多见。

【病因和发病机制】

目前认为 IBD 是由综合因素所致,主要包括环境、遗传、感染和免疫等。

环境因素作用于遗传易感者,在肠道菌丛的参与下,启动了肠道免疫及非免疫系统,最终导致免疫反应和炎症过程。可能由于抗原的持续刺激或(及)免疫调节紊乱,这种免疫炎症反应常表现为过度亢进和难于自限。一般认为 UC 和 CD 是同一疾病的不同亚类,组织损伤的基本病理过程相似,但可能由于致病因素不同,发病的具体环节不同,最终导致组织损害的表现不同。

一、溃疡性结肠炎

溃疡性结肠炎(UC)是一种病因尚不十分清楚的直肠和结肠慢性非特异性炎症性疾病。病变主要限于大肠黏膜和黏膜下层。临床主要表现为腹痛、腹泻、黏液脓血便及里急后重,可伴有多种肠外表现。病情轻重不一,多呈慢性反复发作。本病可发生于任何年龄,但以 20～

40岁多见,男女无明显差异,近年发病率有增加趋势。

【病理】

病变位于大肠,有以下特点:①炎症常局限于黏膜层和黏膜下层;②呈连续性、非节段性、弥漫性分布,多自直肠逆行向上发展,严重者可累及全结肠及回肠末段;③活动期固有膜内呈弥漫性中性粒细胞、嗜酸性粒细胞、浆细胞、单核细胞浸润;④隐窝脓肿融合溃破,黏膜出现广泛的小溃疡,并可逐渐融合成大片溃疡;⑤肉眼见黏膜弥漫性充血、水肿,表面呈细颗粒状,脆性增加、出血,糜烂及溃疡;⑥少数暴发型或重症患者病变累及结肠全层,可并发急性穿孔;⑦在反复发作的慢性过程中,可形成炎性息肉、瘢痕、黏膜肌层肥厚,致结肠变形缩短、结肠袋消失,甚至肠腔缩窄。少数患者可发生结肠癌变。

【临床表现】

多数起病缓慢,慢性病程,发作期与缓解期交替。少数起病急,症状持续并逐渐加重。可因饮食失调、劳累、精神刺激、感染等诱发或加重。

(一)症状

1.全身表现

轻者不明显,中、重型患者活动期常有低度至中度发热,急性暴发型或有严重合并症者可有高热。病情持续活动可出现乏力、消瘦、贫血、低蛋白血症、水与电解质平衡紊乱、儿童生长发育迟缓等。

2.消化系统表现

(1)腹痛、腹胀 多为下腹或左下腹的轻、中度阵发性腹痛,以隐痛和胀痛为主。常有腹痛→便意→便后缓解的规律,轻者可无腹痛或仅有腹部不适。

(2)腹泻和黏液脓血便 黏液脓血便是本病活动期的重要表现。轻者每日排便2～4次,便血轻或无;重者每日可达10次以上,脓血显见,粪质为稀糊状或水样,常伴有里急后重。

(3)其他症状 可有腹胀,严重者可有食欲缺乏、恶心、呕吐等。

3.肠外表现

常伴有外周关节炎、结节性红斑、坏疽性脓皮病、巩膜外层炎、前葡萄膜炎、口腔复发性溃疡、骶髂关节炎、强直性脊柱炎、原发性硬化性胆管炎等。

(二)体征

轻、中型患者仅有下腹或左下腹轻压痛,有时可触及痉挛的降结肠或乙状结肠。重型和暴发型患者常有明显压痛和鼓肠。并发中毒性巨结肠、肠穿孔时,可有压痛、反跳痛、腹肌紧张、肠鸣音减弱等。

(三)临床分型

1.按临床类型

①初发型:指无既往史的首次发作;②慢性复发型:临床上最多见,发作期与缓解期交替;③慢性持续型:症状持续,间以症状加重的急性发作;④急性暴发型:少见,急性起病,病情严重,全身毒血症状明显,可并发中毒性巨结肠、肠穿孔、败血症等。上述各型可相互转化。

2.按严重程度

①轻度:每日腹泻<4次,便血轻或无,不发热、血沉正常;②中度:介于轻度与重度之间;③重度:每日腹泻>6次,有明显黏液脓血便,发热、脉速、贫血、血沉加快。

3. 按病变范围

可分为直肠炎、直肠乙状结肠炎、左半结肠炎（结肠脾曲以远）和广泛性或全结肠炎（病变扩展至结肠脾曲以近或全结肠）。

4. 按病情分期

可分为活动期和缓解期。

【并发症】

（一）中毒性巨结肠及肠穿孔

约 5％ 的重症患者，常因低钾、钡剂灌肠、使用抗胆碱药物或阿片类药物等，使病情急剧恶化，迅速发生毒血症和水、电解质、酸碱平衡紊乱，出现鼓肠、腹部压痛，肠鸣音消失。白细胞计数显著升高，X 线腹部平片可见结肠扩大，结肠袋形消失。本并发症易引起急性肠穿孔，预后差。

（二）直肠结肠癌变

多见于广泛性结肠炎、幼年起病而病程漫长者。国外有报道起病 20 年和 30 年后癌变率分别为 7.2％ 和 16.5％。

（三）其他并发症

可有肠出血、肠穿孔、肠梗阻、瘘管形成、肛周脓肿等。

【实验室和其他检查】

（一）血液检查

中、重型患者可有红细胞计数减少、血红蛋白减少和血清白蛋白下降；活动期可有白细胞计数增高、血沉加快和 C-反应蛋白增高。

（二）粪便检查

粪便肉眼观察常有黏液脓血，镜检可见红细胞和脓细胞，急性发作期可见巨噬细胞。反复多次（至少连续 3 次）粪便病原学检查，是本病诊断的一个重要步骤，用于排除感染性结肠炎。

（三）自身抗体检测

近年研究发现，血液外周型抗中性粒细胞胞浆抗体（p-ANCA）和抗酿酒酵母抗体（ASCA）分别为 UC 和 CD 的相对特异性抗体，同时检测这两种抗体有助于 UC 和 CD 的诊断和鉴别诊断。

（四）结肠镜检查

结肠镜检查是本病最有价值的诊断与鉴别诊断方法。全结肠及回肠末段检查，直接观察肠黏膜变化，取活组织检查，并确定病变范围和性质。病变多呈连续性、弥漫性分布，从直肠肛端开始逆行向上扩展。

（五）X 线钡剂灌肠检查

结肠镜检查比 X 线钡剂灌肠检查更准确，有困难时辅以钡剂灌肠检查。重型或暴发型患者不宜做钡剂灌肠检查，以免加重病情或诱发中毒性巨结肠。

【诊断与鉴别诊断】

（一）诊断

1.确定诊断

具有持续或反复发作的腹泻和黏液脓血便、腹痛、里急后重，伴（或不伴）不同程度全身症状者，在排除急性自限性结肠炎、痢疾、慢性血吸虫病、肠结核等感染性结肠炎及结肠克罗恩病、缺血性肠炎、放射性肠炎等基础上，依据结肠镜检和X线钡剂灌肠检查的典型特征即可做出诊断。

2.疑似诊断

初发者临床表现和结肠镜改变不典型者，可诊断为疑似病例，应随访3～6个月，进一步观察发作情况。

需要强调：本病无特异性改变，许多病因都可引起类似的肠道炎症，只有在排除各种可能有关的病因后，才能做出明确诊断。完整的诊断应包括临床类型、严重程度、病变范围、病情分期和并发症。

（二）鉴别诊断

1.急性自限性结肠炎

可见于多种细菌感染，如痢疾杆菌、沙门菌、耶尔森菌、空肠弯曲菌等。急性发作时发热、腹痛较明显，粪便检查可分离出致病菌，抗生素疗效好，通常4周内痊愈。

2.阿米巴肠炎

病变主要在盲肠与升结肠。以腹痛、腹泻、暗红色果酱样大便为特征。本病易发展成慢性，并可引起肝脓肿等并发症。粪便或结肠镜取溃疡渗出物检查可找到溶组织阿米巴滋养体或包囊。血清抗阿米巴抗体阳性，抗阿米巴治疗有效。

3.血吸虫病

有疫水接触史，常有肝脾肿大，粪便检查可发现血吸虫卵，孵化毛蚴阳性。急性期直肠镜检查可见黏膜黄褐色颗粒，活检黏膜压片或组织病理检查发现血吸虫卵。免疫学检查也有助鉴别。

4.克罗恩病

克罗恩病的腹泻一般无肉眼血便，结肠镜及X线检查病变主要在回肠末段和邻近结肠且呈非连续性、非弥漫性分布。

5.直肠癌

多见于中年以后，直肠指诊常可触到肿块，结肠镜或X线钡剂灌肠对鉴别诊断有价值，活检可确诊。须注意溃疡性结肠炎也可发生结肠癌变。

6.肠易激综合征

肠易激综合征是一种功能性肠道疾病。大便有黏液无脓血，显微镜检查正常，隐血试验阴性，结肠镜检查无器质性病变。

7.其他

本病尚需与其他感染性肠炎（如抗生素相关性肠炎、肠结核、真菌性肠炎等）、缺血性结肠炎、放射性肠炎、过敏性紫癜、胶原性结肠炎、贝赫切特病、结肠息肉病、结肠憩室炎以及人类免疫缺陷病毒（HIV）感染合并的结肠炎等相鉴别。

【治疗】

治疗目的是控制急性发作,维持缓解,减少复发,防治并发症。

(一)一般治疗

轻者劳逸结合,进食高营养易消化的食物。重者禁食,给予完全胃肠外营养治疗。重症或暴发型患者要及时给予对症支持治疗,如纠正水、电解质、酸碱平衡紊乱、输血、输注血清白蛋白、心理治疗等。慎用或禁用抗胆碱药和止泻药,因可防诱发中毒性巨结肠。除继发感染外,并不常规应用抗生素。

(二)药物治疗

1.氨基水杨酸制剂

首选柳氮磺吡啶(SASP),口服后在结肠分解为 5 -氨基水杨酸(5 - ASA)与磺胺吡啶,前者滞留在结肠内与肠上皮接触而发挥抗炎作用。适用于轻、中度患者或重度经糖皮质激素治疗已有缓解者,用法:4~6g/d,分 4 次服用,病情完全缓解后逐渐减量至 2~4g/d,维持至少 3 年,5 - ASA 的维持量同诱导缓解时所用剂量。口服 5 - ASA 新型制剂(美沙拉嗪、奥沙拉嗪、巴柳氮等)疗效与 SASP 相仿,用于对 SASP 不能耐受者。5 - ASA 的灌肠剂适用于病变局限在直肠或乙状结肠者,栓剂适用于病变局限在直肠者。

2.糖皮质激素

重型和急性暴发型患者首选,对急性发作期有较好疗效,也用于对 SASP 疗效不佳的轻、中度患者。泼尼松 40~60mg/d,口服;重症患者先予较大剂量静脉滴注,如氢化可的松 300mg/d、甲基泼尼松龙 48mg/d 或地塞米松 10mg/d,7~10 日后改为口服泼尼松 60mg/d。病情缓解后每 1~2 周减量 5~10mg 至停药。减量期间加用 SASP 逐渐接替激素治疗。病变局限在直肠、乙状结肠者,可给予糖皮质激素保留灌肠,每晚 1 次。

3.免疫抑制剂

用于对激素疗效不佳或对激素依赖的慢性持续型病例,加用这类药物后可逐渐减少激素用量甚至停用。常给予硫唑嘌呤 1.5~2.5mg/(kg·d)或巯嘌呤 0.75~1.5 mg/(kg·d),该类药物显效时间约 3~6 个月,维持用药不少于 3 年。对硫唑嘌呤或巯嘌呤不能耐受者,可换用甲氨蝶呤。对严重溃疡性结肠炎急性发作,糖皮质激素治疗无效者,环孢素 4mg/(kg·d)静脉滴注,常可暂时缓解而避免急症手术。

(三)手术治疗

一般采用全结肠切除加回肠肛门小袋吻合术。

1.急症手术指征

①并发大出血;②并发肠穿孔;③并发中毒性巨结肠,伴严重毒血症经内科治疗无效者。

2.择期手术指征

①并发结肠癌;②慢性持续型病例内科治疗效果不佳,严重影响生活或对糖皮质激素不能耐受者。

【预后】

轻度及长期缓解者预后较好;急性暴发型、有并发症、年龄超过 60 岁、慢性持续型或反复发作频繁者预后较差。病程漫长者癌变危险性增加。

二、克罗恩病

克罗恩病(Crohn's disease，CD)是一种病因不明的胃肠道慢性炎性肉芽肿性疾病。从口腔至肛门各段消化道均可受累，多见于末段回肠和邻近结肠，呈节段性或跳跃式分布。

【临床表现】

(一)起病情况

多数起病隐匿缓慢，呈慢性病程，活动期与缓解期交替，有终生复发倾向。少数发病急，酷似急性阑尾炎或急性肠梗阻。发病年龄多在 15～30 岁，首次发作可见于任何年龄。

(二)临床特点

以腹痛、腹泻、体重下降、腹块、瘘管形成和肠梗阻为特点。①腹痛最为常见，多位于右下腹或脐周；②腹泻一般无脓血、黏液和里急后重(除非病变涉及结肠下段或肛门直肠)；③约10％～20％患者有腹部包块；④瘘管形成是本病的特征性表现。瘘管分内瘘和外瘘，内瘘可通向其他肠段、肠系膜、膀胱、输尿管、阴道、腹膜后等处，外瘘可通向腹壁或肛周皮肤。

(三)全身表现和肠外表现

常见的有发热、营养不良、贫血、低蛋白血症、维生素缺乏、儿童生长发育迟缓和口腔黏膜溃疡、皮肤结节性红斑、关节炎及眼病等。

【并发症】

肠梗阻最常见，其次是腹腔内脓肿，偶可并发急性穿孔或大量便血。直肠或结肠黏膜受累者可发生癌变。

【实验室和其他检查】

(一)实验室检查

同溃疡性结肠炎。

(二)影像学检查

小肠病变者可行胃肠钡剂造影，结肠病变者可行钡剂灌肠检查。X 线可见黏膜皱襞粗乱、纵行性溃疡或裂沟、鹅卵石征、假息肉、多发性狭窄或肠壁僵硬、瘘管形成等征象，病变呈节段性分布。腹部超声、CT、MRI 显示肠壁增厚、腹腔或盆腔脓肿、包块等。

(三)结肠镜检查

病变呈节段性、非对称性分布，可镜下取活组织检查。结肠镜检查和 X 线钡剂造影检查可起到互补效果，在对小肠病变的性质、部位和范围的确定方面是目前最为常用的方法。

(四)活组织检查

活组织检查是本病最有价值的诊断和鉴别诊断方法。本病的典型病理组织学改变是非干酪性肉芽肿。

【诊断与鉴别诊断】

(一)诊断

确定诊断应根据临床表现、X 线检查、结肠镜检查和活检结果综合分析，并在排除各种肠道感染性或非感染性炎症疾病及肠道肿瘤后作出。鉴别有困难而又有手术指征者可手术探查获取病理诊断。WHO 提出的克罗恩病诊断要点如下,可供参考(表 4-3)。

表 4-3　克罗恩病的诊断要点

项目	临床	X 线	内镜	活检	切除标本
①非连续性或节段性病变		＋	＋		＋
②铺路石样表现或纵行溃疡		＋	＋		＋
③全壁性炎症病变	＋	＋	＋		＋
	(腹块)	(狭窄)	(狭窄)		
④非干酪性肉芽肿				＋	＋
⑤裂沟、瘘管	＋	＋			＋
⑥肛门部病变	＋			＋	＋

注:具备表中①②③者为疑诊;再加上④⑤⑥三项中任何一项者可确诊;有④者再加上①②③中的任何
两项也可确诊

(二)鉴别诊断

急性发作时需与阑尾炎、肠梗阻相鉴别;慢性发作者需与肠结核、肠道淋巴瘤等相鉴别;病变单纯累及结肠者需与溃疡性结肠炎相鉴别。

1.肠结核

多有结核病史,病变主要累及回盲部和邻近结肠,节段性分布不明显,溃疡多为横行、浅表而不规则;多无瘘管、无腹腔脓肿和肛周病变;抗结核治疗显效,活检抗酸杆菌染色阳性、结核菌素试验强阳性、血清结核杆菌相关性抗原和抗体检测阳性,干酪样肉芽肿是肠结核的特征性病变。

2.溃疡性结肠炎

鉴别要点见表 4-4。如临床上仍难以鉴别时,可暂时诊断为炎症性肠病待定类型,再进一步观察病情变化。

表 4-4　溃疡性结肠炎与结肠克罗恩病的鉴别诊断要点

项目	溃疡性结肠炎	结肠克罗恩病
症状	黏液脓血便多见	有腹泻、黏液脓血便少见
病变分布	病变连续	呈节段性
直肠受累	多见	少见
末端回肠受累	罕见	多见
肠腔狭窄	少见,中心性	多见,偏心性
包块、瘘管、肛周病	罕见	多见
内镜表现	溃疡浅、黏膜弥漫性充血水肿、颗粒状,脆性增加	纵行溃疡、呈鹅卵石样改变,病变间黏膜外观正常,
活检特征	固有膜全层弥漫性炎症,隐窝脓肿、隐窝结构明显异常,杯状细胞减少	裂隙状溃疡、非干酪性肉芽肿,黏膜下层淋巴细胞聚集

【治疗】

克罗恩病的治疗原则及药物应用与溃疡性结肠炎相似,其治疗特点如下。

(一)腹痛、腹泻的治疗

可酌情使用抗胆碱药或止泻药,合并感染者可静脉给予广谱抗生素。

(二)抗菌药物

硝基咪唑类药物、喹诺酮类药物有一定疗效。甲硝唑对肛周病变有效,环丙沙星对肛瘘有效。

(三)应用生物制剂

英夫利昔是一种单克隆抗体,为促炎性细胞因子的拮抗剂,临床试验证明常对传统治疗无效的活动性克罗恩病有效,重复治疗可取得长期缓解。

(四)手术治疗

主要是病变肠段切除。手术适应证主要是针对并发症,包括完全性肠梗阻、瘘管与腹腔脓肿、急性穿孔或不能控制的大出血等,本病术后复发率高。

【预后】

本病可经治疗好转,也可自行缓解。但多数患者反复发作,重症者迁延不愈,预后较差。

第四节 肠易激综合征

肠易激综合征(irritable bowel syndrome,IBS)是一种常见的功能性肠道疾病,以腹痛或腹部不适伴排便习惯改变为其特征,并排除引起这些症状的器质性疾病。多见于中青年,50岁以后首发者少见。男女比例约1:2。

【病因和发病机制】

本病的病因和发病机制尚不很清楚,认为与胃肠动力学异常、内脏感觉异常、精神等多种因素有关。

(一)胃肠动力学异常

本病患者可有肠蠕动幅度和频率的改变,以便秘、腹痛为主者肠蠕动幅度减弱、频率减慢;以腹泻为主者蠕动幅度增强、频率加快。

(二)内脏感觉异常

本病患者的腹痛阈值比正常人低,因而肠道平滑肌对刺激的敏感性和反应性升高,正常的结肠运动即可引起痉挛性疼痛。

(三)精神因素

心理应激对胃肠运动有明显影响。本病患者常处于焦虑、抑郁状态,对应激反应更敏感和强烈。应激事件发生频率亦高于正常人。

(四)其他

约有1/3的患者对某些食物不耐受而诱发或加重症状;还有部分患者的症状发生于肠道感染治愈之后,其发病常与感染的严重性和应用抗生素的时间有关。

【临床表现】

起病隐匿,反复发作病情迁延,可达数年至数十年。精神、饮食常为诱发或加重因素。最主要的临床表现是腹痛、排便习惯和粪便性状的改变。临床上分为腹泻型、便秘型和腹泻便秘交替型。

(一)症状

1.全身症状

部分患者可有头痛、头昏、失眠、焦虑、抑郁等精神症状。

2.消化道症状

①腹痛:部位不定程度不等,以下腹和左下腹多见,常为阵发性痉挛性疼痛,多于排便或排气后缓解。②腹泻:一般每日 3～5 次,偶可达十数次,多呈稀糊状,也可为成形软便或稀水样。多带有黏液,部分患者粪质少而黏液量很多,但绝无脓血。排便不干扰睡眠。③便秘:部分患者腹泻与便秘交替,可有排便困难,粪便干结、量少,呈羊粪状或细杆状,表面附着黏液。④其他:可有腹胀感、排便不净感、排便窘迫感和消化不良症状。

(二)体征

体征常不明显,可在相应部位有轻压痛,部分患者可触及腊肠样肠管,直肠指诊感到肛门痉挛、张力较高,可有触痛。

【诊断与鉴别诊断】

(一)诊断

以下为罗马Ⅲ诊断标准:

(1)病程半年以上且近 3 个月持续存在腹部不适或腹痛,伴有下列特点中至少 2 项:①症状在排便后改善;②症状发生伴随排便次数改变;③症状发生伴随粪便性状改变。

(2)以下不是诊断所必备,但属常见症状,这些症状越多越支持 IBS 的诊断:①排便频率异常(每天排便＞3 次或每周＜3 次);②粪便性状异常(块状/硬便或稀水样便);③粪便排出过程异常(费力、急迫感、排便不尽感);④黏液便;⑤胃肠胀气或腹部膨胀感。

(3)缺乏可解释症状的形态学改变和生化异常。

(二)鉴别诊断

本病需与肠道感染、肠道肿瘤、炎症性肠病、缺血性肠病、吸收不良综合征、乳糖不耐受症等器质性疾病相鉴别。

【治疗】

(一)一般治疗

详细询问病史,积极寻找并去除诱因;解除患者顾虑增强治疗信心;建立良好的生活习惯,避免诱发症状的食物(产气的食物如乳制品、大豆等)。高纤维食物有助改善便秘,失眠、焦虑者可适当给予镇静剂,腹痛者可予局部热敷。

(二)对症治疗

1.腹痛的治疗

可给予抗胆碱药物作为缓解腹痛的短期对症治疗。①匹维溴胺:为选择性胃肠平滑肌钙拮抗剂,口服 50mg,每日 3 次;②溴丙胺太林:口服 15～30mg,每日 3～4 次。

2. 腹泻的治疗

可给予止泻药。①洛哌丁胺：每次腹泻后 2mg 口服，每日总量不超 10mg；②地芬诺酯：口服 2.5～5mg，每日 3 次；③蒙脱石散剂：口服 3.0g，每日 3 次，也可给予药用炭等。

3. 便秘的治疗

宜使用作用温和的轻泻剂，如聚乙二醇、乳果糖或山梨醇，容积性泻药如欧车前制剂和甲基纤维素等也可选用。

4. 抗抑郁治疗

伴明显精神症状者可试用三环类抗抑郁药如阿米替林，选择性抑制 5-羟色胺再摄取的抗抑郁药如帕罗西汀等，宜从小剂量开始，注意药物的不良反应。

5. 调节肠道菌群

如双歧杆菌、乳酸杆菌、酪酸菌等制剂，可纠正肠道菌群失调，对腹泻、腹胀也有一定疗效。

（三）心理和行为疗法

症状严重而顽固，经上述治疗无效者应考虑给予心理行为治疗。

第五节　肝　硬　化

肝硬化（hepatic cirrhosis）是由多种原因引起的以肝组织弥漫性纤维化、再生结节和假小叶形成为特征的慢性肝病。起病隐匿，进展缓慢，早期临床表现不明显，晚期以肝功能减退和门静脉高压为主要表现，可并发上消化道大出血、肝性脑病、癌变等。发病高峰年龄在 35～50 岁，男女比例约为 3.6～8∶1。

【病因和发病机制】

（一）病因

1. 病毒性肝炎

病毒性肝炎是我国肝硬化患者最常见的病因。主要为乙型、丙型和丁型肝炎病毒感染，约占肝硬化的 60%～80%，通常经过慢性肝炎阶段演变而来，亦称肝炎后肝硬化。甲型和戊型病毒性肝炎不发展为肝硬化。

2. 慢性酒精中毒

在我国约占 15%，近年来有上升趋势。慢性酒精中毒是欧美国家肝硬化的主要病因。

3. 非酒精性脂肪性肝炎（NASH）

研究表明，约 20% 的非酒精性脂肪性肝炎可发展为肝硬化。据统计 70% 的隐源性肝硬化可能由 NASH 引起。

4. 胆汁淤积

持续肝内胆汁淤积或肝外胆管阻塞时，高浓度胆酸和胆红素可损伤肝细胞，引起胆汁性肝硬化。

5. 遗传性代谢障碍

先天性酶缺陷疾病，致使某些物质不能被正常代谢而沉积在肝脏，如肝豆状核变性（铜沉积）、血色病（铁沉积）、α_1-抗胰蛋白酶缺乏症等。

6. 工业毒物或药物中毒

长期接触四氯化碳、磷、砷等，或长期服用双醋酚汀、甲基多巴、异烟肼等可引起中毒性或药物性肝炎而演变为肝硬化。

7.其他

自身免疫性肝炎、血吸虫病、肝静脉回流受阻(慢性充血性心力衰竭、缩窄性心包炎、肝静脉阻塞综合征、肝小静脉闭塞病)等。病因不明者称为隐源性肝硬化,约占 5%～10%。

 知识链接

脂肪性肝病

脂肪性肝病(脂肪肝),是指由于各种原因引起的脂肪(甘油三酯)在肝细胞内堆积,以弥漫性肝细胞大泡性脂肪变为主要特征的临床病理综合征,包括单纯性脂肪性肝病和由其演变的脂肪性肝炎和肝硬化。引起脂肪性肝病的病因很多,可分为酒精性和非酒精性脂肪肝病。近年来随着健康体检的普及和先进检查手段的运用,脂肪性肝病的发生率逐年提高,已成为仅次于病毒性肝炎的第二大肝病,并已被公认是隐源性肝硬化的常见原因之一。患者多无自觉症状,或仅有轻度的疲乏、食欲缺乏、腹胀、嗳气、肝区胀满等感觉。由于患者转氨酶常有持续或反复升高,又有肝脏肿大,易被误诊。一般而言,脂肪肝属可逆性肝病,早期诊断并及时治疗常可恢复正常。

(二)发病机制

上述各种因素损伤肝细胞致变性、坏死,进而肝细胞再生和纤维结缔组织增生,肝纤维化形成,导致肝脏功能障碍,最终发展为肝硬化。由于肝纤维化,肝脏血管床减少、闭塞和扭曲,血管受到再生结节挤压,肝内门静脉、肝静脉和肝动脉三者分支之间失去正常关系,并且出现交通吻合支,肝脏血循环紊乱是形成门静脉高压的病理基础,且加重肝细胞缺血缺氧,促进了肝硬化病变的进一步发展。

【病理】

在大体形态上:肝脏早期肿大、晚期明显缩小,质地变硬,外观呈棕黄色或灰褐色,表面有弥漫性大小不等的结节和塌陷区。切面见肝脏正常结构被圆形或椭圆形的岛屿状结节代替,结节周围有灰白色的结缔组织间隔包绕。

在组织学上:正常肝小叶结构被假小叶代替。假小叶内肝细胞有不同程度的变性、坏死,汇管区增宽,可有炎细胞浸润和小胆管样结构(假胆管)。

根据结节形态可将肝硬化分为三型:①小结节性肝硬化:结节大小相仿,直径小于 3mm;②大结节性肝硬化:结节大小不等,一般平均大于 3mm,最大结节直径可达 5cm 以上;③混合性肝硬化:肝内同时存在大、小两种结节。

【临床表现】

起病隐匿、进展缓慢,可隐伏数年甚至 10 年以上。少数患者进展快,可于 3～6 月发展为肝硬化。早期为肝功能代偿期,可无症状或症状轻微,当出现腹水或并发症时,表示进入肝功能失代偿期。

(一)肝功能代偿期

症状轻微,可有乏力、腹胀、食欲减退、腹部不适等。可触及肝脏肿大,质偏硬,无或有轻压痛,脾轻度或中度肿大。肝功能检查正常或轻度异常。常在体检或手术中被偶然发现。

（二）肝功能失代偿期

主要有肝功能减退和门静脉高压两大类表现。

1.肝功能减退的表现

（1）全身症状 可有消瘦、乏力、倦怠、贫血、营养不良、皮肤干燥、精神萎靡、面色灰暗、机体抵抗力低下,不规则低热等。半数以上患者可有黄疸,黄疸的严重程度常与肝细胞坏死的程度相关。

（2）消化道症状 由于门脉高压胃肠淤血,患者的消化吸收功能障碍。常有食欲减退、恶心、呕吐、腹胀、腹泻、肝区隐痛、厌油等,对脂肪和蛋白质耐受差,进油腻肉食易发生腹泻。

（3）出血倾向 由于肝脏合成凝血因子减少及脾功能亢进所致血小板减少,常有牙龈、鼻腔出血,皮肤紫癜,女性月经过多等出血倾向。

（4）内分泌紊乱 由于雌激素灭活障碍,致血液雌激素浓度增加、雄激素相对减少,常表现为男性性功能减退、乳房发育,女性月经减少、继发闭经、不孕;上腔静脉引流区域有肝掌、蜘蛛痣;皮肤暴露部位色素沉着。由于继发性醛固酮和抗利尿激素增加,可有尿少、水肿;由于肝糖原合成减少,易出现低血糖。

2.门静脉高压的表现

（1）门-体侧支循环开放 门静脉系统与腔静脉之间存在许多交通支,门静脉高压时门静脉回流受阻导致这些交通支开放。主要侧支循环:食管和胃底静脉曲张(可破裂致上消化道出血)、痔静脉扩张(可加重或诱发痔疮)、腹壁静脉曲张。

（2）脾大伴脾功能亢进 脾因长期淤血而肿大,多为轻、中度肿大,血吸虫引起者,巨脾多见。脾大常伴脾功能亢进,表现为红细胞、白细胞、血小板计数减少。

（3）腹水 是肝硬化失代偿期最突出、最常见的表现,由肝功能减退和门静脉高压共同所致。表示病情进入晚期,可有压迫症状和腹部叩诊移动性浊音。

3.肝脾触诊

肝脏早期肿大可触及,质硬边缘钝,后期常缩小,肋下触不到。半数患者可触及中度以上肿大的脾脏。

【并发症】

（一）食管胃底静脉曲张破裂出血

为最常见并发症。多突然发生呕血和(或)黑便,部分患者可因进坚硬粗糙食物诱发,大量出血可致失血性休克。

（二）肝性脑病

肝性脑病是本病最严重的并发症,也是最常见的死亡原因,主要临床表现为性格和行为失常、意识障碍、昏迷等。

（三）感染

肝硬化患者免疫功能低下,常并发呼吸道、胃肠道和泌尿道等感染而出现相应症状。有腹水者常并发自发性细菌性腹膜炎,临床表现为发热、腹痛、短期内腹水迅速增加,常有全腹压痛和腹膜刺激征。病原菌多为来自肠道的革兰阴性菌,血常规检查可有白细胞升高。严重者肝功能可迅速恶化,出现低血压或休克,诱发肝性脑病等。腹水细菌培养有助确诊。

(四)电解质和酸碱平衡紊乱

1. 低钠血症

由于长期低盐饮食、利尿或大量放腹水以及继发性抗利尿激素增多,致水潴留超过钠潴留(稀释性低钠)。

2. 低钾低氯血症

钾的摄入不足、呕吐腹泻、长期应用利尿剂或高渗葡萄糖、继发性醛固酮增多等,均可促使或加重血钾和血氯降低导致代谢性碱中毒,并诱发肝性脑病。

3. 酸碱平衡紊乱

肝硬化者可发生各种酸碱平衡紊乱,最常见的是呼吸性碱中毒或代谢性碱中毒,其次是呼吸性碱中毒合并代谢性碱中毒。

(五)原发性肝癌

肝炎后肝硬化和酒精性肝硬化发生肝癌的危险性明显增高。当患者出现肝区疼痛、肝大、血性腹水、无法解释的发热或血清甲胎蛋白(AFP)升高及 B 超提示肝脏占位性病变时应高度怀疑。

(六)肝肾综合征(HRS)

HRS 是指发生在严重肝病基础上的肾衰竭,但肾脏本身并无器质性损害,故又称功能性肾衰竭。由于肝脏原因致有效循环血量减少和肾内血流重新分布,主要表现是少尿或无尿,氮质血症和血肌酐升高,稀释性低钠血症,低尿钠等。

(七)肝肺综合征(HPS)

严重肝病者,由于肺内血管扩张致低氧血症,可在原有肝病表现基础上,伴立位时加重的呼吸困难。

(八)门静脉血栓形成

血栓缓慢形成者,可无明显症状。如发生在门静脉的急性完全阻塞,可出现剧烈腹痛、腹胀、血便、休克,脾脏迅速增大和腹水迅速增加等。

【实验室和其他检查】

(一)血常规

早期正常,晚期可有轻重不等的贫血,有感染时白细胞升高,脾功能亢进时红细胞、白细胞和血小板计数均减少。

(二)肝功能试验

代偿期大多正常或仅有轻度酶学异常。失代偿期可有:①轻、中度者血清转氨酶升高,以谷氨酸氨基转移酶(ALT)升高较明显,肝细胞严重坏死时,则天门冬氨酸氨基转氨酶(AST)升高更明显;谷氨酰转肽酶(GGT)及碱性磷酸酶(ALP)也可有轻、中度升高;②白蛋白降低、球蛋白(以 γ-球蛋白为主)升高,A/G 倒置;③凝血酶原时间延长,且注射维生素 K 不能纠正;④血清胆红素(以结合胆红素为主)有不同程度的升高;⑤血总胆固醇(特别是胆固醇酯)下降。

(三)血清免疫学检查

①细胞免疫功能减退:半数以上患者的 T 淋巴细胞减少,血清 γ-球蛋白和 IgG 升高;

②病毒性肝炎所致肝硬化:可检出病毒性肝炎的血清标记物;③自身免疫性肝炎所致肝硬化:可检出相应的自身抗体,如抗核抗体、抗平滑肌抗体等;④合并原发性肝癌时:甲胎蛋白(AFP)明显升高。

(四)影像学检查

1.X线检查

食道静脉曲张者,X线钡餐检查可见虫蚀样或蚯蚓状充盈缺损,纵行黏膜皱襞增宽;胃底静脉曲张者,可见菊花瓣样充盈缺损。

2.腹部超声检查

部分患者显示肝脏表面不光滑、肝叶比例失调(右叶萎缩、左叶及尾叶增大)、肝实质回声不均匀,以及脾大、门静脉扩张等,有腹水者可见液性暗区。

3.CT和MRI

CT对肝硬化的诊断价值与B超相似。疑合并原发性肝癌者,可进一步作MRI检查。

(五)内镜检查

胃镜可直接观察食管胃底静脉曲张的部位及程度,阳性率高于X线钡餐检查,并发上消化道出血时,尚可判明出血部位和病因,及进行止血治疗。腹腔镜可直接观察肝脏外形、表面、色泽、边缘和脾脏的改变,并可在直视下取标本做活组织检查。

(六)肝穿刺活组织检查

肝穿刺活组织检查是最可靠的诊断依据,如发现有假小叶形成即可确诊。

(七)腹水检查

一般为漏出液,血清-腹水白蛋白梯度(SAAG)>11g/L。合并自发性细菌性腹膜炎(SBP)时腹水为渗出液或中间型,白细胞常大于$0.5×10^9$/L,以中性粒细胞为主。腹水的细菌培养应在床边进行,使用血培养瓶,分别作需氧和厌氧菌培养。若腹水呈血性应高度怀疑癌变,细胞学检查有助诊断。

(八)门静脉压力测定

经颈静脉插管测定肝静脉楔入压与游离压,二者之差为肝静脉压力梯度(HVPG),可反映门静脉压力。正常成人5mmHg,大于10mmHg则为门静脉高压。

【诊断与鉴别诊断】

(一)诊断

诊断依据:①有病毒性肝炎或长期大量饮酒等病因病史;②有肝功能减退和门静脉高压的临床表现;③肝功能试验有血清白蛋白下降、血清胆红素升高及凝血酶原时间延长等;④B超或CT提示肝硬化及内镜发现食管胃底静脉曲张;⑤肝脏活组织检查见假小叶形成是诊断本病的金标准。

完整的诊断应包括病因、病期、病理和并发症的诊断,如"乙型病毒性肝炎肝硬化(失代偿期),大结节性,合并食管静脉曲张破裂出血"。

(二)鉴别诊断

1.与伴有肝脾肿大的疾病鉴别

主要应与慢性肝炎、原发性肝癌、血吸虫病、血液病以及代谢性疾病引起的肝脾肿大相鉴别,必要时肝穿刺活检。

2. 与伴有腹水或腹胀的疾病鉴别

常见的有结核性腹膜炎、缩窄性心包炎、慢性肾小球肾炎、腹腔肿瘤、巨大卵巢囊肿等。必要时进行腹腔镜检查确诊。

3. 与肝硬化并发症的鉴别

①并发上消化道出血时应与消化性溃疡、糜烂性胃炎、胃癌、食管癌相鉴别;②并发肝性脑病时应与低血糖、尿毒症、酮症酸中毒昏迷等相鉴别;③并发肝肾综合征时应与慢性肾小球肾炎、急性肾小管坏死等相鉴别。

【治疗】

本病目前无特效治疗。关键在于早期诊断,针对病因给予治疗,阻止肝硬化进一步发展。失代偿期的治疗和预防原则是:合理膳食平衡营养、改善肝功能、抗肝纤维化、对症处理和积极防治并发症。

(一)一般治疗

1. 消除致病因素

积极治疗原发病因,阻止对肝脏继续损害。

2. 休息

代偿期应适当减少活动,注意劳逸结合;失代偿期以卧床休息为主。

3. 饮食

以高热量、高蛋白(肝性脑病时限白质摄入)、富含维生素且易消化的食物为宜,避免粗糙、坚硬食物。禁酒,忌用对肝脏有损害的药物。有腹水者应限制水、盐的摄入。

4. 支持治疗

病情重进食少营养状况差者,应静脉输入高渗葡萄糖以补充热量,可加入维生素C、胰岛素、氯化钾等。注意维持水、电解质、酸碱平衡,必要时输注白蛋白或血浆。

(二)抗纤维化治疗

目前尚无肯定作用的药物。对病毒复制活跃的病毒性肝炎肝硬化患者可给予抗病毒治疗。

1. 慢性乙型肝炎

①肝功能较好、无并发症的乙型肝炎肝硬化患者HBeAg阳性者,可用拉米夫定100mg,或阿德福韦酯10mg,每日1次,口服,无固定疗程,需长期应用。干扰素因有导致肝功能失代偿等并发症的可能,应十分慎重。②肝功能失代偿乙型肝炎肝硬化患者,治疗目标是通过抑制病毒复制,改善肝功能,以延缓或减少肝移植的需求,抗病毒治疗只能延缓疾病进展,但本身不能改变终末期肝硬化的最终结局。干扰素治疗可导致肝衰竭,因此,肝功能失代偿患者禁忌使用。

2. 慢性丙型肝炎

积极抗病毒治疗可以减轻肝损害,延缓肝硬化的发展。

3. 中医药治疗

中医药治疗肝硬化有一定效果。多以活血化瘀药为主,应按病情辨证施治。

（三）腹水的治疗

治疗腹水不但可减轻症状，而且可防止在腹水基础上发展的一系列并发症如 SBP、肝肾综合征等。

1.限制水、钠摄入

给予低钠饮食，每日钠摄入量控制在 1.5～2.0g，水的摄入量控制在 500～1 000ml。应用利尿剂时，可适当放宽钠摄入量。

2.应用利尿剂

常为螺内酯和呋塞米联合应用。先用螺内酯 40～80mg/d，4～5 日后视利尿效果加呋塞米 20～40mg/d，以后再视利尿效果分别逐渐加大两药剂量（最大剂量为螺内酯 400mg/d，呋塞米 160mg/d）。理想的利尿效果为每天体重减轻 0.3～0.5kg（无水肿者）或 0.8～1kg（有下肢水肿者）。

3.提高血浆胶体渗透压

有低蛋白血症者，可每周定期输注白蛋白或血浆，通过提高血浆胶体渗透压促进腹水消退。

4.难治性腹水的治疗

难治性腹水是指使用最大剂量的上述利尿剂腹水仍无消退。对于利尿剂使用虽未达最大剂量，腹水也未消退但反复诱发肝性脑病、低钠血症、高钾血症或高氮质血症者亦被视为难治性腹水。可选择下列方法：

（1）大量排放腹水加输注白蛋白　在 1～2 小时内放腹水 4～6L，同时输注白蛋白 40～60g，并继续使用适量利尿剂。本疗法可在不同时间重复进行，对部分难治性腹水常有效。但有严重凝血障碍、肝性脑病和上消化道出血者禁用。

（2）自身腹水浓缩回输　在无菌情况下，抽腹水 5～10L，经浓缩处理（超滤或透析）至 0.5L，经静脉回输，可起到清除腹水，保留蛋白，增加有效血容量的作用。对难治性腹水有一定疗效。

（3）经颈静脉行肝内门-体静脉分流术（TIPS）　以血管介入的方法在肝内门静脉分支和肝静脉分支之间建立分流通道。能有效降低门静脉压，治疗难治性腹水，但易诱发肝性脑病，故不作首选。

（4）肝移植　顽固性腹水是肝移植优先考虑的适应证。

（四）并发症的防治

1.食管胃底静脉曲张破裂出血

（1）急性出血的预防　第一次出血后，70% 的患者会再出血，且死亡率高。预防首次出血和再次出血，常首选 β 受体阻滞剂，如普萘洛尔，通过收缩内脏血管，减少门静脉血流而降低门静脉压力，由 10mg/d 开始，逐日加 10mg，加量至基础心率不低于 55 次/分为宜。如普萘洛尔合用 5-单硝酸异山梨醇酯，降低门静脉压力效果更好。

（2）急性出血的治疗　以采取有效止血措施、迅速补充有效血容量、防治失血性休克、预防感染和肝性脑病等为重点。

1）一般治疗和补充有效血容量：患者卧床休息，保持呼吸道通畅，避免呕血时血液吸入引起窒息，必要时吸氧。活动性出血期间禁食。立即查血型和配血，尽快建立有效的静脉输液通道,尽快补充血容量。在配血过程中,可先输平衡液或葡萄糖盐水。改善急性失血性周围循环衰竭的关键是输血,一般输浓缩红细胞,严重活动性大出血考虑输全血。输血量视患者周围循环动力学及贫血改善而定。

2)药物止血:血管加压素,开始 0.2U/min 持续静滴,根据治疗反应,可逐渐加量至0.4U/min。该药常见的不良反应有腹痛、血压升高、心律失常、心绞痛,严重者可发生心肌梗死。应同时给予硝酸甘油静滴或 0.6mg 舌下含服,每 30 分钟 1 次;特利加压素,为加压素拟似物,止血效果好、不良反应少,2mg,q4~6h,静推,但价格昂贵;生长抑素及其拟似物,是近年治疗食管胃底静脉曲张出血最常用的药物。其中,14 肽天然生长抑素首剂 250μg 静脉缓注,继以 250μg/h 持续静滴。本品半衰期极短,滴注过程中若中断超过 5min,应重新注射首剂。也可给予奥曲肽:首剂 100μg,静脉缓注,继以 25~50μg/h 持续静滴。

3)气囊压迫止血:经鼻或口插入三腔二囊管,先抽出胃内积液,继而先后注气入胃囊(囊内压为 50~70mmHg)和食管囊(囊内压为 35~45mmHg),然后向外牵引,使气囊压迫胃底和食管的曲张静脉。每次持续压迫时间最长不超过 24h。由于副作用大、并发症多,停用后早期再出血率高,故不作首选。

4)内镜治疗:在急诊内镜检查的同时,注射硬化剂或用皮圈套扎曲张静脉,不仅能止血,而且可有效防止早期再出血,是目前重要的治疗手段。

5)外科手术或经颈静脉肝内门-体静脉分流术:内科上述治疗无效者,应及时进行外科手术。如条件允许,亦可经颈静脉行肝内门-体静脉分流术。

2. 自发性细菌性腹膜炎(SBP)

(1)SBP 的预防 急性上消化道出血常为 SBP 的诱发因素,可给予喹诺酮类药物提前预防。

(2)SBP 的治疗 并发 SPB 可迅速加重肝损害、诱发肝肾综合征、肝性脑病等严重并发症,故应立足于早诊、早治。①抗生素治疗:应选择对肠道革兰阴性菌效果好、腹水中药物浓度高、对肾脏毒性小的广谱抗生素。首选头孢噻肟等第三代头孢菌素,可联合舒他西林、替门汀或喹诺酮类药物,常静脉足量给药,每疗程不少于 2 周。②静脉输注白蛋白:开始 1.5g/(kg·d),2 日后改为 1g/(kg·d)至病情明显改善。

3. 肝性脑病

详见本章第七节。

4. 肝肾综合征(HRS)

(1)HRS 的预防 ①积极防治诱发因素,如感染、上消化道出血、水电酸碱平衡紊乱等;②液体量入为出,避免强利尿和单纯大量放腹水;③避免使用肾毒性药物;④合并自发性细菌性腹膜炎者,抗感染同时应给予足量白蛋白。

(2)HRS 的治疗 ①血管活性药物加输注白蛋白:特利加压素或奥曲肽加白蛋白;②经颈静脉肝内门-体静脉分流术(TIPS):可促进 HRS 患者肾功能的恢复和难治性腹水的消退,提高生存率。

 知识链接

经颈静脉肝内门-体静脉分流术(TIPSS)

TIPSS 是一种将门静脉血流转移到体静脉(肝静脉)的介入性疗法。该疗法可有效地降低门静脉高压。操作者在荧光透视引导下,穿刺导管首先经皮肤进入颈内静脉,然后依次进入上腔静脉、右心房、下腔静脉和(大多数情况下)右肝静脉。通过穿刺导管将细针插入,进行肝实质穿刺。在肝静脉和门静脉右支之间建立一个通道,该通道通过一个可扩张的金属支架保持通畅。TIPSS 一旦成功,门静脉血流可迅速减少,门静脉高压可立刻得到缓解。

(五)门静脉高压症的手术治疗

手术可降低门静脉压力和消除脾功能亢进。手术指征:①食管胃底静脉曲张破裂大出血内科治疗无效者;②预防伴有严重脾功能亢进者的再次出血。手术方式包括各种断流、分流术和脾切除术等。肝功能损害轻或无并发症者,手术预后较好;肝功能损害重、机体一般状况差或大出血急症手术者预后差、死亡率高。

(六)肝移植

肝移植是唯一能使患者长期存活的疗法,是晚期肝硬化治疗的最佳选择。

【预后和预防】

肝硬化的预后与病因、肝功能代偿程度和有无并发症有关。病毒性肝炎肝硬化、隐源性肝硬化较其他类型肝硬化预后差;失代偿期或出现严重并发症者预后差;酒精性肝硬化、胆汁性肝硬化,如能在失代偿期前消除病因,则病变可趋静止,相对较好。

加强宣传教育,普及乙肝疫苗接种、严格血制品管理、严格筛选献血员、戒烟酒、打击吸毒等,都是降低肝硬化发病率的有效措施。

第六节 原发性肝癌

原发性肝癌(primary carcinoma of the liver)是指起源于肝细胞或肝内胆管上皮细胞的恶性肿瘤,是我国常见的恶性肿瘤之一,死亡率在消化系统恶性肿瘤中仅次于胃癌和食管癌,位居第三。近年发病率有上升趋势,我国每年约有 11 万人死于肝癌,占全球肝癌死亡人数的45%。本病多见于中年男性,男女之比为 2～5:1。

【病因和发病机制】

本病的病因和发病机制尚不完全清楚。可能与下列因素有关:

(一)病毒性肝炎

在我国原发性肝癌患者中约 1/3 有慢性肝炎史,90%的肝癌患者 HBsAg 阳性,5%～8%的肝癌患者抗 HCV 抗体阳性,提示乙、丙型肝炎病毒感染与肝癌有关。

(二)肝硬化

原发性肝癌合并肝硬化的发生率约为 50%～90%,在我国原发性肝癌常发生于病毒性肝炎后肝硬化患者。

(三)黄曲霉毒素

流行病学调查发现:粮食受黄曲霉毒素污染严重的地区,肝癌发病率高。研究表明:黄曲霉毒素的代谢产物黄曲霉毒素 B_1 有强烈的致癌作用。

(四)饮用水污染

流行病学调查发现:饮用被蓝绿藻毒素污染的池溏水,人群中肝癌发病率明显增高。

(五)遗传因素

不同种族和人群肝癌发病率不同,常有家族聚集现象,但是否与遗传有关,有待进一步研究。

(六)其他

某些化学物质如亚硝胺类、偶氮芥类、有机氯农药、酒精等均是可疑的致肝癌物质。华支睾吸虫感染肝小胆管,可致原发性胆管细胞癌。

【病理】

(一)病理分型

1. 按组织起源分

(1)肝细胞型　起源于肝细胞,占原发性肝癌的 90%。

(2)胆管细胞型　起源于胆管上皮细胞,较少见。

(3)混合型　上述两型并存或过度形态,最少见。

2. 按大体形态分

(1)块状型　临床多见,癌块呈单个、多个或融合,直径≥5cm,大于 10cm 者称巨块型。周围的肝组织常被挤压,形成假包膜,易液化、坏死,易致肝破裂或腹腔内出血等并发症。

(2)结节型　较多见,有大小和数目不等的癌结节,多位于肝右叶,直径一般不超过 5cm。如单个癌结节直径小于 3cm 或相邻两个癌结节直径之和小于 3cm 者称为小肝癌。

(3)弥漫型　临床少见,米粒至黄豆大的癌结节弥漫性地分布于整个肝脏,不易与肝硬化区分,肝脏肿大不明显,甚至可以缩小。

(二)转移途径

1. 肝内转移

肝癌最早在肝内转移,易侵犯门静脉及分支并形成癌栓,癌栓脱落后在肝内引起多发性转移灶。如门静脉干支有癌栓阻塞,可引起或加重门静脉高压,形成顽固性腹水。

2. 肝外转移

(1)血行转移　最常见的转移部位是肺,其次是胸膜、骨、肾、肾上腺、皮肤等。

(2)淋巴转移　最常转移至肝门淋巴结,其次是胰、脾、主动脉旁及锁骨上淋巴结等。

(3)种植转移　少见,从肝脏表面脱落的癌细胞可种植在腹膜、横膈、盆腔等处,引起血性腹水、胸水、卵巢转移癌等。

【临床表现】

(一)症状

原发性肝癌起病隐匿,多在健康体检时查出甲胎蛋白增高或/和 B 超检查偶然发现肝癌,这一阶段缺乏典型症状,称为亚临床肝癌。一旦临床表现明显,大多已进入中、晚期。不同阶段的临床表现有明显差异。

1. 全身表现

可有进行性消瘦、乏力、发热、精神萎靡、食欲缺乏、营养不良、贫血和恶病质等。

2. 肝区疼痛

肝区疼痛是肝癌最常见的症状,癌肿生长速度越快、部位越靠近肝脏包膜,疼痛出现越早。

3. 转移灶症状

癌肿转移可产生相应的症状,有的患者以转移灶症状为首发而就诊。如转移至肺可引起咳嗽咯血;转移至胸膜可引起胸痛和血性胸水;转移至骨可引起局部疼痛或病理性骨折;转移至脊柱可引起局部疼痛和截瘫;转移至脑可出现相应的神经定位体征。

4. 伴癌综合征

少数患者由于肿瘤本身代谢异常或肿瘤导致的机体内分泌及代谢异常,表现为自发性低血糖、红细胞增多症和罕见的高钙血症、高脂血症等,称为伴癌综合征。

(二)体征

1. 肝大

肝脏呈进行性肿大,质硬,表面凹凸不平,有大小不等的结节,边缘钝而不齐,常有压痛。

2. 脾大

多见于合并肝硬化和门静脉高压者。门静脉或脾静脉内癌栓,或肝癌压迫门静脉或脾静脉,也能引起充血性脾肿大。

3. 腹水

一般为漏出液,呈草黄色或血性,多因合并肝硬化、门静脉高压、门静脉或肝静脉癌栓所致。血性腹水多因肝癌侵犯肝包膜或向腹腔内破溃引起,少数因腹膜转移癌所致。

4. 黄疸

一般出现在肝癌晚期。癌肿广泛浸润可引起肝细胞性黄疸;若侵犯肝内胆管或肿大的肝门淋巴结压迫胆道,可出现阻塞黄疸。

5. 其他

部分患者可有肝区血管杂音、肝区摩擦音和相应的转移灶体征。

【并发症】

(一)肝性脑病

约占肝癌死亡原因的30%,是肝癌最严重的终末期并发症。

(二)上消化道出血

约占肝癌死亡原因的15%,与食管胃底静脉曲张破裂和胃肠黏膜糜烂合并凝血功能障碍有关。大量出血可加重肝功能损害,诱发肝性脑病。

(三)肝癌结节破裂出血

约有10%的肝癌患者发生肝癌结节破裂出血。肝癌破裂可局限于肝包膜下,产生局部疼痛;也可破入腹腔引起急性腹痛和腹膜刺激征。大出血可致休克,少量出血则表现为血性腹水。

(四)继发感染

因长期消耗或化疗、放疗等致机体抵抗力降低,容易并发肺炎、败血症、肠道感染、压疮等。

【实验室和其他检查】

(一)肝癌标记物检测

1. 甲胎蛋白

甲胎蛋白(AFP)是诊断本病的重要指标,也是最具特异性的肝癌标志物。AFP升高早于临床症状 6～12 个月,故也是目前最好的早期诊断指标。已广泛用于原发性肝癌的普查、诊断、判断治疗效果及预测复发。血清 AFP 浓度通常与肝癌大小呈正相关。在排除妊娠、肝炎和生殖腺胚胎瘤的基础上,血清 AFP 检测诊断肝癌的标准为:①大于 500μg/L 持续 4 周以上;②在 200μg/L 以上的中等水平持续 8 周以上;③由低浓度逐渐升高不降。

2.其他标志物

血清岩藻糖苷酶(AFu)、γ-谷氨酰转移酶同工酶Ⅱ(GGT$_2$)、异常凝血酶原(APT)、M$_2$ 型丙酮酸激酶(M$_2$-PyK)、同工铁蛋白(AIF)、α$_1$-抗胰蛋白酶(AAT)、醛缩酶同工酶 A(ALD-A)、碱性磷酸酶同工酶(ALP-I)等,有助于 AFP 阴性的原发性肝癌的诊断和鉴别诊断,但不能取代 AFP 对原发性肝癌的诊断地位。

(二)影像学检查

1.B 型超声

B 型超声是目前肝癌筛查的首选检查方法。B 超可见液性暗区或光团,能确定肝内有无直径大于 1cm 的占位性病变,以及提示病变的性质。

2.CT 检查

结合肝静脉造影可检出直径 1cm 以内的肿瘤,阳性率在 80% 以上。螺旋 CT 增强扫描,以及结合动脉插管注射造影剂的各种 CT 动态扫描,更进一步提高了对肝癌诊断的敏感性和特异性。

3.磁共振成像（MRI）

能获得横断面、冠状面和矢状面 3 种图像,为非放射性检查,无需增强即能显示门静脉和肝静脉的分支,对肝血管瘤、囊性病灶、结节性增生灶等有鉴别诊断价值。

(三)其他检查

对于难以确诊者,可给予选择性肝动脉造影、数字减影血管造影(DSA)、放射性核素肝显像、肝穿刺活检、腹腔镜、剖腹探查等。其中,肝穿刺活检是确诊肝癌的最可靠方法。

【诊断与鉴别诊断】

(一)诊断

早期诊断是肝癌治疗和延长生存期的关键。对原发性肝癌和亚临床肝癌的诊断可参考以下标准:

1.非侵入性诊断标准

(1)影像学标准　两种影像学检查均显示有≥2cm 的肝癌特征性占位性病变。

(2)影像学结合 AFP 标准　一种影像学检查显示有≥2cm 的肝癌特征性占位性病变,同时伴有 AFP≥400μg/L(排除妊娠、生殖系胚胎源性肿瘤、活动性肝炎及转移性肝癌)。

2.组织学诊断标准

肝组织学检查证实原发性肝癌。对影像学尚不能确定诊断的≤2cm 的肝内结节,应通过肝穿刺活检以证实原发性肝癌的组织学特征。

(二)鉴别诊断

1.继发性肝癌

常为肝脏的多发性结节,临床以原发癌表现为主,血清 AFP 检测一般为阴性。但少数继发性肝癌很难与原发性肝癌鉴别,确诊的关键在于病理组织学检查和找到肝外原发灶。

2.肝硬化

原发性肝癌常发生在肝硬化基础上,两者鉴别常有困难。可结合血清 AFP、医学影像和肝组织活检进行鉴别诊断。

3.肝脓肿

临床表现为发热、肝区疼痛、压痛、肝脏肿大表面光滑;白细胞计数和中性粒细胞升高;B超可见脓肿的液性暗区。诊断性穿刺或药物试验性治疗可明确诊断。

4.其他

还需与病毒性肝炎、肝局部脂肪浸润、邻近肝区的肝外肿瘤、肝血管瘤、肝囊肿、肝包虫病、肝腺瘤及局灶性结节性增生、肝内炎性假瘤等相鉴别。

【治疗】

关键在于早发现、早诊断、早手术和综合治疗。

(一)手术治疗

手术切除是目前根治原发性肝癌的最好手段。手术适应证:①诊断明确,估计病变局限于一叶或半肝,尚未侵及第一、二肝门和下腔静脉者;②肝功能代偿良好,凝血酶原时间不低于正常的50%;③无明显黄疸、腹水或远处转移者;④心、肺、肾功能良好,能耐受手术者;⑤术后复发,病变局限于肝的一侧者;⑥经肝动脉栓塞化疗或肝动脉结扎、插管化疗后,病变明显缩小,估计有手术能切除者。

由于手术切除仍有很高的复发率,因此术后宜加强综合治疗与随访。

(二)局部治疗

1.肝动脉化疗栓塞(TACE)

为原发性肝癌非手术治疗的首选方案。疗效好,可提高患者的3年生存率。主要步骤是经皮穿刺股动脉,在X线透视下将导管插至肝固有动脉或其分支,注射抗肿瘤药或栓塞剂。常用栓塞剂有明胶海绵碎片和碘化油。一般每4~6周重复1次,经2~5次治疗,许多肝癌明显缩小,可进行手术切除。另外,肝癌根治性切除术后 TACE 可进一步清除肝内残存的癌细胞,降低复发率。

2.无水酒精注射疗法(PEI)

在B超引导下,将无水酒精直接注入肝癌组织内,使癌细胞脱水、变性,产生凝固性坏死。PEI 可使小肝癌的瘤体明显缩小,甚至可以达到根治程度,也可以控制晚期肝癌生长速度,延长生存期。目前已被推荐为肿瘤直径小于3cm,结节数在3个以内伴有肝硬化而不能手术者的主要治疗方法。

3.物理疗法

局部高温疗法不仅可以使肿瘤细胞变性、坏死,而且还可以增强肿瘤细胞对放疗的敏感性,常用的方法有微波组织凝固、射频消融、高功率聚焦超声、激光等。另外,冷冻疗法和直流电疗法也可以达到杀伤肝癌细胞的作用。

(三)放射治疗

病灶局限、肝功能较好的早期病例,如能耐受40Gy(4 000rad)以上的放射剂量,疗效可显著提高。若能放疗联合化疗,同时配以中药或其他支持疗法,则效果更好。

(四)全身化疗

对肝癌较有效的药物以 CDDP(顺铂)方案为首选。常用的化疗药物还有:阿霉素、5-氟尿嘧啶(5-FU)、丝裂霉素等,单一药物疗效差,常联合用药。

(五)生物和免疫治疗

常用药物有干扰素、白细胞介素-2、肿瘤坏死因子(TNF)等。近年来在肝癌的生物学特性和免疫治疗研究方面有所进展:单克隆抗体(MAbs)和酪氨酸激酶抑制剂(TKI)类的各种靶向治疗药物相继应用于临床;基因治疗和肿瘤疫苗技术近年来也在研究之中。

(六)综合治疗

根据患者具体情况,制定个性化综合治疗方案。综合治疗已成为中晚期肝癌治疗的主要方法。

【预后和预防】

机体免疫功能好、瘤体小(5cm 以内)、无转移、无并发症、手术早,则预后较好;否则预后差。

积极防治病毒性肝炎,戒烟酒,保持良好心态、养成良好生活习惯,预防粮食霉变,改进饮用水质,避免接触有害物质等,是预防肝癌的关键。

第七节　肝 性 脑 病

肝性脑病(hepatic encephalopathy，HE)过去称为肝性昏迷(肝昏迷),是由严重肝病引起的、以代谢紊乱和中枢神经系统功能障碍为主要临床表现的综合征,常有意识障碍、行为失常和昏迷。

【病因与发病机制】

(一)常见病因

大多数 HE 是由各型肝硬化(病毒性肝炎肝硬化最多见)和门体分流手术引起,少数见于重症病毒性肝炎、中毒性肝炎和药物性肝病的急性或暴发性肝功能衰竭,其余见于原发性肝癌、妊娠期急性脂肪肝、严重胆道感染等。

(二)常见诱因

引起 HE 的常见诱因有以下三个方面:①血氨和有关毒物来源增加,可见于进食过量的蛋白质、消化道大出血、氮质血症、口服铵盐、尿素、蛋氨酸等,便秘时不利于有毒物质排出;②低钾性碱中毒,NH_4^+ 容易变成 NH_3,导致氨中毒,大量利尿或放腹水可导致低血钾;③加重对肝细胞的损害,如手术、麻醉、药物、感染和缺氧等。

(三)发病机制

肝功能衰竭时,肝脏对氨的转化、结合、解毒能力降低;由于氨的生成增加和排出减少,导致循环血中游离 NH_3 明显升高。游离 NH_3 有毒性,且能透过血脑屏障进入脑组织,从而可干扰脑组织代谢引起中枢神经系统功能紊乱。其次神经递质的变化,如脑星形胶质细胞对大脑抑制性神经递质 γ-氨基丁酸/苯二氮䓬(GABA/BZ)的敏感性增强;β羟酪胺和苯乙醇胺假神经递质在脑内形成;血中游离色氨酸增多等,都能加重 HE。

【临床表现】

肝性脑病的临床表现和过程,常因原有肝病不同、肝功能损害的严重程度不同及诱因不同而异。在原有肝病表现的基础上,根据意识障碍程度、神经系统表现和脑电图改变,可分成四期。

Ⅰ期(前驱期) 轻度精神异常。有焦虑、欣快、激动、淡漠、睡眠倒错、健忘、反应迟钝等,可有扑翼样震颤,脑电图多数正常。此期临床表现不明显,易被忽略。

Ⅱ期(昏迷前期) 以意识错乱、睡眠障碍、行为异常为主。可有嗜睡、行为异常(如衣冠不整或随地大小便)、言语不清、书写障碍、定向力差,腱反射亢进、肌张力增高、扑翼样震颤、踝阵挛及巴宾斯基氏征阳性等神经体征,脑电图有特征性异常。

Ⅲ期(昏睡期) 以昏睡和精神错乱为主,各种神经体征持续或加重。患者呈昏睡状态,可唤醒。醒时尚可应答问话,常有神志不清和幻觉。扑翼样震颤仍可引出。肌张力增强,四肢被动运动常有抵抗感。锥体束征阳性,脑电图有异常波形。

Ⅳ期(昏迷期) 昏迷,不能唤醒。由于患者不能合作,扑翼样震颤无法引出。浅昏迷时,腱反射和肌张力仍亢进;深昏迷时,各种反射消失,肌张力降低,可有阵发性惊厥、踝阵挛和换气过度,瞳孔常散大,脑电图明显异常。

以上各期的表现可有交叉重叠,随着治疗和病情变化,意识障碍程度可进可退。肝功能损害严重者,常伴有明显黄疸、肝臭、出血倾向、继发感染,部分患者可并发肝肾综合征和脑水肿。

轻微肝性脑病以往称之为亚临床性肝性脑病(SHE),其临床表现不明显,可从事日常生活和工作,在精细的智力测验或电生理检测时才能发现异常,这些患者常有反应力降低。

【并发症】

(一)脑水肿

急性HE,特别是暴发性肝衰竭所致HE,脑水肿发生率可达80%以上。可有颅内压升高的系列表现,如头痛、喷射状呕吐、嗜睡、视物模糊、血压升高、球结膜水肿等,严重时可出现瞳孔大小不等,呼吸改变,甚至呼吸骤停。

(二)其他

HE尚可并发肝肾综合征,消化道出血,水、电解质、酸碱平衡紊乱、感染等。

【实验室和其他检查】

(一)血氨检测

慢性HE,尤其是门-体分流性脑病患者多有血氨升高,急性HE患者血氨也可以正常。

(二)脑电图

正常人的脑电图呈α波,每秒8~13次。HE患者的脑电图表现为节律变慢。Ⅱ~Ⅲ期患者表现为δ波或三相波,每秒4~7次;昏迷时表现为高波幅的δ波,每秒少于4次。脑电图的改变特异性不强,尿毒症、呼吸衰竭、低血糖亦可有类似改变。

(三)诱发电位

诱发电位是大脑皮质或皮质下层收到各种感觉器官受刺激的信息后所产生的电位,有别于脑电图所记录的大脑自发性电活动,多用于轻微HE的诊断和研究。

（四）心理智能测验

常选择木块图试验、数字连接试验及数字符号试验等联合应用,适合于早期 HE 的诊断和轻微 HE 的筛选。

（五）影像学检查

急性 HE 患者头部 CT 或 MRI 检查,常可发现脑水肿。慢性 HE 患者可有不同程度的脑萎缩。近年来开展的磁共振波谱分析(MRS)用于对 HE 和轻微 HE 甚至肝硬化患者的检查,常可发现某种程度的改变。

（六）临界视觉闪烁频率

视网膜胶质细胞病变可作为肝性脑病时大脑胶质星形细胞病变的窗口,通过测定临界视觉闪烁频率可辅助诊断 HE,并用于检测轻微 HE。

【诊断与鉴别诊断】

（一）诊断

1.Ⅰ～Ⅳ期 HE 的诊断依据

①有严重肝病(或)广泛门体侧支循环形成的基础;②精神紊乱、昏睡或昏迷,可引出扑翼样震颤;③有肝性脑病的诱因;④血生化检查肝功明显异常或血氨增高;⑤脑电图异常。

2.轻微 HE 的诊断依据

①有严重肝病和(或)广泛门体侧支循环形成的基础;②心理智能测验、诱发电位、头部 CT 或 MRI 检查及临界视觉闪烁频率异常。

（二）鉴别诊断

HE 应注意与可引起昏迷的其他疾病,如糖尿病、低血糖、尿毒症、脑血管意外、脑部感染和镇静药过量等相鉴别。临床上少部分 HE 患者肝病史不明确,以精神症状为突出表现,易被误诊。故对有精神错乱的患者,应常规性了解肝病史、检测肝功能以排除 HE。

【治疗】

肝性脑病目前无特效疗法。以消除诱因、保护肝脏功能、降低血氨、调节神经递质和对症处理为主要措施。

（一）消除诱因

及时控制感染和消化道出血,避免使用快速大量的排钾类利尿剂和放腹水,纠正电解质和酸碱平衡紊乱,禁用阿片类、巴比妥类、苯二氮䓬类镇静剂,慎用对肝功能有损害的药物,清除肠道积血,注意防治便秘等。

（二）减少肠内氮源性毒物的生成与吸收

1.限制蛋白质摄入

起病数日内禁食蛋白质(Ⅰ～Ⅱ期 HE 限制在 20g/d 以内),以糖类和富含维生素的食物为主,神志清楚后蛋白质从 20g/d 开始,逐渐增加至 1.0g/(kg·d),以植物蛋白为好。

2.清洁肠道

特别适用于上消化道出血或便秘患者,可用生理盐水或稀醋酸灌肠,也可用生理盐水 1 000ml 加食醋 50ml 灌肠。对急性门体分流性脑病昏迷者,首选 66.7% 的乳果糖 500ml 灌肠。导泻可给予 33% 硫酸镁 30～60ml 口服。

3.抑制肠道细菌生长

(1)乳果糖或乳梨醇 用于各期 HE 及轻微肝性脑病,疗效确切。可给予:①乳果糖 30～60g/d,分 3 次服,调整至患者每天排出 2～3 次软便;②乳梨醇 30～40g/d,分 3 次服。

(2)口服抗生素 可给予:①新霉素 2～8g/d,分 4 次服;②甲硝唑 0.8g/d,分 2 次服;③利福昔明 1.2g/d,分 3～4 次服。

(3)益生菌制剂 口服某些不产尿素酶的有益菌可抑制有害菌的生长,对减少氨的生成可能有一定作用。

(三)促进体内氨的代谢

1.L-鸟氨酸-L-门冬氨酸(OA)

L-鸟氨酸-L-门冬氨酸(OA)是一种鸟氨酸和门冬氨酸的混合制剂,能促进体内的尿素循环(鸟氨酸循环)而降低血氨。每日静脉注射 20g 的 OA 可降低血氨,改善症状,不良反应为恶心、呕吐。

2.鸟氨酸-α-酮戊二酸

其降低血氨的机制与 OA 相同,但其疗效不如 OA。

3.谷氨酸钠或钾、精氨酸等

理论上有降氨作用,曾广泛用于临床,但缺乏肯定其疗效的证据,且对水、电解质、酸碱平衡影响较大,近年已很少使用。

(四)调节神经递质

1.γ-氨基丁酸/苯二氮䓬(GABA/BZ)复合受体拮抗剂

氟马西尼可以拮抗内源性苯二氮䓬所致的神经抑制,对部分Ⅲ～Ⅳ期患者具有促醒作用。用法:0.5～1mg 静注或 1mg/h 持续静滴,见效快(数分钟),但作用维持时间短(<4 小时)。

2.减少或拮抗假神经递质

支链氨基酸(BCAA)制剂是一种以亮氨酸、异亮氨酸、缬氨酸等支链氨基酸为主的复合氨基酸。口服或静脉给药可竞争性抑制芳香族氨基酸进入大脑,可减少假神经递质的形成,但其疗效尚有争议。

(五)人工肝

人工肝是一种能够部分替代肝脏功能的血液透析装置。用药用炭、树脂等分子吸附剂进行血液灌注或用聚丙烯晴血液透析,可清除血氨和其他有害物质,对急、慢性 HE 均有一定疗效。

(六)肝移植

肝移植是治疗各种晚期肝病的有效方法,严重和顽固性的肝性脑病有肝移植的指征。

(七)对症支持治疗

1.重症监护

并发脑水肿和多器官功能衰竭者,应置患者于重症监护病房,予严密监护并积极防治各种并发症。

2.纠正水、电解质、酸碱失衡,维持有效循环血容量

每日液体输入量一般不超过 2 500ml(约为尿量加 1 000ml),注意纠正低血钠、低血钾和碱中毒。

3. 防止缺氧

保持呼吸道通畅,对深昏迷者,应作气管切开排痰和给氧。

4. 降温

高热者可采取冰帽降温、酒精擦澡等,以减少能量消耗,保护脑细胞功能。

5. 防治脑水肿

并发脑水肿者也可静脉给予高渗葡萄糖、甘露醇等脱水剂。

【预后和预防】

对于肝功能较好、诱因明确者,消除诱因后预后较好。肝功能差有腹水、黄疸和出血倾向者预后也差。暴发性肝功能衰竭所致 HE 预后最差。

预防原则:一是防治各种肝病;二是肝病患者应尽量避免接触各种诱发 HE 的因素(包括生活诱因和医源性诱因等);三是早期发现肝病患者轻微的 HE,及时进行适当治疗。

第八节　急性胰腺炎

急性胰腺炎(acute pancreatitis)是胰酶在胰腺内被激活,导致胰腺自身消化、水肿、甚至出血坏死的化学性炎症反应。临床以急性上腹痛,恶心,呕吐,发热和血、尿淀粉酶增高等为特点。多数患者病情轻微,以胰腺水肿为主,自限性病程,预后良好,称为轻症急性胰腺炎(MAP)。少数重者胰腺出血坏死,常继发感染、腹膜炎和休克等多种并发症,病死率高,称为重症急性胰腺炎(SAP)。本病为消化系常见病,可发生于任何年龄,女多于男。

【病因和发病机制】

急性胰腺炎可由多种病因所致,最常见的是胆道疾病、大量饮酒和暴饮暴食。

(一)胆石病与胆道疾病

胆石症、胆道感染或胆道蛔虫等均可引起急性胰腺炎,其中以胆石症最为常见。在解剖上大约 70%～80% 的胰管与胆总管汇合成共同通道,开口于十二指肠壶肠部。一旦结石嵌顿在壶腹部,将会导致胰腺炎与上行胆管炎,此即"共同通道学说"。其他发病机制包括:①梗阻:由于胆道阻塞→壶腹部狭窄或(和)Oddi 括约肌痉挛→胆管内压力超过胰管内压力(正常胰管内压高于胆管内压)→胆汁逆流入胰管→胆汁中的胆盐损伤胰管并在胰腺内激活胰酶→急性胰腺炎;②Oddi 括约肌功能不全:胆石移行损伤胆总管、壶腹部或胆道炎症→暂时性 Oddi 括约肌松弛→十二指肠液(富含肠激酶)反流入胰管→损伤胰管、激活胰酶→急性胰腺炎;③胆道炎症:胆道炎症时细菌毒素、游离胆酸、非结合胆红素、溶血磷脂酰胆碱等,可通过胆胰间的淋巴管交通支从胆囊扩散到胰腺,激活胰酶,引起急性胰腺炎。

(二)大量饮酒和暴饮暴食

大量饮酒致急性胰腺炎的机制:①反射性刺激胰液分泌增加;②刺激 Oddi 括约肌痉挛和十二指肠乳头水肿;③长期饮酒者胰液内蛋白含量增高,易沉淀而形成蛋白栓,致胰管狭窄,胰液排出不畅。

暴饮暴食者短时间内大量食糜进入十二指肠,可引起乳头水肿和 Oddi 括约肌痉挛,导致胰液和胆汁排泄不畅,同时可刺激胰液与胆汁大量分泌,引发急性胰腺炎。

(三)胰管阻塞

胰管结石或蛔虫、胰管狭窄、肿瘤等均可引起胰管阻塞,当胰液分泌旺盛时胰管内压增高,使胰管小分支和胰腺泡破裂,胰液与消化酶渗入间质,引起急性胰腺炎。

(四)手术与创伤

腹腔手术特别是胰胆或胃手术、腹部钝挫伤等,可直接或间接损伤胰腺组织与血管,影响胰腺的血液供应引起胰腺炎。经内镜逆行胰胆管造影(ERCP)检查后,少数患者可因重复注射造影剂或注射压力过高,发生胰腺炎。

(五)内分泌与代谢障碍

①任何引起高钙血症的原因,如甲状旁腺肿瘤、维生素 D 过多等均可引起胰管钙化并易形成结石,管内结石可致胰液引流不畅,甚至胰管破裂,高血钙还可刺激胰液分泌增加和促进胰蛋白酶原激活;②任何原因的高血脂,都可因胰液内脂质沉着或来自胰腺外的脂肪栓塞并发胰腺炎;③妊娠、糖尿病昏迷和尿毒症也偶可发生急性胰腺炎;妊娠时胰腺炎多发生在中晚期,但 90% 合并胆石症。

(六)其他因素

沙门菌或链球菌败血症者偶可继发胰腺炎,多随感染痊愈而自行消退。长期应用某些药物如噻嗪类利尿药、硫唑嘌呤、糖皮质激素、四环素、磺胺类等可直接损伤胰腺组织,使胰液分泌或黏稠度增加,引起急性胰腺炎。除以上原因外,仍有 5%~25% 的急性胰腺炎病因不明,称之为特发性胰腺炎。

近年研究表明:急性胰腺炎时,胰腺组织在损伤过程中产生一系列炎性介质,如氧自由基、血小板活化因子、前列腺素、白细胞三烯等,起着重要介导作用。这些炎性介质和血管活性物质如一氧化氮(NO)、血栓素(TXA_2)等,可通过血液循环和淋巴管途径,输送到全身,引起多脏器损害,成为急性胰腺炎的多种并发症和致死原因。

【病理】

急性胰腺炎按其病理变化通常分为两型。

(一)急性水肿型

本型多见。病理特点是胰腺肿大、颜色苍白、分叶模糊、质脆,病变累及部分或整个胰腺,胰腺周围有少量脂肪坏死。组织学检查可见胰腺间质水肿、充血和炎症细胞浸润,无明显的胰腺实质坏死和出血。

(二)急性坏死型

本型少见。病理特点是胰腺呈红褐色或灰褐色,可有新鲜出血区,分叶结构消失。胰腺实质及周围组织脂肪坏死。病程较长者可并发脓肿、假性囊肿或瘘管形成。组织学检查可见胰腺组织呈凝固性坏死、细胞结构消失,坏死灶周围有炎性细胞浸润包绕。

由于胰液外溢和血管损害,部分病例可有化学性腹水、胸水和心包积液,易继发细菌感染。并发急性呼吸窘迫综合征时可出现肺水肿、肺出血和肺透明膜形成,也可见肾小球病变、肾小管坏死、脂肪栓塞和弥散性血管内凝血(DIC)等病理变化。

【临床表现】

急性胰腺炎常在暴饮暴食、脂肪餐或大量饮酒后发病。部分患者可无明显诱因,临床表现和病情轻重取决于病因、病理类型和诊治是否及时。

(一)症状

1.腹痛

为本病的主要表现和首发症状。发病突然，程度轻重不一，可为钝痛、刀割样痛、钻痛或绞痛，呈持续性、阵发性加剧，一般胃肠解痉药不能缓解，进食不能缓解反而加剧。疼痛多位于中上腹部，可向腰背部呈带状放射，取弯腰抱膝位可减轻疼痛。水肿型腹痛3~5日即可缓解，坏死型病情重、发展较快，腹部剧痛延续较长，由于渗液扩散可引起全腹痛。极少数年老体弱患者反应力低下，可无腹痛或腹痛轻微。

2.恶心、呕吐及腹胀

多继腹痛后出现，呕吐物为食物和胆汁，呕吐后腹痛不减。同时可有腹胀，甚至出现麻痹性肠梗阻。

3.发热

多数患者有中度以上发热，持续3~5日。如发热持续一周以上不退或逐日升高伴白细胞升高者应怀疑有继发感染，如胰腺脓肿或胆道感染等。

4.低血压或休克

见于重症患者，可有烦躁不安、皮肤苍白、四肢厥冷、脉搏细数、血压下降等；偶有突然发生休克，甚至猝死病例。主要原因为有效血容量不足，缓激肽类物质致周围血管扩张，并发消化道出血等。

5.水、电解质、酸碱平衡及代谢紊乱

多有轻重不等的脱水、低血钾，呕吐频繁者可有代谢性碱中毒。重症者尚有明显脱水与代谢性酸中毒，低钙血症（<2mmol/L），及血糖增高，偶可发生糖尿病酮症酸中毒或高渗性昏迷。

(二)体征

1.轻症急性胰腺炎

腹部体征较轻，常与主诉的腹痛程度不相符，可有腹胀和肠鸣音减弱，无肌紧张和反跳痛。

2.重症急性胰腺炎

可有下列体征：①腹膜刺激征：上腹或全腹有明显的压痛、反跳痛和腹肌紧张；②腹水：多为血性，移动性浊音阳性，腹水中淀粉酶明显升高；③肠麻痹：腹胀、肠鸣音减弱或消失，严重者可表现为麻痹性肠梗阻；④并发脓肿：可触及明显压痛的腹块；⑤少数患者因胰酶、坏死组织及出血沿腹膜间隙与肌层渗入腹壁下，致两侧胁腹部皮肤呈暗灰蓝色，称 Grey-Turner 征；若致脐周围皮肤青紫，称 Cullen 征；⑥黄疸：后期出现黄疸，应考虑并发胰腺脓肿或假囊肿压迫胆总管或由于肝细胞损害；⑦低钙性抽搐：因低血钙致手足搐搦者，常预后不佳，系大量脂肪组织坏死，钙过度消耗所致，也与胰腺炎时刺激甲状腺分泌降钙素有关。

【并发症】

(一)局部并发症

1.胰腺脓肿

重症胰腺炎起病2~3周后，常因胰腺及胰腺周围组织坏死继发感染而形成脓肿，可有高热、腹痛、上腹肿块和中毒症状。

2.假性囊肿

常在病后 3~4 周形成,由胰液和液化坏死的组织在胰腺内或其周围包裹所致。大小不等,多位于胰体、尾部,可压迫邻近组织引起相应症状。

(二)全身并发症

重症胰腺炎者可并发不同程度的多器官功能衰竭。

1.急性呼吸衰竭

即急性呼吸窘迫综合征,突然发作、进行性呼吸窘迫、发绀等,常规氧疗不能缓解。

2.急性肾衰竭

表现为少尿、蛋白尿和进行性血尿素氮(BUN)、血肌酐增高等。

3.心律失常与心衰

可并发心包积液、心律失常和心力衰竭等,并出现相应表现。

4.消化道出血

上消化道出血多由于重症胰腺炎诱发的应激性溃疡或胃黏膜糜烂所致;下消化道出血多由胰腺坏死穿透横结肠所致。

5.胰性脑病

可表现为精神异常(幻想、幻觉、躁狂状态)和定向力障碍等。

6.败血症及真菌感染

早期以革兰阴性杆菌为主,后期多为混合菌感染,败血症常与胰腺脓肿并存,重症患者由于机体抵抗力极度低下和大量使用抗生素,极易引起真菌感染。

7.慢性胰腺炎

少数患者可演变成慢性胰腺炎,表现为腹痛、腹胀、食欲缺乏、恶心、厌油、乏力、消瘦、腹泻甚至脂肪泻等。常伴有维生素 A、D、E、K 缺乏症,如夜盲症、皮肤粗糙,肌肉无力和出血倾向等。约半数的慢性胰腺炎患者可因胰腺内分泌功能不全发生糖尿病。

8.高血糖

多为暂时性高血糖。

【实验室和其他检查】

(一)血液常规检查

多数患者可有白细胞总数增多及中性粒细胞核左移。

(二)淀粉酶测定

1.血清淀粉酶(AMS)

在起病后 6~12 小时开始升高,48 小时达峰值并开始下降,持续 3~5 日。AMS 超过正常值 3 倍可确诊为本病。AMS 的高低不一定反映病情轻重,出血坏死型胰腺 AMS 可正常或低于正常。某些急腹症如消化性溃疡穿孔、胆石症、胆囊炎、肠梗阻等都可有 AMS 升高,但一般不超过正常值 2 倍。

2.尿淀粉酶(UAMY)

升高较晚,常于发病后 12~14 小时开始升高,持续 1~2 周后缓慢下降,UAMY 值的高低易受患者尿量影响。

3.胰源性腹水和胸水中的淀粉酶

亦明显增高。

(三)血清脂肪酶测定

血清脂肪酶常在起病后 24～72 小时开始上升,持续 7～10 日,对病后就诊较晚的急性胰腺炎患者有诊断价值,且特异性也较高.

(四)C-反应蛋白(CRP)

CRP 是组织损伤和炎症的非特异性标志物,有助于评估与监测急性胰腺炎的严重性,在胰腺坏死时 CRP 明显升高。

(五)血生化检查的改变

高血糖:多为暂时性,若持久的空腹血糖高于 10mmol/L 反映胰腺坏死,提示预后不良;高胆红素血症:少数患者可暂时性升高,多于发病后 4～7 日恢复正常;高甘油三酯血症;低血钙(<2mmol/L):多为暂时性,常见于重症急性胰腺炎,低血钙程度与临床严重程度平行,血钙低于 1.5mmol/L 以下提示预后不良;血清谷草转氨酶(AST)和乳酸脱氢酶(LDH)可升高。

(六)影像学检查

1.腹部平片

发现"哨兵袢"和"结肠切割征"为胰腺炎的间接指征。弥漫性模糊影、腰大肌边缘不清,提示存在腹水。部分患者可见肠麻痹或麻痹性肠梗阻征("哨兵袢"和"结肠切割征"是由于局部的严重炎症造成局部肠管麻痹,麻痹部分和远端未麻痹部分之间分界清楚的一种 X 线征象,如果出现在左上腹,则提示炎症很可能来自胰腺)。

2.腹部 B 超

应作为常规初筛检查项目。急性胰腺炎者 B 超可见胰腺肿大,胰内及胰周围回声异常。

3.CT

CT 根据胰腺组织的影像改变进行分级,对急性胰腺炎的诊断、鉴别诊断、严重程度评估,特别是对判定轻和重症胰腺炎,以及附近器官是否受累及等都具有重要价值。

【诊断与鉴别诊断】

(一)诊断

1.轻症急性胰腺炎

①多有胆道疾病史或大量饮酒、脂肪餐、暴饮暴食史;②起病急,持续上腹痛,阵发性加剧,伴恶心、呕吐、腹胀等;③可有轻度发热、上腹部压痛,但无反跳痛和腹肌紧张;④血、尿淀粉酶显著升高;⑤B 超、CT 提示胰腺肿大、轮廓不清。

2.重症急性胰腺炎

①临床症状:持续剧烈腹痛、烦躁不安、四肢厥冷、皮肤瘀点(斑)等休克症状;②体征:腹肌强直、腹膜刺激征,Grey-Turner 征或 Cullen 征;③实验室检查:血钙<2mmol/L(正常参考值:2.25～2.75mmol/L),无糖尿病史者空腹血糖>11.2mmol/L(正常参考值:3.9～6.1mmol/L),血、尿淀粉酶突然下降;④腹腔诊断性穿刺有高淀粉酶活性的腹水。

(二)鉴别诊断

本病需与引起上腹痛或淀粉酶增高的疾病相鉴别。

1.**消化性溃疡急性穿孔**

有较典型的溃疡病史,腹痛突然加剧,压痛、反跳痛、腹肌紧张,肝浊音界消失,X 线透视膈下可见游离气体。

2.**胆石症和急性胆囊炎**

多有胆绞痛病史,疼痛位于右上腹,常放射到右肩部,Murphy 征阳性,血及尿淀粉酶轻度升高。B 超及 X 线胆道造影可明确诊断。

3.**急性肠梗阻**

腹痛为阵发性加剧,伴腹胀,呕吐,肠鸣音亢进,可见肠型。腹部 X 线可见液气平面。

4.**急性心肌梗死**

有冠心病史,突然发病,胸闷、心前区疼痛常放射至左肩背部和左臂尺侧。心电图显示心肌梗死征象;血清心肌酶升高;血、尿淀粉酶正常。

【治疗】

(一)**轻症急性胰腺炎的治疗**

多数病例属轻症急性胰腺炎,经 3～5 日积极治疗可痊愈。

1.**一般治疗**

卧床休息,禁食 3～5 日,腹痛、腹胀、呕吐严重者,可置鼻胃管持续吸引胃肠减压。积极补充血容量,注意维持水、电解质和酸碱平衡,保证足够的热量供应。

2.**止痛**

腹痛剧烈者可给予阿托品、654－2、哌替啶等解痉止痛药。

3.**抗生素的应用**

急性胰腺炎属化学性炎症,抗生素并非必需。但由于本病的发生常与胆道疾病有关,故临床上习惯应用。如疑合并感染,则必须使用,常用喹诺酮类、氨苄西林联合甲硝唑治疗。

4.**抑酸治疗**

可静脉给予 H_2 受体拮抗剂或质子泵抑制剂。通过抑制胃酸而间接抑制胰液分泌,同时兼有预防应激性溃疡的作用。

(二)**重症急性胰腺炎的治疗**

重症急性胰腺炎起病急,进展快,病情重,需进行综合性抢救治疗。除轻症急性胰腺炎的治疗措施外,还应:

1.**内科治疗**

(1)重症监护　应入住重症监护病房(ICU)。密切观察血压、血氧、尿量和其他生命体征,针对器官功能衰竭及代谢紊乱采取相应的措施。

(2)维持水、电解质和酸碱平衡　及时补充液体和电解质(钾、钠、钙、镁等离子),维持有效血容量。重症休克者积极抗休克治疗,给予白蛋白、鲜血或血浆代用品等。

(3)营养支持　重症者尤为重要。早期一般采用全胃肠外营养(TPN),如无肠梗阻应尽早进行空肠插管,并逐渐过渡到肠内营养(EN)。

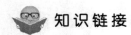 **知识链接**

胃肠外营养

胃肠外营养(又称静脉营养),是通过周围静脉或中心静脉输入能量及各种营养素的一种营养支持方法,它与临床常用的静脉输液有本质的区别。静脉输液除了补充液体外,只能供给少部分热能和部分电解质,而胃肠外营养可以按照患者的需要,输入所需的全部营养物质,包括热能、氨基酸、脂肪、各种维生素、电解质和微量元素等。胃肠外营养可分为部分肠外营养(PPN)和全胃肠外营养(TPN)两种,全胃肠外营养亦称全静脉营养。

(4)抗生素应用 重症者需常规使用抗生素预防合并感染。应选择对肠道移位细菌(大肠埃希菌、假单胞菌、金葡菌等)敏感,且对胰腺有较好渗透性的抗生素。如喹诺酮类、亚胺培南联合甲硝唑等。病程后期应注意预防真菌感染。

(5)减少胰液分泌 尽早使用生长抑素可抑制胰腺的内外分泌,降低胰酶活性,抑制胰高血糖素分泌。剂量为 $250\mu g/h$,其类似物奥曲肽为 $25\sim 50\mu g/h$,持续静滴 3~7 日。

(6)抑制胰酶活性 仅用于重症胰腺炎的早期,疗效有待证实。抑肽酶 20 万~50 万 U/d,分 2 次溶于葡萄糖液中静滴或给予加贝酯,开始每日 100~300mg 溶于 500~1500ml 葡萄糖盐水中,以 2.5mg/(kg·h)速度静滴。2~3 日病情好转后逐渐减量。

2. 内镜下 Oddi 括约肌切开术(EST)

EST 适用于胆源性胰腺炎合并胆道梗阻或胆道感染者。行 Oddi 括约肌切开术及(或)放置鼻胆管引流。

3. 中医中药

可分为肝郁气滞型、脾胃实热型、肝脾湿热型,予以辨证施治。

4. 外科治疗

(1)腹腔灌洗 可清除腹腔内细菌、内毒素、胰酶、炎性因子等,减少这些物质进入血循环后对全身脏器的损害。

(2)手术

适应证:①重症胰腺炎内科治疗无效者;②并发脓肿、假性囊肿、弥漫性腹膜炎、肠麻痹坏死时;③胆源性胰腺炎处于急性状态,非手术不能解除梗阻时;④诊断未明确,但有明显外科指征者,行剖腹探查术。

【预后和预防】

预后取决于病变程度及有无并发症。轻症常在一周内恢复,不留后遗症。重症预后差,病死率 20%~40%。存活者多遗留不同程度的胰腺功能不全,极少数可演变成慢性胰腺炎。影响预后的因素包括:年龄大、低血压、低蛋白血症、低氧血症、低血钙及各种并发症。

预防措施包括:积极治疗胆道疾病、戒酒及避免暴饮暴食等。

 学习小结

消化系统疾病包括消化道和消化腺的器质性与功能性疾病。前者包括食管、胃、和肠道等器官病变,后者包括肝、胆、胰等器官病变。胃癌和肝癌的病死率在我国恶性肿瘤病死率排名中,分别位于第二和第三位,慢性胃炎和消化性溃疡是最常见的消化系统疾病。

本章着重介绍了急、慢性胃炎,消化性溃疡,炎症性肠病(溃疡性结肠炎和克罗恩病),肠易激综合征,肝硬化,原发性肝癌,肝性脑病,急性胰腺炎等。其中的肠易激综合征属于功能性胃肠病;消化性溃疡和肝硬化均可引起上消化道大出血,但病因和发病机制不同,出血部位不同,因此止血措施不同,临床上应予鉴别处理。

在学习方法上,一是要结合已经学过的解剖结构、器官毗邻关系和病理生理知识来加深理解,如结合胰管、胆总管、壶腹、Oddi 括约肌和十二指肠乳头的结构及毗邻关系来理解急性胰腺炎的病因病机等;二是要联系症状学、药理学和临床实际综合分析、注重整体观念,不断提高临床诊疗技能。

 目标检测

Ⅰ. 幽门螺杆菌感染最常引起什么疾病? 如何根除幽门螺杆菌?

2. 消化性溃疡的临床特点和常见并发症有哪些?

3. 溃疡性结肠炎主要应于哪些疾病相鉴别? 如何鉴别?

4. 在我国肝硬化的常见病因有哪些? 失代偿期的临床表现有哪些?

5. 如何诊断原发性肝癌? 其早期诊断方法有哪些?

6. 肝性脑病的病因、病机是什么?

7. 急性胰腺炎时血、尿淀粉酶有什么变化?

第五章 泌尿系统疾病

学习目标

【知识要求】

1. 掌握急性肾炎、慢性肾炎、肾病综合征、尿路感染、慢性肾衰竭的临床表现、诊断和鉴别诊断要点、治疗措施。

2. 熟悉常见泌尿系统疾病的病因和发病机制、并发症和预后。

3. 了解肾功能检查,常见疾病的辅助检查及意义。

【能力要求】

1. 具有初步救治肾功能不全的能力。

2. 能正确解释尿液检查结果和肾功能检查的临床意义。

泌尿系统由肾脏、输尿管、膀胱、尿道及有关的血管、神经和淋巴等组成,其主要功能是生成尿液和排泄废物。肾脏是人体主要的排泄器官,通过生成和排泄尿液,调节机体的水、电解质和酸碱平衡,维持机体内环境的稳定;同时肾脏也具有内分泌功能,能分泌多种重要的内分泌激素参与机体的代谢,如肾素、前列腺素、内皮素、红细胞生成素、1α-羟化酶等。肾脏疾病的病因十分复杂,如变态反应、感染、肾血管病变、代谢异常、先天性疾病、药物、毒素、创伤、肿瘤、结石以及任何减少肾脏血流的因素,均可造成肾脏的损害。

【泌尿系统疾病的常见症状】

(一)尿液异常

1. 尿量异常

可出现多尿、少尿或无尿。多尿指尿量>100ml/24h;少尿指尿量<400ml/24h;无尿指尿量<100ml/24h。

2. 血尿

可见肉眼血尿或镜下血尿。1L 尿液中含 1ml 血即呈现肉眼血尿;离心尿沉渣镜检每高倍视野红细胞>3 个,即为镜下血尿。

3. 蛋白尿

尿蛋白>150mg/d 或尿蛋白/肌酐>200mg/d 称为蛋白尿。

4. 白细胞尿

指新鲜离心尿液中每高倍视野白细胞数>5 个或 1 小时尿白细胞计数>40 万或 12 小时计数>100 万。

5. 管型尿

管型尿指 12 小时尿沉渣计数管型>5 000 个或镜检时发现大量其他管型者。常见管型有红细胞管型、白细胞管型、颗粒管型、蜡样管型、透明管型。管型尿的出现往往提示有肾实质性损害。

(二)膀胱刺激征

膀胱刺激征是尿频、尿急、尿痛的合称。尿频是指每日排尿次数明显增多；尿急是指尿意一来就不能控制，要立即排尿；尿痛是指排尿时耻骨上区、会阴部及尿道口产生烧灼感或刺痛。膀胱刺激征的发生常提示有泌尿系统的炎症。

(三)肾性水肿

可见于各种肾炎和肾病。肾炎性水肿多从眼睑、颜面部位开始出现，肾病性水肿多从下肢部位开始出现，可逐渐波及全身。

(四)肾性高血压

一般为轻、中度高血压，经治疗后可逐渐恢复，极少数患者可出现严重高血压，甚至高血压脑病、高血压心脏病。

(五)肾功能损害

可表现为少尿或无尿、血尿、蛋白尿、管型尿、氮质血症、代谢性酸中毒、高钾血症等。

【泌尿系统疾病的实验室检查】

(一)尿液检查

包括尿液常规检查、尿量测定、细菌培养等。

(二)肾功能检查

(1)血尿素氮(BUN) 急慢性肾炎、重症肾盂肾炎、各种原因所致的急慢性肾功能障碍及慢性尿路梗阻等可出现血尿素氮增高。

(2)血肌酐(Scr) 慢性肾小球肾炎晚期、肾衰竭、尿毒症可有血肌酐值升高。

(3)血清内生肌酐清除率(CCr) 是检测肾小球滤过功能的一项指标。急慢性肾小球肾炎、急性肾小管病变、肾病综合征、肾盂肾炎、急慢性肾衰竭等均可表现为血清内生肌酐清除率降低。

(4)尿素氮/肌酐比值 参考值为 12：1～20：1。增高见于肾小球病变、肾灌注减少(失水，低血容量性休克，充血性心衰等)、尿路阻塞性病变等；降低见于急性肾小管坏死。

(5)酚红排泄试验(PSP) 肾小管功能损害达 50% 时，开始出现 PSP 排泄率的下降。慢性肾小球肾炎、慢性肾盂肾炎、肾血管硬化症、尿路梗阻和膀胱排尿功能不全等时可表现为酚红排泄试验降低。

(6)β_2-微球蛋白清除试验 正常值为 $23\sim62\mu l/min$，增高提示有肾小管损害。该试验是了解肾小管损害程度的可靠指标，特别有助于在早期及时发现轻型患者。

(7)尿浓缩试验 夜尿量增加、尿液相对密度下降，相对密度差<0.009 均表示肾脏的尿浓缩功能减退，见于急慢性肾功能不全，如慢性肾小球肾炎、慢性肾盂肾炎、急性肾衰竭、肾动脉硬化、药物性肾病等。

(三)影像学检查

影像学检查包括超声显像、尿路平片(KUB)、静脉肾盂造影(IVP)、肾血管造影、CT、MRI、放射性核素检查(肾图、肾显像)等。

(四)肾活检

肾活检能直接观察肾脏病的肾脏形态学的改变，对肾脏疾病的明确诊断、指导治疗和预后判断都有重要作用。肾活检是一种创伤性检查,选择活检时需严格掌握适应证,认真排除禁忌证。

【肾脏疾病常见综合征】

(一)肾炎综合征

肾炎综合征是由多种肾小球疾病引起的以血尿、蛋白尿和高血压为特点的一组综合征。按病程和肾功能的改变进行分类,急性起病,病程不足一年者为急性肾炎综合征;急性起病,肾功能急性进行性恶化,数周或数个月内发展为少尿或无尿的肾衰竭者为急进性肾炎综合征;病程迁延一年以上者为慢性肾炎综合征。

(二)肾病综合征

多种肾脏疾病损害所导致的大量蛋白尿(尿蛋白>3.5g/d)、低蛋白血症(血浆蛋白<30g/L)、高脂血症(总胆固醇>6.5mmol/L)及明显水肿的综合征。

(三)无症状性尿异常

包括无症状性蛋白尿、单纯性血尿和不能解释的白细胞尿等。

(四)急性肾衰竭和急进性肾衰竭综合征

急性肾衰竭是由各种原因引起的急性肾损害,在数小时至数天内使肾脏泌尿功能急剧降低,主要表现为少尿或无尿、氮质血症、高钾血症和代谢酸中毒,以致机体内环境出现严重紊乱的一组临床综合征,属临床危重症。其中,肾小球率过滤的下降是在数天(急性肾衰竭)还是数周(急进性肾衰竭)发生是区分两者的关键。

(五)慢性肾衰竭综合征

慢性肾衰竭是各种原因引起的进行性、不可逆性肾单位丧失和肾功能损害。

【泌尿系统疾病的诊断和防治原则】

(一)诊断

根据患者病史、临床表现(如水肿、高血压、膀胱刺激征、肾肿大、肾区叩痛等),并辅以实验室检查(如血常规检查、尿常规检查、肾功能检查、肾病免疫学检查)、影像学检查(如泌尿系统平片、静脉肾盂造影及逆行肾盂造影、肾动静脉造影、膀胱镜检查、超声波检查、CT、MRI 等)及经皮穿刺肾活组织检查,可作出正确诊断,包括病因诊断、解剖病理诊断和功能诊断。

(二)防治原则

1.预防原则

加强健康教育,做好妇幼保健工作,预防泌尿系统感染的发生,预防与感染后免疫反应有关的肾小球肾炎的发生。早期确定诊断,积极治疗,降低肾衰竭的发病率。

2.治疗原则

去除病因;针对主要发病机制采取治疗措施;对症治疗;对严重肾功能不全患者,必要时应采用血液净化疗法如血透析治疗;对有适应证的患者应争取肾移植。

第一节　肾小球疾病

肾小球疾病是一组以血尿、蛋白尿、高血压和水肿等为主要临床表现且主要侵犯肾小球的肾脏疾病。各病的病因、发病机制、病理改变、临床表现、病程及预后不尽相同,根据病因可分为原发性、继发性和遗传性三大类。原发性肾小球疾病大多病因不明;继发性肾小球疾病是继发于全身性疾病(如糖尿病、系统性红斑狼疮等)的肾小球损害;遗传性肾小球疾病是指基因突变导致的肾小球病变(如 Alport 综合征等)。本节只介绍原发性肾小球疾病。

【发病机制】

多数肾小球肾炎是由免疫介导的炎症性疾病。一般认为,免疫学机制是肾小球肾炎的始发机制,在此基础上在炎症介质(如生长因子、白细胞介素、补体、活性氧等)的参与下,导致肾小球损伤并产生一系列的临床表现。在肾小球肾炎的慢性进展过程中也有非免疫、非炎症性因素的参与。另外,也有证据显示遗传因素、自身免疫等因素也参与了各种肾炎的发生和发展。

(一)免疫反应

体液免疫致肾炎已得到公认,细胞免疫在某些类型肾炎中的重要作用也得到肯定。

1.体液免疫

在体液免疫中,循环免疫复合物(CIC)沉积是导致肾小球肾炎发生的重要因素。某些外源性抗原(如致肾炎链球菌的某些成分)或内源性抗原(如系统性红斑狼疮患者细胞的抗原)刺激机体产生相应抗体,并在血液循环中形成 CIC,CIC 在某些情况下沉积或被肾小球所捕捉,并激活炎症介质引起炎症产生。另外,单核-巨噬细胞吞噬功能和(或)肾小球系膜细胞清除功能降低及补体成分或功能缺陷等因素使 CIC 沉积于肾小球引起炎症发生。一般认为,CIC 仅沉积于肾小球系膜区和(或)内皮下。原位免疫复合物形成是导致肾小球肾炎发生的另一个重要因素。肾小球中某些固有抗原(如肾小球脏层上皮细胞糖蛋白或基底膜抗原)或已种植于肾小球的外源性抗原或抗体(如系统性红斑狼疮患者的 DNA)与血液循环中的游离抗体或抗原结合,在肾小球局部形成免疫复合物导致肾小球炎症发生。一般认为,肾小球基底膜上皮细胞侧的免疫复合物主要为原位免疫复合物。

无论是 CIC 物沉积还是原位免疫复合物形成所致的肾小球免疫复合物,如能被肾小球系膜细胞清除,或被局部浸润的中性粒细胞、单核-巨噬细胞吞噬,局部炎症一般会逐渐恢复。但若肾小球内免疫复合物持续存在、继续形成和沉积或持续增多,或机体针对肾小球内免疫复合物中的免疫球蛋白持续产生自身抗体,则可导致疾病持续和进展。

2.细胞免疫

近年来有肾炎动物模型提供了细胞免疫证据,细胞免疫(主要指 T 淋巴细胞)在某些类型肾小球炎症性损害(如微小病变型肾病、急进性肾小球肾炎)的过程中起的重要作用也得到了肯定。但长期以来细胞免疫是否可直接诱发肾炎的发生,一直不能肯定。

(二)炎症反应

免疫反应需要激活炎症细胞,使之释放炎症介质引发炎症反应才能造成肾小球损伤并表现为相应的临床症状。整个炎症反应过程中有大量的炎症细胞和炎症介质参与,炎症细胞分泌炎症介质,炎症介质趋化、激活炎症细胞,各种炎症介质之间又可相互促进、相互制约。

1.炎症细胞

血液循环中的炎症细胞,如中性粒细胞、嗜酸性粒细胞、单核细胞及血小板等可产生多种炎症介质,引起肾小球炎症病变。有些炎症细胞如激活的巨噬细胞还能直接分泌细胞外基质

(ECM)成分,与肾小球、肾间质病变的慢性进展密切相关。另外,肾小球的固有细胞,如上皮细胞、内皮细胞和系膜细胞等在特定的条件下也能分泌多种炎症介质和 ECM,这些细胞自身还有多种免疫球蛋白和炎症介质的受体,它们可通过自分泌、旁分泌在肾小球疾病的发生、发展中发挥重要作用。

2.炎症介质

炎症介质通过收缩或舒张血管影响肾脏局部的血液循环,影响肾小球、肾间质小管等不同细胞,促进或抑制细胞的增殖,促进细胞的自分泌、旁分泌,并促进细胞分泌 ECM 或抑制 ECM 的分解,从而介导炎症性损伤及其硬化性病变。目前证实与肾小球肾炎的发生有关的炎症介质包括:补体(C3a、C5a、C5b-9 等)、凝血及纤溶系统因子、血管活性胺(组胺、5-羟色胺、儿茶酚胺)、血管活性肽(如内皮素、缓激肽等)、生长因子和细胞因子、趋化因子、生物活性酯(血小板活化因子等)、酶类(中性蛋白酶、胶原酶)、细胞黏附因子、活性氧和活性氮(氧化亚氮)等。

(三)非免疫机制的作用

免疫介导的炎症造成了肾小球的损伤,这种免疫损伤持续发展将会造成有效肾单位的减少,从而使非免疫机制参与并进一步损伤肾单位。因肾小球的损伤引起肾小球血流动力学改变会导致肾小球内"三高"(高压力、高灌注和高滤过),可使肾小球发生硬化;肾小球"三高"样病变又可合并体循环高血压、大量蛋白尿,甚至肾功能不全时蛋白质和磷摄入不当等因素,均可导致或促进肾小球硬化的发生。同时某些细胞因子的作用,又加剧了肾小球硬化的进程。可见非免疫机制在肾小球疾病的进展中发挥了一定的作用。

【原发性肾小球疾病的分型】

原发性肾小球疾病可依据病因、发病机理、组织形态及临床表现进行分型,临床常用临床分型和病理分型,但两者属于不同的概念范畴,彼此之间难以有直接肯定联系。同一病理类型有不同的临床表现,同一种临床表现也可来自多种不同的病理类型。因此,正确的病理诊断必须密切结合临床,临床治疗也必须以病理诊断为依据,两者相辅相成,缺一不可。

(一)临床分型

临床分型完全根据临床表现作出的临床分类,可分为下列类型。

(1)急性肾小球肾炎。

(2)急进性肾小球肾炎。

(3)慢性肾小球肾炎。

(4)隐匿性肾小球肾炎。

(5)肾病综合征。

(二)病理分型

病理分型是由肾穿刺活体组织检查,通过光学显微镜、电子显微镜及免疫荧光方法作出的形态分类。按肾小球病变的性质、病变的范围以及病变在肾小球内的部位,分为下列类型。

(1)轻微性肾小球病变。

(2)局灶性节段性病变　包括局灶性肾小球肾炎和肾局灶性硬化。

(3)弥漫性肾小球肾炎。

1)膜性肾病。

2）增生性肾炎：①系膜增生性肾小球肾炎；②毛细血管内增生性肾小球肾炎；③系膜毛细血管性肾小球肾炎；④新月体性和坏死性肾小球肾炎。

3）硬化性肾小球肾炎。

（4）未分类的肾小球肾炎。

一、急性肾小球肾炎

急性肾小球肾炎（acute glomerulonephritis，AGN）简称急性肾炎，是一组急性起病、以急性肾炎综合征为主要临床表现的原发性肾小球疾病。其特点为急性起病，表现为血尿、蛋白尿、水肿和高血压，可伴有一过性氮质血症。好发于儿童及青少年，男女比例约为 2～3：1，冬春季发病多见。

【病因与发病机制】

病因目前认为常由于 β-溶血性链球菌（尤其是 A 组 12 型等）"致肾炎菌株"感染所致，常发生于上呼吸道感染（扁桃体炎多见）、咽峡炎、猩红热、皮肤化脓性感染（如脓疱疮）等链球菌感染后。感染的严重程度与急性肾炎是否发生及病变的轻重不完全一致。

发病机制主要与以下因素有关：①胞浆或分泌蛋白的某些成分是致病抗原，导致免疫反应，产生相应抗体，在血液循环中形成免疫复合物（即抗原抗体复合物），并沉积于肾小球而致病；②种植于肾小球的抗原与血液循环中特异性的抗体结合形成免疫复合物，这种免疫复合物趋化炎细胞，激活补体，活化肾小球内皮细胞及系膜细胞，释放多种炎性介质形成炎症；③其他，例如激肽释放酶、前列腺素等可使肾小球毛细血管壁通透性增加，肾小球蛋白质滤过率增高，尿液中红细胞、蛋白质增多，导致肾脏病变。

【病理】

病理改变呈自限性，可完全恢复。急性期肾脏体积通常增大，病变类型为毛细血管内增生性肾小球肾炎，病变主要累及肾小球。光镜下为弥漫性肾小球病变，主要表现为内皮细胞及系膜细胞增生，急性期可伴有较多的中性粒细胞和单核细胞浸润。病变严重时，增生和浸润的细胞可压迫毛细血管袢，导致管腔狭窄或闭塞。肾小管病变不明显，可有肾间质水肿和灶状炎性细胞浸润。免疫病理检查时沿毛细血管壁和系膜区可见 IgG 和 C3 呈粗颗粒状沉积，IgA 和 IgM 少见。电镜检查可见肾小球上皮细胞下驼峰状大块电子致密物沉积，是本病的特征性表现。

【临床表现】

本病临床表现差异较大，轻者呈亚临床型，无明显临床症状和体征，仅表现为尿常规及血清 C3 异常；典型者呈急性肾炎综合征表现；重症者可发生急性肾衰竭。

（一）前驱症状

在病前 1～3 周多有上呼吸道或皮肤感染史。前驱感染症状近消退时，急性肾炎症状才出现。部分患者无前驱症状。

（二）尿异常

肉眼血尿常为本病的首发症状和就诊原因。几乎全部患者都有肾小球源性血尿、蛋白尿，约半数患者为肉眼血尿，血尿常伴有轻、中度的蛋白尿，少数患者可表现为肾病综合征范围的大量蛋白尿。尿沉渣检查可见颗粒管型和红细胞管型；早期可见白细胞和上皮细胞稍增多；发病初期患者尿量减少,每日尿量 400~700ml,少数患者甚至出现少尿。

(三)水肿

80％以上患者病程中出现水肿,常为本病初发表现。典型表现为晨起眼睑水肿或伴有下肢轻度凹陷性水肿。少数严重者水肿可波及全身,还可出现浆膜腔积液。水肿多于 1~2 周后消退,重者可达 3~4 周。

(四)高血压

约 80％以上患者出现一过性高血压,多在 2 周左右逐渐降至正常。少数患者可出现严重高血压,甚至高血压脑病。

(五)肾功能异常

病程早期可因肾小球滤过率下降,尿量减少,表现为一过性氮质血症,多于 1~2 周后逐渐恢复正常。极少数患者可出现急性肾衰竭。

(六)并发症

常见并发症有急性肾衰竭、心力衰竭(老年人多见)、脑病(儿童患者多见)等。并发症常是本病的死亡原因。

【实验室检查】

(一)尿常规

(1)蛋白尿　蛋白尿定性＋~＋＋＋,蛋白尿定量 1~3g/24h。

(2)血尿　肉眼血尿或镜下血尿,多为畸形红细胞。

(3)管型尿　尿沉渣镜检可见红细胞管型、颗粒管型、透明管型。

(二)肾功能检查

急性期肾小球率过滤(GFR)降低,血清肌酐、尿素氮可轻度升高,尿比重多在 1.020 以上。

 知识链接

血清肌酐测定

肌酐是肌肉组织的代谢产物,主要经肾小球滤过,在肾小管不重吸收,也很少分泌,能较好地反映肾小球滤过功能,但敏感度不强,只有在肾小球滤过率下降 50％以上时,其浓度才上升。测定方法有高压液相分析法、苦味酸法及自动分析仪测定法等。

(三)免疫学检查

疾病早期(起病后 2 周内)血清总补体及 C3 降低,4 周后开始回升,约 8 周恢复到正常水平,是本病的特征性变化。抗链球菌溶血素"O"(ASO)滴度可升高,若升高 2 倍以上,高度提示近期有链球菌感染。

【诊断与鉴别诊断】

(一)诊断

诊断要点:①多见于儿童及青少年,起病前 1~3 周有上呼吸道或皮肤等处的链球菌感染史;②有高血压、水肿、肉眼血尿、蛋白尿、尿量减少和一过性氮质血症等临床表现;③辅助检查可见尿常规异常(血尿、蛋白尿、红细胞管型尿等)、血清补体降低及血清抗链球菌溶血素"O"

效价升高;④肾活检可明确诊断。

(二)鉴别诊断

1.其他病原菌感染后肾炎

除 β-溶血性链球菌以外的多种细菌、病毒(如流感病毒、水痘-带状疱疹病毒、EB病毒等)及寄生虫感染均可引起急性肾炎。常在感染极期或感染后 2～3 日发病。病毒感染所引起的急性肾炎临床症状较轻,水肿和高血压少见,肾功能一般正常,血清补体多正常,临床过程自限。

2.慢性肾小球肾炎急性发作

与急性肾炎的主要区别为:①发病至出现类似急性肾炎症状的时间较短,常为 3～5 日,血清补体正常或持续降低;②低蛋白血症、贫血、肾功能损害较明显;③肾活检病理表现不同(鉴别困难时可做)。

3.继发性肾损害

原发性血管炎、系统性红斑狼疮、过敏性紫癜等疾病均可呈急性肾炎综合征表现,应与急性肾炎相鉴别。鉴别要点在于有无各疾病的典型临床表现及相应的实验室证据,必要时肾活组织检查以鉴别。

【治疗】

(一)一般治疗

1.休息

急性肾炎患者应卧床休息,待肉眼血尿消失、水肿消退、血压恢复正常、尿异常缓解后,方可下床活动,逐渐增加活动量,避免过度劳累,完全康复后才能恢复正常的体力活动。

2.饮食

急性期适当限制水钠的摄入,有明显水肿和高血压时钠的摄入量应限制在 2～3g/d,有氮质血症时还需限制蛋白质的摄入 0.6mg/(kg·d),以优质动物蛋白为主。

(二)对症治疗

1.利尿消肿

轻度水肿者无需治疗,休息和限制水钠摄入后常可缓解。水肿显著或伴有高血压者可给予呋塞米,每日 20～40mg,口服,分 3 次服用。必要时呋塞米 80～120mg 加入 5%葡萄糖溶液 20ml 中静脉注射,每日 1～2 次。

2.降压

休息、限制水钠摄入及利尿处理后血压控制仍不理想者,且患者无高血钾症及少尿,多主张给予血管紧张素转化酶抑制剂,如卡托普利 12.5～25mg,口服,每日 2～3 次。也可给予 β 受体阻断剂,如阿替洛尔 12.5～25mg,口服,每日 1～2 次,或联合钙通道阻滞药如硝苯地平 5～10mg,口服,每日 3～4 次。

(三)抗感染

一般主张常规给予青霉素 80～1 600 万 U,肌内注射,每日 2 次,或每日 480～640 万 U,分次静脉滴注,疗程 10～14 日。青霉素过敏者可用红霉素、林可霉素等。抗菌药物常规应用的必要性现有争议。对病程已迁延 3～6 个月,尿化验仍有异常且考虑与慢性扁桃体炎有关者,在病情稳定后(肾功能正常,尿蛋白少于＋,尿沉渣红细胞少于 10 个/HP),可考虑行扁桃体摘除术,手术前、后两周均需注射青霉素。

(四)并发症的治疗

急性肾衰竭、急性心力衰竭、高血压脑病等并发症一旦出现应及时处理。

(五)透析治疗

发生急性肾衰竭并有透析指征患者,应及时给予血液透析或腹膜透析治疗以帮助其度过危险期。因本病有自愈倾向,一般无需长期维持透析。

(六)中医治疗

应辨证施治,本病属中医"风水",多由外感风寒、风热及湿邪所致。发展期有外感表征及水肿、血尿等临床症状,宜采用祛风利水、清热解毒、凉血止血等治疗原则;恢复期主要为余邪未尽,治疗宜以驱邪为主。

【预后】

本病为自限性疾病,绝大多数患者(尤其是儿童)预后良好。90%患者在几个月内临床痊愈,少数转为慢性肾炎,不足 1‰的重症患者(多为老年人)会出现急性肾衰。老年人、大量蛋白尿、高血压、有肾功能损害者预后较差。

二、慢性肾小球肾炎

慢性肾小球肾炎(chronic glomerulonephritis,CGN)简称慢性肾炎,是由原发性肾小球疾病导致的以血尿、蛋白尿、水肿、高血压为基本临床表现,病程迁延,疾病缓慢进展,可伴有不同程度的肾功能减退,最终进展为慢性肾衰竭的一组原发性肾小球疾病。本病可发生于任何年龄,以青、中年为主,男性多于女性。

【病因与发病机制】

慢性肾小球肾炎是由多种病因、多种类型的原发性肾小球疾病发展而来,不同病理类型的病因和发病机制也不完全相同。多数患者病因不明,仅少数患者是由急性肾炎发展而来(疾病不愈直接迁延或临床痊愈若干时间后再现)。发病机制主要是免疫(主要是体液免疫)介导性炎症引起,但在疾病发展过程中非免疫、非炎症因素也起着重要的作用。

【病理】

可有多种病理类型,常见的病理类型有系膜增生性肾小球肾炎、膜性肾病、系膜毛细血管性肾小球肾炎、局灶性节段性肾小球硬化等。随着病程进展到后期,所有病理类型均可进展至硬化性肾小球肾炎,表现为肾小球硬化、肾小球基膜增厚、肾小管萎缩及肾间质纤维化,最终肾脏体积缩小呈"固缩肾"。

【临床表现】

慢性肾小球肾炎以血尿、蛋白尿、水肿、高血压为基本临床表现。临床表现呈多样性,差异较大,多数病例起病缓慢、隐袭。早期可有疲倦、乏力、腰膝酸痛、纳差等,随着病情进展逐渐有不同程度肾功能减退,最终发展为慢性肾衰竭。

(一)尿液异常

多数患者尿量<1 000ml/24h,甚至少尿。肾小管损害明显者,尿量增多,尤其是夜尿增多明显。

(二)水肿

大多数患者会出现不同程度的水肿,也往往是多数患者的首发表现。轻者仅为晨起眼睑、颜面部肿胀或午后双踝部出现水肿;严重者,可出现全身水肿。极少数患者,在病程中不出现水肿,往往易被忽略。

(三)高血压

多数患者有不同程度的高血压,多为轻、中度,以舒张压升高明显,少数患者以高血压为其突出表现,甚至出现高血压心脏病、高血压脑病。

(四)急性发作

在感染、过度疲劳、脱水、血压升高或使用肾毒性药物等因素下慢性肾小球肾炎有急性发作倾向,出现类似急性肾炎的表现,表现为水肿、明显的高血压及肾功能急剧恶化,及时祛除诱因或药物治疗后,肾功能可有一定程度的缓解。

【实验室和其他检查】

(一)尿常规检查

(1)蛋白尿　蛋白尿定性＋～＋＋＋,部分患者蛋白尿定量＞3.5g/24h。

(2)血尿　尿液检查可见红细胞。

(3)管型尿　尿液检查有红细胞管型、颗粒管型或透明管型。

(4)低比重尿　比重多在 1.020 以下,晚期肾衰竭时常固定在 1.010。

(二)血液检查

晚期可出现红细胞与血红蛋白降低,不同程度的低蛋白血症、血清白蛋白降低。

(三)肾功能检查

晚期可有血肌酐和血尿素氮升高,内生肌酐清除率降低,尿浓缩功能减退,酚红排泄试验异常等。

(四)影像学检查

B 超检查晚期可见肾脏双侧对称性缩小,皮质变薄。

(五)肾活检

可表现为原发病的各种病理类型,对帮助明确原发病因,选择治疗方案和估计预后有重要意义。

 知识链接

肾活检

肾活检包括开放肾活检、经皮肾穿刺(肾穿刺)、经静脉肾活检三类,对肾脏疾病的诊断、治疗及判断预后都有着重要的意义,其中肾穿刺活检是目前最为广泛采用的方法。其适应证包括:①原发性肾脏疾病(如急性肾炎综合征、原发性肾病综合征、无症状性血尿、无症状性蛋白尿);②继发性肾脏疾病或遗传性肾脏疾病;③急性肾衰竭;④肾移植。禁忌证包括:①孤立肾、多囊肾或巨大囊肿;②活动的肾结核、肾盂肾炎、肾盂积水或积脓、肾脓肿;③肾肿瘤或肾动脉瘤;④重度高血压;⑤有出血性疾病或有明显出血倾向者;⑥严重贫血;⑦心力衰竭;⑧大量腹水;⑨有精神疾病及不配合者。

【诊断与鉴别诊断】

(一)诊断

诊断要点:①中青年男性,有急性肾炎病史或反复上呼吸道感染病史;②有不同程度的肾性水肿、高血压、蛋白尿、管型尿;③出现不同程度的肾功能损害表现;④病程持续 1 年以上;⑤肾穿刺活检可确诊。

(二)鉴别诊断

1.继发性肾小球肾炎

继发性肾小球肾炎是指全身系统疾病所致的肾小球损害,如狼疮性肾炎、过敏性紫癜性肾炎、糖尿病肾病等,可依据相应的系统表现和特异性的实验室检查进行鉴别。

2.Alport 综合征

常起病于青少年(10 岁之前),主要特征是肾脏损害,但同时伴有眼(球形晶状体)、耳(神经性耳聋)异常。阳性家族史(多为性连锁显性遗传)可资鉴别。

3.感染后急性肾小球肾炎

以急性肾炎综合征起病的慢性肾小球肾炎需与其鉴别。疾病的潜伏期及血清补体 C3 化验为其鉴别要点。另外,疾病的转归亦不同,慢性肾炎无自愈倾向。

4.隐匿性肾小球肾炎

轻型慢性肾炎需与其鉴别。隐匿性肾小球肾炎主要表现为无症状性血尿或蛋白尿,一般无高血压、水肿和肾功能损害。

5.原发性高血压继发肾损害

慢性肾炎以高血压为突出表现者应与其鉴别。原发性高血压继发肾损害患者在出现尿蛋白前已有较长(10 年以上)高血压史,肾小管损害早于肾小球,尿改变轻微(尿蛋白轻,尿沉渣有形成分少),常有高血压的其他靶器官并发症。

【治疗】

慢性肾炎的治疗应以防止或延缓肾功能进行性恶化、改善或缓解临床症状及防治严重合并症为主要目的,而不以消除尿红细胞或轻微尿蛋白为目标。

(一)一般治疗

1.休息

注意休息,避免劳累,有水肿、高血压及肾功能不全者,或其他原因导致病情严重应卧床休息。

2.饮食

足够热量、富含维生素、易消化的食物;有水肿时给予低盐(2~3g/d)饮食并控制液体摄入量;大量蛋白尿且无明显肾功能不全者,适当补充生物效价高的动物蛋白(如瘦肉、鱼和鸡蛋等),若肾功能减退较明显者应限制蛋白和磷的入量。

(二)消除水肿

轻度水肿限制水、钠的摄入即可,无需用药;中、重度水肿按病情慎选利尿剂,如噻嗪类利尿药、袢利尿剂等,疗程不宜过长。

(三)控制高血压

高血压尤其是肾内毛细血管高血压是加速肾小球硬化、促进肾脏疾病进展的主要危险因素,积极控制高血压是治疗慢性肾小球肾炎的重要措施。

1.治疗目标

力争把血压控制在理想水平:尿蛋白<1.0 g/d 者,血压要控制在 130/80mmHg 以下;尿蛋白≥1.0 g/d 者,血压要控制在 125/75mmHg 以下。

2.治疗方法

①限制食盐摄入(NaCl<6g/d);②选用噻嗪类利尿剂(12.5～25mg/d);血清肌酐清除率<30ml/min 时,选用呋塞米,但剂量不宜过大,时间不宜过长;③使用降压药物,如血管紧张素转化酶抑制剂(ACEI)、血管紧张素Ⅱ受体阻断药(ARB)、β受体阻断药、钙通道阻滞剂、利尿剂等。尽量选择对肾脏有保护作用的降压药物,现公认首选血管紧张素转化酶抑制剂(ACEI)治疗。

(四)抗血小板聚集药物

现认为小剂量阿司匹林(50～100mg,口服,每日 1 次)或大剂量双嘧达莫(300～400mg,分次口服)有抗血小板聚集,延缓肾功能衰退作用。循证医学的研究结果显示对系膜毛细血管性肾小球肾炎有一定降低尿蛋白的作用。

(五)糖皮质激素和细胞毒药物

糖皮质激素(常用泼尼松)和细胞毒药物(常用环磷酰胺和硫唑嘌呤)的应用目前尚有争议,一般不主张积极使用,对肾功能正常者或轻度损伤,肾体积正常的轻型病理类型者,如无禁忌证者可试用。

(六)避免加重肾损害的因素

感染、劳累、使用肾毒性药物(如含马兜铃酸的中药、氨基糖苷类抗生素等)都可损伤肾脏,导致慢性肾脏疾病进行性进展,肾功能恶化,应予以避免。

【预后】

慢性肾小球肾炎是一种持续进展性肾脏疾病,最终进展至慢性肾衰竭,进展速度个体差异很大,主要与病理类型有关,也与治疗是否合理,保护肾脏功能的措施是否得当,是否有足够休息等因素有关。控制得当,病情稳定者,20～30 年后才发展成慢性肾衰;控制不当,病情持续发展或反复发作,2～3 年即可发展为慢性肾衰。

三、肾病综合征

肾病综合征(nephrotic syndrome,NS)是由各种肾脏疾病引起的具有以下共同临床表现的一组综合征:①大量蛋白尿(尿蛋白定量>3.5g/d);②低蛋白血症(血浆白蛋白<30g/L);③水肿;④高脂血症。其中①②两项是诊断肾病综合征的必备条件。

【病因与发病机制】

(一)病因及分类

肾病综合征可分为原发性及继发性两大类,可由不同病理类型的肾小球疾病所引起(表 5-1)。

表 5-1　肾病综合征的分类和常见病因

分类	儿童	青少年	中老年
原发性	微小病变型肾病	系膜增生性肾小球肾炎 微小病变肾病 局灶性节段性肾小球硬化 系膜毛细血管性肾小球肾炎	膜性肾病
继发性	过敏性紫癜肾炎 乙型肝炎病毒相关性肾炎 系统性红斑狼疮肾炎	系统性红斑狼疮肾炎 过敏性紫癜肾炎 乙型肝炎病毒相关性肾炎	糖尿病肾病 肾淀粉样变性 骨髓瘤性肾病 淋巴瘤或实体肿瘤性肾病

(二)发病机制

原发性肾病综合征发病机制未完全明了,各类型也不尽相同,但从根本上讲都属于免疫介导性肾小球炎症性疾病。

【病理生理】

(一)大量蛋白尿

正常生理情况下,肾小球滤过膜具有分子屏障及电荷屏障作用,当这些屏障作用受损时,致使原尿中蛋白含量增多,当其增多明显超过近曲小管回吸收量时,形成大量蛋白尿。在此基础上,凡增加肾小球内压力及导致高灌注、高滤过的因素,如高血压、高蛋白饮食或大量输注血浆蛋白,均可加重尿蛋白的排出。

(二)血浆蛋白变化

NS 时大量白蛋白从尿中丢失,促进白蛋白肝脏代偿性合成增加,同时由于近端肾小管摄取滤过蛋白增多,使肾小管分解蛋白增加。当肝脏白蛋白合成增加不足以克服丢失和分解时,则出现低白蛋白血症。此外,NS 患者因胃肠道黏膜水肿导致饮食减退、蛋白质摄入不足、吸收不良或丢失,也是加重低白蛋白血症的原因。除外血浆白蛋白减少外,血浆的某些免疫球蛋白(如 IgG)和补体成分、抗凝及纤溶因子、金属结合蛋白及内分泌素结合蛋白也可减少,尤其是肾小球病理损伤严重,大量蛋白尿,和非选择性蛋白尿时更为显著。患者易产生感染、高凝、微量元素缺乏、内分泌紊乱和免疫功能低下等并发症。

(三)水肿

NS 时低白蛋白血症、血浆胶体渗透压下降,使水分从血管腔内进入组织间隙,是造成 NS 水肿的基本原因。近年研究表明,约 50%患者血容量正常或增加,血浆肾素水平正常或下降,提示某些原发于肾内钠、水潴留因素在 NS 水肿的发生机制中起一定作用。

(四)高脂血症

高胆固醇和(或)高甘油三酯血症、血清中 LDL、VLDL 和脂蛋白(a)浓度增加,常与低蛋白血症并存。其发生机制与肝脏合成脂蛋白增加和脂蛋白分解减弱相关,目前认为后者可能是高脂血症更为重要的原因。

【病理】

肾病综合征的病理类型主要有以下几种：

(一)微小病变型肾病

好发于 2～6 岁儿童，男性多于女性。光镜下肾小球没有明显病变，近曲小管上皮细胞可有脂肪变性，电镜下可见肾小球脏层上皮细胞足突融合。

(二)系膜增生性肾小球肾炎

好发于青少年，男性多于女性，在我国约占原发性肾病综合征发病率的 30%。光镜下可见系膜细胞和基质细胞弥漫性增生，可根据增生程度分为轻、中、重度。电镜下在系膜区可见电子致密物。

(三)系膜毛细血管性肾小球肾炎

光镜下系膜细胞及基质细胞重度增生，可广泛插入肾小球基底膜与上皮细胞之间，毛细血管袢呈"双轨征"。电镜下系膜区及内皮下有电子致密物沉积。免疫病理检查有 IgG 和 C3 在基底膜、系膜区及毛细血管壁呈颗粒状沉积。

(四)膜性肾病

好发于中老年，男性多于女性。光镜下可见肾小球毛细血管基底膜弥漫性增厚，不伴有系膜增生。电镜下基底膜上皮侧或基底膜下有排列整齐的电子致密物沉积。随着病程进展，病理变化逐渐加重。

(五)局灶性节段性肾小球硬化

好发于男性青少年。光镜下肾小球毛细血管呈局灶性、节段性硬化（表现为系膜基质增多、血浆蛋白沉积、毛细血管闭塞、球囊粘连等），可伴有轻度系膜细胞增生及病变肾单位的肾小管萎缩和间质纤维化。电镜下可见电子致密物沉积和肾小球上皮细胞足突广泛融合。免疫病理检查有 IgM 和 C3 呈团块状沉积于病变部位。

【临床表现与实验室检查】

(一)大量蛋白尿

尿蛋白定性 ＋＋＋～＋＋＋＋＋；尿蛋白定量＞3.5g/d，最高可达 40g/d；尿沉渣中可见红细胞管型、颗粒管型及透明管型；脂质尿为本病的特点之一。

(二)低蛋白血症及高脂血症

血浆总蛋白低于正常，白蛋白降低更为明显（＜30g/L），血清蛋白电泳示白蛋白比例减少，球蛋白比例增高，γ 球蛋白降低。血胆固醇明显增高（＞5.7mmol/L），血清补体正常。

(三)水肿

常为患者首发症状，也是最突出的体征。水钠潴留主要在组织间隙，其程度与低蛋白血症呈正相关。全身可有凹陷性水肿，以下肢、阴囊、颜面为明显，常有腹水，一般全身状况尚好，无高血压。肾功能一般正常，水肿期明显少尿时，可有暂时性轻度氮质血症。

【并发症】

(一)感染

感染是肾病综合征常见的并发症，与低蛋白血症、营养不良、免疫功能紊乱和应用糖皮质激素治疗有关。常见感染部位见于呼吸道、泌尿道、皮肤等,一般临床表现不明显,但若不及时彻底治疗,可影响肾病综合征的治疗疗效,甚至引起复发,严重者还可致人死亡。

(二)血栓、栓塞并发症

低蛋白血症、高脂血症及肝脏代偿性合成蛋白质增多可引起凝血、抗凝及纤溶系统失衡;血小板功能异常,同时利尿剂的使用加重高凝状态,可出现发生血栓、栓塞并发症。常发生于静脉,也可见于动脉。常见静脉血栓有肾静脉血栓、下肢静脉血栓、下腔静脉血栓等,静脉血栓可脱落形成肺栓塞。动脉血栓形成于肺动脉、脑动脉可致命,肢体动脉血栓可致坏疽。血栓形成及栓塞是肾病综合征疗效差、预后不良的一个重要因素。

(三)急性肾衰竭

组织间隙水分增多,有效循环血量不足,肾血流量下降,诱发肾前性氮质血症,经治疗后一般可恢复,少数病例可发展成急性肾衰竭,以微小病变型肾病者居多。

(四)蛋白质及脂肪代谢紊乱

长期低蛋白血症易引起营养不良、小儿生长发育缓慢;免疫球蛋白减少导致机体免疫力下降而易致感染。高脂血症易引起血液黏稠,促进血栓、栓塞并发症的发生。

【诊断与鉴别诊断】

(一)诊断

诊断要点为:①具有大量尿蛋白(>3.5g/d)、低蛋白血症(<30g/d)、高脂血症、水肿表现,其中前两项必备;②排除先天遗传性疾病或全身系统性疾病所致的继发性肾病综合征;③肾活检确定病理类型。诊断明确后还应判断有无并发症。

(二)鉴别诊断

1.婴幼儿肾病综合征

应与先天性肾病综合征芬兰型、先天性肾病综合征非芬兰型(两病均为常染色体隐性遗传病,在出生后几天至几个月发病,常于几年内死于肾衰竭)、先天性梅毒(有先天性梅毒的临床症状和实验室表现,多在出生后1～2个月发生肾病,青霉素治疗有效)相鉴别。

2.少年儿童肾病综合征

应与过敏性紫癜性肾炎(患者可有过敏性紫癜典型临床表现)、乙型肝炎病毒性相关性肾炎(临床有乙型肝炎病毒感染症状,血清 HBV 抗原阳性,免疫病理可证实肾小球内有乙型肝炎病毒抗原)等相鉴别。

3.中青年肾病综合征

应与系统性红斑狼疮(女性多见,依据受损的临床表现和免疫学检查鉴别)、人免疫缺陷病毒相关肾病(有人免疫缺陷病毒感染症状)、海洛因相关肾病(有海洛因吸毒史)及某些药物相关性肾小球疾病相鉴别。

4.中老年肾病综合征

应与糖尿病肾病(肾病综合征出现前已有 10 年以上糖尿病史)、肾淀粉样变性病(可做肾活检确诊)、多发性骨髓瘤肾病(有多发性骨髓瘤的特征性临床表现)及其他肿瘤性相关肾病相鉴别。

【治疗】

治疗原则为抑制免疫与炎症反应,防治并发症。

(一)一般治疗

肾病综合征患者应注意休息、避免劳累、预防感染。有低蛋白血症、严重水肿者应卧床休息,水肿消失,一般情况好转后可起床活动。饮食要保证充足的热量[不少于 $126\sim147kJ/(kg\cdot d)$];肾脏功能正常者给予优质蛋白饮食[$0.8\sim1.0g/(kg\cdot d)$],不主张高蛋白饮食;水肿明显者低盐(<3g/d)饮食;少进富含饱和脂肪酸食物,多进富含不饱和脂肪酸及可溶性纤维的食物;适当控制液体摄入量。

(二)对症治疗

1.利尿消肿

(1)提高血浆胶体渗透压 为提高血浆胶体渗透压,可定期补充血浆或白蛋白,但需注意不宜过多、过频。也可用不含钠的低分子右旋糖酐或羟乙基淀粉,可暂时提高血浆胶体渗透压,并有利尿作用。

(2)利尿剂 常将噻嗪类利尿剂与保钾利尿剂合用,如氢氯噻嗪 $25\sim50mg$ 及氨苯蝶啶 50mg,口服,每日 $2\sim3$ 次;或呋塞米与螺内酯合用,各 $20\sim40mg$,每日 $2\sim3$ 次。

2.高脂血症的治疗

可给予非诺贝特 100mg,口服,每日 3 次;洛伐他汀 10mg 口服,每日 1 次。

3.治疗高凝状态与血栓、栓塞并发症

可选用肝素或华法林,配合应用双嘧达莫等抗血小板聚集药物。

4.减少蛋白尿

可选用 ACEI、ARB 等药物。

(三)糖皮质激素与免疫抑制剂

根据肾活检病理类型选择治疗药物和疗程。

1.糖皮质激素治疗

治疗肾病综合征,目前临床上常用泼尼松片剂口服治疗,疗效欠佳时或有肝功能损害时可选用等剂量甲泼尼龙口服或静脉注射,地塞米松因半衰期长,副作用大,现在已少用。糖皮质激素虽有很强的疗效,但也有很多副作用,为提高疗效,减少副作用,一定要注意合理用药。其用药原则和方案为:①起始足量:以泼尼松为例,起始剂量 $1mg/(kg\cdot d)$,需持续服用 $8\sim12$ 周;②缓慢减药:足量治疗 12 周后每 $2\sim3$ 周减原用量的 10%,当药量减至 20mg/d 左右时易反跳,应更加谨慎地缓慢减量;③长期维持:最后以最小有效剂量 10mg/d 作为维持用药,再维持半年至一年或更久。

根据患者对糖皮质激素的治疗反应,可分为"激素敏感型"(用药 $8\sim12$ 周肾病综合征缓解)、"激素依赖型"(减药至一定程度即复发)和"激素抵抗型"(用药 12 周仍无效)。

2.免疫抑制剂

用于"激素依赖型"或"激素抵抗型"患者,与激素配伍使用,一般不作为首选药物或单独治疗用药。常用药物与治疗方法:①环磷酰胺 100mg/d 口服或隔日 200mg 静脉注射,累积量达 $6\sim8g$ 时停药。主要副作用为骨髓抑制、中毒性肝炎、性腺抑制(尤其是男性)、脱发等,用药期间应定期检查血象和肝功能。②环孢素为选择性 T 细胞免疫抑制剂,主要用于难治性肾病

综合征中激素依赖型,对微小病变肾病疗效好,对系膜增生性肾小球肾炎、膜性肾病和局灶性节段性肾小球硬化有一定疗效,对系膜毛细血管性肾小球肾炎无效。常用量 5mg/(kg·d),分两次口服,2~3 个月后缓慢减量,疗程半年至一年。不良反应有肾毒性、肝毒性、高血压、高血钾、低血镁、高尿酸血症、多毛症及牙龈增生等。该药价格较昂贵,不良反应较大,停药后易复发,一般将此药作为二线用药。③吗替麦考酚酯(霉酚酸酯)具有独特的免疫抑制作用和较高的安全性(无肝、肾毒性)用于难治性肾病综合征,0.5~1.0g/次,每日 2 次口服。④盐酸氮芥疗效在细胞毒药物中最强,但毒副作用严重,可在其他细胞毒药物无效时使用。

(四)中医药治疗

单纯中医药治疗效果缓慢,一般采用中医辨证施治与糖皮质激素及细胞毒素药物联合应用,以提高疗效。肾病综合征中医辨证多为脾肾两虚,可给予健脾补肾利水治疗。另外,中药雷公藤可用于降低蛋白尿,配合激素应用。

【预后】

本病预后个体差异较大,主要与病理类型、病情严重程度、激素治疗效果和有无并发症有关。微小病变肾病和轻型系膜增生性肾小球肾炎预后好,但易复发。重度系膜增生性肾小球肾炎、系膜毛细血管性肾小球肾炎、局灶性节段性肾小球硬化疗效差、预后不良,较快进入慢性肾衰竭期。

第二节　尿路感染

尿路感染(urinary tract infection,UTI)简称尿感,是指各种病原微生物在尿路中生长繁殖而引起的尿路感染性疾病。本病是泌尿系统的常见病、多发病,多见于育龄期妇女、老年人、免疫力低下及尿路畸形者。根据感染发生部位可分为上尿路感染和下尿路感染,前者系指肾盂肾炎,后者主要指膀胱炎。肾盂肾炎、膀胱炎又有急性和慢性之分。根据有无尿路功能或结构的异常,又可分为复杂性、非复杂性尿感。复杂性尿感是指伴有尿路引流不畅、结石、畸形、膀胱输尿管反流等结构或功能的异常,或在慢性肾实质性疾病基础上发生的尿路感染。不伴有上述情况者称为非复杂性尿感。

【病因与发病机制】

(一)病原微生物

尿路感染常见的细菌是肠道革兰阴性杆菌。以大肠埃希菌最为常见,约占 80%~90%,其次为变形杆菌、克雷白杆菌、产气杆菌、粪链球菌、铜绿假单胞菌和葡萄球菌等。另外,真菌、支原体、原虫及病毒等偶可感染。

(二)感染途径

1. 上行感染

绝大多数尿路感染是由上行感染引起的,约占尿路感染的 95%。病原菌沿尿道、膀胱、输尿管上行到达肾盂引起感染性炎症。病原菌多为大肠埃希菌,健康人尿道口周围有大肠埃希菌寄生(来自粪便污染),女性尿道口接近肛门,尿道短而宽,细菌易上行进入膀胱。生理状态下,膀胱黏膜完整,不间断的尿液冲刷可将细菌排出体外,若膀胱黏膜不完整,机体免疫功能下降,尿流不畅时细菌便可黏附在尿路黏膜上,引起炎症发生。

2.血行感染

少见,约占尿路感染的 3%。主要继发于败血症或菌血症,病原菌从感染病灶入血,经血液循环至肾脏,形成肾盂肾炎。常见病原菌有金黄色葡萄球菌、铜绿假单胞菌、白色念珠菌等。

3.淋巴道感染

极罕见。下腹部、盆腔器官的淋巴管与肾脏周围毛细淋巴管有吻合支,病原菌由感染灶经吻合支侵入肾脏,引起炎症发生。

4.直接感染

十分罕见。外伤或泌尿系统周围的脏器与组织感染时,细菌可直接侵入肾脏引起感染。

(三)易感因素

1.尿路梗阻

尿路梗阻是诱发尿路感染最主要的易感因素,尿路梗阻者发病率较正常人高出 12 倍。常见于泌尿道肿瘤、肾结石、输尿管结石、膀胱-输尿管反流、尿道狭窄、尿路畸形、前列腺肥大及糖尿病肾病等。

2.尿路结构异常或功能缺陷

如肾发育不良、多囊肾、肾盂及输尿管畸形等。

3.医源性因素

导尿、膀胱镜检查、逆行肾盂造影等尿路器械检查及治疗易引起尿路感染。

4.尿道内或尿道口周围炎症病变

尿道旁腺炎、前列腺炎、妇科炎症等易引起尿路感染。

5.机体免疫功能低下

全身性疾病,如高血压、糖尿病、慢性肾病、重症肝病、肿瘤、长期应用糖皮质激素或免疫抑制剂患者,均易发生尿路感染。

6.其他

神经源性膀胱、性活动、前列腺增生、包皮过长、包茎、妊娠、遗传因素等。

(四)细菌的致病力与机体的防御机制

进入尿路的细菌并非都可引起尿路感染,只有附着在尿路上皮细胞并生长繁殖的细菌才能引起尿路感染。正常机体有多种防御尿路感染发生的机制:①尿道口、外阴正常的菌群及尿中低聚糖可抑制细菌生长;②尿中免疫球蛋白可杀伤细菌;③膀胱表面黏多糖阻止细菌黏附。

【病理】

急性肾盂肾炎可为单侧或双侧病变,肾盂、肾盏黏膜充血、水肿及白细胞浸润,表面有脓性分泌物渗出,黏膜下可形成细小脓肿。肾小管上皮细胞肿胀、坏死、脱落,管腔中可见脓性分泌物,肾间质水肿和炎细胞浸润。肾小球一般无形态改变。

慢性肾盂肾炎双侧肾脏病变不对称,具有不同程度的炎症改变,肾皮质和乳头部瘢痕形成,肾盂变形。肾小管上皮萎缩、退化,肾间质淋巴细胞、单核细胞浸润伴纤维化,管腔内有渗出物。严重者肾实质纤维组织不断增生,肾实质广泛萎缩,肾脏体积缩小,表面凹凸不平,最后形成"固缩肾"。

急性膀胱炎的黏膜及黏膜下组织充血、潮红、水肿,炎细胞浸润,严重者可有膀胱黏膜点状或片状出血溃疡。

【临床表现】

（一）急性肾盂肾炎

急性肾盂肾炎可发生于各年龄段，育龄女性最多见。临床表现与感染程度有关，通常起病较急。

1.全身症状

发热、寒战、头痛、全身酸痛、恶心、呕吐等，体温多在 38.0℃ 以上，多为弛张热，也可呈稽留热或间歇热。部分患者出现革兰阴性杆菌败血症。

2.泌尿系症状

尿频、尿急、尿痛、排尿困难、下腹部疼痛、腰痛等。腰痛程度不一，多为钝痛或酸痛。部分患者下尿路症状不典型或缺如。

3.体格检查

除发热、心动过速和全身肌肉压痛外，还可发现一侧或两侧肋脊角或输尿管点压痛和（或）肾区叩击痛。

（二）慢性肾盂肾炎

大多数的患者有急性肾盂肾炎病史，由于急性肾盂肾炎未彻底治疗而又反复发作发展而来，多数患者病程迁延半年以上。临床表现复杂多样，全身及局部表现均不典型。可有间歇性尿频、排尿不适、尿液混浊、腰部酸痛不适、程度不同的低热、乏力、食欲减退及肾小管功能受损（夜尿增多、低渗尿、低比重尿），若病情持续发展可导致慢性肾衰竭。

（三）急性膀胱炎

占尿路感染的 60% 以上。主要表现为尿频、尿急、尿痛等膀胱刺激症状及排尿不适、下腹部疼痛等，部分患者迅速出现排尿困难。尿液常混浊，并有异味，约 30% 可出现血尿。一般无全身感染症状，少数患者出现腰痛、发热，但体温通常不超过 38.0℃。如患者有突出的系统表现，体温＞38.0℃，应考虑上尿路感染。致病菌多为大肠埃希菌，约占 75% 以上。

（四）无症状细菌尿

即隐匿性尿路感染。致病菌多为大肠埃希菌，患者可长期无症状，尿常规可无明显异常，但尿培养有真性菌尿，也可在病程中出现急性尿路感染症状。

（五）并发症

常见并发症有革兰阴性杆菌败血症、肾乳头坏死、肾周围脓肿等。

【实验室和其他检查】

（一）尿常规检查

尿液常混浊伴腐败味。可有①白细胞尿：尿沉渣镜检白细胞＞5 个/HP，对尿路感染诊断意义较大；②血尿：尿沉渣镜检呈均一正常形态红细胞，肉眼血尿少见；③尿蛋白：定性检查阴性或微量；④管型尿：部分肾盂肾炎患者可见白细胞管型。

（二）尿细菌学检查

尿路感染诊断的确立，主要依靠尿细菌学检查。

1.尿样本采集

尿样本采集的方法有中段尿收集法（清晨第一次尿液，取清洁中段尿）、膀胱穿刺法或导尿法,其中膀胱穿刺法细菌培养的结果最可靠。尿液收集后立即送检,室温放置一般不超过 1h。

2.尿细菌定量培养

真性细菌尿是指:①膀胱穿刺尿培养,有细菌生长,或菌落数$>10^2$/ml;②导尿细菌定量培养$\geq 10^5$/ml;③清洁中段尿定量培养$\geq 10^5$/ml,一次准确性 80%;连续两次培养得到同一菌株,菌落数$\geq 10^5$/ml,准确性达 95%。尿含菌量为 $10^4 \sim 10^5$/ml 者为可疑阳性,需复查;$<10^4$/ml,则可能是污染。如培养之细菌为球菌,其含菌量$>10^3$/ml 即为阳性,应考虑尿路球菌感染。

3.尿涂片镜检细菌

此法是一种快速诊断细菌尿的方法。革兰氏染色后的用油镜检查,未染色的用高倍镜检查,找细菌,取 10 个视野平均值,平均每个视野≥ 1 个细菌,即为阳性,提示尿路感染。细菌检出率可达 80%~90%。

(三)亚硝酸盐还原试验

此法诊断尿路感染的敏感性 70%以上,特异性 90%以上。一般无假阳性,但球菌感染可出现假阴性。该方法可作为尿感的过筛试验。

(四)肾功能检查

慢性肾盂肾炎首先出现肾小管功能减退,尿浓缩稀释试验、酚红排泄试验异常。晚期肾小球功能受损时,血尿素氮及血肌酐升高。

(五)影像学检查

B 超检查可了解肾脏形态、大小以及有无结石、肿瘤、积水,先天畸形等。尿路 X 线检查包括 X 线腹部平片、静脉肾盂造影、逆行性肾盂造影、排尿期膀胱输尿管反流造影等,可了解尿路情况,发现导致尿路感染的诱发因素,如尿路结石、梗阻、反流及畸形等。

【诊断与鉴别诊断】

(一)诊断

1.尿路感染的诊断

典型的尿路感染有尿路刺激征、感染中毒症状、腰部不适等,结合尿液改变和尿液细菌学检查,诊断不难。凡是有真性细菌尿者,均可诊断为尿路感染。无症状性细菌尿的诊断主要依靠尿细菌学检查,要求两次细菌培养均为同一菌种的真性菌尿。当女性有明显尿频、尿急、尿痛,尿白细胞增多,尿细菌定量培养$\geq 10^2$/ml,并为常见致病菌时,可拟诊为尿路感染。

2.尿路感染的定位诊断

真性细菌尿的存在表明有尿路感染,但不能判定是上尿路或下尿路感染,需进行定位诊断。

(1)根据临床表现定位　上尿路感染常有发热、寒战、甚至出现毒血症症状,伴明显腰痛,输尿管点和(或)肋脊点压痛、肾区叩击痛等。而下尿路感染,常以膀胱刺激征为突出表现,一般少有发热、腰痛等。

(2)根据实验室检查定位　出现下列情况提示上尿路感染:①膀胱冲洗后尿培养阳性;②尿沉渣镜检有白细胞管型,并排除间质性肾炎、狼疮性肾炎等疾病;③尿 NAG 升高、尿 β_2-MG 升高;④尿渗透压降低。

（3）慢性肾盂肾炎的诊断　除反复发作尿路感染病史之外,尚需结合影像学及肾脏功能检查。①肾外形凹凸不平,且双肾大小不等;②静脉肾盂造影可见肾盂肾盏变形、缩窄;③持续性肾小管功能损害。具备上述第①和②中的任何一项再加③可诊断慢性肾盂肾炎。

(二)鉴别诊断

1.慢性肾小球肾炎

慢性肾炎的后期易伴尿路感染,须与慢性肾盂肾炎鉴别。慢性肾炎有急性肾炎和水肿史,尿蛋白较多,血浆蛋白降低,肾小球损害较肾小管损害明显,尿细菌培养阴性,抗菌治疗无效。慢性肾盂肾炎常有尿路刺激征,细菌学检查阳性,抗菌治疗有效。影像学检查双肾不对称性缩小。

2.肾结核

肾结核是由结核分枝杆菌引起的特异性尿路感染。主要有结核分枝杆菌感染的表现:①午后低热、盗汗、乏力等全身症状;②尿路刺激症状更明显;③静脉肾盂造影可发现肾结核 X线征,部分患者可有肾外结核病灶存在(如肺、附睾结核等);④尿沉渣镜检可发现结核分枝杆菌;⑤一般抗生素治疗无效。

3.尿道综合征

患者虽有尿频、尿急、尿痛等症状,但多次细菌学检查均为阴性,并排除结核分枝杆菌感染,临床可诊断为尿道综合征。分为:①感染性尿道综合征:最常见,是一种性病,患者常有不洁性交史,是由淋球菌、沙眼衣原体或单纯疱疹病毒等引起,常伴有白细胞尿;②非感染性尿道综合征:较少见,常见于中年妇女,病原体检查阴性,无白细胞尿,病因未明,可能与神经焦虑、抑郁等有关。

【治疗】

尿路感染的治疗原则:①选用对致病菌敏感的经肾脏排泄的肾毒性低的抗菌药物进行彻底的治疗;②消除各种诱发诱因,防止复发。

(一)一般治疗

①多饮水,多排尿(>3 000ml),促进细菌和炎性分泌物排泄;②给予富含维生素、高热量、丰富蛋白质、易消化的食物;③注意休息,避免劳累;④碱化尿液;⑤反复发作者应积极寻找诱发因素,并及时祛除诱发因素。

(二)抗感染治疗

1.急性膀胱炎

大多由大肠杆菌引起,以黏膜表面炎症为特征,无中毒症状,可选用单剂量疗法或短疗程疗法。

（1）单剂量疗法　可选用磺胺甲基异噁唑 2.0g、甲氧苄啶 0.4g、碳酸氢钠 1.0g,口服,每日 1 次;氧氟沙星 0.4g,口服,每日 1 次;阿莫西林 3.0g,口服,每日 1 次。

（2）短疗程疗法　疗效比单剂量疗法更佳(治愈率增高),副作用明显减少,复发减少,目前更推荐此法。可选用氧氟沙星 0.2g,口服,每日 3 次;阿莫西林 0.5g,口服,每日 4 次,或头孢拉定 0.5g,口服,每日 3 次,连续用药 3 日。疗程结束后 7 日需进行尿细菌定量培养,如结果为阴性,表示已治愈;若结果为阳性,需继续给予 2 周抗菌药物治疗。

（3）对于糖尿病患者、免疫力低下者、老年患者、孕妇及男性尿路感染者等不宜使用单剂量疗法或短疗程疗法者,应采用较长疗程。

2.急性肾盂肾炎

无明显中毒症状的轻型患者,可选用头孢菌素类(如头孢呋辛 0.25g,每日 3 次口服)、半合成青霉素类(如阿莫西林 0.5g,每日 3 次口服)、喹诺酮类(如环丙沙星 0.25g,每日 2 次口服或氧氟沙星 0.2g,每日 3 次口服),疗程 14 日,治愈率可达 90%,若仍为真性菌尿,应考虑依据药敏试验结果选用更强效的抗生素治疗 4～6 周。

全身中毒症状明显的严重感染患者,宜静脉给药。可选用青霉素类(如哌拉西林 3.0g,每 6 小时静滴 1 次)、头孢菌素类(如头孢曲松钠 1.0g,每 12 小时静滴 1 次后或头孢噻肟 2.0g,每 8 小时静滴 1 次),治疗 72 小时后症状无好转者应依据药敏试验更换抗生素继续治疗 2 周以上。伴有复杂因素者应两种或两种以上抗生素联合用药。经治疗后仍持续发热者,应警惕是否合并肾盂肾炎并发症。

3.慢性肾盂肾炎

慢性肾盂肾炎急性发作时按急性肾盂肾炎治疗,但抗生素常需联合应用,疗程 2～4 周。慢性肾盂肾炎非急性发作但有明显的临床症状时,抗生素选用原则为:①根据药物敏感试验结果选择 2～3 种不同种类抗生素联合用药;②适当延长总疗程至 2～4 个月,以 2～4 周为一个疗程,疗程结束后一周做尿细菌定量培养,若仍为阳性,更换另一种类抗生素治疗一个疗程,直至尿细菌检查为阴性;③治疗 2～4 个月无效或仍再发者可采用长疗程低剂量抑菌疗法继续治疗。

4.无症状性菌尿

一般不需治疗。有下列情况者应予治疗:①学龄期儿童;②妊娠期妇女;③肾移植;④尿路情况复杂者;⑤曾出现过有症状感染者。需根据药物敏感试验结果选择有效抗生素,疗程 7日,如治疗后反复发作,疗程可延长至 4～6 周。

5.再发性尿路感染

(1)重新感染 治疗后症状消失,尿细菌定量培养阴性,但在停药 6 周后再次出现尿细菌定量培养阳性,菌株与上次不同,称为重新感染。治疗方案与首次发作相同,治疗后要注意预防。半年内发作 2 次以上者,可给予长疗程低剂量抑菌疗法治疗。

(2)复发 治疗后症状消失,尿细菌定量培养阴性,但在停药 6 周后再次出现尿细菌定量培养阳性,菌株与上次相同,称为复发。复发时尽量寻找并祛除诱因(如尿路结石、尿路梗阻等),依据物敏感试验结果选择强有力的杀菌药物,用药量要大,疗程 6 周。对反复发作者,宜采用长疗程低剂量抑菌疗法。

 知识链接

长疗程低剂量抑菌疗法

再发性尿路感染;无症状性菌尿治疗后复发;儿童发生症状性尿路感染,且伴有膀胱输尿管逆流者等均需给予长疗程低剂量抗菌疗法。长疗程低剂量抑菌疗法是选择一种肾脏排泄的口服抗菌药,每晚睡前、排尿后服 1 次,疗程 6 个月～1 年。

【预后】

单纯性急性尿路感染如肾盂肾炎、膀胱炎经抗菌药物治疗后,90% 可痊愈,仅 10% 会重新感染或复发。复杂性尿路感染若没有清除易患因素，往往反复发作，极易进展为慢性肾脏疾病。

【预防】

①养成多饮水、勤排尿（每2~3小时一次）的习惯，以避免细菌在尿路繁殖，是最有效的预防措施；②消除可引起尿路梗阻的诱发因素；③女性在月经期、妊娠期、产褥期、性生活时应特别注意保护外阴清洁；④尽量避免或减少导尿和尿路器械检查，严格执行无菌操作，并预防用药。

第三节 慢性肾衰竭

慢性肾衰竭（chronic renal failure，CRF）简称肾衰，是在各种慢性肾脏疾病基础上渐进性进展引起肾脏结构和功能障碍，进一步导致肾小球滤过率下降及与此相关的代谢紊乱和临床症状组成的综合征。在我国，慢性肾衰竭按肾功能损害程度可分为四个阶段：①肾功能代偿期；②肾功能失代偿期；③肾衰竭期；④尿毒症期（表5-2）。

表5-2 我国慢性肾衰竭分期方法

慢性肾衰竭分期	肌酐清除率（Ccr）（ml/min）	血清肌酐（Scr）	
		（μmol/L）	（mg/dl））
第一期（肾功能代偿期）	50~80	133~177	1.6~2.0
第二期（肾功能失代偿期）	20~50	186~442	2.1~5.0
第三期（肾衰竭期）	10~20	451~707	5.1~7.9
第四期（尿毒症期）	<10	≥707	≥8.0

【病因与发病机制】

（一）病因

慢性肾衰的病因主要有糖尿病肾病、高血压、肾小动脉硬化、原发性与继发性肾小球肾炎、肾小管间质病变（慢性肾盂肾炎、慢性尿酸性肾病等）、肾血管病变、遗传性肾病（如多囊肾、遗传性肾炎）等。在发达国家，糖尿病肾病、高血压肾小动脉硬化已成为慢性肾衰的主要病因；在我国，原发性慢性肾小球肾炎仍为首位病因，占50%~60%。双侧肾动脉狭窄或闭塞所引起的"缺血性肾病"，在老年慢性肾衰的病因中占有一定地位。

（二）发病机制

慢性肾衰竭发病机制目前尚未完全阐明。

1.慢性肾衰竭进展的发生机制

①肾小球血流动力学改变：各种病因均引起肾单位减少，残余肾单位负荷增加，代偿性肥大，肾小球率过滤增加，出现高滤过、高灌注状态和残余肾单位损伤。如不能及时缓解，肾单位损伤进一步加重，形成恶性循环，导致肾小球硬化。②肾小管损伤和肾间质纤维化：慢性肾衰竭时残余肾单位的肾小管负荷增加，肾小管的高代谢状态导致氧自由基增多，某些血管活性物质、细胞因子、趋化因子生成，补体旁路激活及膜攻击复合物形成，造成肾小管损伤和肾间质纤

维化。③尿蛋白加重肾脏损伤：肾小管液中过多的白质白、转铁蛋白等导致肾小管产生补体、趋化因子、细胞因子、内皮素、氧自由基等有害物质生成，促进肾小球硬化和肾间质纤维化的发展。

2. 慢性肾衰竭急剧加重的机制

慢性肾衰竭急剧加重的危险因素包括：原发性肾小球肾炎、慢性肾盂肾炎、糖尿病肾病、高血压肾病、狼疮性肾病等累及肾脏的疾病反复发作或加重；肾毒性药物或其他理化因素所致肾损伤；严重感染；组织创伤；血容量不足；泌尿道梗阻；严重肝功能不全等。

3. 尿毒症各种症状的发生机制

尿毒症症状的发生的主要因素：①尿毒症毒素；②肾内分泌障碍引起体液因子和营养素的缺乏；③水、电解质和酸碱平衡失调。尿毒症毒素可分为小分子物质（分子量<500）、中分子物质（分子量在500~5 000）、大分子物质（分子量>5 000）三大类。小分子物质主要为尿素（最多）、胍类、酚类、胺类等蛋白质的代谢废物；中分子物质主要为一些内分泌激素、细胞代谢紊乱产生的多肽，主要与某些内分泌紊乱、尿毒症脑病、细胞免疫低下有关；大分子物质如核糖核酸酶、维生素 A、β_2-微球蛋白等，主要与透析骨病、继发性淀粉样变性有关。这些尿毒症毒素有些对人体有毒性，有些在正常浓度对人体无毒，浓度过高才有毒性作用，引起尿毒症的各种临床症状。

【临床表现】

（一）水、电解质和酸碱平衡紊乱

（1）水钠代谢紊乱　　主要表现为水钠潴留，有时也可表现为低血容量和低钠血症。水钠潴留可表现为不同程度的皮下水肿和/或体腔积液，若出现肺水肿和脑水肿则应积极抢救。低血容量表现为脱水和低血压。低钠血症时应鉴别是真性低钠血症还是假性低钠血症，因为两者的临床处理完全不同。

（2）钾代谢紊乱　　代谢性酸中毒、钾摄入过多、钾排出减少、消化道出血、感染等情况下易出现高钾血症。严重高钾血症（血清钾>6.5mmol/L）时有生命危险，需及时抢救治疗。应用排钾利尿剂、钾摄入不足、胃肠道丢失过多时，也有可能出现低钾血症。

（3）钙磷代谢紊乱　　主要表现为低钙血症和高磷血症。低钙血症与钙摄入不足、高磷血症、活性维生素 D_3 缺乏、代谢性酸中毒有关。慢性肾衰竭时磷由尿中排出减少，血磷浓度逐渐升高，血磷可与血钙结合生成磷酸钙沉积在软组织，使血钙降低，还可抑制近曲小管产生 1,25(OH)$_2$ 维生素 D_3，刺激甲状旁腺激素升高。甲状旁腺激素可升高血钙降低血磷，故在肾衰早期钙、磷浓度可维持正常，到了中、晚期才出现低钙血症和高磷血症。应及早防治低钙血症和高磷血症，以免诱发继发性甲状旁腺功能亢进和肾性骨营养不良。

（4）代谢性酸中毒　　较常见，是慢性肾衰竭患者的主要死亡原因之一。慢性肾衰竭患者肾小管泌 NH_4^+ 功能下降，一部分 H^+ 不能排出体外而在体内潴留，形成酸中毒。表现为恶心、呕吐、食欲缺乏、疲乏等症状严重者呼吸深长、嗜睡，逐渐陷入昏迷状态。长期的代谢性酸中毒能加重肾衰症状（营养不良、肾性骨病等），诱发心血管并发症。

（二）消化系统

为最早出现和最突出的症状，严重程度与肾衰程度一致。早期表现为恶心、呕吐、腹胀、腹泻（少见）、食欲减退；晚期呼出气体中有氨味，严重者在消化道的任何部位均可出现黏膜糜烂

（最为多见）、溃疡，甚至出血。若发生上消化道出血（呕血、柏油样便），患者病情危重，应及时救治。

（三）心血管系统

心血管系统异常是慢性肾衰竭患者的主要并发症和最常见的死因。主要表现为高血压、动脉粥样硬化、尿毒症性心包炎、尿毒症性心肌病、心包积液、心律失常、心力衰竭等。

（四）血液系统

主要表现为肾性贫血和出现倾向。肾性贫血的原因有：促红细胞生成素不足、营养不良、铁和叶酸不足、慢性失血、急性或慢性感染等。贫血的程度与肾功能是损害的程度一致，长期贫血可导致左心室肥大、心力衰竭。出血倾向表现为皮下或黏膜出血点、瘀斑，重者可出现胃肠道出血、体腔（心包腔、胸腔、腹腔）出血、脑出血等。出血的原因与血小板功能低下、凝血因子Ⅷ缺乏有关。

（五）呼吸系统

（1）尿毒症性肺水肿　表现为气短、心慌、呼吸困难等。

（2）尿毒症性胸膜炎或胸腔积液　表现为呼吸困难、胸痛等症状。

（3）并发肺部感染　表现为咳嗽、咳痰、发热、胸痛等。

（4）其他　呼吸深大（代谢性酸中毒引起）、急性低氧血症（血液透析引起）、慢性肺间质纤维化等。

（六）神经系统

周围神经系统病变常见，感觉神经和运动神经传导速度均减慢，感觉神经障碍更为明显，以肢端袜套样分布的感觉丧失最为常见，还有手足麻木感、不宁腿综合征等；可伴有神经肌肉兴奋性提高，表现为肌肉震颤、肌肉萎缩、肌无力等。中枢神经系统病变（尿毒症脑病）临床表现多样，早期仅表现为疲乏、注意力不集中、失眠等，随后会出现记忆力下降、淡漠、意识障碍、精神异常等。自主神经功能障碍在尿毒症患者中较常见，主要表现为体位性低血压、胃肠道运动功能失调、汗腺功能降低、压力感受器敏感性降低等。

（七）免疫系统

免疫系统功能紊乱非常常见。细胞免疫和体液免疫功能均明显下降（可能与某些尿毒症毒素、营养不良等有关），患者机体抵抗力降低，易发生各种感染。

（八）内分泌系统

可出现各种内分泌功能紊乱。①肾脏内分泌功能紊乱：促红细胞生成素不足可造成肾性贫血，活性维生素D_3缺乏可引起肾性骨营养不良，肾素-血管紧张素过多是肾性高血压的主要原因之一。②肾组织内某些"局部激素"分泌异常：肾内皮素、心房钠尿肽（ANP）、血栓素增多，前列腺素、激肽释放酶-激肽增多或减少。③外周内分泌腺功能紊乱：继发性甲状旁腺功能亢进、胰岛素受体障碍、胰高血糖素升高等。④下丘脑-垂体内分泌功能紊乱：促肾上腺皮质激素（ACTH）、促卵泡激素、促黄体生成激素、促黑色素激素、催乳素等激素水平增高。

（九）皮肤表现

常见表现有皮肤瘙痒（尿素霜刺激皮肤所致）、尿毒素面容（面色灰黄或色素沉着，伴轻度水肿）、皮肤粗糙（干皮病）、皮肤黏膜溃疡、肢端皮肤坏死、皮疹等。

(十)骨骼病变

骨骼的改变统称肾性骨营养不良症(简称肾性骨病),相当常见。包括:纤维囊性骨炎、肾性骨软化症、肾性骨硬化症和骨质疏松症等。

【实验室和其他检查】

(一)血液检查

中、重度正细胞、正色素性贫血,血红蛋白一般<80g/L,严重者<40g/L,红细胞压积20%~25%。有感染时,白细胞和中性粒细胞增高,血沉加快。

(二)尿常规

①蛋白尿:尿蛋白定性 +~++;②血尿:尿沉渣中可见不同程度的红细胞;③管型尿:尿沉渣镜检可见颗粒管型、肾衰管型和蜡样管型,蜡样管型的出现对本病的诊断有帮助,标志肾衰竭进展至严重阶段。

(三)肾功能检查

肾小球率过滤降低,血清内生肌酐清除率、酚红排泄率降低,血清肌酐、尿素氮明显升高。尿量一般正常,尿比重低而固定,一般为 1.010。

(四)血液生化检查

血清钙降低,血清磷升高,血清钠、钾根据病情变化可高可低;血清总蛋白和白蛋白均降低;二氧化碳结合力降低。

(五)影像学检查

B 超、X 线腹部检查、CT 和 MRI 检查等影像学检查可帮助确定大小、形状、位置、有无梗阻及观察肾脏内部结构。固缩肾对本病有诊断意义。

(六)肾活检

对帮助明确原发病因,选择治疗方案有重要意义。

【诊断与鉴别诊断】

(一)诊断

诊断要点:①有明确的慢性肾脏疾病病史;②有水、电解质和酸碱平衡失调的临床表现;③尿毒症的临床表现;④尿常规检查异常改变;⑤肾功能检查有肾功能严重损害的表现。

寻找促使肾衰竭恶化的可逆因素,包括:①肾前性因素,循环血量不足、严重心律失常、心力衰竭、使用肾毒性药物;②肾后性因素,尿路梗阻;③肾实质性因素,急性肾盂肾炎、急性间质性肾炎、严重高血压、高钙血症;④血管性因素,肾血管性疾病;⑤混合因素,感染、创伤、严重的胃肠道出血、肾上腺皮质功能减退、甲状腺功能低下等。

(二)鉴别诊断

1.急性肾衰竭

根据病史不同一般都可作出鉴别诊断,如患者肾衰竭病史不足 1 个月,又无明显贫血,支持急性肾衰竭的诊断;如贫血明显,近期又无急性出血性疾病,则支持慢性肾衰竭的诊断。在病史不详时,可借助影像学(如 B 超、CT 等)进行判断,如双肾明显缩小,则支持慢性肾衰竭的诊断。

2.肾前性氮质血症

两者不难鉴别,慢性肾衰竭患者的肾功能难以恢复;肾前性氮质血症患者在有效循环血量补足 48～72 小时后,肾功能即可恢复。

【治疗】

按照慢性肾衰竭的不同阶段选择治疗方案,尽量做到早期、系统治疗。

(一)积极治疗原发疾病

积极有效地治疗引起慢性肾衰竭的原发疾病是治疗本病的前提,也是治疗的重要措施之一。治疗原发疾病可消除引起肾功能恶化的可逆因素,不同程度地改善肾功能,延缓慢性肾衰竭的进展,保护肾脏。

(二)延缓慢性肾衰竭的发展

1.饮食治疗

(1)高热量摄入 高热量饮食可使低蛋白饮食的氮得到充分的利用,减少蛋白质分解和体内蛋白质的消耗。每日至少供给 125.6kJ/kg 的热量,但也要注意个体化供给。

(2)优质低蛋白饮食 蛋白质的摄入量每日 0.6～0.8g/kg,摄入的蛋白质应以含必需氨基酸较丰富的动物蛋白为主,如鱼、瘦肉、蛋、牛奶等,尽量少摄入植物蛋白如黄豆、花生及其制品等。在低蛋白饮食治疗同时加用必需氨基酸或 α-酮酸可改善患者的蛋白质营养状态,使血中的尿素氮水平下降,常规用量为每天 0.1～0.2g/kg,分三次口服。

(3)其他营养素 给予含钙、铁、维生素和叶酸丰富的食物,限制高钾、高磷食物的摄入。

2.寻找和纠正促使肾功能恶化的因素

对高血压、糖尿病、高脂血症、肾小球肾炎、肾盂肾炎、心力衰竭等进行长期合理治疗,消除促进肾功能恶化的因素,延缓肾衰竭的发展。

3.中医药治疗

在西医治疗基础上辨证论治加用中药治疗,有一定疗效。

(三)对症治疗

1.纠正水、电解质和酸碱平衡紊乱

(1)纠正水、钠平衡 慢性肾衰竭患者应注意补充液体,每日氯化钠摄入量不超过 6g,对有明显水肿、水钠潴留、高血压、心力衰竭者应严格限制水、钠的摄入(2～3g/d),并给予利尿剂。常用袢利尿剂,如呋塞米 20～200mg,每日 2～3 次。对严重肺水肿急性左心衰者,需及时给予血液透析治疗。

(2)纠正高血钾 肾小球滤过率降至 20～25ml/min 以后,肾脏排钾能力逐渐下降,易出现高钾血症。首先应积极预防高钾血症的发生,适当限制钾摄入,每日摄入量一般不超过 1 500～2 000mg。已出现高钾血症者:①限制钾摄入;②积极纠正酸中毒,轻者口服碳酸氢钠,血钾＞6mmol/L 时需静脉注射碳酸氢钠 10～25ml;若病情需要还可在 4～6 小时后重复给予;③使用袢利尿剂,肌肉或静脉注射呋塞米 40～200mg/次;④给予胰岛素输入,10% 葡萄糖 500ml 加胰岛素 12U 静脉滴注;⑤口服降钾树脂 5～20mg/次,每日 3 次,促进肠道排钾;⑥严重高血钾者(血钾＞6.5mmol/L),经上述治疗效果欠佳时,应及时给予血液透析治疗。

(3)纠正酸中毒 轻者,口服碳酸氢钠 1.5～3.0g/d;中、重度者,口服碳酸氢钠 3～15g/d,必要时静脉注射,有明显心衰者输液速度要慢。纠正酸中毒所需碳酸氢钠的治疗总量分 3～

6 次给予,在 24～72 小时后可基本纠正酸中毒。因纠正酸中毒而发生的低血钙可用葡萄糖酸钙 10ml 稀释后缓慢注射来纠正。

2. 降压治疗

首选血管紧张素转化酶抑制剂(如依那普利 5～20mg/d,每日 1 次,口服;贝那普利 10～20mg/d,每日 1 次,口服)或血管紧张素 II 受体拮抗剂(如氯沙坦 25～100mg/d,每日 1 次口服;缬沙坦 80～160mg/d,每日 1 次口服)。血管紧张素 II 受体拮抗剂若想取得较好的疗效,尽早使用并维持较长疗程,但对血肌酐大于 350μmol/L 的患者,使用时每周要检查一次血肌酐水平,血肌酐浓度升高 30％则应停药。

3. 贫血治疗

(1)重组人红细胞生成素(rHuEPO)　Hb<100～110g/L 即可给予 rHuEPO,直至 Hb 升至男性>130 g/L、女性>120g/L。起始剂量为每周 80～120U/kg,分 2～3 次皮下注射,用药期间要补足造血原料。若每月 Hb 升高值<10g/L,则 rHuEPO 的每周用药剂量需增加 50U/kg;若每月 Hb 升高值>20g/L,应减少每周用药剂量的 25％～50％或暂停治疗。

(2)补充铁剂　硫酸亚铁 0.3g/d,分 3 次口服,葡萄酸亚铁 0.3～0.6g/d,分 3 次口服。口服无效或不宜口服者(如合并胃肠道疾病)可静脉给药,如氢氧化铁蔗糖复合物、右旋糖酐铁等。

(3)补充叶酸　叶酸 10mg/d,分 3 次口服,适当补充维生素 E 和维生素 C。

4. 肾性骨病治疗

在早期以预防为主,及时纠正钙磷代谢紊乱,积极采取降磷措施,合理使用活性维生素 D_3 和钙制剂,抑制继发性甲状旁腺功能亢进和肾性骨营养不良症。选用最小剂量的活性维生素 D_3(口服,0.25～0.5μg/d),维持甲状旁腺激素、血钙(2.10～2.37mmol/L)、血磷浓度在适当的范围内,防止钙磷乘积大于 70,以免发生异位钙化。

5. 感染的治疗

抗生素的选择原则与一般感染相同,但要尽量选择肾毒性最小的药物。治疗过程中根据肾小球滤过率的状况,调整用药剂量和给药间隔时间。

(四)透析治疗

当病情进展到晚期,血清肌酐>707μmol/L,或有难以纠正的水肿、高钾血症、心力衰竭及严重的代谢性酸中毒,均应采用透析疗法。常用血液透析和腹膜透析两种方法,二者疗效相近,各有优缺点,可互为补充。但透析疗法仅可部分替代肾的排泄功能,而不能代替其内分泌和代谢功能。患者通常应先做一个阶段透析治疗,待病情稳定并符合有关条件后,考虑进行肾移植术。

(五)肾脏移植

这是治疗本病的最有效方法。成功的肾脏移植会恢复正常的肾功能,使患者几乎完全康复。肾脏移植前要在 ABO 血型和 HLA 配型合适的基础上,选择供肾者,HLA 配型佳者,肾脏移植后存活时间较长。肾脏移植患者需要长期使用免疫抑制剂(糖皮质激素、环孢素、硫唑嘌呤等)以防止排斥反应。长期使用免疫抑制剂可诱发感染,恶性肿瘤的发病率也增加。

【预后】

慢性肾衰竭预后受多种影响,个体差异较大,但因具有不可逆性,预后多不良。主要影响因素包括：①患者的遗传背景；②患者的营养状况；③原发性肾脏疾病的控制情况；④低蛋白饮食是否坚持；⑤贫血是否纠正；⑥高血压是否有效控制；⑦血液是否净化充分；⑧各种并发症的防治情况；⑨免疫抑制剂的使用情况；⑩经济条件（因慢性肾衰竭的治疗费用十分昂贵）。

 知识链接

慢性肾衰竭的三级预防

　　慢性肾衰竭是一种严重危害人类健康的常见病，治疗费用十分昂贵，加强它的防治尤为重要，有学者提出三级预防的概念。一级预防（初级预防），是对可能引起肾脏损害的疾病进行及时有效的治疗，以防止慢性肾衰的发生；二级预防，是对已有轻、中度慢性肾功能不全患者及时进行治疗，以防止和延缓病程的进展，降低尿毒症的发生率；三级预防，是对早期尿毒症患者尽早采取及时有效的治疗措施，以防止尿毒症严重并发症的发生，提高生活质量和生存率。这三级预防均十分重要，缺一不可，但预防开始越早，对肾功能保护的程度就越高，就越有利于提高生存率。

 学习小结

　　泌尿系统由肾脏、输尿管、膀胱、尿道及相关的血管、神经组成，其主要功能是生成尿液和排泄废物。肾脏是人体主要的排泄器官，同时肾脏也具有内分泌功能。本章泌尿系统疾病主要讲述了肾小球疾病、尿路感染和慢性肾衰竭等。肾小球疾病主要讲述了急性肾小球肾炎、慢性肾小球肾炎、肾病综合征。尿路感染是各种病原微生物直接侵袭尿路并在尿路中生长、繁殖而引起的尿路感染性疾病，确切诊断依赖真性细菌尿，治疗则以抗感染为主。慢性肾衰竭主要讲述了慢性肾衰竭的临床表现、诊断和治疗原则。慢性肾衰竭是在各种慢性肾脏疾病基础上渐进性进展的肾脏功能障碍甚至衰竭，治疗原则在于对各种肾脏疾病采取早期诊断、有效治疗，防止慢性肾衰竭的发生；对已发生慢性肾衰竭患者需早期诊断、有效治疗，防止或延缓进程，防止严重并发症的发生，提高生活质量和生存率。

　　在学习方法上，要充分利用现代科学手段，结合泌尿系统的解剖学、生理学和病理学知识，联系症状学和临床实际、采取综合分析和整体观点，逐步提高临床技能。

 目标检测

1. 急性肾小球肾炎的主要临床表现和治疗措施？
2. 慢性肾小球肾炎主要临床表现有哪些？在治疗过程中如何保护肾功能？
3. 肾病综合征的诊断依据、临床表现和治疗方案？
4. 尿路感染主要致病菌、发病机制是什么？治疗措施包括哪些？
5. 慢性肾衰竭的临床表现、促进恶化因素及治疗措施有哪些？

第六章　血液系统疾病

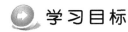 学习目标

【知识要求】

1.掌握本章所述常见疾病的临床特征、诊断方法和鉴别诊断要点、治疗原则。

2.熟悉常见疾病的血象及骨髓检查特点。

【能力要求】

1.能对血液系统常见疾病作出初步诊断。

2.能对贫血进行正确治疗,熟悉白血病的治疗方案。

血液系统由血液和造血器官组成。血液由血浆及悬浮在其中的血细胞(红细胞、白细胞及血小板)组成。出生后主要造血器官是骨髓、胸腺、脾和淋巴结。

【造血系统】

造血干细胞(hemapoietic stem cell,HSC)是各种血细胞与免疫细胞的起始细胞,在胚胎9～10日,中胚层开始出现造血位点,以后逐步发育成卵黄囊中的血岛。胚胎成形后 HSC 主要在胎肝,是主要造血器官。出生后 4 周,骨髓成为主要的造血器官,外周血仅含少量 HSC。HSC 具有不断自我复制和多向分化增殖的能力,并在体内形成数量和特性稳定的 HSC 池,同时还能分化成各种血细胞。HSC 经过分化后,其自我复制能力下降,多向分化能力向定向分化发展,多能 HSC 过渡成为定向干细胞,即祖细胞。祖细胞自我复制能力减弱,因此只能短期维持造血。长期维持完整造血则依赖具有多向分化能力的 HSC。

基质细胞指骨髓中的网状细胞、内皮细胞、成纤维细胞、巨噬细胞和脂肪细胞。这些细胞产生细胞因子,调节 HSC 的增殖与分化,为 HSC 提供营养和黏附的场所。HSC 保持自我更新和多向分化增殖能力与细胞因子有关。

细胞外基质指骨髓中胶原、蛋白多糖及糖蛋白。胶原形成支架,构筑造血空间。蛋白多糖粘于细胞表面,选择性结合细胞因子。糖蛋白促进细胞黏附,控制细胞移动。

骨髓基质细胞、细胞因子及细胞外基质组成了造血微环境,一旦 HSC 受到致病因素损害时,造血系统可产生严重的疾病。

【血液系统疾病】

血液系统疾病指原发或主要累及血液和造血器官的疾病,又称血液病。

(一)造血系统疾病分类

1.红细胞疾病

如各类贫血和红细胞增多症。

2.粒细胞疾病

如粒细胞缺乏症、类白血病反应等。

3. 单核细胞和巨噬细胞疾病

如炎症性组织细胞增多症、恶性组织细胞病等。

4. 淋巴细胞和浆细胞疾病

如各类淋巴瘤、急慢性淋巴细胞白血病、多发性骨髓瘤等。

5. 造血干细胞疾病

如再生障碍性贫血、阵发性睡眠性血红蛋白尿、骨髓增生异常综合征、骨髓增殖性疾病以及急性非淋巴细胞白血病等。

6. 脾功能亢进

7. 出血性及血栓性疾病

如血管性紫癜、血小板减少性紫癜、凝血障碍性疾病、弥散性血管内凝血以及血栓性疾病等。

(二)造血系统疾病主要临床表现

1. 贫血

由于红细胞减少出现各种组织缺氧以及因缺氧而致机体代偿的表现,如苍白、乏力、头晕、心悸、气短等。

2. 溶血

由于红细胞破坏加速而出现贫血、黄疸和脾大,在急性血管内溶血时则有血红蛋白尿。

3. 感染

粒细胞、淋巴细胞或浆细胞质或量的改变使机体防御功能降低,可发生感染。

4. 出血

血小板异常及凝血因子缺乏时,可引起皮肤、黏膜、关节或器官的出血。

5. 肝脾淋巴结肿大

如急性白血病、恶性组织细胞病常有肝、脾、淋巴结肿大,淋巴瘤时常有显著的淋巴结肿大,骨髓纤维化、脾功能亢进及慢性粒细胞白血病时脾显著肿大。

【诊断方法】

详细的病史询问和体格检查可获得血液病诊断的重要线索,注意询问以下病史。①营养障碍史:如饮食习惯,烹调方法等,有无造成叶酸、维生素 B_{12} 缺乏或缺铁等。②慢性疾病史:如胃肠病、痔、慢性胃炎、尿毒症等。③既往史:有无血液病常见的临床表现或血液学检查异常。④家族史:如血友病属遗传性疾病,不仅应询问直系家属,有时还应作家系调查。⑤月经及生育史:月经过多或多次妊娠可能引起缺铁性贫血。⑥个人史:了解服用药物或职业中有无化学品、放射性物质等接触史。⑦过敏史:如食物、药物过敏史。

体格检查中重点注意肝、脾及淋巴结肿大。特别注意仔细检查与造血系统疾病有关的体征,如发热、口腔及黏膜溃疡见于粒细胞缺乏症,特发性血小板减少性紫癜常呈四肢皮肤、睑结膜及口腔黏膜瘀点和瘀斑;血友病常有关节或深部肌肉血肿。

实验室检查是造血系统疾病诊断的重要环节。正确的血细胞计数、血红蛋白测定以及血涂片细胞形态学的观察是最基本的诊断方法。骨髓穿刺涂片检查是血液病诊断中必不可少的步骤,对于急性白血病、巨幼细胞贫血和粒细胞缺乏症等,骨髓细胞学检查是主要的诊断依据。淋巴结和肿块的病理学检查则是淋巴瘤等病的确诊依据。血液病诊断的最后明确有赖于实验室检查,必须有计划、有步骤、有目的地选择恰当的试验。

影像诊断,如超声显像、CT、MRI、放射性核素进行脾、淋巴系统及骨骼显像扫描、正电子发射计算机体层显像 CT(PETCT)等,对不同的血液病都有其相应的重要诊断意义。

【造血系统疾病的治疗】

(一)祛除病因

应使患者脱离致病因素的作用,但部分血液系统疾病的病因难以明确。

(二)保持正常血液成分及其功能

1.补充造血所需营养

如营养性巨幼细胞贫血时,补充叶酸或维生素 B_{12};缺铁性贫血时补充铁剂;补充维生素 K,促使肝合成凝血因子 II、VII、IX、X 等。

2.刺激造血

如慢性再生障碍性贫血时应用雄激素刺激造血。使用红细胞生成素(EPO)治疗肾性贫血,用粒系集落刺激因子(G-CSF)和血小板生成素(TPO)加速白细胞和血小板的恢复等。

3.成分输血及抗生素的应用

严重贫血或失血时输注红细胞,血小板减少有出血危险时补充血小板,白细胞减少有感染时予以有效的抗感染药物治疗。

4.过继免疫

如给予干扰素或在异基因造血干细胞移植后给予供者的淋巴细胞,使患者的免疫功能增强。

5.切脾

去除体内最大的单核巨噬细胞系统的器官,减少血细胞的破坏与潴留,延长血细胞的寿命。

(三)去除异常血液成分和抑制异常功能

1.化疗和放疗

使用各种化学合成药和 γ 射线、X 射线等电离辐射杀灭白血病或淋巴瘤细胞。

2.免疫抑制

使用糖皮质激素、环孢素等减少淋巴细胞数量,抑制其异常功能以治疗自身免疫性溶血性贫血、再生障碍性贫血及异基因造血干细胞移植时发生的移植物抗宿主病等。

3.诱导分化

我国科学家发现全反式维 A 酸、三氧化二砷能诱导早幼粒白血病细胞凋亡并使其分化成正常成熟的粒细胞,但不影响正常组织和细胞,这是特异性去除白血病细胞的新途径。

4.血液成分单采

通过血细胞分离器,选择性地去除血液中某一成分,可用以治疗骨髓增殖性疾病、白血病等。

5.抗凝及溶栓治疗

如弥散性血管内凝血(DIC)时为防止凝血因子进一步消耗,采用肝素抗凝。血小板过多时为防止血小板异常聚集,可使用双嘧达莫等药物。

（四）造血干细胞移植（HSCT）

去除异常的骨髓造血组织，植入健康的造血干细胞，使之重建造血与免疫系统。这是一种可能根治血液系统恶性肿瘤和遗传性疾病等的综合性治疗方法。

第一节　贫　　血

贫血（anemia）是指人体外周血液中红细胞容量减少，低于正常范围下限的一种常见的临床症状，临床上常以血红蛋白（Hb）浓度来代替。贫血是一个常见症状，而不是一个独立疾病，各系统疾病均可引起贫血。

【诊断标准】

我国血液病学家认为在我国海平面地区，成年男性 Hb<120g/L，成年女性（非妊娠期）Hb<110g/L，孕妇 Hb<100g/L 可诊断贫血。

国外一般根据 1972 年 WHO 制订的诊断标准为基础，认为在海平面地区 Hb 低于下述水平诊断为贫血：6 个月到<6 岁儿童 110g/L，6~14 岁儿童 120g/L，成年男性 130g/L，成年女性 120g/L，孕妇 110g/L。应注意，久居高原地区居民的血红蛋白正常值较海平面居民高；在妊娠、低蛋白血症、充血性心力衰竭、血浆容量增加，血液被稀释，血红蛋白浓度降低，容易被误诊为贫血；在脱水或失血等循环血容量减少时，由于血液浓缩，即使红细胞容量偏低，但因血红蛋白浓度增高，贫血容易漏诊。

【分类】

临床上常从贫血的发病机制和病因进行分类。

（一）红细胞生成减少性贫血

红细胞的生成主要取决于三大因素：造血细胞、骨髓造血微环境和造血原料。这些因素中的任何一种发生异常都可能导致红细胞生成减少，而发生贫血。

1. 造血干祖细胞异常所致贫血

（1）再生障碍性贫血（aplastic anemia，AA）　是一种骨髓造血功能衰竭症，与原发和继发的造血干祖细胞损害有关。临床表现为全血细胞减少及其相关的贫血、出血、感染综合征。

（2）纯红细胞再生障碍贫血（pure red cell anemia，PRCA）　是指骨髓红系造血干祖细胞受到不同的病理因素影响发生改变，进而引起单纯红细胞减少性贫血。

（3）先天性红细胞生成异常性贫血（congenital dyserythropoietic anemia，CDA）　是一类遗传性红系造血干细胞良性克隆异常所导致的难治性贫血，以红系无效造血和形态异常为特征。

（4）造血系统恶性克隆性疾病　包括骨髓增生异常综合征及各类造血系统肿瘤性疾病。前者因为病态造血，高增生，高凋亡，出现原位溶血；后者肿瘤性增生、低凋亡和低分化，造血调节也受到影响，从而使正常成熟红细胞减少而发生贫血。

2. 造血微环境异常所致贫血

（1）骨髓基质细胞受损　骨髓坏死、骨髓纤维化、骨髓硬化症、各种髓外肿瘤性疾病的骨髓转移以及各种感染或非感染性骨髓炎，均可损伤骨髓基质和基质细胞，造血微环境发生异常而影响血细胞生成，导致贫血。

（2）造血调节因子水平异常　淋巴细胞功能亢进可导致造血细胞出现细胞凋亡、破坏和抑制，继而出现造血功能衰竭。肾功能不全、肝病和垂体或甲状腺功能低下等时产生 EPO 不足；肿瘤性疾病或某些病毒感染会诱导机体产生较多的造血负调控因子如 TNF、IFN、炎症因子等，均可导致慢性病性贫血。

3.造血原料不足或利用障碍所致贫血

（1）叶酸或维生素 B_{12} 缺乏或利用障碍　由于各种生理或病理因素导致机体叶酸或维生素 B_{12} 绝对或相对缺乏或利用障碍可引起的巨幼细胞贫血。

（2）缺铁和铁利用障碍　这是临床上最常见的贫血，缺铁和铁利用障碍影响血红素合成，导致贫血。

（二）红细胞破坏过多性贫血

即溶血性贫血，指由于红细胞寿命缩短、破坏加速，超过造血代偿能力时发生的贫血。

（三）失血性贫血

根据失血速度分急性和慢性。可分为出凝血性疾病（如特发性血小板减少性紫癜、血友病和严重肝病等）所致和非出凝血性疾病（如外伤、肿瘤、结核、支气管扩张、消化性溃疡、痔和妇科疾病等）所致两类。

【临床表现】

（一）神经系统

头痛、眩晕、萎靡、晕厥、耳鸣、失眠、多梦、记忆减退、注意力不集中等，是贫血常见的症状。

（二）皮肤黏膜

苍白是贫血时皮肤、黏膜的主要表现，其机制主要是贫血时机体通过神经体液调节进行有效血容量重新分配，为保障重要脏器的供血，相对次要器官如皮肤、黏膜则供血减少。另外，由于单位容积血液内红细胞和血红蛋白含量减少，也会引起皮肤、黏膜颜色变淡。

（三）循环呼吸系统

轻度贫血无明显表现，可表现为活动时呼吸加快加深并伴有心悸、心率加快。贫血愈重，活动量愈大，症状愈明显。重度贫血时，平静状态也可能出现气短甚至端坐呼吸。

（四）泌尿、生殖和内分泌系统

严重贫血患者偶有多尿，尿相对密度降低和微量蛋白尿，贫血可加重患者的肾功能损害而诱发氮质血症。血管外溶血出现无胆红素的高尿胆原尿；血管内溶血出现血红蛋白尿和含铁血黄素尿，重者甚至可发生游离血红蛋白堵塞肾小管，进而引起少尿、无尿、急性肾衰竭。女性患者贫血可因影响女性激素的分泌而导致月经异常。

（五）消化系统

引起贫血的消化系统疾病，在贫血前或贫血同时有原发病的表现。消化系统以外的疾病引起贫血累及消化系统时出现消化功能减低、消化不良，腹部胀满、食欲减低、大便规律和性状的改变等，消化系统病变常为贫血的致病因素。

【实验室检查】

（一）血常规检查

血常规检查可以确定有无贫血及贫血严重程度，是否伴白细胞或血小板数量的变化。据红细胞参数(MCV、MCH 及 MCHC)可对贫血进行红细胞形态分类,为诊断提供相关线索。网织红细胞计数间接反映骨髓红系增生及代偿情况;外周血涂片可观察红细胞、白细胞、血小板数量或形态改变,有无疟原虫和异常细胞等。

(二)骨髓检查

包括骨髓细胞涂片分类和骨髓活检。涂片分类反映骨髓细胞的增生程度、细胞成分、比例和形态变化。活检反映骨髓造血组织的结构,增生程度、细胞成分和形态变化。骨髓检查提示贫血时造血功能高低及造血组织是否出现肿瘤性改变,是否有坏死、纤维化,是否有髓外肿瘤浸润等。

(三)贫血的发病机制检查

包括缺铁性贫血的铁代谢及引起缺铁的原发病检查;巨幼细胞贫血的血清叶酸和维生素B_{12}水平测定及导致此类造血原料缺乏的原发病检查等。失血性贫血的原发病检查。溶血性贫血的红细胞膜酶、珠蛋白、血红素、自身抗体等检查。

【诊断】

详细询问现病史和既往史、家族史、营养史、月经生育史及危险因素暴露史等。从现病史了解贫血发生的时间、速度、程度、并发症、可能诱因、干预治疗的反应等。既往史和家族史可提供原发病线索或发生贫血的遗传背景。营养史和月经生育史对缺铁、叶酸或维生素B_{12}等造血原料缺乏所致的贫血有辅助诊断价值。体检时特别注意以下几个方面:

(1)贫血对各系统的影响　皮肤、黏膜苍白程度,心率或心律改变,呼吸姿势或频率异常等;

(2)贫血的伴随症状　溶血、出血、浸润、感染、营养不良等,淋巴结有无肿大,有无心界扩大,杂音等,有无肝大,脾大或胆道炎症,有无神经病理反射和深层感觉障碍等。

分析从采集病史、体格检查和实验室检查获得的有关贫血的临床资料,通常可以查明贫血的发病机制或病因,做出贫血的疾病诊断。

【治疗】

(一)对症治疗

目的是减轻重度血细胞减少对患者的致命影响,具体内容包括:重度贫血患者、老年或合并心肺功能不全的贫血患者应输红细胞,纠正贫血,改善体内缺氧状态;急性大量失血患者应及时输血或红细胞及血浆,迅速恢复血容量并纠正贫血。对贫血合并的出血、感染、脏器功能不全,应施予不同的支持治疗;先天性溶血性贫血多次输血并发血色病患者,应予去铁治疗。

(二)对因治疗

主要是针对贫血发病机制的治疗。如缺铁性贫血补铁及治疗导致缺铁的原发病;巨幼细胞贫血补充叶酸或维生素B_{12};自身免疫性溶血性贫血采用糖皮质激素或脾切除术等;造血干细胞异常性贫血采用干细胞移植等。

一、缺铁性贫血

机体对铁的需求与供给失衡,导致体内贮存铁耗尽(iron depletion,ID),继之红细胞内铁缺乏(irondeficient erythropoiesis,IDE),最终引起缺铁性贫血(iron deficient anemia,IDA)。

IDA 指缺铁引起的小细胞低色素性贫血及其他异常,是血红素合成异常性贫血中的一种。

【流行病学】

IDA 是最常见的贫血。其发病率在经济不发达地区的婴幼儿、育龄妇女明显增高。铁缺乏症主要和以下因素有关:婴幼儿辅食添加不足、青少年偏食、妇女月经过多、多次妊娠或哺乳及某些病理因素(如胃大部切除、慢性失血、慢性腹泻、萎缩性胃炎等)。

【铁的代谢】

(一)铁的来源

来自食物,正常人每天从食物中吸收的铁量约 1.0～1.5mg;内源性铁主要来自衰老和破坏的红细胞,每天制造红细胞所需铁约 20～25mg。

(二)铁的吸收

动物食品铁吸收率高,植物食品铁吸收率低。食物中铁以三价铁为主,必须在酸性环境中或有还原剂如维生素 C 存在下还原成二价铁才便于吸收。十二指肠和空肠上段黏膜是吸收铁的主要部位。铁的吸收量由体内贮备铁情况来调节。

(三)铁的转运

借助于转铁蛋白,生理状态下转铁蛋白仅 33％～35％与铁结合。血浆中转铁蛋白能与铁结合的总量称为总铁结合力,未被结合的转铁蛋白与铁结合的量称为未饱和铁结合力。血浆铁除以总铁结合力即为转铁蛋白饱和度。

(四)铁的贮存

以两种形式,铁蛋白和含铁血黄素,主要贮存于肝、脾、骨髓等器官的单核巨噬细胞系统。

(五)铁的排泄

人体每天排铁一般不超过 1mg,女性月经期排铁量增多,每日约 2mg,主要通过肠黏膜脱落细胞随粪便排出,少量通过尿、汗液、乳汁排出。

【病因与发病机制】

(一)病因

1.需铁量增加而铁摄入不足

多见于婴幼儿、青少年、妊娠和哺乳期妇女。婴幼儿需铁量较大,若不补充蛋类、肉类等含铁量较高的辅食,易造成缺铁;青少年偏食易缺铁;女性月经多、妊娠或哺乳,需铁量增加,若不补充高铁食物,易造成 IDA。

2.铁吸收障碍

常见于胃大部切除术后,胃酸分泌不足且食物快速进入空肠,绕过铁的主要吸收部位(十二指肠),使铁吸收减少。胃肠道功能紊乱,如长期不明原因腹泻、慢性肠炎、Crohn 病等均可因铁吸收障碍而发生 IDA。

3.铁丢失过多

铁丢失过多是 IDA 最常见的病因,见于各种失血,如慢性胃肠道失血、食管或胃底静脉曲张破裂、胃十二指肠溃疡、消化道息肉、肿瘤、寄生虫感染和痔疮等;咯血和肺泡出血,如肺结核、支气管扩张和肺癌等;月经过多,如宫内放置节育环、子宫肌瘤及月经失调等;血红蛋白尿,如阵发性睡眠性血红蛋白尿、冷抗体型自身免疫性溶血、人工心脏瓣膜置换等;其他如反复血液透析、献血等。

(二)发病机制

当体内贮铁减少到不足以补偿功能状态的铁时,铁代谢指标发生异常:贮铁指标(铁蛋白、含铁血黄素)减低、血清铁和转铁蛋白饱和度减低,总铁结合力和未结合铁的转铁蛋白升高,组织缺铁,红细胞内缺铁。转铁蛋白受体表达于红系造血细胞膜表面,其表达量与红细胞内 Hb 合成所需的铁代谢密切相关,当红细胞内铁缺乏时,转铁蛋白受体脱落进入血液成为血清可溶性转铁蛋白受体(sTfR)。血红蛋白合成障碍,大量原卟啉不能与铁结合成为血红素,以游离原卟啉(FEP)的形式积累在红细胞内或与锌原子结合成为锌原卟啉(ZPP),血红蛋白生成减少,红细胞胞浆少,体积小,发生小细胞低色素性贫血,严重时粒细胞、血小板的生成也受影响。组织缺铁,细胞中含铁酶和铁依赖酶的活性降低,进而影响患者的精神、行为、体力、免疫功能及患儿的生长发育和智力,缺铁可引起黏膜组织病变和外胚叶组织营养障碍。

【临床表现】

(一)缺铁原发病表现

消化性溃疡、肿瘤或痔疮可导致黑便、血便或腹部不适,肠道寄生虫感染导致的腹痛或大便性状改变,妇女月经过多,肿瘤性疾病的消瘦,血管内溶血的血红蛋白尿等。

(二)贫血表现

常见皮肤黏膜苍白、乏力、易倦、头晕、头痛、耳鸣、心悸、气促、纳差等。

(三)组织缺铁表现

精神行为异常,如烦躁、易怒、注意力不集中、异食癖;体力、耐力下降;易感染;儿童生长发育迟缓、智力低下;口腔炎、舌炎、舌乳头萎缩、口角炎;毛发干枯、脱落;皮肤干燥、皱缩;指(趾)甲缺乏光泽、脆薄易裂,重者指(趾)甲变平,甚至凹下呈勺状(匙状甲)。

【实验室检查】

(一)血象

呈小细胞低色素性贫血。平均红细胞血红蛋白量(MCH)小于 27pg,平均红细胞体积(MCV)低于 80fl,平均红细胞血红蛋白浓度(MCHC)小于 32%。血涂片中可见红细胞体积小、中央淡染区扩大。网织红细胞计数正常或轻度增高。白细胞和血小板计数正常或减低。

(二)骨髓象

增生活跃或明显活跃;以红系增生为主,粒系、巨核系无明显异常;红系中以中、晚幼红细胞为主,其体积小、核染色质致密、胞浆少、边缘不整齐,血红蛋白形成不良的表现,所谓"核老浆幼"现象。

(三)铁代谢

血清铁低于 $8.95\mu mol/L$,总铁结合力升高,大于 $64.44\mu mol/L$;转铁蛋白饱和度降低,小于 15%,人可溶性转铁蛋白受体(sTfR)浓度超过 8mg/L。血清铁蛋白低于 $12\mu g/L$。骨髓涂片用亚铁氰化钾染色(普鲁士蓝反应)后,在骨髓小粒中无深蓝色的含铁血黄素颗粒;在幼红细胞内铁小粒减少或消失,铁粒幼红细胞少于 15%。

(四)游离红细胞原卟啉(FEP)测定

缺铁或铁利用障碍(如慢性疾病时),FEP 都会增高,全血 FEP>$0.9\mu mol/L$。

【诊断与鉴别诊断】

(一)诊断

IDA 诊断包括以下三方面：

1.贫血为小细胞低色素性

男性 Hb<120g/L,女性 Hb<110g/L,孕妇 Hb<100g/L;MCV<80fl,MCH<27pg,MCHC<32%。

2.有缺铁的依据

符合贮铁耗尽(ID)或缺铁性红细胞生成(IDE)的诊断。ID 符合下列任一条即可诊断：①血清铁蛋白<12μg/L;②骨髓铁染色显示骨髓小粒可染铁消失,铁粒幼红细胞少于 15%。IDE 诊断：①符合 ID 诊断标准;②血清铁低于 8.95μmol/L,总铁结合力升高大于 64.44μmol/L,转铁蛋白饱和度<15%;③FEP/Hb>4.5μg/gHb。

3.病因诊断

存在铁缺乏的病因,铁剂治疗有效。

(二)鉴别诊断

1.铁粒幼细胞性贫血

遗传或不明原因导致的红细胞铁利用障碍性贫血,表现为小细胞性贫血,但血清铁蛋白浓度增高,骨髓小粒含铁血黄素颗粒增多,铁粒幼细胞增多,并出现环形铁粒幼细胞。血清铁和转铁蛋白饱和度增高,总铁结合力不低。

2.地中海贫血

有家族史,有慢性溶血表现。血片中可见大量靶形红细胞,并有珠蛋白肽链合成数量异常的证据。血清铁蛋白、骨髓可染铁、血清铁和转铁蛋白饱和度不低且常增高。

3.慢性病性贫血

慢性炎症感染或肿瘤等引起的铁代谢异常性贫血。贫血为小细胞性。血清铁蛋白和骨髓小粒含铁血黄素增多。血清铁、血清转铁蛋白饱和度、总铁结合力减低。

【治疗】

治疗原则：尽可能去除引起缺铁和贫血的原因,补充足够量的铁以保证血红蛋白的合成以及恢复体内贮存铁的正常水平。

(一)病因治疗

应尽可能地去除导致缺铁的病因,才能达到彻底治愈,如婴幼儿、青少年和妊娠妇女营养不足引起的 IDA,应改善饮食;月经过多引起的 IDA,应调理月经;胃、十二指肠溃疡伴慢性失血或胃癌术后残胃癌所致的 IDA,应多次检查大便潜血,做胃肠道 X 线或内镜检查,应用抑酸治疗,必要时手术根治。恶性肿瘤者应手术治疗或放、化疗;寄生虫感染者应驱虫治疗等。

(二)补铁治疗

口服铁剂方便、安全,是治疗本病首选用药途径,如琥珀酸亚铁 0.1g,每日 3 次,餐后服用,胃肠道反应小且易耐受。服用铁剂应注意：①进食谷类、乳类和茶等会抑制铁剂的吸收;②鱼、肉类、维生素 C 可加强铁剂的吸收;③口服铁剂有效的表现先是外周血网织红细胞增多,高峰在开始服药后 5~10 日,2 周后血红蛋白浓度上升,一般 2 个月左右恢复正常。铁剂治疗在血红蛋白恢复正常后至少持续 4～6 个月,待铁蛋白正常后停药。

若口服铁剂不能耐受或吸收障碍,可用铁剂肌肉注射。右旋糖酐是最常用的注射铁剂,每次 50mg,每日或隔日 1 次,缓慢注射,注意过敏反应。注射用铁的总需量(mg):(需达到的血红蛋白浓度－患者的血红蛋白浓度)×0.33×患者体重(kg)。

【预防】

对婴幼儿及早添加富含铁的食品,如蛋类、肝、奶类、豆制品等;对青少年纠正偏食,定期查、治寄生虫感染;对孕妇、哺乳期妇女可补充铁剂;对月经期妇女应防治月经过多。做好肿瘤性疾病和慢性出血性疾病的人群防治。

【预后】

单纯营养不足者,易恢复正常。继发于其他疾病者,取决于原发病能否根治。

二、再生障碍性贫血

再生障碍性贫血(aplastic anemia,AA)简称再障,指原发性骨髓造血功能衰竭综合征,病因不明。临床上常表现为骨髓造血干细胞的数量减少和(或)功能异常,全血细胞减少和贫血、出血、感染。

根据患者的病情、血象、骨髓象及预后,可分为重型(SAA)和非重型(NSAA)。

【流行病学】

AA 的年发病率在欧美为(4.7～13.7)/100 万人口,日本为(14.7～24.0)/100 万人口,我国为 7.4/100 万人口,可发生于各年龄段,老年人发病率较高,男、女发病率无明显差别。

【病因与发病机制】

(一)病因

半数以上病因不明,称之为原发性再障,查出原因者称为继发性再障。已知的致病因素为:①药物与化学毒物,氯霉素类抗生素、磺胺类药物、抗肿瘤药物、苯及杀虫剂等,引起的再障与剂量关系不大,但与个人敏感有关;②病毒感染,特别是肝炎病毒、微小病毒 B19 等;③电离辐射,高能射线可抑制 DNA 的复制,损伤造血干细胞,抑制造血功能。

 知识链接

传统学说认为,在一定遗传背景下,AA 作为一组后天暴露于某些致病因子后获得的异质性"综合征",可能通过三种机制发病:原发、继发性造血干祖细胞缺陷("种子")、造血微环境("土壤")及免疫异常("虫子")。

(二)发病机制

发病机制有以下三方面。

1.造血干祖细胞缺陷

包括量和质的异常。在致病因素的作用下,造血干细胞的 DNA 结构受损,自身复制障碍,干细胞数量明显减少,导致造血功能衰竭。AA 患者造血干祖细胞集落形成能力显著降低,体外对造血生长因子(HGFs)反应差,免疫抑制治疗后恢复造血不完整。部分可向 PNH、骨髓增生异常综合征(MDS)及白血病转化。

2. 免疫异常

AA 患者存在细胞免疫功能紊乱,外周血及骨髓淋巴细胞比例增高,T 细胞亚群失衡,T 辅助细胞 I 型(Th1)、CD8$^+$T 抑制细胞、CD25$^+$T 细胞和 $\gamma\delta$TCR$^+$T 细胞比例增高。T 细胞分泌的造血负调控因子(IFN-γ、TNF)明显增多,髓系细胞凋亡亢进。细胞毒性 T 细胞分泌穿孔素直接杀伤造血干细胞而使髓系造血功能衰竭。多数患者应用环孢素 A、抗胸腺球蛋白等免疫抑制治疗有效。

3. 造血微环境异常

造血微环境是指造血干细胞增殖和分化所依赖的骨髓基质细胞、神经基质和微血管系统。骨髓基质细胞可分泌造血调控因子,支持和调节造血干细胞的增殖与分化。骨髓活检也发现造血细胞减少、骨髓"脂肪化"、静脉窦壁水肿、出血、毛细血管坏死。

【临床表现】

(一)重型再生障碍性贫血(SAA)

起病急,进展快,症状重,早期突出表现为贫血、出血和感染。贫血呈进行性加重,头昏、心悸、乏力、苍白、气短等症状明显。出血常表现为皮肤出血点或大片瘀斑,口腔黏膜有血泡,有鼻出血、牙龈出血、眼结膜出血等。深部脏器出血时可见呕血、咯血、便血、血尿、阴道出血、眼底出血和颅内出血,后者常危及患者的生命。感染时,多数患者有发热,体温在 39℃ 以上,以呼吸道感染最常见,其次有消化道、泌尿生殖道及皮肤、黏膜感染等。感染菌种以革兰阴性杆菌、金黄色葡萄球菌和真菌为主,常合并败血症。重型再障病情凶险,疗程差,疗程短,常于数月内死亡。

(二)非重型再障(NSAA)

起病和进展较缓慢,症状较轻。常以面色苍白、乏力、头晕等贫血症状起病,感染和出血症状出现较晚,程度较轻,易于控制。病程较长,可带病生存多年。

【实验室检查】

(一)血象

SAA 呈重度全血细胞减少,重度正细胞正色素性贫血,网织红细胞绝对值<15×10^9/L,白细胞计数<2×10^9/L,血小板计数<20×10^9/L。NSAA 也呈全血细胞减少,但程度达不到 SAA。

(二)骨髓象

(1)SAA 肉眼观骨髓小粒减少,脂肪滴增多,镜下有核细胞增生重度低下,粒系、红系、巨核细胞明显减少,淋巴细胞、浆细胞、网状细胞、组织嗜碱细胞比例明显增多。

(2)NSAA 骨髓有核细胞增生低下或活跃,粒、红两系减少或正常,巨核细胞明显减少,脂肪滴和非造血细胞增多不如 SAA 明显。骨髓活检可见造血组织均匀减少,脂肪组织增加。

(三)发病机制检查

CD4$^+$细胞:CD8$^+$细胞比值减低,Th1:Th2 型细胞比值增高,CD8$^+$T 抑制细胞、CD25$^+$T 细胞和 $\gamma\delta$TCR$^+$T 细胞比例增高,血清 IFN-γ、TNF 水平增高;骨髓细胞染色体核型正常,骨髓铁染色示贮铁增多,中性粒细胞碱性磷酸酶染色强阳性,溶血检查阴性。

【诊断与鉴别诊断】

(一)诊断

1. AA 诊断标准

①全血细胞减少,网织红细胞绝对值降低;②一般无肝、脾肿大;③多次多部位骨髓检查至少有一处骨髓有核细胞增生减低,造血细胞减少,非造血细胞比例增高,骨髓小粒空虚;④排除其他引起全血细胞减少的疾病,如 PNH、MDS、某些急性白血病等。

2. AA 分型诊断标准

SAA,发病急,贫血进行性加重,严重感染和出血。血象具备下述三项中两项:①网织红细胞绝对值 $<15 \times 10^9/L$;②中性粒细胞 $<0.5 \times 10^9/L$;③血小板 $<20 \times 10^9/L$。骨髓增生广泛重度减低。NSAA 指达不到 SAA 诊断标准的 AA。

(二)鉴别诊断

1. 骨髓增生异常综合征(MDS)

MDS 中的难治性贫血(RA)有全血细胞减少,网织红细胞有时不高甚至降低,骨髓也可低增生,这些易与 AA 混淆。但有病态造血现象,早期髓系细胞相关抗原(CD13、CD33、CD34)表达增多,染色体核型异常等有助于与 AA 鉴别。

2. 阵发性睡眠性血红蛋白尿(PNH)

典型患者有血红蛋白尿发作,易鉴别。部分患者酸溶血试验(Ham 试验)、蛇毒因子溶血试验(CoF 试验)或微量补体溶血敏感试验(mCLST)阳性。

3. 自身抗体介导的全血细胞减少

包括 Evans 综合征和免疫相关性全血细胞减少。前者可测及外周成熟血细胞的自身抗体,后者可测及骨髓未成熟血细胞的自身抗体。

4. 急性造血功能停滞

本病常在溶血性贫血或感染发热的患者中发生,全血细胞尤其是红细胞骤然下降,网织红细胞可降至零,骨髓三系减少,与 SAA 相似。骨髓涂片尾部可见巨大原始红细胞,病程呈自限性,约 1 月后可自然恢复。

5. 急性白血病(AL)

血象及多部位骨髓,可发现原始粒、单、或原始淋巴细胞明显增多,白血病的融合基因对鉴别有帮助。

6. 间变性大细胞淋巴瘤和恶性组织细胞病

常有非感染性高热,进行性衰竭,肝、脾、淋巴结肿大,黄疸、出血较重,全血细胞减少。骨髓检查可找到异常淋巴细胞或组织细胞。

7. Fanconi 贫血(FA)

又称先天性 AA,表现为一系或两系或全血细胞减少,常伴发育异常(皮肤色素沉着、骨骼畸形、器官发育不全等),有可能发展为 MDS、急性白血病及其他各类肿瘤性疾病。实验室检查可发现"Fanconi 基因",细胞染色体受丝裂霉素 C 作用后极易断裂。

【治疗】

避免再次接触可能对骨髓造血功能有损伤和抑制作用的药物或毒物。

(一)对症和支持治疗

1.纠正贫血

血红蛋白低于 60g/L,且贫血症状明显时,可输注红细胞。

2.控制出血

应用促凝血药,酚磺乙胺等。合并血浆纤溶酶活性增高者可应用抗纤溶药,如氨基己酸(泌尿生殖系统出血患者禁用)。女性子宫出血可肌注丙酸睾酮。输浓缩血小板对血小板减少引起的严重出血有效。

3.控制感染

感染性发热应取感染部位的分泌物或尿、大便、血液等做细菌培养和药敏试验,同时采用经验性广谱抗生素治疗,药敏试验有结果后应换用敏感的抗生素。长期广谱抗生素治疗可诱发真菌感染和肠道菌群失调。真菌感染可用两性霉素 B 等抗真菌药物。

4.保肝治疗

AA 常合并肝功能损害,应酌情应用保肝药物。

(二)针对发病机制的治疗

1.免疫抑制剂

约 60%～70% 的再障患者存在细胞免疫功能异常,尤其是 SAA 患者,故常用免疫抑制剂治疗。目前常用的制剂为环孢素 6mg/(kg·d)左右,疗程一般长于 1 年。抗淋巴/胸腺细胞球蛋白(ALG/ATG)主要用于 SAA。马 ALG 10～15mg/(kg·d)连用 5 日或兔 ATG 3～5mg/(kg·d)连用 5 日;其他常用制剂有大剂量甲泼尼龙、环磷酰胺、大剂量人体丙种球蛋白等。

2.促造血治疗

(1)雄激素　其作用的靶细胞为造血干细胞,可促进造血干细胞的增殖与分化,只有残存的干细胞达到一定的数量时才能发挥刺激造血作用。残存的干细胞数量越多,效果越好。常用司坦唑醇 2mg,口服,每日 3 次;十一酸睾酮 40～80mg,口服,每日 3 次;达那唑 0.2g,口服,每日 3 次。应视药物的作用效果和不良反应,如男性化、肝功能损害等调整疗程及剂量。

(2)造血生长因子　特别适用于 SAA,目前应用的制剂有 G-CSF、GM-CSF、EPO 等,是必要的支持治疗手段之一。

3.造血干细胞移植

主要用于 SAA 患者,对 40 岁以下、无感染及其他并发症、有条件者应列为首选。

【预防】

加强劳动和生活环境保护,避免暴露于各类射线,不接触过量的有毒化学物质,防止各类感染。

【预后】

再障患者的预后,与其骨髓造血细胞衰竭的程度有关,病情较轻的,治疗效果较好,经恰当的治疗,NSAA 患者多数可缓解甚至治愈。SAA 患者发病急、病情重、以往病死率高,随着治疗方法的改进,SAA 的预后明显改善,但仍约1/3 的患者死于感染和出血。

第二节 白 血 病

白血病(leukemia)是一类造血干细胞的恶性克隆性疾病。白血病细胞自我更新增强、增殖失控、分化障碍、凋亡受阻,从而停滞在细胞发育的不同阶段。在骨髓和其他造血组织中,白血病细胞大量增生累积,使正常造血受抑制并浸润其他器官和组织。

【病因与发病机制】

人类白血病的病因和发病机制尚不完全清楚,可能与下列因素有关。

(一)生物因素

主要是病毒和免疫功能异常。成人 T 细胞白血病可由人类 T 细胞白血病病毒(HTLV)引起;部分免疫功能异常者,患白血病的危险度会增加。

(二)物理因素

电离辐射有致白血病作用,其作用与放射剂量大小及放射部位有关。日本广岛和长崎受原子弹袭击后,幸存者中白血病发病率比未受照射的人群高 30 倍和 17 倍。

(三)化学因素

能引起骨髓抑制的化学物质及药物都有可能导致白血病。已知的有苯、抗肿瘤药中的烷化剂、氯霉素、保泰松及其他细胞毒药物等。

(四)遗传因素

家族性白血病约占白血病的 7‰。单卵孪生子,如果一个人发生白血病,另一个人的发病率达 1/5,比双卵孪生子者高 12 倍。染色体异常,多因素导致的癌基因突变、活化和抑癌基因失活等是白血病发病的重要机制。

(五)其他血液病

骨髓增生异常综合征、淋巴瘤等可能发展为白血病。

【分类】

根据白血病细胞的分化程度和自然病程,白血病分为急性和慢性两大类。急性白血病(AL)的细胞分化停滞在较早阶段,多为原始细胞及早期幼稚细胞,病情发展迅速,自然病程少于半年。慢性白血病(CL)的细胞分化停滞在较晚的阶段,多为较成熟幼稚细胞和成熟细胞,病情发展缓慢,自然病程为数年。根据主要受累的细胞系列可将 AL 分为急性淋巴细胞白血病(简称急淋白血病或急淋,ALL)和急性髓细胞白血病(简称急粒白血病或急粒,AML)。CL则分为慢性髓细胞白血病(简称慢粒白血病或慢粒,CML),慢性淋巴细胞白血病(简称慢淋白血病或慢淋,CLL)和少见类型的白血病如毛细胞白血病(HCL)、幼淋巴细胞白血病(PLL)等。

一、急性白血病

AL 是造血干细胞的恶性克隆性疾病,骨髓中异常的原始细胞及幼稚细胞(白血病细胞)大量增殖并抑制正常造血,并浸润肝、脾、淋巴结等各种脏器。临床表现为贫血、出血、感染和肝脾肿大等征象。我国急性白血病比慢性白血病多见,成人患者中急粒最多,儿童急淋最多。

【分类】

根据形态学和细胞化学特点,国际上常用的法美英(FAB)分类法将 AL 分为 AML 及 ALL 两大类。这两类又分多种亚型。

(一)AML 的分型

AML 共分 8 型。

(1)M_0(急性髓细胞白血病微分化型) 骨髓原始细胞>30%,无嗜天青颗粒及 Auer 小体,核仁明显,光镜下髓过氧化物酶(MPO)及苏丹黑 B 阳性细胞<3%;电镜下,MPO 阳性;CD33 或 CD13 等髓系标志可呈阳性,淋巴系抗原通常为阴性。血小板抗原阴性。

(2)M_1(急性粒细胞白血病未分化型) 原粒细胞(Ⅰ型+Ⅱ型,原粒细胞浆中无颗粒为Ⅰ型,出现少数颗粒为Ⅱ型)占骨髓非红系有核细胞(NEC,指不包括浆细胞、淋巴细胞、组织嗜碱细胞、巨噬细胞及所有红系有核细胞的骨髓有核细胞计数)的 90% 以上,其中至少 3% 以上细胞为 MPO 阳性。

(3)M_2(急性粒细胞白血病部分分化型) 原粒细胞占骨髓 NEC 的 30%~89%,其他粒细胞>10%,单核细胞<20%。

(4)M_3(急性早幼粒细胞白血病) 骨髓中以多颗粒的早幼粒细胞为主,此类细胞在 NEC 中>30%。

(5)M_4(急性粒-单核细胞白血病) 骨髓中原始细胞占 NEC 的 30% 以上,各阶段粒细胞占 30%~80%,各阶段单核细胞>20%。

M_4E_0:除上述 M_4 型各特点外,嗜酸性粒细胞在 NEC 中≥5%。

(6)M_5(急性单核细胞白血病) 骨髓 NEC 中原单核、幼单核及单核细胞≥80%。如果原单核细胞≥80% 为 m_{5a}、<80% 为 M_{5b}。

(7)M_6(红白血病) 骨髓中幼红细胞≥50%,NEC 中原始细胞(Ⅰ型+Ⅱ型)≥30%。

(8)M_7(急性巨核细胞白血病) 骨髓中原始巨核细胞≥30%。血小板抗原阳性,血小板过氧化酶阳性。

(二)ALL 的分型

ALL 共分 3 型。

(1)L_1 原始和幼淋巴细胞以小细胞(直径≤12μm)为主。

(2)L_2 原始和幼淋巴细胞以大细胞(直径>12μm)为主。

(3)L_3(Burkitt 型) 原始和幼淋巴细胞以大细胞为主,大小较一致,细胞内有明显空泡,胞浆嗜碱性,染色深。

【临床表现】

(一)贫血

贫血常呈进行性加重,半数患者就诊时已有重度贫血,部分患者因病程短,可无贫血。

(二)发热

50% 的患者早期表现为发热,可低热,亦可高达 39~40℃ 以上,可伴有畏寒、出汗。白血病本身可以发热,但高热常提示有继发感染。感染可发生在各个部位,以口腔炎、牙龈炎、咽峡炎最常见,可发生溃疡或坏死。肺部感染、肛周炎、肛旁脓肿亦常见,严重时可发生败血症,是白血病常见的死因之一。白血病初始阶段最常见致病菌为革兰阴性杆菌,如肺炎克雷白杆菌、铜绿假单胞菌等,后期易并发念珠菌、曲霉菌等真菌,以及肺孢子虫感染等。

(三)出血

出血可见于全身各部位,多表现为皮肤瘀点和瘀斑、鼻出血、牙龈出血、月经过多为多见。眼底出血可影响视力。发生颅内出血时出现头痛、呕吐、瞳孔大小不对称,甚至昏迷而死亡。白血病细胞在血管中淤滞、浸润、血小板减少、凝血异常以及感染是出血的主要原因。

(四)器官和组织浸润的表现

1. 淋巴结和肝脾肿大

淋巴结肿大以急淋白血病较多见,可有轻至中度肝脾大,除慢性粒细胞性白血病急性变外,巨脾罕见。

2. 骨骼和关节

患者常有胸骨下段局部压痛,可出现关节、骨骼疼痛,尤以儿童多见。发生骨髓坏死时,可出现骨骼剧痛。

3. 眼部

眼眶骨膜下浸润可出现的无痛性肿块,称为粒细胞肉瘤或绿色瘤,可引起眼球突出、复视或失明。

4. 口腔和皮肤

由于白血病细胞浸润可使牙龈增生、肿胀,皮肤可出现蓝灰色斑丘疹,局部皮肤隆起、变硬,呈紫蓝色结节,多见于 AL,尤其是 M_4 和 M_5。

5. 中枢神经系统白血病(CNSL)

以 ALL 最常见,儿童尤甚,其次为 M_4、M_5 和 M_2。由于化疗药物难以通过血脑屏障,隐匿于中枢神经系统的白血病细胞不能有效地被杀灭。部分患者发病时出现头痛、恶心、呕吐、颈项强直或颅神经损害等表现,甚至抽搐、昏迷,可发生在急性白血病各个时期,但常发生在治疗后缓解期。

6. 睾丸

睾丸受浸润出现无痛性肿大,多为一侧性,另一侧活检时往往也有白血病细胞浸润,睾丸白血病多见于 ALL 化疗缓解后的幼儿和青年,是仅次于 CNSL 的白血病髓外复发的根源。

此外,白血病可浸润其他组织器官,如肺、心、消化道、泌尿生殖系统等均可受累,但临床症状并不一定突出。

【实验室检查】

(一)血象

发病时外周血白细胞计数可高低不一,大多数患者白细胞增多,超过 $10×10^9/L$ 以上者,称为白细胞增多性白血病。也有白细胞计数正常或减少,低者可低于 $1.0×10^9/L$,称为白细胞不增多性白血病。外周血可见数量不等的原始和(或)幼稚细胞,但白细胞不增多型病例血片上很难找到原始细胞。患者常有不同程度的正常细胞性贫血。血小板减少通常是明显的,约 50% 的患者血小板低于 $60×10^9/L$,晚期血小板往往极度减少。

(二)骨髓象

骨髓象是诊断 AL 的主要依据和必做检查。FAB 协作组提出原始细胞≥骨髓有核细胞的 30％为 AL 的诊断标准，WHO 分类将骨髓原始细胞≥20％定为 AL 的诊断标准。多数病例骨髓象有核细胞显著增生，以原始细胞为主，而较成熟中间阶段细胞缺如，并残留少量成熟粒细胞，形成所谓"裂孔"现象。M_3 以多颗粒的异常早幼粒细胞为主，此类患者的原始细胞也可能＜30％，正常的巨核细胞和幼红细胞减少。在原始和幼稚红细胞≥50％时，若非红系有核细胞(NEC)中原始细胞≥30％，即可诊断为 EL，不管这些原始细胞在 ANC 中是否大于 30％。少数骨髓增生低下但原始细胞仍占 30％以上者称为低增生性 AL。Auer 小体仅见于 AmL，有独立诊断意义。

(三)细胞化学

用于协助形态鉴别各类白血病，常见白血病的细胞化学反应(表 6-1)。

表 6-1 常见急性白血病的细胞化学鉴别

	急淋白血病	急粒白血病	急性单核细胞白血病
过氧化物酶(MPO)	(-)	分化差的原始细胞(-)~(+) 分化好的原始细胞(+)~(+++)	(-)~(+)
糖原染色(PAS)	(+)成块或颗粒状	(-)~(+)，弥漫性淡红色	(-)或(+)弥漫性淡红色或颗粒状
非特异性酯酶(NEC)	(-)	(-)或(+)，NaF 抑制＜50％	(+)，NaF 抑制≥50％
中性粒细胞碱性磷酸酶(NAP)	增加	减少或(-)	正常或增加

(四)免疫学检查

根据白血病细胞表达的系列相关抗原，采用特异的单克隆抗体，可将急淋与急粒白血病、T 细胞和 B 细胞急淋白血病加以区别，并把急淋白血病分为若干免疫学亚型。

(五)染色体和基因改变

白血病常伴有特异的染色体和基因改变。例如 90％的 M_3 白血病有 t(15;17)(q22;q21)，其 15 号染色体上的 PML(早幼粒白血病基因)与 17 号染色体上 RARα(维 A 酸受体基因)形成 PML-RARα 融合基因。这是 M_3 发病及用全反式维 A 酸治疗有效的分子基础。

(六)血液生化改变

由于白血病细胞转换率高，代谢紊乱，血清尿酸浓度增高，特别在化疗期间。尿酸排泄量增加，甚至出现尿酸结晶现象。若患者发生 DIC，可出现凝血机制障碍。M_5 和 M_4 血清和尿溶菌酶活性增高，其他类型 AL 不增高。

出现 CNSL 时，脑脊液压力升高，白细胞数增加，蛋白质增多，糖定量减少。脑脊液涂片中可找到白血病细胞对诊断有决定性意义。

【诊断与鉴别诊断】

(一)诊断

诊断要点：①贫血、出血、感染及白血病细胞浸润表现；②骨髓象原始细胞≥30%（WHO分类）；③血象、细胞化学或免疫学检查结果。

(二)鉴别诊断

1.骨髓增生异常综合征

该病外周血中有原始和幼稚细胞，全血细胞减少和染色体异常，但骨髓中原始细胞小于30%。

2.某些感染引起的白细胞异常

如传染性单核细胞增多症，外周血中出现异形淋巴细胞易被误认为幼稚淋巴细胞，但形态与原始细胞不同，血清中嗜异性抗体效价逐步上升，病程短，可自愈。百日咳、传染性淋巴细胞增多症、风疹等病毒感染时，血象中淋巴细胞增多，淋巴细胞形态正常，病程良性。

3.巨幼细胞贫血

巨幼细胞贫血有时易与急性红白血病相混淆，但前者骨髓中原始细胞不增多，幼红细胞 PAS 反应常为阴性，红白血病中为强阳性。应用叶酸、维生素 B_{12} 治疗巨幼红细胞性贫血有效。

4.急性粒细胞缺乏症恢复期

在药物或某些感染引起的粒细胞缺乏症的恢复期，骨髓中原、幼粒细胞增多。但血小板正常，原、幼粒细胞中无 Auer 小体及染色体异常。短期内骨髓成熟粒细胞恢复正常。

【治疗】

急性白血病治疗包括两个环节：①改善患者的一般状况，防治并发症；②大量杀灭白血病细胞，促进正常造血功能的恢复，使患者能长期存活。

(一)一般治疗

1.紧急处理高白细胞血症

循环血液中白细胞数超过 $200\times10^9/L$，患者可产生白细胞淤滞，表现为呼吸困难、低氧血症、呼吸窘迫、反应迟钝、言语不清、颅内出血等。病理学显示白血病血栓栓塞与出血并存，高白细胞不仅会增加患者早期死亡率，也增加髓外白血病的发病率和复发率。因此当血中白细胞＞$100\times10^9/L$ 时，应紧急使用血细胞分离机，单采清除过高的白细胞，同时给以化疗和水化。可按白血病分类诊断实施相应化疗方案，也可先用所谓化疗前短期预处理：ALL 用地塞米松 $10mg/m^2$，静脉注射；AML 用羟基脲 $1.5\sim2.5g/6h$（总量 $6\sim10g/d$）约 36 小时，然后进行联合化疗。

2.防治感染

白血病患者由于粒细胞减少，免疫功能下降，特别在化疗、放疗期间出现的粒细胞缺乏持续时间较长。因而在化疗过程中必须强调无菌操作，患者宜住层流病房或消毒隔离病房，加强口咽、鼻腔、皮肤及肛门周围的清洁卫生，化疗前局灶性感染要予根除，在病原菌及感染部位尚未明确前，可试以抗生素经验治疗，待接到细菌培养和药敏试验报告后，再行调整治疗方案。

3.成分输血支持

严重贫血患者输浓缩红细胞，维持 $Hb>80g/L$，但白细胞淤滞时，不宜马上输红细胞以免进一步增加血黏度。白血患者出血的主要原因是血小板减少，如因血小板计数过低而引起出血,需输注单采血小板悬液直至止血。为预防严重出血,需要维持血小板$\geq 10\times 10^9/L$。

4.防治高尿酸血症肾病

血尿酸$>420mg/L$时,应给予别嘌醇每次100mg,每日3次,以抑制尿酸合成。口服碳酸氢钠碱化尿液,鼓励患者多饮水,最好24小时持续静脉补液,使每小时尿量$>150ml/m^2$。当患者出现少尿和无尿时,应按急性肾衰竭处理。

5.维持营养

白血病系严重消耗性疾病,特别是化疗、放疗的副作用引起患者消化道黏膜炎及功能紊乱。应注意补充营养,维持水、电解质平衡,给患者高蛋白、高热量、易消化食物,必要时经静脉补充营养。

(二)化学治疗(化疗)

1.治疗策略

化疗是治疗白血病的重要手段,包括两个阶段。

(1)诱导缓解治疗 目标是使患者迅速获得完全缓解(complete remission,CR),所谓CR,即白血病的症状和体征消失,外周血中性粒细胞绝对值$\geq 1.5\times 10^9/L$,血小板$\geq 100\times 10^9/L$,白细胞分类中无白血病细胞;骨髓中原始粒Ⅰ型＋Ⅱ型(原单＋幼单或原淋＋幼淋)$\leq$5％,M_3型原粒＋早幼粒$\leq$5％,无Auer小体,红细胞及巨核细胞系列正常,无髓外白血病。理想的CR为初诊时免疫学、细胞遗传学和分子生物学异常标志消失。

(2)缓解后治疗 主要方法为化疗和造血干细胞移植(HSCT)。诱导缓解获CR后,体内仍有残留的白血病细胞,此时,AL体内白血病细胞的数量大约由发病时的$10^{10}\sim 10^{12}$降至$10^8\sim 10^9$;并且髓外某些隐蔽处仍有白血病细胞浸润,为争取患者长期无病生存(DFS)和痊愈,必须进行CR后治疗,以清除这些复发和难治的根源。常见的白血病化疗方案见表6-2。

表6-2 常见的白血病化疗方案

方案简称	药物	剂量(mg)	用法	备注
急性淋巴细胞白血病				
VP	VCP	1.5～2	静注,第1日,每周1次	至少2～3周,如病情未改善,改用以下方案
	P	40～60	每日分次口服	
VLDP	VCR	1.5～2	静注,每1、8、15、22日	CR率77.8％
	DAUN	40～60	静注,第1～3日	
	L-ASP	6 000(U/m²)	静滴,第17～28日	
	P	40～60	每日分次口服,共10日	
MVLD	MTX	50～100	静注,第1日,用1次	每疗程共10日,如患者允许,MTX可逐渐加量,难治、复发病例CR率79％
	VCR	1.5～2	静注,第2日,用1次	
	L-ASP	20 000(U)	静滴,第2日,用1次	
	DXM	6.75	每日分次口服,共10日	

续表 6 - 2

方案简称	药物	剂量(mg)	用法	备注
急性粒细胞白血病				
DA	DAUN	40～60	静注,第 1～3 日	每疗程 5 或 7 日
	或 ADM	150	静滴,第 1～7 日	
	Ara-C			
HOAP	H	4～6	静滴,第 1～7 日	
	VCR	1.5～2	静注,第 1 日	
	Ara-C	150	静滴,第 1～7 日	
	P	40～60	每日分次口服,共 7 日	
DAVP-16	DAUN	40	静注,第 1～3 日	
	Ara-C	150	静滴,第 1～7 日	
	VP-16	75/($m^2 \cdot d$)	静滴,第 1～5 日	

2. ALL 治疗

随着支持治疗的加强、多药联合方案的应用、大剂量化疗和 HSCT 的推广,成人 ALL 的预后已有很大改善,CR 率可达到 80%～90%。ALL 治疗方案选择需要考虑年龄、ALL 亚型、治疗后的残留和耐药性、是否有干细胞供体及靶向治疗的药物等。诱导缓解治疗多以长春新碱加泼尼松(VP 方案)为基础,儿童患者 CR 率可高达 80%～90%,但成人的 CR 率仅 50%,且易复发。因此须加上 1～2 种其他药物联合应用。VP 方案加柔红霉素为 VDP 方案,或加门冬酰胺酶为 VLP 方案,或四种药物共同组成 VDLP 方案,治疗 CR 率可接近 80%。成人急淋白血病 CR 后应早期巩固强化治疗,维持治疗期限不宜少于 3 年。

复发指 CR 后在身体任何部位出现可检出的白血病细胞,多在 CR 后两年内发生,以骨髓复发最常见。此时可选择原诱导化疗方案再诱导,如 DVP 方案,CR 率可达 29%～69%。若选用 HD Ara-C 联合米托蒽醌(NVT)或其他药物如氟达拉滨,效果更好。如复发在首次 CR 期 18 个月后,再次诱导化疗缓解几率相对高。但 ALL 一旦复发,不管采用何种化疗方案和再缓解率多高,总的二次缓解期通常短暂(中位 2～3 个月),长期生存率<5%。

3. AML 治疗

近年来,由于强烈化疗、HSCT 及有力的支持治疗,60 岁以下 AML 患者的预后有很大改善,约 30%～50% 的患者可望长期生存。诱导缓解治疗的国际标准方案为 DA 方案,国内常用 HA 方案。两者疗效相近,平均 CR 率 60%～70%。若在 HA 方案中加入长春新碱及泼尼松即成 HOAP 方案,平均 CR 率约 60%。也有将 HAP 与 DAP 方案序贯使用,即 HAP-DAP 方案,CR 率可达 74%。对于 M_3 型白血病可用维 A 酸诱导缓解治疗,CR 率可达 90% 左右。但单用维 A 酸治疗易复发,应与其他化疗联合治疗或交替维持治疗。此外,临床报道用含砷中药(或砷制剂)治疗 M_3 型诱导缓解率可达 65%～98%。

4. 髓外白血病的治疗

常见为 CNSL 和睾丸白血病。单纯髓外复发者多能同时检出骨髓 MRD,血液学复发会随之出现。CNSL 常为髓外白血病复发的根源,特别是在急淋白血病。CNSL 预防治疗通常在白血病缓解后开始,用甲氨蝶呤 10mg＋地塞米松 5mg 缓慢鞘内注射,每周 2 次,共用 3 周。当 CNSL 诊断确定,应采用颅部和脊髓放射线照射治疗(总剂量 2 400cGy);同时用甲氨蝶呤鞘内注射,每周 2 次。直至 CNSL 缓解,以后每 6～8 周重复用药 1 次。若用甲氨蝶呤疗效不佳,可改用阿糖胞苷鞘内注射,每次 50mg。对于睾丸白血病患者,即使仅有单侧睾丸白血病也要进行双侧照射和全身化疗,总剂量约 2 000cGy。

【预后】

急性白血病若不经特殊治疗,平均生存期仅 3 个月左右,短者在诊断数天后即死亡。经过现代治疗,已有不少患者获得病情缓解以至长期存活。对于 ALL,1～9 岁且白细胞＜50×10^9/L 预后最好,完全缓解后经过巩固与维持治疗,50%～70% 患者能够长期生存甚至治愈。女性 ALL 预后好于男性。年龄偏大、白细胞计数较高的 AL 预后不良。APL 若能避免早期死亡则预后良好,多可治愈。

 知识链接

造血干细胞移植

造血干细胞移植(hematopoietic stem cell transplantation,HSCT)是指对患者进行全身照射、化疗和免疫抑制处理后,将正常供体或自体的造血细胞(HC)经血管输注给患者,使之重建正常的造血和免疫功能。HC 具有增值、分化为各系成熟血细胞的功能和自我更新能力,维持终身持续造血。

二、慢性髓细胞白血病

慢性髓细胞白血病(CML)又称慢粒,是一种发生在早期多能造血干细胞上的恶性克隆性疾病,病程发展缓慢,脾脏肿大,主要涉及髓系。外周血粒细胞显著增多并有不成熟性,90% 以上患者在受累的细胞中,可找到特征性的 Ph 染色体和 BCR-ABL 融合基因。

【临床表现】

CML 在各年龄组均可发病,以中年最多见,中位发病年龄 53 岁,男性多于女性。起病缓慢,早期常无自觉症状。患者可因健康检查或因其他疾病就医时才发现血象异常或脾大而被确诊。整个病程可分为三期。

(一)慢性期(CP)

CP 一般持续 1～4 年。患者有乏力、低热、多汗或盗汗、体重减轻等代谢亢进的症状,由于脾大而自觉左上腹坠胀感。90% 以上的患者脾大,往往就医时已达脐或脐以下,质硬常有明显切迹。如果发生脾梗死,则脾区压痛明显,并有摩擦音。肝脏明显肿大较少见。胸骨中下段压痛见于部分患者。当白细胞显著增高时,可发生"白细胞淤滞症"。

(二)加速期(AP)

常有发热、虚弱、进行性体重下降、骨骼疼痛,逐渐出现贫血和出血。脾持续和进行性肿大,对原来治疗有效的药物无效。AP 可维持几个月到数年。

(三)急变期(BP/BC)

为 CML 的终末期,临床与 AL 类似。多数急粒变,少数为急淋变或急单变,偶有巨核细胞及红细胞等类型的急性变。多有剧烈骨关节疼痛、高热或髓外浸润等,预后极差,往往在数月内死亡。

【实验室检查】

(一)慢性期

1.血象

白细胞数明显增高,常超过 $20\times10^9/L$,可达 $100\times10^9/L$ 以上,血片中粒细胞显著增多,可见各阶段粒细胞,以中性中幼、晚幼和杆状核粒细胞居多;原始(Ⅰ+Ⅱ)细胞<10%;嗜酸、嗜碱性粒细胞增多,后者有助于诊断。血小板多在正常水平,部分患者增多,晚期血小板渐减少,并出现贫血。

2.中性粒细胞碱性磷酸酶(NAP)

活性减低或呈阴性反应。治疗有效时 NAP 活性可以恢复,疾病复发时又下降,合并细菌性感染时可略升高。

3.骨髓

骨髓增生明显至极度活跃,以粒细胞为主,粒红比例明显增高,其中中性中幼、晚幼及杆状核粒细胞明显增多,原始细胞<10%。嗜酸、嗜碱性粒细胞增多;红细胞相对减少;巨核细胞正常或增多,晚期减少。偶见 Gaucher 样细胞。

4.细胞遗传学及分子生物学改变

95%以上的 CML 细胞中出现 Ph 染色体(小的 22 号染色体),显带分析为 t(9;22)(q34;q11)。9 号染色体长臂上 C-ABL 原癌基因易位至 22 号染色体长臂的断裂点簇集区(BCR)形成 BCR-ABL 融合基因。其编码的蛋白主要为 P210,P210 具有酪氨酸激酶活性,导致 CML 发生。Ph 染色体可见于粒、红、单核、巨核及淋巴细胞中。5%的 CML 有 BCR-ABL 融合基因阳性而 Ph 染色体阴性。

5.血液生化

血清及尿中尿酸浓度增高,血清乳酸脱氢酶增高。

(二)加速期

外周血或骨髓原始细胞≥10%,外周血嗜碱性粒细胞>20%,不明原因的血小板进行性减少或增加。除 Ph 染色体以外又出现其他染色体异常,如:+8、双 Ph 染色体、17 号染色体长臂的等臂(i17q)等,粒-单系祖细胞(CFU-GM)培养,集簇增加而集落减少,骨髓活检显示胶原纤维显著增生。

(三)急变期

外周血中原粒+早幼粒细胞>30%,骨髓中原始细胞或原淋+幼淋或原单+幼单>20%,原粒+早幼粒细胞>50%,出现髓外原始细胞浸润。

【诊断与鉴别诊断】

(一)诊断

凡有不明原因的持续性白细胞数增高,根据典型的血象、骨髓象改变,脾肿大,Ph 染色体阳性,BCR-ABL 融合基因阳性即可做出诊断。Ph 染色体上可见于 2%的 AML、5%的儿童 ALL 及 25%的成人 ALL。

(二)鉴别诊断

1. 引起脾大的其他疾病

血吸虫病、慢性疟疾、黑热病、肝硬化、脾功能亢进等均有脾大,但各病均有各自原发病的临床特点,并且血象及骨髓象无 CML 的典型改变。Ph 染色体及 BCR-ABL 融合基因均阴性。

2. 类白血病反应

严重感染、结核病、晚期肿瘤等疾病可呈现白细胞过高,但白细胞很少超过 $50 \times 10^9 / L$,中性粒细胞胞浆中常有中毒颗粒和空泡,嗜酸性粒细胞和嗜碱性粒细胞不增多。NAP 反应强阳性。Ph 染色体及 BCR-ABL 融合基因阴性。血小板和血红蛋白大多正常。这些疾病多有原发病表现,原发病控制后,白细胞恢复正常。

3. 骨髓纤维化

原发性骨髓纤维化脾大显著,血象中白细胞增多且出现幼粒细胞等,易与 CML 混淆。NAP 阳性,Ph 染色体及 BCR-ABL 融合基因阴性。多次多部位骨髓穿刺干抽。骨髓活检网状纤维染色阳性。

【治疗】

CML 一旦进入加速期或急变期则预后很差,治疗应着重于慢性期早期,避免疾病转化,力争细胞遗传学和分子生物学水平的缓解。

(一)化学治疗

目前只能缓解白血病患者的症状和控制血象,不能延长患者的生存期及慢性期。

(1)羟基脲(HU) 为细胞周期特异性抑制 DNA 合成的药物,起效快,持续时间短。用药后两三天白细胞即下降,停药后又很快回升,降低肿瘤负荷效果好。常用剂量为 3g/d,分 2 次口服,白细胞减至 $20 \times 10^9 / L$ 左右时,剂量减半。降至 $10 \times 10^9 / L$ 时,改为小剂量(0.5~1g/d)维持治疗。需经常检查血象,以便调节药物剂量。副作用少,耐受性好,与烷化剂无交叉耐药性。为当前首选化疗药物。

(2)白消安(BU) 是一种烷化剂,作用于早期祖细胞,起效慢且后作用长,剂量不易掌握。初始 4~6mg/d,口服。白细胞降至 $20 \times 10^9 / L$ 停药,待稳定后改 0.5~2mg/d,甚至更低,保持白细胞在 $(7 \sim 10) \times 10^9 / L$。用药过量常致严重骨髓抑制,且恢复较慢。敏感者即使小剂量也可出现骨髓抑制,长期用药可出现皮肤色素沉着,精液缺乏及停经,肺纤维化等。

(3)其他药物 Ara-C、高三尖杉酯碱(HHT)、靛玉红、异靛甲、二溴卫矛醇、6-MP、美法仑、6TG、环磷酰胺,砷剂及其他联合化疗亦有效,但多在上述药物无效时才考虑使用。

(二)干扰素-α(IFN-α)

剂量为300万~500万 $U/(m^2 \cdot d)$ 皮下或肌肉注射,每周3~7次,持续用数月至数年不等。IFN-α起效较慢,对白细胞显著增多者,现多主张在第1~2周并用羟基脲或小剂量Ara-α合用可提高疗效。IFN-α可使70%患者血液学缓解,30%~40%患者有遗传学缓解,约25%病患者不发生急性变。

(三)甲磺酸伊马替尼(IM)

治疗剂量:CP、AP 和 BP/BC 分别为 400mg/d、600mg/d 和 600~800mg/d。常见的非血液学不良反应包括:水肿、肌痉挛、腹泻、恶心、肌肉骨骼痛、皮疹、腹痛、疲劳、关节痛和头痛等,但一般症状较轻微。初治 CML-CP,IM 治疗 1 年后 CHR、MCR 和 CCR 分别为 96%、85% 和 69%,随治疗时间延长疗效提高,5 年 CCR 87%,总生存率达 90%。

(四)异基因造血干细胞移植(Allo-SCT)

是目前认为根治 CML 的标准治疗,应在慢性期缓解后尽早进行。

(五)白细胞单采

采用血细胞分离机去除大量白细胞,减少患者体内白细胞总量。主要用于白细胞淤滞症或急需治疗的孕妇患者。

【预后】

慢粒白血病化疗后中数生存期约为 3~4 年,5 年生存率为 25%~35%,个别可生存 10~20 年。IM 和 Allo-SCT 是目前优先采用的治疗方式。目前认为老年、巨脾、白细胞数过高、血小板数过高或过低、Ph 染色体阴性或有另外的染色体异常,均为预后不良因素。主要死亡原因为急性变。

三、慢性淋巴细胞白血病

慢性淋巴细胞白血病(CLL)是一种单克隆性小淋巴细胞疾病,大多起源于 B 淋巴细胞,T 淋巴细胞少见。临床上起病缓慢,外周血形态类似成熟的淋巴细胞明显增多,伴淋巴结肿大和肝脾肿大等特点。

【临床表现】

本病多发生在老年人,多数在 50 岁以上,起病缓慢,多无自觉症状。在查体或因其他疾病就医时才被确诊。早期症状可能有乏力疲倦,而后出现食欲减退、消瘦、发热、盗汗等症状。60%~80% 患者有淋巴结肿大,多见于颈部、锁骨上、腋窝、腹股沟。肿大的淋巴结较硬,无压痛,可移动。晚期患者血小板减少,贫血明显。由于淋巴细胞缺乏、健全的免疫功能,导致患者易反复发生感染。少数患者并发自身免疫性溶血性贫血。

【实验室检查】

(一)血象

持续淋巴细胞增多,白细胞 >10×10⁹/L,淋巴细胞占 50% 以上,绝对值 ≥5×10⁹/L(持续 4 周以上)。以成熟小淋巴细胞为主,胞浆少,胞核染色质呈凝块状;可见少量幼稚淋巴细胞;中性粒细胞比值明显降低。随病情发展,血小板减少,贫血逐渐明显。

(二)骨髓象

有核细胞增生明显活跃或极度活跃,淋巴细胞 ≥40%,以成熟淋巴细胞为主。红系、粒系及巨核系细胞均减少,并发溶血时,幼红细胞可代偿性增生。

(三)其他

淋巴细胞具有单克隆性,免疫分型 95% 来源于 B 细胞者,80% 的患者有染色体异常,以 12 号染色体三体多见。60% 的患者有低丙种球蛋白血症。少数患者抗人球蛋白试验阳性。

【诊断与鉴别诊断】

(一)诊断

诊断要点:①缓慢出现慢性消耗性症状;②无痛性、进行性全身多处淋巴结肿大及轻~中度脾大,晚期出现贫血、出血与感染;③外周血淋巴细胞绝对值≥5×10⁹/L;④骨髓增生明显活跃或极度活跃,淋巴细胞显著增多,占40%或以上;⑤免疫学检查淋巴细胞为单克隆性,染色体常规显带1/3~1/2的患者有克隆性核型异常。

(二)鉴别诊断

1.病毒感染

病毒感染引起的淋巴细胞增多是多克隆性和暂时性的,淋巴细胞数随感染的控制恢复正常。

2.淋巴瘤细胞白血病

由滤泡或弥漫性小裂细胞型淋巴瘤转化而来者与CLL易混淆,具有原发病淋巴瘤的病史,细胞常有核裂并呈多形性。淋巴结和骨髓病理活检显示明显滤泡结构。免疫表型示SmIg、FMC7和CD10强阳性,CD5阴性。

【治疗】

CLL为一慢性病程,早期患者无需治疗,定期复查。出现下列情况说明疾病高度活动,应开始化疗:①体重减少≥10%、疲劳、发热(38℃)>2周、盗汗;②进行性脾肿大或脾区疼痛;③淋巴结进行性肿大或直径>10cm;④进行性淋巴细胞增生,2个月内增加>50%,或倍增时间<6个月;⑤激素治疗后,自身免疫性贫血或血小板减少反应较差;⑥骨髓进行性衰竭;贫血或血小板减少出现或加重。

(一)化学治疗

苯丁酸氮芥(CLB)是最常用的化疗药物,剂量6~12mg/d。定期复查血象,调整药物剂量。通常用药2~3周开始显效,2~4个月疗效明显,维持半年可停药。化疗有效率为50%,复发可重复应用。其他药物环磷酰胺,50~100mg/d,口服,疗效与苯丁酸氮芥相似。

(二)免疫治疗

阿来组单抗可用于维持治疗。

(三)造血干细胞移植

在缓解期行自体干细胞移植治疗CLL效果优于传统化疗。

(四)并发症治疗

CLL患者极易感染,严重感染常为致死原因,应积极治疗。反复感染者可静脉输注免疫球蛋白。并发AIHA或ITP者可用糖皮质激素治疗,无效且脾大明显者,可考虑切脾。

【预后】

CLL是一种异质性疾病,病程长短不一,有的长达10余年,有的仅2~3年,总体中数生存期为4~6年,主要死亡原因为骨髓衰竭导致严重贫血、出血或感染。

第三节　出血性疾病

生理状况下,血液在血管里流动,它既不会溢出血管外引起出血,也不会在血管内凝集成血栓,这主要是由于机体存在着止凝血和抗凝机制,这两种机制呈现动态的平衡状态,止血过程有多种因素参与,包含一系列复杂的生理、生化反应。因止血功能缺陷而引起的以自发性或轻微血管损伤后出血不止为特征的疾病,称为出血性疾病。

【正常止血机制】

(一)血管因素

血管收缩是人体对出血最早的生理性反应。当血管受损时,局部血管发生收缩,导致管腔变窄、破损伤口缩小或闭合。血管收缩通过神经反射及多种介质调控完成。如血管性血友病因子(vWF)、组织因子(TF)、凝血酶调节蛋白(TM)等。

(二)血小板因素

血管受损时,血小板通过黏附、聚集及释放反应参与止血过程。其发挥作用如下:①形成血小板血栓,机械性修复受损血管;②聚集后的血小板活化,分泌或释放一系列活性物质,如血栓烷 A2(TXA2)、血小板第 3 因子(PF3)等,这些因子具有收缩血管、诱导血小板聚集和直接参与凝血过程的作用。

(三)凝血因素

血管内皮损伤,启动外源及内源性凝血途径,经过一系列酶解反应形成纤维蛋白血栓。血栓填塞于血管损伤部位,使出血得以停止。同时,凝血过程中形成的凝血酶等还具有多种促进血液凝固及止血的作用。

【凝血机制】

血液凝固是无活性的凝血因子(酶原)被有序地、逐级放大地激活,转变为有蛋白降解活性的凝血因子的系列性酶反应过程。凝血的最终产物是血浆中的纤维蛋白原转变为纤维蛋白。

(一)凝血因子

目前已知直接参与人体凝血过程的凝血因子有 14 个。本节为叙述方便,将凝血因子记为 F,凝血因子以罗马数字编号,比如凝血因子 X,记为 FX。

(二)凝血过程

1. 凝血活酶生成

凝血活酶的生成过程一般分为外源性和内源性两种途径,两种途径激活 FX 后,凝血过程进入共同途径。在 Ca^{2+} 存在的条件下,FXa、FV 与 PF$_3$ 形成复合物,即凝血活酶。

(1)外源性凝血途径 血管损伤时,内皮细胞表达 TF 并释入血流。TF 与 FⅦ或 FⅦa 在钙离子(Ca^{2+})存在的条件下,形成 TF/FⅦ或 TF/FⅦa 复合物,这两种复合物均可激活 FX,后者的激活作用远远大于前者,并还有激活 FⅨ的作用。

(2)内源性凝血途径 血管损伤时,内皮完整性破坏,内皮下胶原暴露,FⅫ与带负电荷的胶原接触而激活,转变为 FⅫa。FⅫa 激活 FⅪ。在 Ca^{2+} 存在的条件下,FⅪa 激活 FⅨa。FⅨa、FⅧ:C 及 PF3 在 Ca^{2+} 的参与下形成复合物,激活 FX。

2. 凝血酶生成

血浆中无活性的凝血酶原在凝血活酶的作用下,转变为蛋白分解活性极强的凝血酶。凝血酶形成是凝血连锁反应中的关键,它除参与凝血反应外,还有如下多种作用:①反馈性加速凝血酶原向凝血酶的转变,此种作用远远强于凝血活酶;②诱导血小板的不可逆性聚集,加速其活化及释放反应;③激活因子Ⅷ;④激活因子ⅩⅢ,加速稳定性纤维蛋白形成;⑤激活纤溶酶原,增强纤维蛋白溶解(简称纤溶)活性。

3. 纤维蛋白生成

在凝血酶作用下,纤维蛋白原依次裂解,释出肽 A、肽 B,形成纤维蛋白单体,单体自动聚合,形成不稳定性纤维蛋白,再经FⅩⅢa的作用,形成稳定性交联纤维蛋白。

【抗凝与纤维蛋白溶解机制】

正常情况下凝血与抗凝系统相互作用,维持动态平衡。平衡如被破坏易发生出血或血栓形成。

(一)抗凝系统的组成及作用

1. 抗凝血酶(AT)

AT 是人体内最重要的抗凝物质,主要功能是灭活 FⅩa 及凝血酶,对其他丝氨酸蛋白酶如 FⅨa、FⅪa、FⅫa 等亦有一定灭活作用,其抗凝活性与肝素有关。

2. 蛋白 C 系统

由 PC、PS、TM 等组成。PC、PS 为维生素 K 依赖性因子,在肝内合成。TM 主要存在于血管内皮细胞表面,是内皮细胞表面的凝血酶受体。凝血酶与 TM 以 1:1 形成复合物,裂解 PC,形成活化的 PC(APC),APC 以 PS 为辅助因子,通过灭活 FV 及 FⅧ而发挥抗凝作用。

3. 组织因子途径抑制物(TFPI)

TFPI 的抗凝机制为:①直接对抗 FⅩa;②在 Ca^{2+} 存在的条件下,有抗 TF/FⅦa 复合物的作用。

4. 肝素

抗凝作用主要表现为抗 FⅩa 及凝血酶,作用与 AT 密切有关,肝素与 AT 结合,致 AT 构型变化,活性中心暴露,变构的 AT 与因子Ⅹa 或凝血酶以 1:1 结合成复合物,致上述两种丝氨酸蛋白酶灭活。

(二)纤溶系统组成与激活

1. 组成

纤溶系统主要由纤溶酶原及其激活剂、纤溶酶激活剂抑制物等组成。

(1)纤溶酶原(PLG)　一种单链糖蛋白,主要在脾、嗜酸性粒细胞及肾等部位生成。

(2)组织型纤溶酶原活化剂(t-PA)　人体内主要的纤溶酶原激活剂,主要在内皮细胞合成。

(3)尿激酶型纤溶酶原激活剂(u-PA)　亦称尿激酶(UK),主要存在形式为前尿激酶(pro-UK)和双链尿激酶型纤溶酶原激活剂。

(4)纤溶酶相关抑制物　主要包括 $α_2$-纤溶酶抑制剂($α_2$-PI)、$α_1$-抗胰蛋白酶及 $α_2$-抗纤溶酶($α_2$-AP)等。

2. 纤溶系统激活

(1)内源性途径　这一激活途径与内源性凝血过程密切相关。当 FⅫ被激活时,前激肽释放酶经 FⅫa 作用转化为激肽释放酶,后者使纤溶酶原转变为纤溶酶,致纤溶过程启动。

(2)外源性途径　血管内皮及组织受损伤时,t-PA 或 u-PA 释入血流,裂解纤溶酶原,使之转变为纤溶酶,导致纤溶系统激活。

【分类】

(一)血管壁异常

1.先天性或遗传性

①遗传性出血性毛细血管扩张症;②家族性单纯性紫癜;③先天性结缔组织病等。

2.获得性

感染、药物、过敏、代谢因素等,如过敏性紫癜、药物性紫癜等。

(二)血小板异常

1.血小板数量异常

(1)血小板减少 ①生成减少:如再生障碍性贫血、白血病、放疗及化疗后的骨髓抑制;②破坏过多:如特发性血小板减少性紫癜(ITP);③血小板消耗过度:如弥散性血管内凝血(DIC);④血小板分布异常:如脾功能亢进等。

(2)血小板增多 ①原发性:原发性出血性血小板增多症;②继发性:如脾切除术后。

2.血小板质量异常

(1)遗传性 血小板无力症,血小板颗粒性疾病。

(2)获得性 由抗血小板药物、感染、尿毒症、异常球蛋白血症等引起。

(三)凝血异常

(1)先天性或遗传性 血友病 A、B 及遗传性 FXI 缺乏症;遗传性凝血酶原、FV、FVII、FX 缺乏症、遗传性纤维蛋白原缺乏及减少症、遗传性 FXIII 缺乏及减少症。

(2)获得性 ①肝病性凝血障碍;②维生素 K 缺乏症;③抗因子 VIII、IX 抗体形成;④尿毒症性凝血异常等。

(四)抗凝及纤维蛋白溶解异常

主要为获得性疾病:①肝素使用过量;②香豆素类药物过量及敌鼠钠中毒;③免疫相关性抗凝物增多;④蛇咬伤、水蛭咬伤;⑤溶栓药物过量。

(五)复合性止血机制异常

血管性血友病(vWD),弥散性血管内凝血(DIC)。

【诊断】

(一)病史

1.出血特征

包括出血发生的年龄、部位、持续时间、出血量、出生时是否脐带出血及迟发性出血、是否同一部位反复出血等。一般认为,皮肤、黏膜出血点、紫癜等多为血管、血小板异常所致,而深部血肿、关节出血等则提示可能与凝血障碍等有关。

2.出血的诱因

是否为自发性,与手术、创伤及接触或使用药物的关系等。

3.基础疾病

如肝病、肾病、消化系统疾病、糖尿病、免疫性疾病及某些特殊感染等。

4.家族史

父系、母系及近亲家族有否类似疾病或出血病史。

5.其他

饮食、营养状况、职业及环境等。

(二)体格检查

1.出血体征

出血范围、部位,有无血肿等深部出血、伤口渗血,分布是否对称等。

2.相关疾病体征

贫血,肝、脾、淋巴结肿大,黄疸,蜘蛛痣,腹水,水肿等。关节畸形、皮肤异常扩张的毛细血管团等。

3.一般体征

如心率、呼吸、血压、末梢循环状况等。

(三)实验室检查

1.筛选试验

对血管异常、血小板异常及凝血障碍进行初步判断。常用的检查项目有出血时间(BT)、毛细血管脆性试验、血小板计数、血块收缩试验、毛细血管脆性试验、凝血时间(CT)、活化部分凝血活酶时间(APTT)、凝血酶原时间(PT)、凝血酶原消耗时间(PCT)、凝血酶时间(TT)等。如出血时间延长、血小板正常或减少、束臂试验阳性者为血管异常或血小板异常。如凝血时间及 APTT、PT、TT 中任一项延长而其他结果正常者为凝血功能障碍性疾病。

2.确诊试验

(1)血管异常　毛细血管镜,血 vWF、内皮素-1(ET-1)及 TM 测定等。

(2)血小板异常　血小板数量、形态,平均体积,血小板黏附、聚集功能,PF_3 有效性测定、网织血小板、血小板 α 颗粒膜蛋白(P 选择素)、血栓烷 B_2 测定等。

(3)凝血异常　①第一阶段:测定因子 XII、XI、X、IX、VIII、VII、V 及 TF 等抗原及活性;②第二阶段:凝血酶原抗原及活性,凝血酶原碎片 1+2(F1+2)测定;③第三阶段:纤维蛋白原、异常纤维蛋白原、纤维蛋白单体、血(尿)纤维蛋白肽 A(FPA)、FXIII 抗原及活性测定等。

(4)抗凝异常　①AT 抗原及活性或凝血酶-抗凝血酶复合物(TAT)测定;②PC、PS 及 TM 测定;③FVIII:C 抗体测定;④狼疮抗凝物或心磷脂类抗体测定。

(5)纤溶异常　①鱼精蛋白副凝(3P)试验;②血、尿 FDP 测定;③D-二聚体测定;④纤溶酶原测定;⑤t-PA、纤溶酶原激活物抑制物(PAI)及纤溶酶-抗纤溶酶复合物(PIC)等测定。

3.特殊试验

对一些遗传性疾病及特殊、少见的出血性疾病,在上述试验基础上,可能还需要进行一些特殊检查,如蛋白质结构分析、氨基酸测序、基因分析及免疫病理学检查等。

一些常用的出、凝血试验在出血性疾病诊断中的意义见表 6-3。

(四)诊断步骤

按照先常见病、后少见病及罕见病、先易后难、先普通后特殊的原则,逐层深入进行程序性诊断。①确定是否属出血性疾病;②大致区分是血管性、血小板性,还是凝血障碍性疾病;③判断是数量异常还是质量缺陷;④通过病史及家系调查等,初步确定是先天性、遗传性或获得性;⑤如为先天性或遗传性疾病,应进行基因及其他分子生物学检测,以确定其病因的准确性质及部位。

表 6-3 某些常用的出、凝血试验在出血性疾病诊断中的意义

项目	血管性疾病	血小板疾病	凝血异常性疾病		
			凝固异常	纤溶亢进	抗凝物增多
BT	±	±	±	−	−
CT	−	±	+	+	+
毛细血管脆性试验	+	±	−	−	−
血小板计数	−	±	−	−	−
血块收缩	−	+	−	−	−
PT	−	−	±	−	±
APTT	−	−	+	+	+
TT	−	−	±	+	+
PCT	−	−	+	−	±
纤维蛋白原	−	−	±	+	−
FDP	−	−	−	+	−
纤溶酶原	−	−	−	+	−

【防治】

(一)病因防治

对获得性出血性疾病,必须针对病因进行积极处理,才能达到治疗目的。药物性血小板减少较少见,要注意鉴别。肝病引起者需积极改善肝功能。对遗传性出血性疾病,目前缺乏根治措施,基因治疗尚未普遍应用。注意预防外伤,必须手术时,需补充缺乏的凝血因子,保证术中及术后不发生出血,现有基因工程合成的凝血因子可以利用。

(二)止血治疗

1.补充血小板和(或)相关凝血因子

在紧急情况下,输入新鲜血浆或新鲜冷冻血浆是一种可靠的补充或替代疗法,因其含有除 TF、Ca^{2+} 以外的全部凝血因子。此外,如血小板悬液、纤维蛋白原、凝血酶原复合物、冷沉淀物、因子Ⅷ等,亦可根据病情予以补充。

2.止血药物

目前广泛应用于临床者有以下几类:

(1)收缩血管、增加毛细血管致密度、改善其通透性的药物　如卡巴克络、曲克芦丁、垂体后叶素、维生素 C、维生素 P 及糖皮质激素等。

(2)合成凝血相关成分所需的药物　如维生素 K_1、K_3、K_4 等。

(3)抗纤溶药物　如氨基己酸、氨甲苯酸、抑肽酶等。

(4)促进止血因子释放的药物　如去氨加压素(1-脱氨-8-精氨酸加压素,DDAVP),促进血管内皮细胞释放 vWF,从而改善血小板黏附、聚集功能,并有稳定血浆 FⅧ:C 和提高 FⅧ:C 水平的作用。

(5)局部止血药物　如凝血酶、巴曲酶及吸收性明胶海绵等。

3.促血小板生成的药物

多种细胞因子调节各阶段巨核细胞的增殖、分化和血小板的生成,如血小板生成素

（TPO）、白介素 - 11(IL - 11)等。

4. 局部处理

局部加压包扎、固定及手术结扎局部血管等。

（三）其他治疗

1. 基因疗法

适用于某些先天性出血性疾病，如血友病等。

2. 抗凝及抗血小板药物

对某些消耗性出血性疾病，如 DIC、TTP 等，以肝素等抗凝治疗终止异常凝血过程，减少凝血因子、血小板的消耗，可发挥一定的止血作用。

3. 血浆置换

重症 ITP、TTP 等，通过血浆置换去除抗体或相关致病因素。

4. 手术治疗

包括脾切除、血肿清除、关节成型及置换等。

5. 中医中药

传统医学称出血性疾病为"血证"。现代医学研究表明，中药中有止血作用的药物相当多，如蒲黄、柿子叶粉、血凝片等有减低血管通透性、收缩血管的作用；血余炭粗晶液、大黄等有增强血小板功能的作用；荆芥炭脂溶性提取液、赤石脂、血余炭粗晶液、党参注射液等可增强止血功能。

一、过敏性紫癜

过敏性紫癜（allergic purpura）又称 Schönlein-Henoch 综合征，是一种常见的血管变态反应性出血性疾病。由于机体对某些致敏物质产生变态反应，导致毛细血管脆性及通透性增加，血液外渗，产生紫癜、黏膜及某些器官出血，可同时伴发血管神经性水肿、荨麻疹等其他过敏表现。本病春秋两季发病较多，以儿童及青少年为多，男性发病略多于女性。

【病因】

致敏因素甚多，与本病发生关系密切的主要有以下几种。

（一）感染

感染是引起本病的最常见原因，以 β-溶血性链球菌引起的呼吸道感染最为多见。病毒感染多见于发疹性病毒感染，如麻疹、水痘、风疹等。寄生虫感染也可以引起本病。

（二）食物

为特异体质对动物蛋白过敏所致，如鱼、虾、蟹、蛋、鸡、牛奶等。此外，咖啡豆及巧克力等也可引起本病。

（三）药物

如青霉素（包括半合成青霉素）及头孢菌素类抗生素等；水杨酸类、保泰松、吲哚美辛及奎宁类等解热镇痛药；磺胺类、阿托品、异烟肼及噻嗪类利尿药等亦可引起。

（四）其他

如花粉、尘埃、菌苗或疫苗接种、虫咬、受凉、寒冷刺激及精神因素等。

【发病机制】

本病的发病机制为变态反应,是免疫因素介导的一种全身血管炎症。

(一)蛋白质及其他大分子致敏原作为抗原

刺激人体产生抗体(主要为 IgG),后者与抗原结合成抗原抗体复合物,沉积于血管内膜,激活补体,导致中性粒细胞游走、趋化及一系列炎症介质的释放,引起血管炎症反应。

(二)小分子致敏原作为半抗原

与人体内某些蛋白质结合构成抗原,刺激机体产生抗体,此类抗体吸附于血管及其周围的肥大细胞,当上述半抗原再度进入体内时,即与肥大细胞上的抗体产生免疫反应,致肥大细胞释放一系列炎症介质,引起血管炎症反应。

【临床表现】

多数患者发病前 1～3 周有全身不适、低热、乏力等前驱症状,随之出现典型临床表现,可分以下几种类型。

(一)单纯皮肤型(紫癜型)

为最常见的类型。主要表现为皮肤紫癜,紫癜常成批反复发生、对称分布,尤以双下肢伸侧多见,躯干极少累及,可同时伴发皮肤水肿、荨麻疹。紫癜大小不等,初期呈深红色,按之不褪色,可融合成片形成瘀斑,数日内渐变成紫色、黄褐色、淡黄色,经 7～14 日逐渐消退。

(二)关节型(Schönlein 型)

除皮肤紫癜外,尚有关节肿胀、疼痛、压痛及功能障碍等表现。多发生于膝、踝、肘、腕等大关节,呈游走性、反复性发作,经数日而愈,不遗留后遗症。

(三)腹型(Henoch 型)

除皮肤紫癜外,还伴有恶心、呕吐、呕血、腹泻及黏液便、便血等。其中腹痛最为常见,常为突然发作的绞痛,多位于脐周、下腹或全腹,发作时可因腹肌紧张及明显压痛、肠鸣音亢进而误诊为外科急腹症。在幼儿可因肠壁水肿、蠕动增强等而致肠套叠。腹部症状、体征多与皮肤紫癜同时出现,偶可发生于紫癜之前。

(四)肾型

过敏性紫癜肾炎的病情最为严重,发生率 12%～40%。在皮肤紫癜的基础上,出现血尿、蛋白尿及管型尿,偶见水肿、高血压及肾衰竭等表现。肾损害多发生于紫癜出现后 1 周,亦可延迟出现。多在 3～4 周内恢复,少数病例因反复发作而演变为慢性肾炎或肾病综合征。

(五)混合型

皮肤紫癜合并上述两种以上临床表现。

(六)其他

除以上类型外,少数患者还可因病变累及眼部、脑及脑膜血管而出现视神经萎缩、虹膜炎、视网膜出血及水肿,及中枢神经系统相关症状、体征。

【实验室检查】

(一)毛细血管脆性试验

半数以上阳性,毛细血管镜可见毛细血管扩张、扭曲及渗出性炎症反应。

(二)尿常规检查

肾型或混合型可有血尿、蛋白尿、管型尿。

(三)血小板计数、功能及凝血相关检查

除 BT 可能延长外,其他均为正常。

(四)肾功能

肾型及合并肾型表现的混合型,可有程度不等的肾功能受损,如血尿素氮升高、内生肌酐清除率下降等。

【诊断与鉴别诊断】

(一)诊断

诊断要点:①发病前 1~3 周有低热、咽痛、全身乏力或上呼吸道感染史;②典型四肢皮肤紫癜,可伴腹痛、关节肿痛及血尿;③血小板计数、功能及凝血相关检查正常;④排除其他原因所致的血管炎及紫癜。

(二)鉴别诊断

不典型病例,特别是在紫癜出现前即有腹痛、便血、关节痛及尿改变者应与下列疾病进行鉴别:①单纯皮肤型与血小板减少性紫癜鉴别;②关节型与风湿性关节炎鉴别;③肾型与肾小球肾炎、系统性红斑狼疮(SLE)鉴别;④腹型与外科急腹症鉴别。由于本病的特殊临床表现及绝大多数实验室检查正常,鉴别一般不难。

【防治】

(一)祛除致病因素

清除感染灶是治愈本病的关键环节,尤其是扁桃体炎及其他部位的慢性感染灶要及时处理,有寄生虫感染者应服用驱虫药,避免可能致敏的食物及药物等。

(二)一般治疗

1.抗组胺药

此类药物可降低机体对组胺的反应及毛细血管的通透性,减轻症状,常用药物有盐酸异丙嗪、氯苯那敏、去氯羟嗪、西米地丁及静脉注射钙剂等。

2.改善血管通透性药物

如维生素 C、曲克芦丁、卡巴克络等。维生素 C 以大剂量(5~10g/d)静脉注射疗效较好,持续用药 5~7 日,可增强毛细血管抗力,减少通透性及脆性。

(三)糖皮质激素

可抑制抗原抗体反应、减轻炎症渗出、改善血管通透性等作用。一般用泼尼松 30mg/d,顿服或分次口服。重症者可用氢化可的松 100~200mg/d,或地塞米松 5~15mg/d,静脉滴注,症状减轻后改口服。糖皮质激素疗程一般不超过 30 日,肾型者可酌情延长。

(四)对症治疗

腹痛较重者可予阿托品或山莨菪碱(654-2)口服或皮下注射;关节痛可酌情用止痛药;呕吐严重者可用止吐药;伴发呕血、血便者,可用奥美拉唑等治疗;水肿、少尿可用利尿剂。

(五)其他

如上述治疗效果不佳或近期内反复发作者,可酌情使用:①免疫抑制剂,如硫唑嘌呤、环孢素、环磷酰胺等;②抗凝疗法,适用于肾型患者,初以肝素钠 $100\sim200U/(kg \cdot d)$ 静脉滴注或低分子肝素皮下注射,4 周后改用华法林 $4\sim15mg/d$,2 周后改用维持量 $2\sim5mg/d$,2~3 个月;③中医中药,以凉血、解毒、活血化瘀为主,适用于慢性反复发作或肾型患者。

【预后】

本病常可自愈,多数预后良好,病程一般在 2 周左右,少数肾型患者预后较差,可转为慢性肾炎或肾病综合征。主要死亡原因是肾衰竭、肠梗阻等。

二、特发性血小板减少性紫癜

特发性血小板减少性紫癜(idiopathic thrombocytopenic purpura,ITP)是一组因免疫介导的血小板过度破坏所致的出血性疾病。临床表现为广泛的皮肤黏膜及内脏出血、血小板减少、骨髓巨核细胞发育成熟障碍、血小板生存时间缩短及血小板膜糖蛋白特异性自身抗体出现等为特征。

ITP 是最为常见的血小板减少性紫癜。依其表现可分为急性型和慢性型,急性型多见于儿童,慢性型多见于成人,育龄期女性多见。

【病因与发病机制】

本病的病因及发病机制尚未完全明了,一般认为与下列因素有关:

(一)感染

细菌或病毒感染与 ITP 的发病有关:①约 80% 急性 ITP 患者,在发病前 2 周左右常有上呼吸道感染史;②慢性 ITP 患者,常因感染而致病情加重。

(二)免疫因素

目前多认为与免疫因素有关,主要是患者体内存在自身抗血小板抗体,损伤血小板。

(三)脾脏

患者脾脏内的 B 淋巴细胞受到抗原的刺激后,可产生大量抗血小板抗体。同时,脾脏也是血小板破坏的重要场所。

(四)其他因素

ITP 在女性多见,且多发于 40 岁以前,现已发现雌激素可能有抑制血小板生成和(或)增强单核-巨噬细胞系统对与抗体结合的血小板吞噬的作用。

【临床表现】

(一)急性型

半数以上发生于儿童。多数患者发病前 1~2 周有上呼吸道等感染史,特别是病毒感染史。起病急骤,部分患者可有畏寒、寒战、发热。全身皮肤瘀点、紫癜、瘀斑,可有血泡及血肿形成。鼻出血、牙龈出血、口腔黏膜及舌出血常见,损伤及注射部位可渗血不止或形成大小不等的瘀斑。当血小板低于 $20\times10^9/L$ 时,可出现内脏出血,如呕血、黑粪、咯血、尿血、阴道出血等。颅内出血(含蛛网膜下腔出血)可致剧烈头痛、意识障碍、瘫痪及抽搐,是本病致死的主要原因。当出血量过大时,可出现程度不等的贫血、血压降低甚至失血性休克。

（二）慢性型

主要见于成人，起病隐匿，多在常规查血时偶然发现。多数患者出血较轻且局限，但易反复发生。可表现为皮肤、黏膜出血，如瘀点、紫癜、瘀斑及外伤后止血不止等，鼻出血、牙龈出血亦很常见。严重内脏出血较少见，但月经过多较常见，在部分患者可为唯一的临床症状。患者病情可因感染等而骤然加重，出现广泛、严重的皮肤黏膜及内脏出血。长期月经过多可出现失血性贫血。病程半年以上者，可出现轻度脾肿大。

【实验室检查】

（一）血小板

①血小板计数减少，急性型明显；②血小板平均体积偏大；③出血时间延长，血块收缩不良；④血小板的功能一般正常。

（二）骨髓象

①急性型骨髓巨核细胞数量轻度增加或正常，慢性型骨髓象中巨核细胞显著增加；②巨核细胞发育成熟障碍，表现为巨核细胞体积变小，胞浆内颗粒减少，幼稚巨核细胞增加；③有血小板形成的巨核细胞显著减少（<30%）；④红系及粒、单核系正常。

（三）血小板生存时间

90%以上的患者血小板生存时间明显缩短。

（四）其他

可有程度不等的正常细胞或小细胞低色素性贫血，少数患者可出现自身免疫性溶血。

【诊断与鉴别诊断】

（一）诊断

诊断要点：①广泛出血累及皮肤、黏膜及内脏；②多次检验血小板计数减少；③脾不大；④骨髓巨核细胞增多或正常，有成熟障碍；⑤泼尼松或脾切除治疗有效；⑥排除其他继发性血小板减少症。

（二）鉴别诊断

1.过敏性紫癜

为一种毛细血管变态反应性疾病，临床特点除紫癜外，常有过敏性皮疹及血管神经性水肿、关节痛、腹痛及血尿等症状。血小板计数、出凝血时间均正常、血象及骨髓象巨核细胞一般正常。

2.继发性血小板减少症

如再生障碍性贫血、脾功能亢进、MDS、白血病、SLE、药物性免疫性血小板减少等。

【治疗】

出血严重者应注意休息，血小板低于 $20 \times 10^9/L$ 者，应严格卧床，避免外伤，应用止血药及局部止血。

（一）糖皮质激素

一般情况下为首选治疗，近期有效率约为80%。糖皮质激素可减少自身抗体生成及减轻抗原抗体反应；抑制单核-巨噬细胞系统对血小板的破坏；改善毛细血管通透性；刺激骨髓造血及血小板向外周血的释放。常用泼尼松 1mg/(kg·d)，分次或顿服，病情严重者用等效量地塞米松或甲泼尼龙静脉滴注，好转后改口服。待血小板升至正常或接近正常后，逐步减量（每周减 5mg），最后以 5～10mg/d 维持治疗，持续 3～6 个月。该药对复发患者仍然有效。

(二)脾切除

脾切除是慢性型患者治疗的一种重要方法，脾切除的有效率可达 70%～90%，但约有 30%～50%患者复发。适应证：①正规糖皮质激素治疗无效，病程迁延 3～6 个月；②糖皮质激素维持量需大于 30mg/d；③有糖皮质激素使用禁忌证；④^{51}Cr 扫描脾区放射指数增高。禁忌证：①年龄小于 2 岁；②妊娠期；③不能耐受手术。

(三)免疫抑制剂治疗

不作为首选，常用于糖皮质激素或脾切除疗效不佳者，常用药物有长春新碱、环磷酰胺、硫唑嘌呤、环孢素等，疗程为 4～6 周。

(四)其他

达那唑为合成的雄性激素，300～600mg/d，口服，与糖皮质激素有协同作用，作用机制与免疫调节及抗雌激素有关。氨肽素，1g/d，分次口服，有报道其有效率可达 40%。

(五)急症的处理

适用于：①血小板低于 $20×10^9$/L 者；②出血严重、广泛者；③疑有或已发生颅内出血者；④近期将实施手术或分娩者。

处理方法：①血小板输注：成人按 10～20 单位/次，根据病情可重复使用；②静脉注射免疫球蛋白：0.4g/kg，静脉滴注，4～5 日为一疗程，1 个月后可重复；③大剂量甲泼尼龙：1g/d，静脉注射，3～5 次为一疗程；④血浆置换：3～5 日内连续 3 次以上，每次置换 3 000ml 血浆。

 知识链接

ITP 疗效参考标准

- **显效**　无出血，血小板数恢复正常，持续 3 个月以上，两年以上无复发者为基本治愈。
- **良效**　无或基本无出血，血小板升至 $50×10^9$/L 以上或较原来水平升高 $30×10^9$/L 以上，持续 2 个月。
- **进步**　出血改善，血小板有所上升，持续半月以上。
- **无效**　出血及血小板计数均无改善。

 学习小结

血液系统疾病是指原发或累及血液和造血器官的疾病，包括造血干细胞疾病、红细胞疾病、粒细胞疾病、出血性及血栓性疾病等七类疾病。本章以贫血、白血病、出血性疾病等为代表进行了阐述。贫血一节主要讲述了贫血的一般概况，并分别讲述了缺铁性贫血和再生障碍性贫血。缺铁性贫血部分说明了铁缺乏症的三个阶段，补充铁剂的方法和注意事项；再生障碍性贫血是指原发性骨髓造血功能衰竭综合征，其诊断依赖骨髓检查，其治疗主要是针对发病机制的三个环节及对症治疗。白血病主要讲述了急慢性白血病的诊治，重点阐述急性白血病的正常造血功能受抑制的表现和白血病细胞增殖浸润的表现、骨髓象的诊断标准和包括化疗、造血干细胞移植的治疗方法。出血性疾病主要讲述了过敏性紫癜、特发性血小板减少性紫癜的诊断和治疗方法。

在学习方法上，可以利用挂图、幻灯片、骨髓片等多种教学手段加强理解记忆。通过病例讨论，掌握疾病的诊断和治疗原则。

 目标检测

1.缺铁性贫血的临床表现有哪些？如何应用铁剂治疗？

2.再生障碍性贫血的诊断要点有哪些？

3.急性白血病的临床表现有哪些？实验室检查有哪些？

4.过敏性紫癜的分型有哪些？

5.特发性血小板减少性紫癜的治疗方法有哪些？

第七章　内分泌系统疾病与代谢疾病

学习目标

【知识要求】

1.掌握腺垂体功能减退症、单纯性甲状腺肿、甲状腺功能亢进症、甲状腺功能减退症、糖尿病和痛风的临床表现、诊断依据、治疗原则和措施。

2.熟悉腺垂体功能减退症、单纯性甲状腺肿、甲状腺功能亢进症、甲状腺功能减退症、糖尿病和痛风的病因和发病机制、常见并发症。

3.了解内分泌系统及代谢疾病的辅助检查及其临床意义。

【能力要求】

1.具有使用简易方法测定基础代谢、尿糖和血糖的能力。

2.具有初步对甲状腺功能亢进症及其危象、糖尿病酮症酸中毒进行识别和处理的能力。

内分泌系统是由人体内分泌腺及某些脏器中内分泌组织和细胞所形成的一个体液调节系统。其功能主要是分泌、释放激素,通过与神经系统和免疫系统相互配合、相互协调,参与调节人体的代谢过程、脏器功能、生长发育、生殖衰老等生命活动,维持人体内环境的相对稳定,以适应体内外的变化,保证生命活动正常进行。内分泌器官主要有下丘脑、垂体、甲状腺、甲状旁腺、肾上腺、性腺及胰岛、松果体等及其他内分泌组织(包括分布在心血管、胃肠、肝、肾、脂肪组织的中内分泌组织和细胞)。机体在遗传因素、先天缺陷、免疫损伤、感染、出血、放射线以及不良健康行为等因素作用下,可使内分泌系统发生病理形态和病理生理改变,都可直接或间接引起内分泌系统疾病。

新陈代谢指在生命机体中所进行的众多化学变化的总和,是人体生命活动的基础。通过物质的合成代谢和分解代谢两个过程,不断地为机体的生存、生长、发育、生殖、劳动以及内环境的稳定提供物质和能量。内分泌系统和神经系统支配和调节各脏器、各组织的许多代谢过程。机体在先天缺陷、遗传、药物、感染、创伤、不良饮食行为等因素作用下,使中间代谢某个环节出现障碍,则可导致代谢性疾病。

内分泌系统疾病与代谢疾病大多呈慢性过程,常出现营养失调、外貌体态改变、性功能异常、体力减退及精神异常。内分泌系统与代谢疾病诊断较为复杂,除病史和临床表现外,常需要进行大量的实验室检查才能做出完整和准确的诊断。

【激素的分类与生化】

(一)激素的分类

目前已知的激素和化学介质达150种,根据化学特性可将激素分为四类:①肽类激素,如胰岛素、甲状旁腺素和降钙素;②氨基酸类激素,如甲状腺素;③胺类激素,如肾上腺素、去甲肾上腺素、多巴胺;④类固醇激素,如糖皮质激素、盐皮质激素、性激素、$1,25$-二羟维生素 D_3 等。

(二)激素的降解与转换

激素通过血液、淋巴液和细胞外液转运到靶细胞而发挥作用,并经肝肾和靶细胞代谢降解而灭活。血液中肽类激素半衰期为 3～7 分钟,其他水溶性激素则与转运蛋白结合(此类型激素称为结合型激素)半衰期可延长,结合型激素与游离型激素的比值受激素浓度、转运蛋白结合量、亲和性的影响。而游离型激素可进入细胞内发挥其生物作用。体内激素水平保持动态平衡主要取决于激素的生成和分泌,其次与蛋白结合量及最终的降解产物也有关。

(三)激素的作用机制

内分泌系统分泌的激素和内分泌因子可通过血液传递(内分泌)、也可通过细胞外液局部或邻近传递(旁分泌)和分泌物质直接作用于自身细胞(自分泌)以及细胞内的化学物质直接作用在自身细胞(细胞分泌)等方式发挥其效应,激素与能识别激素的受体结合,结合后改变了受体的立体构象,进而通过第二信使在细胞内进行信号放大和转导,促进蛋白合成和酶促反应,表达其生物学活性。

 知识链接

受体与配体

受体是存在于细胞膜上或细胞内的特殊蛋白质,能特异性地识别和结合相应的信号分子即配体,进而激活胞内的一系列生理生化反应,使细胞对外界的刺激产生相应的效应;而配体是由细胞分泌的调节特定的靶细胞的生理活动的化学物质(如神经递质、激素、自体活性物质等),也叫第一信使。受体对相应的配体有极高的识别能力。

【内分泌系统的调节】

(一)神经系统和内分泌系统的相互调节

内分泌系统直接受下丘脑的调控,下丘脑是联系神经系统和内分泌系统的枢纽。下丘脑与垂体构成一个神经内分泌轴(表 7-1),以调控周围内分泌腺及靶组织。其视上核细胞主要分泌血管加压素(抗利尿激素)、室旁核细胞主要分泌催产素(缩宫素);而下丘脑促垂体区的神经分泌细胞分泌促垂体激素,通过腺垂体所分泌的激素对靶腺(肾上腺、甲状腺、性腺)进行调控。

表 7-1　下丘脑、垂体激素及其靶器官(组织)

下丘脑激素	垂体激素	靶腺(组织)	靶腺激素
生长激素释放激素(GHRH)	生长激素(GH)	肝	类胰岛素生长因子 1
促皮质激素释放激素(CRH)	促皮质激素(ACTH)	肾上腺皮质	皮质醇
促甲状腺激素释放激素(TRH)	促甲状腺激素(TSH)	甲状腺	甲状腺激素(T_4、T_3)
促性腺激素释放激素(GnRH)	促卵泡激素(FSH)、促黄体激素(LH)	性腺	睾酮(男性)、雌二醇、孕酮(女性)、抑制素
生长抑素(SS)	生长激素	多种细胞	
多巴胺(DA)	催乳素	乳腺、性腺	LH、FSH、性类固醇激素

(二)内分泌系统的反馈调节

下丘脑、垂体与靶腺之间存在反馈调节,如 TRH 刺激垂体分泌 TSH,而 TSH 水平增加又兴奋甲状腺分泌甲状腺素,使血液中甲状腺素浓度升高(正反馈),而升高的甲状腺素反过来作用于下丘脑抑制 TRH 的分泌,并在垂体部位抑制 TSH 的分泌(负反馈),从而减少甲状腺分泌甲状腺素,维持三者之间的动态平衡。反馈是内分泌系统的主要调节机制,使腺体之间相互联系,相互配合,保持机体内环境的稳定,并克服病理状态。

(三)免疫系统与内分泌功能

内分泌、神经、免疫三个系统之间通过相同的肽类激素和共有的受体相互作用,形成一个完整的调节环路,如有些激素能促进免疫应答,有些激素又可抑制免疫应答等等,免疫系统接受神经内分泌系统的同时,亦有反向调节作用。另外,内分泌系统调控正常免疫的同时,也在自身免疫中起作用,如人类许多自身免疫病好发于育龄女性,并用肾上腺皮质激素治疗有效也说明内分泌激素与自身免疫病的发病有关。

【内分泌系统的疾病】

内分泌疾病可因多种原因引起,表现为功能亢进、功能减退或功能正常。

(一)功能亢进的原因

①内分泌腺肿瘤;②多内分泌腺瘤 1 型、2A 型、2B 型;③激素受体突变而有获取功能;④异位内分泌综合征;⑤激素代谢异常;⑥自身免疫;⑦医源性内分泌紊乱。

(二)功能减低的原因

①内分泌腺破坏;②内分泌激素合成缺陷;③发生在激素、激素受体、转录因子、酶及离子通路上得基因突变导致激素缺乏;④内分泌腺以外的疾病;⑤医源性内分泌异常(药物抑制激素的合成、手术和放疗的损伤)等。

(三)激素的敏感性缺陷

靶腺或靶组织对激素发生抵抗,主要有膜或核受体和(或)受体后信号转导缺陷,使激素不能发挥正常作用。临床大多表现为功能减退或正常,但血中激素水平异常增高,也有表现功能亢进者。

【内分泌及代谢性疾病常见症状和体征】

(一)多饮多尿

常见于尿崩症、精神性多饮、糖尿病、原发性甲状旁腺功能亢进症、原发性醛固酮增多症。

(二)糖尿

见于糖尿病以及肢端肥大症、库欣病、嗜铬细胞瘤、甲状腺功能亢进症和胰高糖素瘤、肾性糖尿、妊娠期糖尿等。

(三)低血糖

常见于胰岛素瘤、胰岛 B 细胞增生症、腺垂体功能减退、原发性慢性肾上腺皮质功能减退症、重症肝病肝糖原储备不足、糖原累积病、使用降血糖药物等。

(四)多毛

通常指女性的性毛及体毛增多,见于先天性肾上腺皮质增生、肾上腺腺瘤库欣综合征、多囊卵巢综合征、长期大剂量使用肾上腺皮质激素和睾酮制剂。

(五)巨大体型

巨大体型一般指身材高大、身高超过正常平均值＋2SD以上，大多数为正常高身材，多有家族遗传因素。巨人症和肢端肥大症是垂体生长激素分泌过度。

(六)矮小体型

严重矮小常见的内分泌原因为生长激素缺乏性和甲状腺功能减退性侏儒症。

(七)肥胖

体重超过标准体重20％为肥胖，长期过度肥胖会引起高胰岛素血症、高血压、高血脂、高血糖、心血管病等并发症。

【内分泌及代谢性疾病的诊断与治疗】

大多数内分泌和代谢性疾病有典型的症状和体征，如糖尿病的"三多一少"，甲状腺功能亢进症的高代谢症状、甲状腺肿大和眼征等，对诊断有一定的价值，但遇不典型病例时要全面寻找诊断依据，完整的诊断应包括功能、病理、病因三方面的诊断。

(一)功能诊断

1.临床表现

典型的症状和体征对诊断有重要的参考价值。但同时要注意一些非特异性临床表现与内分泌疾病的关系，如月经紊乱、闭经、生长过度或障碍等。

2.实验室检查

(1)代谢紊乱的证据　由于激素可影响不同的物质代谢，包括蛋白质、糖、脂肪、电解质和酸碱平衡，故可测定基础状态下的物质水平。

(2)激素分泌情况　空腹或基础水平激素的测定对诊断有重要意义。

(3)动态功能测定　临床疑诊激素分泌缺乏时行兴奋试验，如矮小儿童行胰岛素低血糖兴奋试验以证实生长激素分泌缺乏；疑诊激素分泌过多时行抑制试验，如身材高大时行葡萄糖负荷试验以证实生长激素分泌过多的巨人症。

(二)病理诊断

包括病变性质和病变部位的确定，现有多种检查方法可帮助明确微小病变。

1.影像学检查

包括CT、MRI以及B超、动脉血管造影、X线平片和分层摄影。

2.放射性核素检查

用于甲状腺、甲状旁腺、肾上腺及神经内分泌肿瘤等疾病的诊断。

3.细胞学检查

包括细针穿刺细胞学检查、精液检查、激素受体检测等。

4.静脉导管检查

分段取血测定激素，如岩下静脉、下腔静脉插管分段取血等，用于库欣病、肾上腺肿瘤、胰岛素瘤的定位。

（三）病因诊断

1. 自身抗体检测

自身抗体检测有助于自身免疫性内分泌疾病的性质和自身免疫性疾病的发病机制,甚至可作为早期诊断和长期随访的依据。如抗甲状腺抗体、胰岛素抗体、胰岛细胞抗体、谷氨酸脱羧酶抗体、肾上腺抗体等。

2. 白细胞染色体检查

用于与染色体异常有关的先天性疾病、性发育不全、躯体畸形等。

3. HLA 鉴定

（四）内分泌及代谢疾病的治疗

1. 内分泌功能亢进的治疗

（1）手术治疗 切除或部分切除导致功能亢进的内分泌腺或非内分泌腺的肿瘤或增生组织,消除或减少激素分泌过多。

（2）放射治疗 利用放射线破坏引起功能亢进的内分泌肿瘤和内分泌组织。

（3）药物治疗 人工合成的药物抑制激素的合成和减少激素释放。

2. 内分泌功能减退的治疗

（1）替代治疗 补充生理需要量的激素。

（2）促进激素的合成和释放 如磺脲类降血糖药治疗糖尿病等。

（3）增强对激素敏感性 如罗格列酮可增加组织对胰岛素的敏感性。

（4）组织移植 内分泌腺或组织移植,如胰腺移植治疗 1 型糖尿病。

（5）其他治疗 免疫抑制剂治疗;对症治疗等。

第一节　腺垂体功能减退症

腺垂体功能减退症是指各种原因引起腺垂体激素分泌减少进而导致周围内分泌靶腺功能减退的一系列综合征,可以是单种激素减少,也可以是多种激素同时缺乏。凡由垂体本身病变引起者,称为原发性腺垂体功能减退症;由下丘脑及以上神经病变或垂体门静脉系统功能障碍引起者,称为继发性腺垂体功能减退症。疾病发生于儿童期表现为矮小症,又称为生长激素缺乏性侏儒症;发生于成年期,称为成年人腺垂体功能减退症。本节主要介绍成年人腺垂体功能减退症。

【病因和发病机制】

（一）病因

1. 肿瘤压迫浸润

垂体瘤为成人腺垂体功能减退症最常见的原因,大多数属于良性占位性病变;其他常见的颅内肿瘤有颅咽管瘤、胶质瘤等。肿瘤压迫正常垂体组织造成腺垂体功能减退。同时,肺癌、乳腺癌、淋巴瘤、白血病等可浸润下丘脑垂体,引起腺垂体功能减退。

2. 腺垂体缺血坏死

妊娠期腺垂体增生肥大,供血丰富。某些原因导致产后大出血、休克、DIC、产褥热等,造成垂体门脉系统缺血,使垂体大部分缺血坏死和纤维化而发生腺垂体功能减退,临床上称为希恩（Sheehan）综合征。糖尿病血管病变也可以使腺垂体供血障碍导致腺垂体缺血坏死。

3. 感染性疾病

各种病毒、细菌、真菌、原虫等感染引起的脑炎、脑膜炎以及梅毒、疟疾等损伤下丘脑和垂体，引起腺垂体功能减退。

4. 其他

蝶鞍区手术、颅底骨折、鼻咽癌放疗等损伤垂体或阻断神经垂体与门脉联系；糖皮质激素长期治疗可以抑制下丘脑-垂体轴的分泌功能；垂体卒中、自身免疫性垂体炎、空泡蝶鞍等也可以压迫垂体引起腺垂体功能减退。

（二）发病机制

腺垂体破坏使组织萎缩、细胞减少，分泌的激素不足，甚至完全缺乏，导致功能减退。

【临床表现】

临床表现以病因、病变部位、功能损害程度有关，一般约 50% 以上腺垂体组织破坏才有症状。

（一）腺垂体功能减退

腺垂体功能减退主要表现为靶腺即性腺、甲状腺及肾上腺皮质继发性功能减退。性腺功能减退出现最早、最普遍，出现甲状腺、肾上腺皮质功能减退的表示病情较重。

1. 性腺功能减退

女性表现为产后无乳、闭经不育、阴道分泌物减少、性欲减退、乳房和外阴及子宫萎缩、毛发脱落。成年男性表现为阳痿、胡须稀少、睾丸松软缩小等。

2. 甲状腺功能减退

其表现与原发性甲状腺功能减退症相似。

3. 肾上腺皮质功能减退

表现为软弱无力、食欲缺乏、恶心呕吐、不耐饥饿，易发生空腹低血糖，体重减轻、肤色变浅、心界缩小、心音低顿、脉搏细弱、血压偏低。其表现与原发性慢性肾上腺皮质功能减退症相似，不同点是后者黑素细胞刺激素分泌增加，全身皮肤色素加深。

（二）腺垂体功能减退症危象

垂体功能减退症严重病例，因感染（占 70%）、劳累、中断治疗、应激情况下及服用常规剂量的镇静、安眠药等原因，腺垂体功能不足、尤其肾上腺皮质激素分泌不足更加突出，使病情急骤加重，出现垂体危象，表现为：①高热型；②低温型；③低血糖型；④低血压循环虚脱型；⑤水中毒型；⑥混合型。突出表现为严重厌食、恶心、呕吐等胃肠道症状，神志障碍、休克、低血糖、高热和昏迷，需立即抢救治疗。

【实验室检查】

（一）垂体及其靶腺激素测定

1. 靶腺激素测定

临床怀疑腺垂体功能减低时，首先了解血中垂体靶腺激素水平。

（1）性腺功能测定　女性血雌二醇水平降低、阴道涂片细胞学检查未见雌激素作用的周期性变化、无排卵及基础体温变化。男性血睾酮水平降低及精液检查精子数量减少、活动差、形态异常。

(2)肾上腺皮质功能　血浆及尿中皮质醇浓度降低、24 小时尿 17 -羟皮质类固醇减少。

(3)甲状腺功能测定　血清 TT_4 或 FT_4 均降低,TT_3、FT_3、水平可正常或降低。

2.腺垂体激素测定

血中垂体的相应促激素 FSH、LH、TSH、ACTH、GH、PRL 均减少,为腺垂体功能低减的直接证据。但因垂体激素呈脉冲式分泌,故宜相隔 15～20 分钟连续抽等量血混匀后送检。

进一步检查可行 TRH、GNRH、GHRH、CRH 的兴奋试验和胰岛素低血糖激发试验,如血中垂体前叶激素水平反应差,病变在垂体。反之,病变在下丘脑水平。

(二)病因学检查

影像学检查是明确垂体有无占位病变的主要方法,以 MRI 价值最大,其他有 CT、核素显像、视野检查、头颅 X 线平片(蝶鞍有无扩大、变形)。

【诊断与鉴别诊断】

诊断首先须确定腺垂体功能减低的证据,然后结合病史、症状、体征以及实验室和影像学检查资料进行全面分析,排除其他影响因素和疾病后才能明确。本病须与多内分泌腺功能减低症、神经性厌食、失母爱综合征等疾病鉴别。

【治疗】

治疗应针对病因,同时根据垂体靶腺激素缺乏情况进行相应的激素替代治疗。

(一)一般治疗

患者适宜高热量、高蛋白、多维生素饮食,预防感染,避免精神刺激和劳累,慎用镇静安眠药和麻醉类药物。

(二)病因治疗

垂体区肿瘤可通过手术、放疗、化疗等措施,积极防治产后大出血等。

(三)靶腺激素替代治疗

腺垂体功能减退采用靶腺激素替代治疗可取得满意效果,但需要长期甚至终身维持治疗。治疗时宜先补充肾上腺皮质激素,然后补充甲状腺素,以防肾上腺危象发生。下述药物剂量为生理剂量,应根据临床治疗反应和实验室测定结果调整替代激素的剂量。

1.肾上腺皮质激素

氢化可的松 20～30mg/d(相当于泼尼松 7.5mg,可的松 3.75mg),应激情况下要适当增加剂量,一般不必补充盐皮质激素。

2.甲状腺激素

左甲状腺素 50～150μg/d 或甲状腺片 40～120mg/d,对老年人、冠心病、骨密度低的患者,甲状腺激素要从小剂量开始递增。

3.性激素

(1)女性　炔雌醇 5～20μg/d;妊马雌酮 0.625～1.25mg/d(月经周期第 1～25 日);甲羟孕酮 5～25mg/d(月经周期第 12～25 日)以形成人工周期性月经。

(2)男性　丙酸睾酮每周 50mg,肌注,对男子性腺功能减退症有效;十一烯酸睾酮 40mg,每日 3 次口服,但应防治前列腺癌的发生。

(四)垂体危象治疗

垂体危象危及生命,以低血糖性昏迷最常见,及时诊断是抢救成功的关键。治疗措施主要：①纠正低血糖；②补充肾上腺皮质激素；③纠正休克和水、电解质紊乱；④去除和治疗诱因（如感染）；⑤低温性昏迷者注意保温、升温、甲状腺素补充等；⑥禁用或慎用麻醉剂、镇静药、催眠药及降糖药。

【预后】

本病预后在很大程度上与原发病的病理性质及患者的年龄、性别、发病速度、受累及激素种类和分泌受损程度有关，但腺垂体功能减退的症状采用靶腺激素替代治疗可迅速缓解，对于Sheehan综合征，关键在于预防，加强产妇围生期监测。

第二节　甲状腺肿

甲状腺肿（goiter）是指良性甲状腺上皮细胞增生形成的甲状腺肿大；单纯性甲状腺肿也称非毒性甲状腺肿，是指非炎症性和非肿瘤性原因，不伴有甲状腺功能异常的甲状腺肿大；单纯性甲状腺肿患者占人群的5％，本病散发，女性发病率是男性的3～5倍。如果一个地区儿童中单纯性甲状腺肿的患病率超过10％，称为地方性甲状腺肿。

【病因和发病机制】

（一）地方性甲状腺肿

地方性甲状腺肿的最常见原因是碘缺乏病。多见于离海较远的多山地区和高原地区。碘是合成甲状腺激素的原料，碘缺乏时合成甲状腺激素不足，甲状腺组织代偿性增生，形成甲状腺肿。甲状腺在长期TSH刺激下出现增生或萎缩、出血、纤维化和钙化，也可出现自主性功能增高和毒性结节性甲状腺肿。

（二）散发性甲状腺肿

散发性甲状腺肿原因复杂。外源性因素包括食物中的碘化物、致甲状腺肿物质和药物等。内源性因素包括儿童先天性甲状腺激素合成障碍，如甲状腺内的碘转运障碍、过氧化物酶活性缺乏、碘化酪氨酸偶联障碍、脱碘酶缺乏等。上述障碍导致甲状腺激素合成减少，TSH分泌反馈性增加，导致甲状腺肿。严重者可以出现甲状腺功能减退症。

【病理】

甲状腺弥漫性或结节性肿大，可达60～1 000g，切面见结节、纤维化、出血、钙化。初期腺体滤泡增生，后期一部分滤泡退化，另外一部分滤泡增大且富含胶质，滤泡之间被纤维组织分隔。

【临床表现】

（一）甲状腺肿大

这是单纯性甲状腺肿的主要表现。甲状腺呈弥漫性肿大，表面光滑，质地较软，无压痛，亦可触及结节。

（二）压迫症状

甲状腺肿大明显时，可压迫气管、食管、喉返神经等周围组织器官，表现为咳嗽、气促、吞咽困难、声音嘶哑等。胸骨后甲状腺肿可使头部、颈部和上肢静脉回流受阻。

【实验室和其他检查】

(一)实验室检查

血清 TT_3、TT_4 正常，TT_4/TT_3 的比值常增高，血清 FSH 基本在正常范围。血清甲状腺球蛋白水平增高，增高的程度与甲状腺肿的体积呈正相关。

(二)B 型超声检查

甲状腺呈均匀、弥漫性肿大。

【诊断与鉴别诊断】

(一)诊断

诊断要点：①缺碘或高碘地区，或摄入致甲状腺肿食物或药物；②甲状腺弥漫性肿大或伴有局部压迫症状；③无甲状腺功能亢进或减退表现；④辅助检查甲状腺功能基本正常。地方性甲状腺肿地区的流行病史有助于本病的诊断。

(二)鉴别诊断

1.慢性淋巴细胞性甲状腺炎

可出现乏力，肿大的甲状腺质地韧如橡皮，血清甲状腺球蛋白抗体与甲状腺过氧化物酶抗体明显升高。

2.甲状腺癌

查体可有甲状腺肿块坚硬如石且不易推动，颈部淋巴结肿大，穿刺细胞学检查可查到癌细胞。

【预防和治疗】

(一)预防

1996 年我国立法推行普遍食盐碘化，WHO 推荐成人每日碘摄入量为 $150\mu g$，2002 年我国修改了食盐的加碘浓度，强调食盐加碘应根据地区的自然碘环境有区别地推行，要防止碘过量导致自身免疫性甲状腺炎和甲状腺功能亢进症的发生。

(二)治疗

一般不需治疗，对甲状腺肿大明显的可从小剂量开始试用左甲状腺素，但是治疗效果不显著。左甲状腺素治疗中必须监测 TSH，TSH 减低或处于正常下限时不能应用，甲状腺核素扫描有自主功能区域存在者也不能应用。甲状腺肿大明显、引起压迫症状者应手术治疗。

第三节　甲状腺功能亢进症

甲状腺毒症是指血循环中甲状腺激素过多，出现以神经、循环、消化等系统兴奋性增高和代谢亢进为主要表现的一组临床综合征。根据甲状腺的功能状态，甲状腺毒症可分类为甲状腺功能亢进类型（甲状腺腺体自身的功能增强，合成和分泌甲状腺激素过多）和非甲状腺功能亢进类型（甲状腺滤泡因炎症等原因受到破坏而甲状腺滤泡内储存的甲状腺激素过量进入循环中，或服用了过量的甲状腺激素等）。甲状腺毒症的常见原因见表 7-2。

表 7-2 甲状腺毒症的常见病因

一、甲状腺功能亢进原因：	二、非甲状腺功能亢进原因：
1.弥漫性毒性甲状腺肿（Graves 病）	1.亚急性甲状腺炎
2.多结节性毒性甲状腺肿	2.桥本甲状腺炎
3.甲状腺自主高功能腺瘤（Plummer 病）	3.无症状性甲状腺炎
4.碘致甲状腺功能亢进症（碘甲亢，IIH）	4.产后甲状腺炎（PPT）
5.桥本甲状腺毒症（Hashitoxicosis）	5.外源性甲状腺激素替代
6.新生儿甲状腺功能亢进症	6.异位甲状腺激素产生（卵巢甲状腺肿等）
7.滤泡状甲状腺癌	
8.妊娠一过性甲状腺毒症（GTT）	
9.垂体 TSH 腺瘤	

甲状腺功能亢进症（hyperthyroidism，简称甲亢）广义上是指多种原因引起甲状腺合成和/或释放过多的甲状腺激素（TH）导致的以高代谢为主要表现的一组临床综合征。在引起甲亢的原因中，以弥漫性毒性甲状腺肿最为常见，占 80% 以上，本节主要讨论弥漫性毒性甲状腺肿。

弥漫性毒性甲状腺肿

弥漫性毒性甲状腺肿（Graves 病，简称 GD）是一种伴甲状腺激素分泌过多的自身免疫性疾病。我国患病率为 1.2%，女性显著高发（男女比例是 1:4~6），高发年龄在 20~50 岁。临床主要表现为：①甲状腺毒症；②弥漫性甲状腺肿；③眼征；④胫前黏液性水肿。

【病因与发病机制】

目前公认本病的发生与自身免疫有关，属于器官特异性自身免疫病。

（一）遗传

本病有显著的遗传倾向，目前发现它与组织相容性复合体（MHC）基因相关。

（二）自身免疫

GG 患者的血清中存在针对甲状腺细胞 TSH 受体的特异性自身抗体，称为 TSH 受体抗体（TRAb）。TRAb 有两种类型，即 TSH 受体刺激性抗体（TSAb）和 TSH 受体刺激阻断性抗体（TSBAb）。TSAb 与 TSH 受体结合，导致甲状腺细胞增生和甲状腺激素合成、分泌增加，所以，TSAb 是 GD 的致病性抗体，95% 未经治疗的 GD 患者 TSAb 阳性。TSBAb 与 TSH 受体结合，占据了 TSH 的位置，使 TSH 无法与 TSH 受体结合，产生抑制效应，甲状腺细胞萎缩，甲状腺激素产生减少。患者可有两种抗体并存，其甲状腺功能的结果取决于何种抗体占优势。50%~90% 的 GD 患者也存在针对甲状腺的其他自身抗体（如甲状腺过氧化物酶抗体、甲状腺球蛋白抗体等）。

Graves 眼病（GO）是本病的表现之一。其病理基础是在眶后组织浸润的淋巴细胞分泌细胞因子（干扰素-γ 等）刺激成纤维细胞分泌黏多糖，堆积在眼外肌和眶后组织，导致突眼和眼外肌纤维化。

（三）环境因素

环境因素可能参与了 GD 的发生，如细菌感染、性激素、应激等都对本病的发生和发展有影响。

【病理】

甲状腺呈不同程度的弥漫性肿大,甲状腺内血管扩张、增生。腺泡上皮细胞增生,腺泡内胶质减少。间质组织中有大量淋巴细胞和浆细胞浸润,甚至出现淋巴组织生发中心。Graves眼病的眼球后组织脂肪增加,淋巴细胞浸润。胫前黏液性水肿者局部可见黏蛋白样透明质酸沉积,肥大细胞、巨噬细胞和成纤维细胞浸润。骨骼肌萎缩变性,心肌细胞肥大变性,皮肤增厚并有淋巴细胞浸润,骨质疏松,骨吸收多于骨形成。

【临床表现】

(一)甲状腺毒症表现

1.高代谢综合征

患者常有疲乏无力、怕热多汗、皮肤潮湿、多食善饥、体重显著下降等。这是由于甲状腺激素分泌增多,导致交感神经兴奋性增高和新陈代谢加速所致。

2.精神神经系统

表现为烦躁易怒、多言好动、紧张多虑、失眠不安、记忆力减退,手指、舌、眼睑震颤,腱反射亢进。

3.心血管系统

心悸、气短、心动过速、第一心音亢进。收缩压升高、舒张压降低,脉压增大。合并甲状腺毒症心脏病时,出现心律失常、心脏增大和心力衰竭。以心房颤动等房性心律失常多见,偶见房室传导阻滞。

4.消化系统

表现为食欲增多、大便次数增多及粪便稀薄、消化不良。重者可以有肝大、肝功能异常,偶有黄疸。

5.肌肉骨骼系统

主要是甲状腺毒症性周期性瘫痪(TPP),在 20～40 岁亚洲男性好发,TPP 病程呈自限性,甲亢控制后可以自愈。发病诱因包括剧烈运动、高碳水化合物饮食、注射胰岛素等,病变主要累及下肢,有低钾血症。

6.其他

胫前黏液性水肿,女性月经不调,男性阳痿,造血系统循环血淋巴细胞比例增加,单核细胞增加,但是白细胞总数减低。

(二)甲状腺肿

大多数患者有程度不等的甲状腺肿大。甲状腺肿为弥漫性、对称性,质地不等,无压痛。甲状腺上下极可触及震颤,闻及血管杂音。

(三)眼征

1.单纯性突眼

又称良性突眼,占大多数,呈对称性。主要由于交感神经兴奋致眼外肌群和上睑肌张力增高所致。单纯性突眼包括下述表现:①轻度突眼:突眼度 19～20mm;②Stellwag 征:瞬目减少,炯炯发亮;③上睑挛缩,睑裂增宽;④von Graefe 征:双眼向下看时,由于上眼睑不能随眼球下落,显现白色巩膜;⑤Joffroy 征:眼球向上看时,前额皮肤不能皱起;⑥Mobius 征:双眼看近物时,眼球辐辏不良。

2.浸润性眼征

患者自诉眼内异物感、胀痛、畏光、流泪、复视、斜视、视力下降;检查见眼球突出,突眼度超过 18mm,眼睑肿胀,结膜充血水肿,眼球活动受限,严重者眼球固定,眼睑闭合不全、角膜外露而发生角膜溃疡、全眼炎,甚至失明。

(四)特殊类型

1.甲状腺危象

发生原因可能与循环内甲状腺激素水平增高有关,常因精神刺激、感染、创伤、术前准备不充分等诱发。主要表现为高热(39℃以上)、心动过速(>140 次/分)、大汗淋漓、恶心、呕吐、腹泻、烦躁不安,甚至出现休克和昏迷。诊断主要靠临床表现综合判断,临床高度疑似本症及有危象前兆者应按甲亢危象处理。

2.淡漠性甲亢

多见于老年患者。起病隐袭,甲亢的症状不明显,主要表现为表情淡漠、嗜睡、反应迟钝、食欲减退、乏力、明显消瘦为主要表现,70%患者无甲状腺肿大,亦可仅表现为阵发性或持续性房颤。

3.亚临床甲亢

患者不伴或伴有轻微的甲亢症状,血清 TSH 水平低于正常值下限,而 T_3、T_4 在正常范围。诊断主要依赖实验室检查结果。持续性亚临床甲亢的原因包括外源性甲状腺激素替代、甲状腺自主功能腺瘤、多结节性甲状腺肿、Graves 病等。我国学者报告本病的患病率是3.2%。本病的可能不良结果:①发展为临床甲亢;②对心血管系统影响:全身血管张力下降、心率加快、心输出量增加、心房纤颤等;③骨质疏松:主要影响绝经期女性,加重骨质疏松,骨折发生频度增加。诊断本病需要排除引起 TSH 减低的非甲状腺因素,并且在 2～4 月内复查,以确定 TSH 降低为持续性而非一过性。

4.胫前黏液性水肿

5%的 GD 患者伴发胫前黏液水肿,好发于胫前区,亦可见于足背、踝关节、肩部、手背或手术瘢痕处,偶见于面部,皮损多呈对称性。局部皮肤增厚变粗,突出表面,无压痛,淡红色或淡紫色斑块或结节,感觉异常,皮损可融合,有深沟,覆以灰黑色疣状物,象皮腿。

5.Graves 眼病(GO)

男性多见,和甲亢的发生多为同时或在甲亢之后,也可仅有 GO 而无甲亢症状。眼局部症状和体征表现为:可单眼和双眼眼球突出,眼球凸出度超过正常上限 4mm(欧洲人群超过正常值上限 14mm),同时眼内有异物感、怕光、流泪、刺痛和球后胀痛,视力减退、复视、斜视,眼外肌麻痹、眼球活动受限、甚至固定,眼睑水肿、闭合不全,结膜充血、严重时因角膜溃疡、穿孔造成失明。GO 诊断应行眶后 CT 或 MRI 检查,本病发生后 66%可自发性减轻,20%眼征可无变化,14%眼征继续恶化,一般病例病情活动持续半年至一年,然后炎症症状渐渐缓解进入稳定期,但可复发。2006 年欧洲 GO 研究组(EUGOGO)提出按突眼度、复视、视神经损伤三个指标评估 GO 病情的分级标准(表 7-3),美国等四个国际甲状腺学会又提出了判断 GO 活动的评分方法(CAS),即以下七项表现各为 1 分:①自发性球后疼痛;②眼球运动时疼痛;③结膜充血;④结膜水肿;⑤肉阜肿胀;⑥眼睑水肿;⑦眼睑红斑。CAS 达 3 分为疾病活动。积分越多,活动度越高。

表 7-3　GO 病情分级标准(EUGOGO,2006)

级别	突眼度(mm)	复视	视神经受累
轻度	19~20	间歇性发作	视神经诱发电位异常,视力>9/10
中度	21~23	非持续性存在	视力 8/10~5/10
重度	>23	持续性存在	视力<5/10

注:间歇性复视:仅在劳累或行走时发生;非持续存在复视:眨眼时发生复视;持续存在复视:阅读时发生复视

【实验室和其他检查】

(一)实验室检查

1.血清甲状腺激素测定

TT_3和 TT_4、FT_3 和 FT_4升高,FT_3 和 FT_4 比 TT_3 和 TT_4更为敏感。大多数情况下,TT_3、FT_3 与 TT_4、FT_4相平行,甲亢时,两者升高。

2.血清促甲状腺激素(TSH)测定

TSH 浓度的变化是反映甲状腺功能最敏感的指标。Graves 病时,TSH 降低。

3.甲状腺自身抗体测定

TRAb、TSAb、血清甲状腺球蛋白抗体(TGAb)、甲状腺微粒体抗体(TMAb)、甲状腺过氧化物酶抗体(TPOAb)等升高。

(二)影像学检查

甲状腺超声检查显示甲状腺弥漫、对称性肿大,血流丰富。

【诊断与鉴别诊断】

(一)甲亢的诊断

①高代谢症状和体征;②甲状腺肿大;③血清 TT_4、FT_4增高,TSH 减低。具备以上三项诊断即可成立。应注意的是,淡漠型甲亢的高代谢症状不明显,仅表现为明显消瘦或心房颤动,尤其在老年患者;少数患者无甲状腺肿大。

(二)GD 的诊断

①甲亢诊断确立;②甲状腺弥漫性肿大(触诊和 B 超证实),少数病例可以无甲状腺肿大;③眼球突出和其他浸润性眼征;④胫前黏液性水肿;⑤TRAb、TSAb、TPOAb、TgAb 阳性。以上标准中,①②项为诊断必备条件,③④⑤项为诊断辅助条件。

(三)鉴别诊断

1.单纯性甲状腺肿

有甲状腺肿大但无甲亢表现,但血清甲状腺激素水平正常。

2.神经症

有神经、精神症候群但无高代谢状态表现,甲状腺不肿大,血清甲状腺激素水平正常。

3.自主高功能甲状腺腺瘤和结节性毒性甲状腺肿

GD 与自主高功能甲状腺腺瘤、结节性毒性甲状腺肿鉴别见下表(表 7-4)。

表 7-4　GD 与自主高功能甲状腺腺瘤、结节性毒性甲状腺肿鉴别

	GD	结节性毒性甲状腺肿	自主高功能甲状腺腺瘤
发生率	80%	10%	5%
SPECT	均匀性增强	灶状分布	仅肿瘤部位增强
超声波	弥漫性肿大	多个结节	单个肿瘤,有包膜
GD 的其他表现	有	无	无

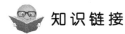 **知识链接**

FT₃、FT₄分离现象

亚急性甲状腺炎时,由于甲状腺滤泡被炎症破坏,其内的甲状腺激素释放进入循环而形成破坏性甲状腺毒症,但炎症损伤的甲状腺细胞摄碘功能降低,表现为血清 T_3、T_4 的升高,而甲状腺 [131]I 摄取率降低(24 小时<2%),这种"分离现象"是本病的特征。

【治疗】

(一)一般治疗

适当休息,甲亢患者应当食用无碘食盐,忌用含碘药物,给予热量充足和营养丰富的饮食;避免精神刺激;心率增快、多汗、震颤等交感神经兴奋症状可给予普萘洛尔,即可阻断甲状腺激素对心脏的兴奋作用,又可以阻断外周组织 T_4 向 T_3 的转化,但伴支气管哮喘或房室传导阻滞者禁用;精神紧张、烦躁不安者可给予地西泮。

(二)抗甲状腺药物治疗

1.常用药物

药物治疗是甲亢的基础治疗,但是单纯药物治疗的治愈率仅有 50% 左右,复发率高达 50%~60%。药物也用于手术和 [131]I 治疗前的准备阶段。常用的药物分为硫脲类和咪唑类两类,硫脲类包括丙硫氧嘧啶(PTU)和甲硫氧嘧啶等;咪唑类包括甲巯咪唑(MMI,他巴唑)和卡比马唑等。普遍使用 MMI 和 PTU。两药比较:MMI 半衰期长,血浆半衰期为 4~6 个小时,可以每天单次使用;PTU 血浆半衰期为 60 分钟,具有在外周组织抑制 T_4 转换为 T_3 的独特作用,所以发挥作用较 MMI 迅速,控制甲亢症状快,但是必须保证 6~8 小时给药一次。

2.适应证

病情轻、甲状腺轻至中度肿大者;年龄在 20 岁以下,或孕妇、年迈体弱者;合并严重心、肝、肾疾病而不宜手术者;术前准备;甲状腺次全切除术后复发而不宜用 [131]I 治疗者;放射性 [131]I 治疗前的准备。

3.使用方法

用药一般分为 3 个阶段,总疗程 1.5~2 年。

(1)初治期　丙硫氧嘧啶 300~450mg/d,或甲巯咪唑 30~45mg/d,分 3 次口服,约需 6~8 周;每 4 周复查血清甲状腺激素水平一次。由于 T_4 的血浆半衰期在一周左右,加之甲状腺内储存的甲状腺激素释放约需要两周时间,所以药物开始发挥作用多在 4 周以上。临床症状缓解后开始减药。临床症状的缓解可能要滞后于激素水平的改善。

（2）减量期　当病情显著减轻、体重增加、心率降至每分钟 80～90 次、甲状腺激素接近正常时,开始减量。每 2～4 周减一次,丙硫氧嘧啶每次减 50～100mg,甲巯咪唑每次减 5～10mg,3～4 个月减至维持量。

（3）维持期　丙硫氧嘧啶的维持量约为 50～100mg/d,甲巯咪唑的维持量约为 5～10mg/d,维持 1～1.5 年。在治疗过程中出现甲状腺功能低下或甲状腺明显增大时可酌情加用左甲状腺素(L-T$_4$),同时减少药物的剂量。

4.不良反应

（1）白细胞减少　多见于开始服药的 2～3 个月内,故在初治阶段每 1～2 周检查一次血象,减量或维持阶段也要注意监测。白细胞低于 $3.0×10^9/L$ 或粒细胞低于 $1.5×10^9/L$ 时,应停药,同时给予维生素 B$_4$、鲨肝醇、利血生等升高白细胞。

（2）药疹　轻型为多,可给予氯苯那敏等抗组胺药,亦可改换抗甲状腺药物。出现严重的剥脱性皮炎时,应立即停药。

（3）中毒性肝病　多在用药后 3 周发生,表现为变态反应性肝炎,转氨酶显著上升。PTU还可以引起 20%～30% 的患者转氨酶升高,升高幅度为正常值的 1.1～1.6 倍。另外甲亢本身也有转氨酶增高,所以在用药前需要检查基础的肝功能,以区别是否是药物的副作用。

5.停药指标的依据

主要依据临床症状和体征,目前认为 ATD 维持治疗 18～24 个月可以停药。下述指标预示甲亢可能治愈:①甲状腺肿明显缩小;②TSAb(或 TRAb)转为阴性。

(三)^{131}I 治疗

1.机制

甲状腺具有高选择性摄取^{131}I 的能力,口服^{131}I 后,大部分被甲状腺摄取,其释放的射线破坏甲状腺组织,使甲状腺激素合成减少。

2.适应证

①成人 Graves 甲亢伴甲状腺肿大Ⅱ度以上;②ATD 治疗失败或过敏;③甲亢手术后复发;④甲状腺毒症心脏病或甲亢伴其他病因的心脏病;⑤甲亢合并白细胞和(或)血小板减少或全血细胞减少;⑥老年甲亢;⑦甲亢合并糖尿病;⑧毒性多结节性甲状腺肿;⑨自主功能性甲状腺结节合并甲亢。

3.并发症

甲状腺功能减退。

4.剂量

一般按每克甲状腺组织一次给予^{131}I 2.6～3.7MBq(70～100μCi)放射量。

(四)手术治疗

手术方法为甲状腺次全切除术,适应于中、重度甲亢,服药无效或甲状腺巨大有压迫症状者。禁用于轻症可用药物治疗者、严重突眼者、妊娠前 3 个月或妊娠 6 个月后、有严重疾病不能耐受手术者。

(五)甲状腺危象治疗

①针对诱因治疗;②抑制甲状腺激素合成:首选 PTU 600mg 口服或经胃管注入,以后给予 250mg 每 6 小时口服,待症状缓解后减至一般治疗剂量;③抑制甲状腺激素释放:服 PTU

1 小时后再加用复方碘口服溶液 5 滴、每 8 小时一次，或碘化钠 1.0g 加入 10％葡萄糖盐水溶液中静滴 24 小时，以后视病情逐渐减量，一般使用 3～7 日。如果对碘剂过敏，可改用碳酸锂 0.5～1.5g/d，分 3 次口服，连用数日；④普萘洛尔 20～40mg、每 6～8 小时口服 1 次，或 1mg 稀释后静脉缓慢注射；⑤氢化可的松 50～100mg 加入 5％～10％葡萄糖溶液静滴，每 6～8 小时 1 次；⑥在上述常规治疗效果不满意时，可选用腹膜透析、血液透析或血浆置换等措施迅速降低血浆甲状腺激素浓度；⑦降温：高热者予物理降温，避免用乙酰水杨酸类药物；⑧其他支持治疗。

【预后】

本病病程长，积极正规治疗大多预后良好，少数患者可自行缓解。放射性[131]I 治疗和手术治疗导致甲状腺功能减退者需要终身替代治疗。

【预防】

保持身心健康，避免精神刺激；防止感染和过度劳累；避免用力压迫甲状腺；按时用药，坚持定期复查；产妇如需要继续服药，则不宜哺乳。

第四节　甲状腺功能减退症

甲状腺功能减退症（hypothyroidism）简称甲减，是由各种原因导致的低甲状腺激素血症或甲状腺激素抵抗而引起的全身性低代谢综合征。由于甲状腺腺体本身病变引起的甲减，称原发性甲减，占全部甲减的 95％以上；由下丘脑和垂体病变引起的促甲状腺激素释放激素（TRH）或者促甲状腺激素（TSH）产生和分泌减少所致的甲减，称中枢性甲减；由于甲状腺激素在外周组织实现生物效应障碍引起的称甲状腺激素抵抗综合征。本病普通人群的患病率是 1.0％。

 知 识 链 接

呆小病（克汀病）

甲状腺功能减退可有先天性甲减、幼年型甲减和成人型甲减，起始于胎儿期或新生儿期的称呆小病（克汀病），因影响神经系统、尤其脑发育障碍，以严重智力低下、特殊的面容体态为突出表现，同时有黏液性水肿、生长和发育障碍；进行新生儿筛查，早发现早治疗终生治疗则预后良好，若出生 6 个月后才治疗，虽可以改善生长状况但智力可有严重影响。

【病因】

成人甲减的主要病因：①自身免疫损伤：最常见的原因是自身免疫性甲状腺炎，包括桥本甲状腺炎、萎缩性甲状腺炎、产后甲状腺炎等。②甲状腺破坏：包括手术、[131]I 治疗。③碘过量：可引起具有潜在性甲状腺疾病者发生甲减，也可诱发和加重自身免疫性甲状腺炎。④抗甲状腺药物：如锂盐、硫脲类、咪唑类等。

【临床表现】

（一）一般表现

易疲劳、怕冷、少言懒动、体重增加、记忆力减退、智力低下、反应迟钝、嗜睡、精神抑郁、厌食、便秘，女性常有月经过多或闭经、溢乳等。

体检可见表情淡漠,面色苍白,皮肤干燥发凉、粗糙脱屑,指甲厚而脆,颜面、眼睑和手皮肤水肿,唇厚舌肥,声音嘶哑,毛发稀疏、眉毛外 1/3 脱落。由于高胡萝卜素血症,手脚皮肤呈姜黄色。心动过缓,ECG 显示低电压,左、心室扩张和心包积液导致心脏增大。肌肉乏力,暂时性肌强直、痉挛、疼痛。咀嚼肌、胸锁乳突肌、股四头肌和手部肌肉可有进行性肌萎缩。腱反射的弛缓期特征性延长,超过 350ms(正常为 240~320ms)。

(二)黏液性水肿昏迷

见于病情严重的患者,多在冬季寒冷时发病。诱因为严重的全身性疾病、甲状腺激素替代治疗中断、寒冷、手术、麻醉和使用镇静药等。临床表现为嗜睡、低体温($<35℃$)、呼吸徐缓、心动过缓、血压下降、四肢肌肉松弛、反射减弱或消失,甚至昏迷、休克、肾功能不全危及生命。

【实验室和其他检查】

(一)血清甲状腺激素和 TSH

血清 TSH 增高、TT_4、FT_4 降低是诊断本病的必备指标。在严重病例血清 TT_3 和 FT_3 减低。亚临床甲减仅有血清 TSH 增高,但是血清 T_4 或 T_3 正常。

(二)其他实验室检查

血常规检查呈轻度或中度贫血;生化检查中血清甘油三酯、总胆固醇、LDL-C 增高,HDL-C 降低,同型半胱氨酸增高,血清 CK、LDH 增高。血清 TPOAb 和 TgAb 阳性提示甲减是由于自身免疫性甲状腺炎所致。

(三)影像学检查

X 线检查可见心脏向两侧增大,可伴心包积液和胸腔积液,部分患者有蝶鞍增大。CT 检查可发现垂体病变。甲状腺同位素扫描可发现甲状腺发育不良或缺如。

(四)心电图检查

显示窦性心动过缓、低电压、T 波平坦或倒置,有时可见到其他心律失常。

(五)TRH 刺激试验

主要用于原发性甲减与中枢性甲减的鉴别。静脉注射 TRH 后,血清 TSH 不增高者提示为垂体性甲减;延迟增高者为下丘脑性甲减;血清 TSH 在增高的基值上进一步增高,提示原发性甲减。

【诊断与鉴别诊断】

(一)诊断

诊断要点:①甲减的症状和体征。②血清 TSH 增高,FT_4 减低,原发性甲减即可以成立。进一步寻找甲减的病因。如果 TPOAb 阳性,可考虑甲减的病因为自身免疫甲状腺炎。③实验室检查血清 TSH 减低或者正常,TT_4、FT_4 减低,考虑中枢性甲减。做 TRH 刺激试验证实。进一步寻找垂体和下丘脑的病变。

(二)鉴别诊断

本病应注意与催乳素瘤、肾病综合征、肾小球肾炎、冠心病等鉴别。

【治疗】

(一)一般治疗

适当休息,注意保暖,给予合理的饮食,保证热量,补充维生素 B_1、B_6 和维生素 C。贫血可根据情况补充铁剂、维生素 B_{12}、叶酸。胃酸缺乏,给予 1‰稀盐酸。

(二)左甲状腺素治疗

首选左甲状腺素(L-T_4)治疗。治疗的目标是将血清 TSH 和甲状腺激素水平恢复到正常范围内,需要终生服药。成年患者 L-T_4 替代剂量 50~200$\mu g/d$,按照体重计算的剂量是 1.6~1.8$\mu g/(kg \cdot d)$;儿童的替代剂量,大约 2.0$\mu g/(kg \cdot d)$;老年患者则需要较低的剂量,大约 1.0$\mu g/(kg \cdot d)$;妊娠时的替代剂量需要增加 30%~50%;甲状腺癌术后的患者需要剂量大约 2.2$\mu g/(kg \cdot d)$。L-T_4 的半衰期是 7 日,所以可以每天早晨服药一次。小于 50 岁,既往无心脏病史患者可以尽快达到完全替代剂量,50 岁以上患者服用 L-T_4 前要常规检查心脏状态。一般从 25~50$\mu g/d$ 开始,每 1~2 周增加 25μg,直到达到治疗目标。患缺血性心脏病者起始剂量宜小,调整剂量宜慢,防止诱发和加重心脏病。补充甲状腺激素,重新建立下丘脑-垂体-甲状腺轴的平衡一般需要 4~6 周,所以治疗初期,每 4~6 周测定激素指标,然后根据检查结果调整 L-T_4 剂量,直到达到治疗的目标。治疗达标后,需要每 6~12 个月复查一次激素指标。

(三)黏液水肿性昏迷的治疗

①补充甲状腺激素。首选 T_3 静脉注射,每 4 小时 10μg,直至患者症状改善,清醒后改为口服;或 L-T_4 首次静脉注射 300μg,以后每日 50μg,至患者清醒后改为口服。如无注射剂可予片剂鼻饲,L-T_3 20~30μg,每 4~6 小时 1 次,以后每 6 小时 5~15μg;或 L-T_4 首次 100~200μg,以后每日 50μg,至患者清醒后改为口服;②保温、供氧、保持呼吸道通畅,必要时行气管切开、机械通气等;③氢化可的松 200~300mg/d 持续静滴,患者清醒后逐渐减量;④根据需要补液,但是入水量不宜过多;⑤控制感染,治疗原发疾病。

【预后】

成人型甲减主要影响代谢及器官功能,及时诊治多具有可逆性,预后取决于起病的急缓和病情轻重。本病一经确诊即需终身依赖甲状腺激素替代治疗,正规治疗疗效较好,大多数患者经过治疗能生活自理坚持工作,病情重者可死于甲减危象。

【预防】

药物引起甲减者,应注意及时调整药物的剂量或停用。甲减患者在治疗中不能自行停药或减量,并应积极预防应激(寒冷、感染、手术、外伤)状态发生,一旦发生危象必须急送医院进行抢救治疗。

第五节　糖　尿　病

糖尿病(diabetes mellitus,DM)是一组以慢性血葡萄糖(简称血糖)水平增高为特征的代谢性疾病,由于胰岛素分泌和(或)作用缺陷所引起。糖尿病是常见病、多发病,其患病率正随着人民生活水平的不断提高、人口老龄化、生活方式的改变而迅速增加,呈逐渐增长的流行趋势。估计我国现有糖尿病患者超过 4 千万,居世界第 2 位。2 型糖尿病的发病正趋向低龄化,儿童中发病率逐渐升高。

目前国际上通用 WHO 糖尿病专家委员会提出的病因学分型标准(1999)将糖尿病分成 1 型糖尿病、2 型糖尿病、其他类型糖尿病和妊娠期糖尿病四大类型。

(1)1 型糖尿病(T1DM) 胰岛 β 细胞被破坏,造成胰岛素绝对不足,有酮症酸中毒倾向。它分为自身免疫性和特发性两个亚型。前者由胰岛 β 细胞发生介导的自身免疫性损伤而引起,能够找到自身免疫的证据;后者人数很少,始终找不到自身免疫反应证据。

(2)2 型糖尿病(T2DM) 从以胰岛素抵抗为主伴胰岛素分泌不足到以胰岛素分泌不足为主伴胰岛素抵抗。这类糖尿病发病的危险性随着年龄、肥胖,以及缺乏体力活动而增长。

(3)其他特殊类型的糖尿病 本型按病因及发病机制分为 β 细胞功能的基因缺陷、胰岛素作用的基因缺陷、胰腺外分泌疾病(胰腺炎、胰腺切除术后等)、内分泌病(胰升糖素瘤、库欣综合征等)、药物或化学品所致糖尿病(苯妥英钠、噻嗪类利尿剂、喷他脒等)、感染(先天性风疹、巨细胞病毒等)、不常见的免疫介导糖尿病(僵人综合征、抗胰岛素受体抗体等)和其他可能与糖尿病相关的遗传性综合征八个亚型,临床上极为少见。

(4)妊娠期糖尿病 在确定妊娠后,若发现有各种程度的葡萄糖耐量减低或明显的糖尿病,不论是否治疗,也不论分娩后这一情况是否持续,均认为是妊娠期糖尿病。

本节仅介绍 1 型和 2 型糖尿病。

【病因与发病机制】

糖尿病的病因和发病机制较为复杂,至今尚未完全清楚,目前一般认为是遗传因素与环境因素共同造成。

(一)1 型糖尿病

绝大多数 1 型糖尿病是自身免疫性疾病,遗传因素和环境因素共同参与其发病过程。某些外界因素作用于有遗传易感性的个体,激活 T 淋巴细胞介导的一系列自身免疫反应,引起选择性胰岛 β 细胞破坏和功能衰竭,体内胰岛素分泌不足进行性加重,导致糖尿病。

(二)2 型糖尿病

在糖尿病遗传易感性基础上,加上肥胖、体力活动不足、化学毒物、热量过剩、人口老龄化等因素共同促发。①胰岛素抵抗:胰岛素受体及受体后的遗传缺陷(受体不敏感、数量少或受体后低效应)、肥胖(胰岛素受体少且不敏感)、老龄化(受体敏感性降低)等因素造成胰岛素抵抗,胰岛代偿性分泌过多的胰岛素,过重的负担最终导致 β 细胞功能下降而发病。②胰岛素分泌缺陷:β 细胞遗传缺陷等因素造成胰岛素分泌异常。

 知识链接

糖调节受损(IGR)

在糖尿病自然病程中,无论病因如何,都会经历几个阶段:疾病已经存在,最初血糖正常,以后血糖随疾病而变化,早期空腹血糖和/或负荷后血糖升高,但未达到糖尿病诊断标准,称为 IGR(糖调节受损),包括 IFG(空腹血糖受损)和 IGT(糖耐量降低)。

【病理生理】

糖尿病时主要的病理生理改变是糖、脂肪、蛋白质代谢紊乱。胰岛素的相对或绝对不足，造成葡萄糖在肝、肌肉和脂肪组织的利用减少以及肝糖原输出增多，出现高血糖症。胰岛素不足，脂肪合成减少，血清游离脂肪酸和甘油三酯升高；胰岛素极度缺乏时，脂肪大量分解，产生大量酮体，超过机体的处理能力，形成酮症和酮症酸中毒。蛋白代谢紊乱表现为蛋白合成减少，分解增强，导致负氮平衡。

【临床表现】

（一）代谢紊乱表现

糖尿病的典型表现为"三多一少"，即多尿、多饮、多食和体重减轻（消瘦）。另外，尚有皮肤瘙痒（尤其外阴瘙痒），视力模糊（高血糖致眼房水、晶体渗透压改变而引起屈光改变）等。

（二）并发症表现

1.急性并发症

（1）糖尿病酮症酸中毒　多见于 1 型糖尿病，由感染、胰岛素治疗中断或不适当减量、饮食不当、创伤、手术、妊娠或分娩等诱发。糖尿病加重时，脂肪加速分解，产生大量酮体（β-羟丁酸、乙酰乙酸、丙酮的总称），酮体为较强的有机酸，超过机体缓冲能力时，发生代谢性酸中毒。临床表现为：多尿、烦渴、多饮和乏力，食欲减退、恶心呕吐、头痛、嗜睡、烦躁不安、呼吸深快，呼气中有烂苹果味（丙酮）。病情进一步发展，出现失水、尿量减少、皮肤弹性减低、血压下降、眼球下陷、脉搏细速、四肢厥冷，至晚期出现各种反射迟钝甚至消失，以至出现昏迷。少数患者表现为腹痛，酷似急腹症。血糖多为 16.7～33.0mmol/L，甚至高达 55.5mmol/L（1 000mg/dl）。CO_2 结合力降低，PH<7.35。血酮体>3.0mmol/L。

（2）高血糖高渗状态　是糖尿病急性代谢紊乱的另一临床类型，多见于老年糖尿病患者（原来无糖尿病病史，或仅有轻度症状，用饮食控制或口服降糖药治疗者）。常见的诱因有急性感染、外伤、手术、脑血管意外等应激状态，使用糖皮质激素、水摄入不足或失水等。有时在病程早期因误诊而输入大量葡萄糖液或因口渴而摄入大量含糖饮料可诱发本病或使病情恶化。本病起病缓慢，最初表现为多尿、多饮，但多食不明显或反而食欲减退。渐出现严重脱水和神经精神症状，患者反应迟钝、烦躁或淡漠、嗜睡，逐渐陷入昏迷、抽搐，晚期尿少甚至无尿。实验室检查：血糖达到或超过 33.3mmoL/L（一般为 33.3～66.8mmol/L），有效血浆渗透压达到或超过 320mmoL/L（一般为 320～430mmoL/L）可诊断本病。血钠正常或增高。尿酮体阴性或弱阳性，一般无明显酸中毒，借此与糖尿病酮症酸中毒鉴别，但有时二者可同时存在。

（3）感染　常见的感染有疖、痈等皮肤化脓性感染，可反复发生，有时可引起败血症或脓毒血症。此外，足癣、体癣、真菌性阴道炎、尿路感染、肺结核等也较常见。

2.慢性并发症

糖尿病的慢性并发症可遍及全身各重要器官，有时在糖尿病诊断之前先发现并发症，并可成为诊断糖尿病的线索。发病机制极其复杂，尚未完全阐明，认为与遗传易感性、胰岛素抵抗、高血糖、氧化应激等多方面因素的相互影响有关。大多数糖尿病患者死于心、脑血管动脉粥样硬化或糖尿病肾病。

（1）大血管病变　表现为大、中、小动脉粥样硬化，动脉粥样硬化主要侵犯主动脉、冠状动脉、脑动脉、肾动脉和肢体外周动脉等，引起冠心病、缺血性或出血性脑血管病、肾动脉硬化、肢体动脉硬化等。

(2)微血管病变 是指微小动脉和微小静脉之间、管径在100μm以下的血管及血管网。微血管病变是糖尿病的特异性并发症,其典型改变是微循环障碍和微血管基底膜增厚,发生机制极为复杂。微血管病变主要表现在视网膜、肾、神经和心肌组织,其中尤以糖尿病肾病和视网膜病为重要。

1)糖尿病肾病:常见于病史超过10年的患者,是1型糖尿病患者的主要死亡原因。糖尿病肾损害的发生、发展可分五期:①Ⅰ期:为糖尿病初期,肾体积增大,肾小球滤过率(GFR)明显升高;②Ⅱ期:肾小球毛细血管基底膜增厚,尿白蛋白排泄率(UAER)多数正常,可间歇性增高(如运动后、应激状态),GFR轻度增高;③Ⅲ期:早期肾病,出现微量白蛋白尿,即UAER持续在20~200μg/min(正常<10μg/min),GFR仍高于正常或正常;④Ⅳ期:临床肾病,尿蛋白逐渐增多,UAER>200μg/min,即尿白蛋白排出量>300mg/24h,相当于尿蛋白总量>0.5g/24h,GFR下降,可伴有水肿和高血压,肾功能逐渐减退;⑤Ⅴ期:尿毒症,UAER降低,血肌酐升高,血压升高。美国糖尿病协会(ADA)(2007)推荐筛查和诊断微量白蛋白尿采用测定即时尿标本的白蛋白/肌酐比率,<30μg/mg、30~299μg/mg和≥300μ/mg分别为正常、微量白蛋白尿和大量白蛋白尿。

2)糖尿病性视网膜病变:糖尿病病程超过10年,大部分患者合并程度不等的视网膜病变,是失明的主要原因之一。视网膜改变可分为六期:①Ⅰ期:微血管瘤、小出血点;②Ⅱ期:出现硬性渗出;③Ⅲ期:出现棉絮状软性渗出;④Ⅳ期:新生血管形成、玻璃体积血;⑤Ⅴ期:纤维血管增殖、玻璃体机化;⑥Ⅵ期:牵拉性视网膜脱离、失明。以上Ⅰ~Ⅲ期为背景性视网膜病变。以上Ⅳ~Ⅵ期为增殖性视网膜病变(PDR)。当出现PDR时,常伴有糖尿病肾病及神经病变。

(3)神经病变 以周围神经受累最为常见。通常为对称性,下肢较上肢严重,病情进展缓慢。开始表现为手套、袜子样感觉异常伴麻木、刺痛或烧灼样痛,后期可有运动神经受累,表现为肌张力、肌力减弱以至肌萎缩和瘫痪,肌萎缩多见于手、足和大腿肌。腱反射早期亢进,后期减弱或消失。自主神经改变也较常见,如瞳孔异常(缩小且不规则、光反射消失、调节反射存在)、排汗异常(多汗或无汗)、胃排空延迟(胃轻瘫)、体位性低血压、尿失禁或尿潴留等。

(4)糖尿病足 与下肢远端神经异常和不同程度周围血管病变相关的足部溃疡、感染和(或)深层组织破坏。轻者表现为足部畸形、皮肤干燥和发凉、胼胝(高危足);重者可出现足部溃疡、坏疽。糖尿病足是截肢、致残主要原因。对于糖尿病患者应防止足部外伤、感染,积极治疗末梢神经病变。

(5)其他 眼的其他改变有黄斑病、白内障、青光眼等。

【实验室检查】

(一)尿糖测定

尿糖阳性是诊断糖尿病的重要线索,但阴性不能排除糖尿病。同时,尿糖测定可作为调整降糖药物剂量或判定疗效的参考指标。

(二)血糖测定

血糖升高是目前诊断糖尿病的主要依据,同时也是判断糖尿病病情和控制情况的主要指标。诊断糖尿病时必须用静脉血浆测定血糖,治疗过程中随访血糖控制程度时可用便携式血糖计(毛细血管全血测定)。

(三)葡萄糖耐量试验

当血糖高于正常范围而又未到达到诊断糖尿病标准时可行口服葡萄糖耐量试验（OGTT）。OGTT 最好在清晨进行，成人取无水葡萄糖 75g 溶于 250～350ml 水中，5 分钟内饮完，2 小时后测静脉血糖。

(四)糖化血红蛋白 A_1（GHbA₁）测定

其含量与血糖浓度呈正相关。能反映取血前 8～12 周血糖的总水平，是糖尿病控制情况的监测指标之一，正常值为 8％～10％。GHbA₁ 有 a、b、c 三种，以 GHbA₁C 最为主要，临床常采用，正常值为 3％～6％。

(五)胰岛 β 细胞功能检查

1.胰岛素释放试验

正常人空腹基础血浆胰岛素约为 35～145pmol/L（5～20mU/L），口服 75g 无水葡萄糖（或 100g 标准面粉制作的馒头）后，血浆胰岛素在 30～60 分钟上升至高峰，峰值为基础值 5～10 倍，3～4 小时恢复到基础水平。本试验反映基础和葡萄糖介导的胰岛素释放功能。胰岛素测定受血清中胰岛素抗体和外源性胰岛素干扰。

2.C 肽释放试验

方法同上。基础值不小于 400pmol/L，高峰时间同上，峰值为基础值 5～6 倍。也反映基础和葡萄糖介导的胰岛素释放功能。C 肽测定不受血清中的胰岛素抗体和外源性胰岛素影响。

(六)其他检查

根据病情需要选用血脂、肝肾功能、酮体、电解质、酸碱平衡检查，以及心、肝、肾、脑、眼科以及神经系统的各项辅助检查等。

【诊断与鉴别诊断】

(一)诊断

诊断标准（WHO，1999 年）（表 7－5）：糖尿病症状加随机血糖（随机血浆葡萄糖）≥11.1mmol/L（200mg/dl），或 FPG（空腹血浆葡萄糖）≥7.0mmol/L（126mg/dl），或 OGTT 中 2h PG（2 小时血浆葡萄糖）≥11.1mmol/L（200mg/dl）。需重复一次确认，诊断才能成立。随机血糖是指一天当中任意时间而不管上次进餐时间的血糖，空腹的含义是指至少 8 小时内无任何热量摄入。

表 7－5　DM 及其他类型高血糖的诊断标准
（WHO糖尿病专家委员会，1999 年）

	血糖浓度（mmol/L）		
	静脉血浆	静脉全血	毛细血管全血
糖尿病			
空腹和/或	≥7.0	≥6.1	≥6.1
服糖后 2 小时	≥11.1	≥10.0	≥11.1
糖耐量减低（IGT）			

	血糖浓度(mmol/L)		
	静脉血浆	静脉全血	毛细血管全血
空腹(如有检测)和	<7.0	<6.1	<6.1
服糖后 2 小时	7.8~11.0	6.7~9.9	7.8~11.0
空腹血糖调节受损(IFG)			
空腹	6.1~6.9	5.68~6.0	5.68~6.0
服糖后 2 小时(如有检测)	<7.8	<6.7	<7.8

(二)分型

主要鉴别 T1DM 和 T2DM(表 7 - 6),有些患者暂时不能明确归为 T1DM 或 T2DM,可随访而逐渐明确分型。

表 7 - 6　1 型与 2 型糖尿病的鉴别

	T1DM	T2DM
起病年龄及峰值	<30 岁,12~14 岁	>40 岁,60~65 岁
起病方式	急	缓慢而隐匿
起病时体重	正常或消瘦	超重或肥胖
"三多一少"症候群	典型	不典型,或无症状
急性并发症	酮症倾向大	酮症倾向小
慢性并发症		
心血管	较少	>70%,主要死因
肾病	30%~45%,主要死因	5%~10%
脑血管	较少	较多
胰岛素及 C 肽释放试验	低下或缺乏	峰值延迟或不足
胰岛素治疗及反应	依赖,敏感	不依赖,抵抗

(三)鉴别诊断

1.其他原因所致尿糖阳性

肾性糖尿因肾糖阈降低所致,尿糖阳性,但血糖及 OGTT 正常。甲状腺功能亢进症、胃空肠吻合术后,因碳水化合物在肠道吸收快,可引起进食后 1/2~1 小时血糖过高,出现糖尿,但 FPG 和 2h 血糖正常。急性应激状态时,胰岛素拮抗激素(如肾上腺素、促肾上腺皮质激素、肾上腺皮质激素和生长激素)分泌增加,可使糖耐量减低,出现一过性血糖升高、尿糖阳性,应激过后可恢复正常。

2.药物对血糖的影响

噻嗪类利尿剂、糖皮质激素、口服避孕药等可抑制胰岛素释放或拮抗胰岛素作用,引起血糖升高、尿糖阳性。停用药物后恢复正常。

【治疗】

对糖尿病目前缺乏病因治疗。国际糖尿病联盟(IDF)提出了糖尿病治疗的五个要点分别为：糖尿病教育、运动疗法、血糖监测、医学营养治疗和药物治疗。糖尿病防治策略应该是全面治疗心血管危险因素，除积极控制高血糖外，还应纠正脂代谢紊乱、严格控制血压、抗血小板治疗、控制体重和戒烟等并要求达标(表7-7)。

表7-7 糖尿病的控制目标和干预起点

(亚洲-太平洋地区 T2DM 政策组,2005 年第4版)

指标	目标值	指标	目标值
1. HbAlc	6.5%	5.甘油三酯	1.5 mmol/L
2.血压	130/80mmHg	6.尿白蛋白/肌酐	男性 2.5mg/mmol
3. LDL-胆固醇	2.5mmol/L		女性 3.5mg/mmol
4. HDL-胆固醇	1.0mmol/L	7.运动	150 分钟/周

注：①表中第1项指标＞目标值,第2、3、5、6项指标≥目标值,第4项指标≤目标值就需要进行干预；
②表中未提及血糖控制目标,2002第3版要求空腹血浆葡萄糖 4.4～6.1 mmol/L,非空腹血浆葡萄糖 4.4～8.0mmol/L

(一)糖尿病健康教育

糖尿病健康教育是重要的基础治疗措施之一。让患者了解有关糖尿病的基础知识,如目前不能根治,需终身治疗等；生活中应注意的事项；治疗药物的副作用、预防及处理等；学会简单的血糖、尿糖测量方法及胰岛素注射技术。

(二)体育锻炼

根据年龄、性别、体力、病情及有无并发症等不同条件,循序渐进和长期坚持,如慢跑、游泳等。

(三)病情监测

定期监测血糖,并建议患者应用便携式血糖计进行自我监测血糖。每3～6个月定期复查GHbA1,了解血糖总体控制情况,及时调整治疗方案,每年1～2次全面复查,了解血脂以及心、肾、神经及眼底情况,尽早发现有关并发症。

(四)医学营养治疗

1.计算总热量

成人休息状态下每日每公斤理想体重给予 105～125.5kJ(25～30kcal),轻体力劳动 125.5～146kJ(30～35kcal),中度体力劳动 146～167kJ(35～40kcal),重体力劳动 167kJ(40kcal)以上。儿童、孕妇、乳母、营养不良者、消瘦者,以及伴有消耗性疾病者酌增,肥胖者酌减,使患者恢复到正常体重。

2.营养物质含量

糖类约占饮食总热量50%～60%,提倡用粗制米面和一定量杂粮,忌食葡萄糖、蔗糖、蜜糖及其制品；蛋白质占总热量15%,成人每公斤理想体重0.8～1.2g,蛋白质至少1/3来自动物蛋白；脂肪占总热量30%,每日胆固醇摄入量应在300mg以下。另外,各种富含可溶性食用纤维的食物可延缓食物吸收,降低餐后血糖高峰,纤维素食物每日不少于 40g;多食用绿叶蔬菜、豆类、块根类、粗谷物、含糖分低的水果等;每日摄入食盐应限制在 10g 以下;限制饮酒。

3.合理分配

按计算的热量和各营养素比例转化为食物重量,并根据生活习惯、病情和药物治疗情况合理安排。一般按每日三餐分配为 1/5、2/5、2/5 或者 1/3、1/3、1/3;按每日四餐分配为 1/7、2/7、2/7、2/7。

(五)口服药物治疗

1.促胰岛素分泌剂

主要作用是促进胰岛 β 细胞分泌胰岛素。

(1)磺脲类(SUs) 第一代 SUs 如甲苯磺丁脲、氯磺丙脲等已很少应用;第二代 SUs 有格列本脲、格列吡嗪、格列喹酮和格列美脲等。应用 SUs 降血糖要求机体尚保存相当数量(30%以上)有功能的胰岛 β 细胞。适用于新诊断的 2 型糖尿病非肥胖患者、用饮食和运动治疗血糖控制不理想者。建议从小剂量开始,早餐前半小时一次服用。禁用于 1 型糖尿病,有严重并发症或晚期 β 细胞功能很差的 2 型糖尿病,儿童糖尿病,孕妇、哺乳期妇女等。最常见的不良反应是低血糖反应(表 7-8)。

表 7-8 第二代磺脲类药物常用剂量和作用特点

名称	每片剂量 (mg)	剂量范围 (mg/d)	服药次数 (每天)	作用持续时间 (h)
格列本脲	5	2.5~20	1~2	16~24
格列吡嗪	5	2.5~30	1~2	12~24
格列吡嗪控释片	5	5~20	1	
格列齐特	80	80~240	1~2	12~24
格列齐特缓释片	30	30~120	1	
格列喹酮	30	30~180	1~2	8
格列美脲	2	1~8	1	10~2

(2)格列奈类 是一类快速作用的胰岛素促分泌剂,可改善早相胰岛素分泌。降血糖作用快而短,主要用于控制餐后高血糖。较适合于 2 型糖尿病早期餐后高血糖阶段或以餐后高血糖为主的老年患者,可单独或与二甲双胍、胰岛素增敏剂等联合使用。禁忌证与 SUs 相同。于餐前或进餐时口服。有两种制剂:瑞格列奈,常用剂量为每次 0.5~4mg;那格列奈,常用剂量为每次 60~120mg。

2.双胍类

主要作用机制为抑制肝葡萄糖输出,也可改善外周组织对胰岛素的敏感性、增加对葡萄糖的摄取和利用。适用于 2 型糖尿病,可作为一线用药,单用或联合应用其他药物。不良反应常见的是消化道反应。目前广泛应用的是二甲双胍:500~1 500mg/d,分 2~3 次口服,最大剂量不超过 2g/d。

3.噻唑烷二酮类(TZDs,格列酮类)

TZDs 被称为胰岛素增敏剂,明显减轻胰岛素抵抗,降低血糖、改善血脂等作用。近来发

现它也可改善胰岛 β 细胞功能。TZDs 可单独或与其他降糖药物合用治疗 2 型糖尿病患者，尤其是肥胖、胰岛素抵抗明显者；不宜用于 T1DM、孕妇、哺乳期妇女和儿童。主要不良反应为水肿、体重增加，有心脏病、心力衰竭倾向或肝病者不用或慎用。现有两种制剂：罗格列酮，用量为 4～8mg/次，每日 1 次或分 2 次口服；吡格列酮，用量为 15～30mg/次，每日 1 次口服。

4. α-葡萄糖苷酶抑制剂（AGI）

AGI 通过抑制小肠黏膜刷状缘的 a-葡萄糖苷酶，延迟碳水化合物吸收，降低餐后高血糖。作为 2 型糖尿病一线药物，尤其适用于空腹血糖正常（或不太高）而餐后血糖明显升高者，可单独用药或与其他降糖药物合用。不宜用于有胃肠功能紊乱者、孕妇、哺乳期妇女和儿童。不良反应以胃肠反应常见。单用本药不引起低血糖，但如与 Sus 或胰岛素合用，仍可发生低血糖，且一旦发生，应直接给予葡萄糖口服或静脉注射。现有两种制剂：阿卡波糖，每次 50～100mg，每日 3 次；伏格列波糖，每次 0.2mg，每日 3 次。AGI 应在进食第一口食物后服用。

（六）胰岛素治疗

1. 适应证

①1 型糖尿病；②糖尿病酮症酸中毒、高血糖高渗状态和乳酸性酸中毒伴高血糖；③各种严重的糖尿病急性或慢性并发症；④手术、妊娠和分娩；⑤2 型糖尿病 β 细胞功能明显减退者；⑥某些特殊类型糖尿病。胰岛素常用制剂类型和作用特点见下表（表 7-9）。

表 7-9　胰岛素常用制剂类型

作用类别	制　剂	皮下注射作用时间（h）		
		开始	高峰	持续
短效	普通胰岛素（RI）	0.5	2～4	6～8
中效	低精蛋白锌胰岛素（NPH）	1～3	6～12	18～26
	慢胰岛素锌混悬液			
长效	精蛋白锌胰岛素注射液（PZI）	3～8	14～24	28～36
	特慢胰岛素锌混悬液			

注：作用时间仅供参考，因受胰岛素剂量、吸收、降解等许多因素影响

2. 使用方法

（1）1 型糖尿病　应使用合理的组合方案达到接近生理状态下胰岛素两种分泌形式，即基础分泌和餐后高分泌。保持基础分泌量可选择睡前和早晨注射中效胰岛素，或每天注射 1～2 次长效胰岛素。餐后高分泌的形成可采用每餐前 20～30 分钟注射速效胰岛素。一般初始剂量为 0.5～1U/（kg·d），总量的 40%～50% 用于维持基础分泌量，剩余的按需要分配于餐前注射。以后根据血糖及尿糖情况逐步调整。

（2）2 型糖尿病　空腹血糖<7.8mmol/L 时，通常不需胰岛素治疗；空腹血糖在 7.8～11.1mmol/L 时，若需用胰岛素，可于睡前，必要时，睡前、早晨注射中效胰岛素，亦可每天注射 1～2 次长效胰岛素，以维持基础分泌量；空腹血糖>11.1mmol/L 时，可每天注射 2 次中效胰岛素或加用速效胰岛素或用预混胰岛素制剂（速效胰岛素占 30%、中效胰岛素占 70%）；空腹血糖达到 13.9mmol/L 以上时，可采用 1 型糖尿病的用法。

3. 副作用

（1）低血糖反应　表现为心慌、出汗、面色苍白、软弱无力、手足震颤、头晕、视物不清、步态

不稳、甚至昏迷等症状。轻者进食糖水或糖果,重者静脉注射 50% 葡萄糖液,可反复注射,直至患者清醒,并密切观察病情,必要时继续静滴 5%～10% 的葡萄糖液。

(2)过敏反应　表现为注射部位瘙痒及荨麻疹样皮疹。目前发生较少。

(七)胰腺移植和胰岛细胞移植

由于移植手术的复杂性、手术并发症的严重性等问题,尚未在临床广泛推广使用。

(八)糖尿病酮症酸中毒的治疗

治疗原则:尽快补液以恢复血容量、纠正失水状态,降低血糖,纠正电解质及酸碱平衡失调,同时积极寻找和消除诱因,防治并发症,降低病死率。

1.补液

这是抢救该症的极其关键的措施。一般使用生理盐水,补量总量可按原体重 10% 计算,如无心力衰竭,开始补液速度应较快,前 2 小时内输入 1 000～2 000ml,前 4 小时输入所计算失水量 1/3 的液体,以便尽快补充血容量,改善周围循环和肾功能。以后根据血压、心率、每小时尿量、末梢循环情况以及必要时通过测量中心静脉压调整输液速度。再后的 4 小时内输入 1 000～2 000ml,第 1 个 24 小时输入 4 000～5 000ml,严重失水者 6 000～8 000ml。开始治疗时不能给予葡萄糖液,当血糖下降至 13.9mmol/L 时改用 5% 葡萄糖液,并按每 2～4g 葡萄糖加入 1U 短效胰岛素。如治疗前已有低血压或休克,快速输液不能有效升高血压,应输入胶体溶液并采用其他抗休克措施;对伴有心脏病、心力衰竭者,应在中心静脉压监护下调节输液速度和输液量。

2.胰岛素治疗

目前均采用小剂量(短效)胰岛素治疗方案,用量为 0.1U/(kg·h),通常将短效胰岛素加入生理盐水中持续静脉滴注(应另建输液途径),亦可间歇静脉注射。重症患者(指有休克和/或严重酸中毒和/或昏迷者)应酌情静脉注射首次负荷剂量 10～20U 的胰岛素。血糖下降速度一般以每小时约降低 3.9～6.1mmol/L 为宜,每 1～2 小时复查血糖,若在补足液量的情况下 2 小时后血糖下降不理想或反而升高,提示患者对胰岛素敏感性较低,胰岛素剂量应加倍。当血糖降至 13.9mmol/L 时开始输入 5% 葡萄糖溶液,并按比例加入胰岛素,此时仍需每 4～6 小时复查血糖,调节输液中胰岛素的比例及每 4～6 小时皮下注射一次胰岛素约 4～6U,使血糖水平稳定在较安全的范围内。病情稳定后过渡到胰岛素常规皮下注射。

3.纠正酸碱平衡失调

糖尿病酮症酸中毒主要由酮体中酸性代谢产物引起,经输液和胰岛素治疗后,酸中毒可自行纠正,一般不必补碱。严重酸中毒应给予相应治疗,但补碱不宜过多、过快,补碱指征为血 $pH<7.1$,$HCO_3^- <5mmol/L$。应采用等渗碳酸氢钠(1.25%～1.4%)溶液。给予碳酸氢钠 50mmol/L,即将 5% 碳酸氢钠 84ml 加注射用水至 300ml 配成 1.4% 等渗溶液,一般仅给 1～2 次。若不能通过输液和应用胰岛素纠正酸中毒,而补碱过多过快,将产生不利影响。

4.补钾

DKA 患者有不同程度失钾,治疗前血钾低于正常,立即开始补钾,头 2～4 小时通过静脉输液每小时补钾约 13～20mmol/L(相当于氯化钾 1.0～1.5g);血钾正常、尿量>40ml/h,也立即开始补钾;血钾正常、尿量<30ml/h,暂缓补钾,待尿量增加后再开始补钾;血钾高于正常,暂缓补钾。头 24 小时内可补氯化钾达 6～8g 或以上,部分稀释后静脉输入、部分口服。治

疗过程中定时监测血钾和尿量,调整补钾量和速度。病情恢复后仍应继续口服钾盐数天。

5. **处理诱发病和防治并发症**

积极处理感染、心力衰竭、心律失常、脑水肿等。

【预防】

预防工作分为三级。一级预防是避免糖尿病发病;二级预防是及早检出并有效治疗糖尿病;三级预防是延缓和(或)防治糖尿病并发症。糖尿病筛查是进一步做好糖尿病预防的重要环节,筛查出糖耐量降低者进行干预。

第六节　低血糖症

低血糖症(hypoglycemia)是血葡萄糖浓度低于正常,以交感神经兴奋和脑细胞功能障碍为主的临床综合征。成年人血糖低于2.8mmol/L(50mg/dl)时,可诊断低血糖症,但是否出现临床症状,个体差异较大。

【病因】

常见病因有胰岛素瘤,另外可见于腺垂体、肾上腺皮质功能减退症,严重肝病,应用胰岛素或口服降血糖药物过量或用药后进食过少,酒精中毒,慢性消耗性疾病及严重营养不良,胃大部切除胃空肠吻合术后。部分2型糖尿病可表现为餐后低血糖(反应性)。

【临床表现】

低血糖症呈发作性,发作时间及频率因病因不同而异,症状可分为两类。

(一)交感神经过度兴奋症状

因交感神经兴奋,释放肾上腺素、去甲肾上腺素和一些肽类物质,表现为心悸、软弱无力、饥饿、脉快、苍白、出冷汗、颤抖、心率加快、四肢冰凉、收缩压轻度升高等。

(二)脑功能障碍表现

低血糖症可引起各种脑功能障碍表现,例如精神不集中、言语迟钝、头晕、视物不清、步态不稳、幻觉、狂躁、行为怪异,严重者瘫痪、昏迷、抽搐、锥体束征阳性。若低血糖症持续时间过长,常不易逆转,甚至死亡。

临床表现可因不同病因、血糖下降程度和速度、个体反应性和耐受性而表现多样。糖尿病患者由于血糖快速下降,即使血糖高于2.8mmol/L,也可出现明显的交感神经兴奋症状,称为"低血糖反应"。部分昏迷或惊厥患者虽然低血糖但无明显症状,往往不被察觉,极易进展成为严重低血糖症,陷入昏迷或惊厥称为未察觉的低血糖症。

【诊断与鉴别诊断】

(一)诊断

根据低血糖典型表现(Whipple三联征)可确立诊断:①低血糖症状;②发作时血糖低于2.8mmol/L;③供糖后低血糖症状立即缓解。

(二)鉴别诊断

低血糖的表现并非特异,以交感神经兴奋症状为主要表现者易于识别,以脑功能障碍症状为主要表现者,可误诊为精神病、癫痫、脑血管疾病如短暂脑缺血发作、脑出血等,要注意鉴别。

【预防和治疗】

(一)低血糖发作的处理

轻者可口服糖水、糖果或含糖分高的食物,重症者应静脉注射。重者或怀疑低血糖昏迷者,应立即测定毛细血管血糖,甚至无需血糖结果,立即给予 50%葡萄糖 60~100ml 静脉注射,继之 5%~10%葡萄糖液静脉滴注,必要时加用氢化可的松 100mg 和(或)胰高血糖素 0.5~1mg 肌内或静脉注射。

由降糖药物引起的低血糖昏迷,经注射葡萄糖后虽然清醒,但由于降血糖药物半衰期长,仍有再度发生低血糖昏迷的可能,因此需持续静脉滴注葡萄糖,至病情完全稳定为止。低血糖症纠正后,应进一步检查低血糖发生的原因并处理。

(二)病因治疗

确诊低血糖症尤其是空腹低血糖者,在积极对症处理的同时,应积极寻找病因并进行针对性治疗。

【预防】

临床上低血糖症多由药物引起,故应加强合理用药,注意相关知识的宣教,提倡限酒等。严重低血糖并且持续时间长者,可导致不可逆的脑损害,故要及早识别、及时防治。

[附] 常见的低血糖症

(一)胰岛素瘤

胰岛素瘤为胰岛 β 细胞肿瘤,多数为良性,恶性者占 10%。瘤体一般较小,直径 1~2.5cm。多数为单发,少数为多发。胰岛素瘤的典型临床表现为清晨、空腹时发作性低血糖伴有精神神经症状或昏迷的 Whipple 三联征,多数患者由于易饿或低血糖而进食增多,体重增加。发作间隔时间为数日、数周或数月不等,都有发作渐频趋势。有的患者以慢性低血糖引起的精神神经症状为主要表现,可被误诊为精神病。

(二)药源性低血糖

因药物引起的低血糖,常见于糖尿病患者,由于胰岛素制剂、磺脲类及非磺脲类促胰岛素分泌剂使用不当(剂量过大、用法不当或与其他能增强降糖作用的药物合用)、摄食不足和不适当运动等导致,许多药物如水杨酸类、对乙酰氨基酚、磺胺甲噁唑、三环类抗抑郁药、ACEI 等可增强降糖药的降糖作用,易诱发低血糖;同时,应注意防止低血糖诱发脑血管意外和心肌梗死。

(三)反应性低血糖(非空腹低血糖、食饵性低血糖症)

为餐后早期(2~3 小时)和后期(3~5 小时)低血糖症。包括:①进餐后期低血糖症,多见于肥胖合并糖尿病者(见前述),改变生活方式,减轻体重,应用药物(α-葡萄糖苷酶抑制剂,餐后血糖调节剂)可缓解低血糖的发生;②其他,胃切除后食饵性低血糖症、功能性食饵性低血糖症、胰岛增生伴低血糖症等。

第七节　痛　风

痛风(gout)是嘌呤代谢障碍、血尿酸增高引起组织损伤的一组异质性疾病,表现为高尿酸血症、急性关节炎、痛风石、慢性关节炎、关节畸形、慢性间质性肾炎和尿酸性尿路结石等。临床上分为原发性和继发性两大类,前者多由先天性嘌呤代谢异常所致,常与肥胖、糖脂代谢紊乱、高血压、动脉硬化和冠心病等聚集发生,后者则由某些系统性疾病或者药物引起。本节主要介绍原发性痛风。

【病因与发病机制】

(一)病因

1. 尿酸生成增多

尿酸是嘌呤代谢的最终产物,主要由细胞代谢分解的核酸和其他嘌呤类化合物以及食物中的嘌呤经酶的作用分解而来。次黄嘌呤和黄嘌呤是尿酸的直接前体,在黄嘌呤氧化酶作用下,次黄嘌呤氧化为黄嘌呤,黄嘌呤氧化为尿酸。

(1)与嘌呤代谢有关的酶先天异常 1-焦磷酸-5-磷酸核糖(PRPP)合成酶活性增高,磷酸核糖焦磷酸酰胺移换酶的浓度或活性增高,次黄嘌呤-鸟嘌呤磷酸核糖转移酶部分缺乏,黄嘌呤氧化酶活性增高。上述酶的异常引起嘌呤代谢紊乱,尿酸生成增多。

(2)进食高嘌呤食物 含嘌呤丰富的食物有动物内脏、鱼、虾、蛤、蟹、肉类、豌豆及啤酒等,大量进食时致嘌呤过多分解,尿酸生成增多。

(3)细胞大量破坏或细胞异常增殖 溶血、白血病、淋巴瘤等疾病因细胞大量破坏或异常增殖,大量核酸分解,尿酸生成过多。

2. 尿酸排泄减少

尿酸排泄障碍是引起高尿酸血症的重要因素,包括肾小球滤过减少、肾小管重吸收增多、肾小管分泌减少以及尿酸盐结晶沉积。80%～90%的高尿酸血症具有尿酸排泄障碍,且以肾小管分泌减少最为重要。

3. 发病机制

由于尿酸生成过多或排泄减少使尿酸在血液中浓度升高,造成高尿酸血症,这是痛风发生的生物化学基础。血液中尿酸过高(37℃时,血浆尿酸饱和度 $420\mu mol/L$)时,尿酸可析出结晶,沉积在骨关节、肾脏和皮下等组织,造成组织病理学改变,导致痛风性关节炎、痛风肾和痛风石等。

【病理】

(一)关节病变

急性痛风性关节炎时,可见尿酸盐沉积于关节组织内,并被白细胞吞噬,导致白细胞坏死,释放激肽等多种炎症因子,引起关节组织水肿、渗出。慢性关节炎时,尿酸盐呈细小针状结晶在关节组织沉积,围以上皮细胞、巨核细胞,刺激滑膜囊增厚、血管翳形成、软骨退行性变、骨质侵蚀、关节周围软组织纤维化,关节畸形。

(二)痛风石

在关节周围、耳轮等处的皮下组织沉积的尿酸盐结晶形成痛风石,刺激周围的纤维组织增生,形成结节。结节可向皮肤表面破溃。

(三)肾脏病变

肾髓质和锥体内有尿酸盐结晶沉积,周围有白细胞和巨噬细胞浸润,纤维组织增生,肾单位逐渐萎缩。

【临床表现】

临床常见于 40 岁以上的男性,女性多在更年期后发病。常有家族遗传史。

(一)无症状期

仅有血尿酸波动性或持续性增高,从血尿酸增高至症状出现的时间可长达数年至数十年,有些可终身不出现症状。

(二)急性关节炎期

常有以下特点:①多在午夜或清晨突然起病,多呈剧痛,数小时内出现受累关节的红、肿、热、痛,可有关节腔积液,并出现功能障碍,单侧蹈趾及第 1 跖趾关节最常见,其余依次为踝、膝、腕、指、肘;②秋水仙碱治疗后,关节炎症状可以迅速缓解;③发热;④初次发作常呈自限性,发作持续数小时、数日(一般不超过 2 周)自行缓解,此时受累关节局部皮肤出现脱屑和瘙痒,为本病特有的表现;⑤可伴高尿酸血症,但部分患者急性发作时血尿酸水平正常;⑥关节腔滑囊液偏振光显微镜检查可见双折光的针形尿酸盐结晶是确诊本病的依据。常见的发病诱因有受寒、劳累、饮酒、高蛋白高嘌呤饮食等。

(三)痛风石及慢性关节炎期

1. 痛风石(tophi)

最常见于耳轮、蹈趾关节、掌指关节、指间关节等处。呈黄白色芝麻到鸡蛋大小不一的隆起,经皮肤破溃排出白色尿酸盐结晶,形成的溃疡不易愈合,但一般不继发感染。

2. 慢性关节炎

慢性关节炎通常累及多个关节,且多见于关节远端,关节滑膜囊肥厚,随痛风石增大、骨及软骨破坏,出现以骨质缺损为中心的关节肿胀,关节僵硬、畸形。疼痛发作频繁剧烈,甚至不完全缓解。

(四)肾脏病变

1. 痛风性肾病

起病隐匿,早期表现为间歇性蛋白尿。随病程发展出现持续性蛋白尿、血尿、夜尿增多、等渗尿、高血压等,晚期出现肾衰竭。

2. 尿酸性肾石病

约 10%～25% 的痛风患者肾有尿酸结石,呈泥沙样,常无症状,结石较大者可发生肾绞痛、血尿。当结石引起梗阻时导致肾积水、肾盂肾炎、肾积脓或肾周围炎,感染可加速结石的增长和肾实质的损害。

【实验室及其他检查】

(一)血尿酸测定

男性 $>420\mu mol/L$,女性 $>350\mu mol/L$。

(二)尿尿酸测定

限制嘌呤饮食 5 日后,每日尿酸排出量超过 3.57mmol(600mg),可认为尿酸生成增多。

(三)滑囊液或痛风石内容物检查

偏振光显微镜下检查可见针形尿酸盐结晶。

(四)X 线检查

急性关节炎期,可见非特征性软组织肿胀。慢性期或反复发作后,可见受累关节软骨缘破坏,关节面不规则,邻近关节的骨质形成圆形或不整齐的穿凿样、虫蚀样透亮缺损,为痛风的特征。

【诊断与鉴别诊断】

(一)诊断

男性和绝经后女性血尿酸>$420\mu mol/L$、绝经前女性>$350\mu mol/L$ 可诊断为高尿酸血症。中老年男性如出现特征性关节炎表现、尿路结石或肾绞痛发作,伴有高尿酸血症应考虑痛风。关节液穿刺或痛风石活检证实为尿酸盐结晶可做出诊断。X 线检查、CT 或 MRI 扫描对明确诊断具有一定的价值。急性关节炎期诊断有困难者,秋水仙碱试验性治疗有诊断意义。

(二)鉴别诊断

1.继发性高尿酸血症或痛风

具有以下特点:①儿童、青少年、女性和老年人更多见;②高尿酸血症程度较重;③40%的患者 24 小时尿尿酸排出增多;④肾脏受累多见,痛风肾、尿酸结石发生率较高,甚至发生急性肾衰竭;⑤痛风性关节炎症状往往较轻或不典型;⑥有明确的相关用药史。

2.关节炎

(1)类风湿关节炎　青、中年女性多见,四肢近端小关节常呈对称性梭形肿胀畸形,晨僵明显。血尿酸不高,类风湿因子阳性,X 线片出现凿孔样缺损少见。

(2)假性痛风　系关节软骨钙化所致,多见于老年人,膝关节最常受累。血尿酸正常,关节滑囊液检查可发现有焦磷酸钙结晶或磷灰石,X 线可见软骨呈线状钙化或关节旁钙化。

3.肾石病

高尿酸血症或不典型痛风可以肾结石为最先表现,继发性高尿酸血症者尿路结石的发生率更高。纯尿酸结石能被 X 线透过而不显影,所以对尿路平片阴性而 B 超阳性的肾结石患者应常规检查血尿酸并分析结石的性质。

【治疗】

防治目的:控制高尿酸血症预防尿酸盐沉积;迅速终止急性关节炎的发作;防止尿酸结石形成和肾功能损害。

(一)一般治疗

注意休息,急性期应绝对卧床休息,避免受累关节负重。控制饮食总热量;限制饮酒和高嘌呤食物(如心、肝、肾等)的大量摄入;每天饮水 2 000ml 以上以增加尿酸的排泄;慎用抑制尿酸排泄的药物如噻嗪类利尿药等;避免诱发因素和积极治疗相关疾病等。

(二)急性痛风性关节炎期的治疗

绝对卧床,抬高患肢,避免负重,迅速给秋水仙碱,越早用药疗效越好。

1.秋水仙碱

治疗急性痛风性关节炎的特效药物,通过抑制中性粒细胞、单核细胞释放白三烯 B_4、糖蛋白化学趋化因子、白细胞介素-1 等炎症因子,同时抑制炎症细胞的变形和趋化,从而缓解炎症。口服法:初始口服剂量为 lmg,随后 0.5mg/h 或 1mg/2h,直到症状缓解,最大剂量 6~

8mg/d。90％的患者口服秋水仙碱后 48 小时内疼痛缓解。症状缓解后 0.5mg，每日 2～3 次，维持数天后停药。不良反应为恶心、呕吐、厌食、腹胀和水样腹泻，如出现上述不良反应及时调整剂量或停药，若用到最大剂量症状无明显改善时应及时停药。该药还可以引起白细胞减少、血小板减少等骨髓抑制表现以及脱发等。静脉法：秋水仙碱 1～2mg 溶于 20ml 生理盐水中，5～10 分钟内缓慢静脉注射；必要时，4～5 小时后重复注射 1mg；24 小时不超过 4mg。静脉注射时避免药液外漏，否则可引起剧烈疼痛和组织坏死；此外静脉给药可产生严重的不良反应，如骨髓抑制、肾衰竭、弥散性血管内溶血、肝坏死、癫痫样发作甚至死亡，国内极少静脉给药。

2.非甾体抗炎药

通过抑制花生四烯酸代谢中的环氧化酶活性，进而抑制前列腺素的合成而达到消炎镇痛。禁忌证为活动性消化性溃疡、消化道出血。常用药物：①吲哚美辛，初始剂量 75～100mg，随后每次 50mg，6～8 小时 1 次；②双氯芬酸，每次口服 50mg，每日 2～3 次；③布洛芬，每次 0.3～0.6g，每日 2 次；④罗非昔布 25mg/d。症状缓解应减量，5～7 日后停用。禁止同时服用两种或多种非甾体抗炎药，否则会加重不良反应。

3.糖皮质激素

上述药物治疗无效或不能使用秋水仙碱和非甾体抗炎药时，可考虑使用糖皮质激素或 ACTH 短程治疗。如泼尼松，起始剂量为 0.5～1mg/(kg·d)，3～7 日后迅速减量或停用，疗程不超过 2 周；ACTH 50U 溶于葡萄糖溶液中缓慢静滴。可同时口服秋水仙碱 1～2mg/d。该类药物的特点是起效快、缓解率高，但停药后容易出现症状"反跳"。

(三)慢性期及发作间歇期治疗

1.促进尿酸排泄

适合肾功能良好者；当内生肌酐清除率<30ml/min 时无效；已有尿酸盐结石形成，或每日尿排出尿酸盐>3.57mmol(600mg)时不宜使用；每日尿酸排出量<600mg 的患者。常用药物有丙磺舒(苯磺胺)、苯溴马隆。丙磺舒，开始 0.25g，每日 2 次，2 周内渐增至 0.5g，每日 2～3 次，口服，最大剂量不超过每天 2g。苯溴马隆，25～100mg，每日 1 次。上述药物服用期间，应多饮水，并同时每日口服碳酸氢钠 3～6g 以碱化尿液；剂量从小剂量开始逐步递增。

2.抑制尿酸生成药物

别嘌呤醇通过抑制黄嘌呤氧化酶，使尿酸的生成减少，适用于尿酸生成过多或不适合使用排尿酸药物者。每次 100mg，每日 2～4 次，最大剂量 600mg/d，待血尿酸降至 360μmol/L 以下，可减量至最小剂量或别嘌呤醇缓释片 250mg/d，与排尿酸药合用效果更好。肾功能不全者剂量减半。

3.痛风石处理

痛风石较大影响功能或破溃时可行手术剔除。

(四)其他

高尿酸血症常伴肥胖、糖代谢紊乱、高血压、动脉硬化和冠心病，应积极降压、调节血脂、减重及改善胰岛素抵抗等综合治疗。

【预后】

高尿酸血症与痛风是一种终身性疾病，无肾功能损害及关节畸形者，经有效治疗可维持正常的生活和工作。急性关节炎和关节畸形会严重影响患者生活质量，若有肾功能损害预后不良。

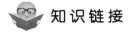 **知识链接**

高嘌呤成分的食品

①动物类：内脏如脑、肝、肾、心，颜色深的肉类，包括鸡精等等；②海产类：沙丁鱼、仓鱼、鲱鱼、牙带鱼、多春鱼、带子、海参、瑶柱、蚝、虾米，小鱼干、鱼皮、鱼卵等；③硬壳果如花生、腰果之类；④酒类，尤其是啤酒；⑤植物幼芽一般不可多食，还有菜花类、笋类、豆类。

 学习小结

本章内分泌系统疾病主要讲述了腺垂体功能减退症、单纯性甲状腺肿、甲状腺功能亢进、甲状腺功能减退症；其中自身免疫紊乱是导致弥漫性甲状腺肿伴甲状腺功能亢进的主要机制，其临床表现主要包括甲状腺毒症、弥漫性甲状腺肿、Graves 眼病、胫前黏液性水肿等，治疗方法主要有抗甲状腺药物治疗、^{131}I 治疗和手术治疗。而内分泌功能减退症的主要治疗在于激素替代治疗。随着内分泌学研究的进展，防治内分泌疾病已成为可能，不少内分泌疾病可防可治，如地方性甲状腺肿、Sheehan 综合征等。

代谢性疾病重点介绍了糖尿病和痛风，两者均为终身性疾病，随着生活方式的改变，发病率、病死率正逐年升高并有年轻化趋势，其中糖尿病已成为发达国家中继心血管病和肿瘤之后的第三大非传染性疾病。目前我国的糖尿病患病率居世界第二位。临床上肥胖症、血脂异常、脂肪肝、高血压、冠心病、IGT 或 T2DM 常同时或先后发生，并伴高胰岛素血症，目前认为均与胰岛素抵抗有关，称为代谢综合征。糖尿病分 1 型、2 型、其他特殊类型及妊娠糖尿病四型，其中以 2 型最多见，症状不典型，其并发的心脑血管疾病是最主要死亡原因，其防治策略是全面治疗心血管危险因素，积极控制高血糖，纠正脂代谢紊乱、严格控制血压、抗血小板治疗、控制体重、戒烟等，同时进行糖尿病知识教育和对 IGR 患者进行干预。痛风是嘌呤代谢障碍引起的代谢性疾病，其治疗方面主要在于降低高尿酸血症和控制痛风性关节炎。

在学习方法上，要结合内分泌系统生理知识和病理知识，利用现代科学的检测手段，联系症状学和临床实际综合分析，逐步提高临床技能。

 目标检测

1. 腺垂体功能减退症的典型表现有哪些？如何诊治？
2. 简述 Graves 病的诊断和治疗措施。甲状腺危象如何治疗？
3. 简述甲状腺功能减退症的诊断和治疗原则。
4. 简述糖尿病诊断标准及分型。
5. 简述糖尿病的治疗措施及控制目标。各类降糖药、胰岛素的适应证及不良反应有哪些？
6. 糖尿病的慢性并发症有哪些？如何诊治 DKA？
7. 痛风治疗措施有哪些？如何预防痛风发作？

第八章　风湿性疾病

学习目标

【知识要求】

1. 掌握系统性红斑狼疮和类风湿性关节炎的主要临床表现、诊断标准、治疗措施。
2. 熟悉系统性红斑狼疮和类风湿性关节炎的病因和发病机制。
3. 了解系统性红斑狼疮和类风湿性关节炎的辅助检查及其临床意义、预后。

【能力要求】

1. 具有指导系统性红斑狼疮患者做好皮肤和黏膜护理的能力。
2. 学会指导类风湿性关节炎患者进行适宜的肢体活动。

风湿性疾病(rheumatic diseases)是泛指影响骨、关节及其周围软组织,如肌肉、滑囊、肌腱、筋膜、神经等的一组疾病。其病因可以是感染性、免疫性、代谢性、内分泌性、退行性、地理环境性、遗传性、肿瘤性等。风湿性疾病可以是周身性的或系统性的,也可以是局限性的;可以是器质性的,也可以是精神性或功能性的。包括各种关节炎在内的弥漫性结缔组织病(connective tissue diease,CTD)是风湿性疾病的重要组成部分,但风湿病不只局限于弥漫性结缔组织病。

弥漫性结缔组织并具有以下特征:①属自身免疫病,免疫功能紊乱是其发病基础;②病理基础是血管和结缔组织的慢性炎症;③多系统损害,病变多累及多个器官系统;④异质性,同一疾病不同患者的临床表现、治疗反应和预后差别较大;⑤对糖皮质激素和或免疫抑制剂的治疗有一定反应;⑥早期诊断和合理治疗可以改善患者的预后。

【分类】

风湿性疾病有几百种,主要包括:①弥漫性结缔组织病,如系统性红斑狼疮、类风湿关节炎、血管炎病等;②脊柱关节病,如强直性脊柱炎、Reiter综合征、银屑病关节炎、炎性肠病关节炎、未分化脊柱关节病等;③退行性变,骨关节炎(原发性,继发性);④与代谢和内分泌相关的风湿病,如痛风、假性痛风、免疫缺陷病等;⑤和感染相关的风湿病,如风湿热、反应性关节炎等;⑥肿瘤相关的风湿病,如原发性(滑膜瘤、滑膜肉瘤等);继发性(多发性骨髓瘤、转移瘤等);⑦神经血管疾病,如神经性关节病、压迫性神经病变、雷诺病等;⑧骨与软骨病变,如骨质疏松、骨软化、弥漫性原发性骨肥厚等;⑨非关节性风湿病,如关节周围病变、椎间盘病变、特发性腰痛等;⑩其他有关节症状的疾病,如周期性风湿病、间歇性关节积液、慢性活动性肝炎等。

【病理特点】

风湿病的病理改变有炎症性及非炎症性两种,不同的疾病常累及不同的靶组织,由此构成疾病特异的临床症状。在炎症性改变中,除痛风是由于尿酸盐结晶沉积在关节所导致的炎症性表现外,其余的大部分疾病因免疫反应所致,表现为局部组织中大量淋巴细胞、巨噬细胞、浆细胞的浸润和聚集。血管炎症是风湿病的另一常见、共同病理改变,血管炎症导致管壁增厚、管腔狭窄、局部组织缺血,因此出现相应的临床表现。

常见风湿病的主要病理特点如下：类风湿关节炎为滑膜炎；强直性脊柱炎为附着点炎；系统性红斑狼疮为小血管炎；干燥综合征为唾液腺炎和泪腺炎；多发性肌炎/皮肌炎为肌炎；血管炎病为不同大小的动、静脉炎；骨关节炎为关节软骨变性；系统性硬化病为皮下纤维组织增生。

【实验室和其他检查】

包括自身抗体、补体、滑膜组织和滑液等特异性检查。

(一)自身抗体的检测

1. 抗核抗体(anti-nuclear antibodies，ANAs)谱

是结缔组织病的筛查抗体，主要包括抗 DNA、抗组蛋白、抗非组蛋白和抗核仁抗体四大类。不同类型的结缔组织病与不同的抗体相关，如系统性红斑狼疮与抗 Sm 抗体、抗双链 DNA 抗体；干燥综合征与抗 SSA 和抗 SSB 抗体；肌炎/皮肌炎与抗 Jo-1 抗体；系统性硬化病与抗 Scl-70 抗体等。

2. 类风湿因子（rheumatoid factor，RF）

见于 70% 的类风湿关节炎患者，对诊断有一定帮助，但 RF 的特异性较差，多种 CTD（如干燥综合征、系统性红斑狼疮、系统性硬化病等）、某些感染性疾病、肿瘤性疾病以及 5% 的正常人群中也可以检测到 RF 的存在。

3. 抗中性粒细胞胞浆抗体（ANCA）

对血管炎，尤其是 Wegener 肉芽肿、显微镜下多动脉炎的诊断和活动性判定有一定帮助，其中丝氨酸蛋白酶-3(PR3)和髓过氧化物酶(MPO)成分与血管炎关系最为密切。

4. 抗磷脂抗体

目前临床应用的抗体包括抗心磷脂抗体、狼疮抗凝物、梅毒血清试验假阳性等。本抗体与血小板减少、动静脉血栓、习惯性自发性流产有关。

5. 抗角蛋白抗体谱

是一组不同于 RF 而对 RA 有较高特异性的自身抗体，对类风湿关节炎的诊断，尤其是早期类风湿关节炎的诊断有重要意义，敏感性为 66%，特异性约为 95%。

自身抗体对 CTD 的早期诊断有重要价值。需要注意的是：各项检查的敏感性、特异性都有一定范围，检测技术本身也可能引起假阳性或假阴性结果，因此临床判断仍是诊断的基础。

(二)补体

测定血清总补体(CH50)、C3、C4 有助于对系统性红斑狼疮和血管炎的诊断、活动性和治疗后疗效反应的判定。

(三)关节镜和关节液的检查

通过关节镜可以直视关节结构的变化，配合滑膜组织活检则对各种关节炎的临床诊断和科研有重要意义。目前该技术应用于膝、踝、腕关节，甚至掌指关节。关节腔穿刺及关节液检查对鉴别炎症性或非炎症性的关节病变，以及导致炎症性反应的可能原因至关重要。

【诊断】

风湿免疫病的诊断主要依据患者的症状、体征、实验室检查、影像学检查以及病理学结果。

【治疗】

风湿性疾病主要依赖于药物治疗。药物包括非甾体抗炎药、糖皮质激素、改变病情抗风湿药三大类。

(一)非甾体抗炎药(NSAID)

非甾体抗炎药(NSAID)主要作用机制是抑制环氧化酶(COX)的活性,使炎症介质前列腺素的产生减少,由于具有抗炎、镇痛的作用,本类药物在风湿性疾病的治疗中得到广泛应用。

目前已知 COX 有两种同工酶,即 COX-1和 COX-2,其中 COX-1为构成性表达,其产生的前列腺素主要存在于胃肠道黏膜、肾脏和血小板,用于维持细胞和组织的正常功能;而 COX-2为诱导性表达,所产生的前列腺素主要见于炎症部位,导致局部发生红、肿、热、痛。因此,抑制 COX-2能够起到抗炎镇痛的疗效,但是抑制 COX-1则可能导致不良反应,如胃肠道不适,严重者可发生溃疡,甚至出血或穿孔。

NSAID 的种类很多,如布洛芬、双氯芬酸钠等,它们的作用机制相同,但对 COX-1和 COX-2抑制的程度有一定差异。塞来昔布为 COX-2的高度选择性抑制剂,因此在胃肠道不良反应方面较传统 NSAID 有一定的优势。近年来,一些研究报告提示:包括 COX-2抑制剂在内的 NSAID 可能会增加患者发生心血管事件的风险性,还可导致间质性肾炎、肝功能损伤、过敏反应等,应用该类药物时需十分慎重,应坚持以下原则:能短时间不长时间,能小剂量不大剂量,不联合口服用药等,用药过程中严密监测和随访。

需要注意的是,NSAID 尽管可以减轻炎症、改善症状,但不能控制原发病的进展,因此在很多情况下需要与糖皮质激素或改变病情抗风湿药联合使用。

(二)糖皮质激素

糖皮质激素具有明显的抗炎和一定的免疫抑制作用,因此成为治疗以慢性炎症为特征的结缔组织病的一线药物。其作用机制可能与以下因素有关:抑制磷脂酶活性,减少花生四烯酸合成,从而前列腺素和白三烯等炎性介质的合成减少;抑制前炎性细胞因子的生成;稳定溶酶体膜;降低毛细血管通透性、干扰补体激活等。

临床上应用的糖皮质激素有多种,按半衰期分类,氢化可的松为短效激素,泼尼松、泼尼松龙、甲泼尼龙(甲基强的松龙)以及氟化糖皮质激素曲安西龙为中效激素,而地塞米松、倍他米松等则属长效激素。这几种激素在 CTD 中有着不同的应用:氢化可的松由于其较强的水钠潴留作用,而抗炎作用较弱,临床应用较少;口服激素可选用泼尼松;有肝损害者由于不能将泼尼松有效转化,需口服泼尼松龙以取得更好的疗效;甲泼尼龙(甲基强的松龙)具有更强的抗炎活性,是大剂量激素冲击治疗的首选药物;曲安西龙抗炎作用强,但类固醇肌病较多,价格高,一般用于泼尼松或泼尼松龙疗效不佳的患者;地塞米松同样具有很强的抗炎作用,但其半衰期长,对下丘脑-垂体-肾上腺轴的抑制作用强,不良反应大,因此在 CTD 治疗中受到一定限制。

根据不同的疾病和疾病的不同状况,糖皮质激素可以全身用药,也可以采用关节腔内注射或鞘内注射给药。其中全身用药最常见,一般多采用口服给药,每晨 8 时顿服,待病情平稳后可逐渐过渡为隔日给药。活动期患者可将每天的总量分为 2~4 次服用,对处于危急状态患者可以静脉给药,以达到快速起效目的。外源性激素对机体自身激素的分泌有抑制作用,长期用药后骤然减量或停用,往往引起肾上腺皮质功能不全,因此长期用药的患者必须逐渐减量至停药。

长期应用糖皮质激素可以引起多种不良反应:①向心性肥胖;②高血压;③糖尿病;④高脂血症;⑤诱发或加剧消化性溃疡,甚至造成消化道出血或穿孔;⑥诱发或加重感染;⑦骨质疏松;⑧股骨头无菌性坏死;⑨伤口愈合迟缓;⑩生长发育迟缓;⑪皮肤变薄、痤疮、多毛、肌肉萎缩等,在用药过程中应密切监测可能出现的各种不良反应。

（三）改变病情抗风湿药(DMARD)

该类药物具有抑制免疫反应的作用,可以减缓或者阻止关节破坏以及疾病的进展,预防残疾的发生。现将常用改变病情抗风湿药物的种类、常用剂量、起效时间及主要不良反应列于下表(表8-1)。

表8-1 抗风湿药物的种类、常用剂量、起效时间及主要不良反应

通用名	给药途径	常用剂量	起效时间	常见不良反应
甲氨蝶呤	口服、静脉	每周 7.5～25mg	4～6 周	骨髓抑制、肝损害、胃肠道反应、肺间质病变
环磷酰胺	静脉	每月 1.0g	4～6 周	骨髓抑制、肝损害、胃肠道反应、出血性膀胱炎、性腺抑制
环孢素	口服	每日 3～5mg/kg	2～3 个月	高血压、肾脏损害、多毛、肝损害
硫唑嘌呤	口服	每日 0.1～0.15g	2～3 个月	骨髓抑制、肝损害、胃肠道反应
来氟米特	口服	每日 10～20mg	4～8 周	肝损害、胃肠道反应、骨髓抑制、高血压
羟氯喹	口服	每日 0.2～0.4g	3～6 个月	视网膜病变、皮疹
柳氮磺吡啶	口服	每日 2～3g	3～6 个月	肝损害、过敏反应、胃肠道反应
霉酚酸酯	口服	每日 1.0～1.5g	2～3 个月	偶见白细胞下降、肝损害
青霉胺	口服	每日 0.25～1.0g	3～6 个月	蛋白尿、胃肠道反应
雷公藤	口服	每日 30～60mg	2～3 个月	性腺抑制、肝损害

需要强调指出的是,改变病情抗风湿药是 CTD 治疗中非常重要的一类药物,它们具有各自不同的作用机制,一种药物通常对多种 CTD 有效,但是疗效不完全相同,在治疗过程中需因人而异,给予足够时间的治疗仍然无效者需及时更换药物,同时需要密切监测药物可能的不良反应。

除传统 DMARD 外,生物制剂 DMARD 由于其卓越的疗效,近年来在临床上得到广泛应用。它们选择性地抑制炎症过程中的一些炎性细胞因子或者免疫活性细胞,不仅可以减轻体内的炎症、控制骨质破坏,而且可以阻止疾病的进展。这些药物包括肿瘤坏死因子拮抗剂,如英夫利昔单抗、依那西普、阿达木单抗以及重组人II型肿瘤坏死因子受体-抗体融合蛋白。目前已有越来越多的生物制剂开始进行临床观察,生物制剂是未来风湿性疾病治疗的重要发展方向。

第一节 类风湿性关节炎

类风湿性关节炎(rheumatoid arthritis,RA),是一种以多发性、对称性关节炎为主要表现的异质性、系统性、自身免疫性疾病,是常见的风湿性疾病之一。本病以双手、腕、膝、足关节的对称性多关节炎为主,可伴发热、贫血、皮下结节、淋巴结肿大等关节外表现。其主要病理改变为关节滑膜炎,呈慢性、进行性、侵蚀性发展,严重时可导致关节畸形、功能障碍,甚至致残。世界类风湿关节炎患病率为 0.5%～1%,我国患病率较低,为 0.32%～0.36% 左右。好发于 30～50 岁,女性多见,男女比例 1∶3。

【病因与发病机制】

病因和发病机制尚未完全阐明,类风湿性关节是自身免疫性疾病,一般认为与下列因素密切相关。

(一)遗传易感性

流行病学调查显示,RA 的发病率与遗传因素密切相关。免疫遗传学及免疫流行病学的研究也发现,HLA-DR$_4$ 单倍型与 RA 的发病有关。

(二)环境因素

未证实有导致本病的直接感染因子,但目前认为,一些感染因素(如细菌、病毒、支原体等)可能通过某些途径影响 RA 的发病和病情进展。

(三)免疫紊乱

目前认为免疫紊乱是 RA 的主要发生机制,是以 CD4$^+$ T 细胞和组织相容性复合物 II(MHC‐II)型阳性的抗原递呈细胞(APC)浸润滑膜关节为特点。滑膜关节组织的某些特殊成分或体内产生的某些内源性物质也可以作为自身抗原被 APCD 呈递给活化 CD4$^+$ T 细胞,启动特异性免疫应答,导致本病发生。

另外,B 细胞激活分化为浆细胞,分泌大量免疫球蛋白,后者与类风湿因子(RF)形成的免疫复合物,经补体激活后也可以诱发炎症。

(四)其他

寒冷、潮湿、疲劳 精神刺激、创伤、营养不良、内分泌失调等常为本病诱发或加重的因素。

【病理】

滑膜炎、血管炎和类风湿结节是 RA 的三种基本病理改变。

(一)滑膜炎

RA 的基本病理改变是滑膜炎,急性期滑膜表现为渗出和细胞浸润。慢性期滑膜变得肥厚,形成许多绒毛样突起,绒毛又称血管翳,有很强的破坏性,是造成关节破坏、畸形、功能障碍的病理基础。

(二)血管炎

可发生在关节以外的任何组织,多累及中、小动脉和静脉。血管内膜增生导致管腔狭窄及阻塞,血管壁淋巴细胞浸润,纤维素变性或坏死。

(三)类风湿结节

类风湿结节是 RF 较特异的改变,是血管炎的一种表现。多发于关节伸侧受压部位的皮下组织,也可在内脏器官中出现。结节中央为纤维素样坏死组织,周围是呈栅栏状或放射状排列的上皮样细胞,外层是肉芽组织。

【临床表现】

(一)全身表现

多数起病缓慢,在出现明显关节症状前数周或数月可有全身不适、乏力、低热、体重减轻、食欲减退和手足麻木等症状。少数患者则起病较急,在数天内出现多个关节症状。

(二)关节表现

开始多为一、二个关节受累,表现为疼痛、僵硬、关节肿大,多呈游走性。以后发展为对称性多关节炎,关节受累常从四肢远端的小关节开始,逐渐累及其他关节。近侧指间关节最常发病,呈梭状肿大,其次为掌指、趾、腕、膝、肘、踝、肩和髋关节等。受累关节具有晨僵、疼痛与压痛、肿胀和功能障碍等特点。

1.晨僵

晨起或休息后病变的关节感觉僵硬,适度活动后僵硬减轻的现象称晨僵。它是 RA 突出的临床表现,往往持续 1 小时以上,活动后可减轻,出现在 95％ 以上的患者中。晨僵持续时间与关节炎症的严重程度成正比,它是评价病变活动性的指标之一。

2.疼痛与压痛

关节疼痛常是最早出现的症状,最常受累的部位是腕关节、掌指关节、近端指间关节,多为对称性、持续性疼痛,常伴有压痛,受累关节处的皮肤常有褐色色素沉着。

3.肿胀

受累关节可出现肿胀,常见的部位有腕关节、掌指关节、近端指间关节、膝关节等,亦多呈对称性。

4.关节畸形和功能障碍

关节畸形见于较晚期患者,关节周围肌肉萎缩、痉挛则使畸形更为加重。最常见的晚期关节畸形是腕关节和肘关节强直、掌指关节半脱位、手指向尺侧偏斜和呈"天鹅颈样"及"纽扣花样"表现。重症患者关节呈纤维性或骨性强直失去关节功能,致使生活不能自理。

 知识链接

美国风湿病协会 RA 影响生活程度分级

- Ⅰ级　能照常进行日常生活和各种工作。
- Ⅱ级　可进行一般的日常生活和各种职业工作,但参与其他项目活动受限。
- Ⅲ级　可进行一般的日常生活,但参与某种职业工作或参与其他项目活动受限。
- Ⅳ级　日常生活的自理和参与工作的能力均受限。

(三)关节外表现

1.类风湿结节

15％～25％ 的 RA 患者有类风湿结节,多见于晚期患者,好发于关节隆突部位和受压部位的皮下,如肘关节鹰嘴突附近、足跟腱鞘、手掌屈肌腱鞘、膝关节周围。其大小不一,直径约 0.2～3cm,质硬无压痛。这种树胶样皮下结节不易被吸收,数月或数年不见消散,常提示病情在活动期。

2.类风湿血管炎

可出现在患者身体的任何部位,查体可见指甲下或指端出现小点状或丘疹状棕色小结节瘀点,少数引起局部组织的缺血性坏死,如肠坏死、心肌梗死、脑梗死等。

3.肺

RA 肺受累很常见,男多于女,有时可为首发症状。

(1)慢性间质性肺炎　是 RA 最常见的肺部病变。患者表现为反复发作的咳嗽、静息或活动后出现呼吸困难,肺顺应性下降,限制性通气障碍,逐渐出现气短、肺动脉高压和肺功能不全。少数患者出现慢性纤维性肺泡炎,预后较差。

(2)结节性肺病 肺部常出现多发性小结节,可相互融合成块状,也可单发,直径 1～2cm,临床上常无明显症状,后期结节可液化,形成空洞或合并感染。尘肺患者合并 RA 更易出现肺结节,数目多且较大,称为 Caplan 综合征。

(3)胸膜炎 多见于类风湿活动期,可有少量或中等量胸腔积液,一般无自觉症状。

4.心脏表现

可表现为心包炎,心内膜炎或心肌炎。以心包炎较常见,但多无临床症状,超声心动图检查约 30％有少量心包积液。

5.神经系统表现

由于关节滑膜的炎症,神经受压是 RA 患者出现神经系统表现的主要原因。最常受累的神经有正中神经、尺神经以及桡神经。正中神经在腕关节处受压出现腕管综合征,表现为分布区感觉异常及肌肉无力和萎缩。颈椎关节的类风湿病变,可压迫脊髓,引起双手感觉异常和无力、腱反射亢进和病理反射阳性。类风湿脑病可表现为脑出血、蛛网膜下腔出血及脑梗死等。

6.其他表现

如贫血、Felty 综合征(慢性关节炎、脾肿大、中性粒细胞减少)、干燥综合征(口干、眼干、关节痛)、巩膜炎、食道炎等。

【实验室和其他检查】

(一)血常规

可有轻、中度贫血,活动期血小板可增高,白细胞总数和分类计数正常。

(二)血沉和 C 反应蛋白

均为非特异性指标。在活动期,血沉增快,C 反应蛋白增高,经治疗缓解后下降。

(三)类风湿因子(RF)

是一种自身抗体,分为 IgM、IgG、IgA 型,目前临床测定的 RF 为 IgM 型,阳性率为70％～80％,其滴度与本病的活动性和严重程度成正比。但 RF 阳性也可见于其他疾病,如系统性红斑狼疮、混合性结缔组织病、亚急性感染性心内膜炎、结核病、病毒性肝炎及高丙种球蛋白病等。正常人接种或输血后亦可出现暂时性 RF 阳性,甚至在 5％的正常人也可以出现低滴度的 RF 阳性。

(四)抗角蛋白抗体

已在临床普遍使用,对 RA 的早期诊断敏感性低于 RF,但特异性高达 95％以上。

(五)免疫复合物和补体

70％患者血清中出现各种类型的免疫复合物,尤其是活动期和 RF 阳性患者。在急性期和活动期,患者血清补体均有升高,只有少数有血管炎者出现低补体血症。

(六)关节滑液

在关节有炎症时可出现:①一是关节滑液量增多(正常不超过 3.5ml);②滑液中白细胞增多,一般为$(2～75)×10^9/L$,且以中性粒细胞为主;③滑液黏度差,糖含量低(低于血糖)。

(七)X 线检查

临床常规首选双手相(包括腕)或双手加双足相。美国风湿病学会将 X 线表现分为四期：Ⅰ期,正常或关节端骨质疏松；Ⅱ期,关节端骨质疏松,偶有关节软骨下囊样破坏或骨侵蚀改变；Ⅲ期,明显的关节软骨下囊样破坏,关节间隙狭窄,关节半脱位等畸形；Ⅳ期,除Ⅱ、Ⅲ期改变外,并有纤维或骨性强直。

(八)类风湿结节活检

典型的病理改变有助于诊断。

【诊断与鉴别诊断】

(一)诊断

国际上普遍采用美国风湿病学会 1987 年修订的诊断标准,具备下述 7 项中的 4 项者,即可诊断为类风湿性关节炎：①每日关节内或周围晨僵至少 1 小时,病程至少 6 周；②至少同时有 3 个关节区软组织肿或积液,病程至少 6 周；③腕、掌指、近端指间关节区中,至少一个关节区肿胀,病程至少 6 周；④对称性关节炎,病程至少 6 周；⑤类风湿结节；⑥X 线片改变(至少有骨质疏松和关节间隙狭窄)；⑦类风湿因子阳性(滴度在 1：32 以上)。

(二)鉴别诊断

1. 风湿性关节炎

多见于青少年,其关节炎的特点为四肢大关节游走性疼痛,常伴发热、咽痛、心肌炎、皮下结节、环形红斑等,一般无晨僵,无关节畸形,血清抗链球菌溶血素"O"滴度增高及抗链球菌激酶阳性,RF 则阴性。

2. 强直性脊柱炎

其特点是：①多发生于 15～30 岁男性；②常有家族史,90%～95%的患者 HLA-B27 阳性；③RF 为阴性；④主要侵犯骶髂关节及脊柱；⑤肌腱及韧带附着处炎症为本病特征性改变；⑥脊柱 X 线片呈竹节状改变。

3. 骨关节炎

为退行性骨关节病,本病多见于 50 岁以上者。主要累及膝、脊柱等负重关节。可有关节肿胀、积液,活动时疼痛加重,休息后缓解。RF 阴性,血沉正常。关节 X 线可见关节边缘呈唇样增生。

4. 痛风性关节炎

多见于男性,好发部位为第一跖趾关节,炎症局部红、肿、热、痛明显,疼痛剧烈不能触摸。血尿酸升高。

5. 系统性红斑狼疮

部分患者因手指关节肿痛易被误诊为 RF。但系统性红斑狼疮多见于青年女性,关节症状轻,一般无软骨和骨质破坏,发热等全身症状重,常有面部红斑及多系统损害。血清抗双链 DNA 抗体、狼疮细胞阳性。

6. 银屑病关节炎

多发生于皮肤银屑病后若干年,其中 30%～50%的患者表现为对称性多关节炎,与 RA 极为相似。其不同点为本病累及远端指关节处更明显,且表现为该关节的附着端炎和手指炎。

同时可有骶髂关节炎和脊柱炎,血清 RF 阴性。

【治疗】

治疗目的是减轻关节症状,延缓病情进展,防止和减少关节的破坏,保护关节功能,最大限度地提高患者的生活质量。治疗措施包括:一般性治疗、药物治疗、外科手术治疗等,以药物治疗最为重要。

(一)一般性治疗

合理饮食,给予高蛋白、高维生素和易消化食物。急性期应以卧床休息为主,减少活动,并保持关节于功能位。缓解期应适当活动和功能锻炼,矫正不正确姿势,以防止肌肉萎缩、关节强直和关节废用,促进关节功能恢复。工作和居住环境应干燥、温暖、阳光充足,避免冷水浸泡。有其他慢性疾病应尽快治疗,以防诱发和加重病情。本病致残率高,要树立战胜疾病的信心。

(二)药物治疗

常用药物有四大类,非甾体类抗炎药(NSAID)、改变病情抗风湿药(MDARD)、糖皮质激素和植物药等。

1. 非甾体抗炎药

具有镇痛消肿作用,是改善关节炎症状的常用药,但不能控制病情,必须与改变病情抗风湿药同服。常用 NSAID 的剂量如下:

(1)塞来昔布　每日剂量 200~400mg,分 1~2 次口服,有磺胺药物过敏史者禁用。

(2)美洛昔康　每日剂量 7.5~15mg,分 1~2 次服用。

(3)双氯芬酸　每日剂量 75~150mg,分 2 次服用。

(4)吲哚美辛　每日剂量 75~100mg,分 3 次服用,胃肠道反应较上述 3 种药物多,属同类结构的有舒林酸、阿西美辛等。

(5)萘普生　每日剂量 0.5~1.0g,分 2 次服用。

(6)布洛芬　每日剂量 1.2~3.2g,分 3~4 次服用。

非甾体抗炎药常见不良反应有恶心、呕吐、消化性溃疡等胃肠道反应以及肾功能损害和转氨酶升高等,使用时须加以注意。只有在一种 NSAID 足量使用 1~2 周无效后,才可更改为另一种;应避免两种或两种以上 NSAID 同时应用,因其疗效不叠加,不良反应反而增多。

2. 改变病情抗风湿药

该类药物较 NSAID 发挥作用慢,临床症状的明显改善约需 1~6 个月,有改善和延缓病情进展的作用。一般认为,确诊为 RA 的患者,不论使用 NSAID 是否能充分缓解症状,都应接受 DMARD 治疗。常用药物有:

(1)甲氨蝶呤(MTX)　一般为首选药,并将其作为联合治疗的基本药物。常用量 7.5~20mg,口服或注射,每周 1 次,4~6 周起效,疗程不少于半年。

(2)柳氮磺吡啶　每日 2~3g,分 2 次服用,由小剂量开始,对磺胺药物过敏者禁用。

(3)羟氯喹　对早期病情轻者常选用,每日 0.2~0.4g 分 2 次,口服。

(4)来氟米特　开始每次 50mg,每日 1 次,3 日后改为 10~20mg,每日 1 次,口服。

(5)生物制剂　常用的有依那西普、英夫利昔单抗、阿达木单抗、阿那白滞素、利妥昔单抗等。

(6)免疫抑制剂　常用药有:硫唑嘌呤,开始每次 50mg,每日 2~3 次;环磷酰胺,每次

50mg,每日 2 次,待症状改善后逐渐减量,维持量为原治疗量的 1/2～2/3,连续用 3～6 个月;环孢素,每日每公斤体重 3～5mg,分 1～2 次口服。

(7)金制剂　有注射和口服两种剂型,常用的注射剂为硫代苹果酸金钠,每周 1 次,肌内注射,由小剂量(10mg)开始,逐渐增至每次 50mg,一个疗程总剂量 1 000mg。口服制剂金诺芬,每日 6mg,分 2 次服,3 个月后起效。

(8)青霉胺　口服用药,开始剂量为每次 125mg,每日 2～3 次,如无不良反应则 2～4 周后将剂量增至每次 250mg,每日 2～3 次,症状改善后减为每次 125mg,每日 2 次维持,6 个月为一疗程。

3.糖皮质激素

消炎止痛作用迅速,但效果不持久。一旦停药短期内即可复发,长期应用可导致严重副作用,因此不作为常规治疗。仅用于:①严重关节炎应用其他药物无效者;②伴有心、肺、眼和神经系统等严重关节外表现者。给药剂量依病情严重程度而调整,泼尼松用量一般不超过每日 10mg,病情严重者短时间内可给予每日 30～40mg,症状控制后递减至最小有效量。对于全身症状已控制,仅留 1～2 个关节症状较重者,可行关节腔内注射治疗,常用醋酸强的松 25mg,但一年内不宜超过 3 次。

4.植物药制剂

(1)雷公藤多苷　口服每次 20mg,每日 3 次,病情控制后,改为每次 10mg,每日 2～3 次,维持时间视病情而定。其不良反应主要是对性腺的毒害,女性出现月经减少、停经,男性出现精子数量减少及活动度降低。

(2)青藤碱　常用剂量为 60mg 饭前口服,每日 3 次。

(3)白芍总苷　常用剂量为 0.6g,每日 2～3 次。

(三)外科手术治疗

适用于关节畸形并失去功能者。手术方式有滑膜切除术、关节置换术等。

【预后】

类风湿关节炎病情进展及预后个体差异很大。大多数患者呈发作与缓解交替的过程,病情缓慢进展,最终导致关节畸形和功能障碍,影响工作、生活。少数患者短期发作后病情可基本缓解。与类风湿关节炎有关的死亡原因主要有内脏血管炎、感染、淀粉样变。

第二节　系统性红斑狼疮

系统性红斑狼疮(systemic lupus erythematosus,SLE)是一种累及多系统、多器官,具有多种自身抗体的自身免疫性疾病。本病病程以病情缓解和急性发作交替为特点,有内脏(肾、中枢神经)损害者预后差。本病在我国患病率为 0.7/1 000～1/1 000,高于西方国家报道的 1/2 000,以生育年龄女性多见,通过早期诊断和综合性治疗,本病预后较前明显改善。

【病因】

(一)遗传

①流行病学和家系调查:资料表明 SLE 与遗传素质密切有关。SLE 患者的第一代亲属患病者 8 倍于无 SLE 的患者家庭。单卵双胞胎患 SLE 者 5～10 倍于异卵双胞胎的 SLE 的发病

率,但是大部分病例不显示有遗传性。②易感基因:SLE 是多基因相关疾病,多个基因在某种条件(环境)下相互作用而改变了正常免疫耐受性而致病,基因与临床亚型及自身抗体有一定相关性,在实验动物中看到了有保护性基因。

(二)环境因素

①阳光:SLE 患者中 1/3 对紫外线过敏。紫外线使皮肤上皮细胞出现凋亡,从而刺激自体发生全身性免疫反应,接触紫外光后可诱发或加重病情。②药物、化学制剂、微生物病原体等也可诱发疾病。

(三)雌激素

表现在育龄妇女发病率增高明显,妊娠及口服避孕药可诱发或加重本病。切除卵巢可使病情缓解。更年期前阶段为 9:1,儿童及老人为 3:1。

【发病机制及免疫异常】

外来抗原引起人体 B 细胞活化,易感者引起免疫耐受性减弱,B 细胞通过交叉反应与模拟外来抗原的自身抗原结合,并将抗原传递给 T 细胞,使之活化,在 T 细胞活化刺激下,B 细胞得以产生大量不同类型的自身抗体,造成大量组织受损。

(一)致病性自身抗体

这类自身抗体的特性为:①以 IgG 型为主,与自身抗原有较高的亲和性,如 DNA 抗体可与肾组织直接结合导致损伤;②抗血小板抗体和抗红细胞抗体导致红细胞和血小板被破坏,临床表现为血小板减少和溶血性贫血;③抗 SSA 抗体通过胎盘引起新生儿心脏传导阻滞;④抗磷脂抗体引起抗磷脂抗体综合征:血小板减少、血栓形成、习惯性自发性流产,抗核糖抗体又与NP-SLE 相关。

(二)致病性免疫复合物

SLE 是个免疫复合物病。免疫复合物(IC)由自身抗体和相应自身抗原结合而成。IC 沉积在组织造成组织损伤。

(三)T 细胞和 NK 细胞功能异常

SLE 患者的 CD8$^+$T 细胞和 NK 细胞功能失调,不能产生抑制 CD4$^+$T 细胞的作用。因此在 CD4$^+$T 细胞的刺激下,B 细胞持续活化而产生自身抗体。T 细胞的功能异常以致新抗原不断产生,使自身免疫持续存在。

【病理】

基本病理改变是炎症反应和血管异常,它可出现在身体的任何器官。IC 沉积在中小血管壁,使结缔组织发生纤维蛋白变性,甚至有坏死、血栓形成、出血和局部缺血等病变,构成坏死性血管炎。受损器官的特征性改变是:①苏木素小体(细胞核受抗体作用变性为嗜酸性团块);②"洋葱皮样病变",即小血管周围有显著向心性纤维增生,明显表现在脾中央动脉以及心瓣膜的结缔组织反复发生纤维蛋白样变性,而形成赘生物。此外,心包、心肌、肺、神经系统等亦可出现上述基本病理变化。

SLE 患者几乎都可以发现肾病变。肾小球先受累,后出现肾小管病变。主要是肾小球毛细血管壁发生纤维蛋白样变性或局灶性坏死,内有透明血栓以苏木素小体,或毛细血管裥基底膜呈灶性增厚、严重时弥漫性增厚、形成所谓"铁丝圈损害"。晚期病例肾小球纤维组织增多、血管闭塞,甚或与囊壁粘连而纤维化。

【临床表现】

临床表现多种多样,早期症状多不典型,部分患者可急性起病,一般起病缓慢。

(一)全身症状

常有发热,约占90%,可呈各种热型,以长期低热较多见。急性期可有高热寒战、疲劳、体重减轻、食欲减退。

(二)皮肤、黏膜

约80%左右患者有皮肤损害,最常见于皮肤暴露部位,出现对称性皮疹。典型者面颊部两侧和鼻梁呈蝶形红斑,这种皮损为稍带水肿的红斑,色鲜红或紫红,边缘清楚或不清楚,有时可见鳞屑。疾病缓解后红斑可消退留有棕黑色素,较少出现萎缩现象。其他皮损为盘状红斑,常呈不规则圆形,边缘略突出,毛细血管扩张明显,毛囊口扩大,晚期出现皮肤萎缩、瘢痕和皮肤色素消失,多见于面、颈、臀部。有时手掌大小鱼际、指端及指(趾)甲周也可出现红斑或者紫斑等。部分患者在整个病程中无皮疹出现。口腔黏膜可出现溃疡,脱发者多见。

(三)浆膜炎

半数以上患者在急性发作期出现大多发性浆膜炎,包括双侧中小量胸腔积液、中小量心包积液。

(四)骨关节症状

关节痛是常见症状之一。90%以上患者有关节疼痛,活动时加重,有时周围软组织肿胀,关节及附近的肌肉也可有压痛。常累及趾(指)、腕、膝关节,呈对称性、游走性、多发性,与风湿性关节炎相似。或累及指(趾)关节及多关节似类风湿性关节炎。少数髋、肩和膝关节可发生无菌性缺血性坏死,股骨头常受累。可为单侧或两侧。

(五)肾损害

几乎所有患者的肾组织都有病理变化,表现为肾炎及肾病综合征。弥漫增生型、膜型肾小球肾炎,可表现大量蛋白尿、血尿及管型尿。早期肾功能正常,后期可出现尿毒症。肾病综合征者呈现全身水肿、大量蛋白尿、血清白蛋白降低、胆固醇增高,部分患者胆固醇可正常或低下,病情重,预后差。尿毒症是本病主要死亡原因之一。

(六)心血管

患者常出现心包炎,可为纤维蛋白性心包炎或渗出性心包炎,但心包填塞少见。心肌损害者可有气短、心前区疼痛、心动过速、心音减弱、奔马律、脉压小,进一步发展心脏增大,最终导致心衰,部分患者也可无症状,而在某种诱因下突然发生。典型表现为心内膜炎与心包炎并存,症状不明显,生前较难做出诊断,常累及二尖瓣,偶尔同时累及主动脉瓣及三尖瓣,造成瓣膜狭窄或关闭不全。由于全心炎,侵犯房室束或左右束支以及冠状动脉血管炎使窦房结、房室结和房室束附近动脉腔变窄,使传导系统发生局限性退行性变,可出现各种心律失常如房早、室早、心动过速、房室传导阻滞等。50%的患者可有动静脉炎,少数可出现冠状动脉炎,易致冠脉供血不足引起心绞痛,甚至发生心肌梗死。

(七)肺

约35%患者有胸腔积液,多为中小量、双侧性。除因浆膜炎所致外,部分是因低蛋白血症引起的漏出液。患者可发生狼疮肺炎,表现为发热、胸痛、咳嗽、咳痰、气促,肺部 X 线可见片状浸润阴影,多见于双下肺。SLE 引起的肺间质病变主要表现为急性和亚急性期的磨玻璃样改变和慢性期的纤维化,表现为活动后气促、干咳、低氧血症,肺功能检测常显示弥散功能下降。部分患者可合并弥漫性肺泡出血。病情凶险,死亡率高。

(八)神经系统

又称为神经精神狼疮(neuropsychiatric lupus,NP-SLE),轻者仅有偏头痛、性格改变、记忆力减退和人格障碍;重者可表现为脑血管意外、昏迷、癫痫持续状态等。少数患者可出现脊髓损害,表现为截瘫和大小便失禁等,多有后遗症状,脊髓磁共振检查可明确诊断。有 NP-SLE 症状者均为病情活动者。

(九)消化系统

约 30%患者有食欲减退、腹痛、呕吐、腹泻或腹水,其中部分患者以上述表现为首发症状。约 40%患者血清轻氨酶升高,未必出现肝大,一般无黄疸。少数可并发急腹症,如胰腺炎、肠坏死、肠梗阻。消化系统症状与肠壁和肠系膜的血管炎有关。

(十)血液系统

活动期 SLE,几乎都有血液系统变化。轻、中度贫血,如正细胞正色素贫血,白细胞常减少,白细胞低于 $4.0 \times 10^9/L$,一般为粒细胞和(或)淋巴细胞减少,也有高于 $30 \times 10^9/L$ 者,多与感染有关;血小板减少且存活时间缩短,可发生血小板减少性紫癜。活动期 SLE 几乎都会出现血沉增快或明显增快。

(十一)抗磷脂抗体综合征

可以出现在 SLE 的活动期,其临床表现为动脉和或静脉血栓形成,习惯性自发性流产,血小板减少,患者血清不止一次出现抗磷脂抗体。

(十二)干燥综合征

有 30%的患者有继发干燥综合征并存,有泪腺和唾液腺功能不全。

(十三)眼部表现

约 15%患者有眼底变化。患者有眼底出血,乳头水肿、视网膜有卵圆形的白色混浊物渗出,是继发于小血管闭塞引起的视网膜神经变性灶,一般可逆。此外有玻璃体内出血、巩膜炎。

【实验室和其他检查】

(一)一般检查

轻中度贫血,白细胞减少,血小板减少。活动期血沉增快。白蛋白降低,α 和 γ 球蛋白增高,纤维蛋白原增高。冷球蛋白和冷凝集素均增高。

(二)自身抗体

1. 抗核抗体(ANA)

在 SLE 者中阳性率可高达 99%,但 5%正常人也能测出 ANA,60 岁以上者可达 38%,而在其他风湿疾病、非自身免疫性疾病也可测到,因本试验敏感性较高,但特异性差。根据免疫学特异性可将 ANA 分为三类:抗 DNA 抗体、抗组蛋白抗体和其他抗非组蛋白抗体。

2. 抗双链 DNA 抗体

双股 DNA(dsDNA)特异性高,在 SLE 活动期阳性率可高达 95%~100%。阳性率为

60%～70%,抗 dsDNA 抗体荧光核型显示周边型最具有特异性,它与疾病活动和狼疮肾炎有关,滴定度高者常有肾损害,预后差。

3.抗 Sm 抗体

是 SLE 标记性抗体之一,特异性高达 99%,阳性率约 30%,有助于早期和不典型患者的诊断或回顾性诊断。该抗体的存在与疾病活动无明显关系。

4.抗 RNP 抗体

阳性率 40%,对 SLE 诊断特异性不高,往往与 SLE 的雷诺现象和肌炎有关。

5.抗 SSA、抗 SSB 抗体

抗 SSA 抗体往往出现在 SLE 合并干燥综合征时有诊断意义。有抗 SSA 抗体的母亲所产婴儿易患新生儿红斑狼疮综合征。抗 SSB 抗体临床意义与抗 SSA 抗体相同。

(三)补体

活动期患者总补体(CH50)、C3、C4 等均有降低,尤其是 C3 下降常提示有 SLE 活动。

(四)狼疮带试验(LBT)

用直接荧光素标记抗体技术检测 SLE 患者皮肤,可在表皮与真皮交界处看到免疫球蛋白和补体成分沉积的黄绿色荧光带。活动期 SLE 非损害皮肤检出率为 80%,非活动期患者正常皮肤检出率 30%～40%;SLE 皮损检出率几乎 100%。狼疮带试验阳性提示 SLE 活动性。检查时要采取腕上方正常皮肤做实验,可提高本实验的特异性。

(五)肾活检

对狼疮肾炎的诊断、治疗和预后均有价值,尤其是对狼疮肾炎的治疗有重要意义。

【诊断与鉴别诊断】

(一)诊断

国际上应用较多的是美国 1997 年推荐的分类标准,该分类标准中的 11 项中,符合 4 项或 4 项以上者,在除外感染,肿瘤和其他结缔组织疾病后,可诊断 SLE。其特异性 85%,敏感性为 95%。在 11 项中,免疫学异常和高滴定度抗核抗体更具有诊断意义(表 8 - 2)。

表 8 - 2　美国风湿病学会 1997 年推荐的 SLE 分类标准

1.颊部红斑	固定红斑,扁平或高起,在两颧突出部位
2.盘状红斑	片状高起于皮肤的红斑,黏附有角质脱屑和毛囊栓;陈旧病变可见萎缩性瘢痕
3.光过敏	对日光有明显的反应,引起皮疹,从病史中得知或医生观察到
4.口腔溃疡	经医生观察到的口腔鼻咽部溃疡,一般为无痛性
5.关节炎	非侵蚀性关节炎,累及 2 个或更多的外周关节,有压痛、肿或积液
6.浆膜炎	胸膜炎或心包炎
7.肾脏改变	尿蛋白>0.5g/24h 或+++,或管型(红细胞、血红蛋白、颗粒或混合管型)
8.神经病变	癫痫发作或精神病,除外药物或已知的代谢紊乱
9.血液学疾病	溶血性贫血,或白细胞减少,或淋巴细胞减少,或血小板减少
10.免疫学异常	抗 ds - DNA 抗体阳性,或抗 Sm 抗体阳性,或抗磷脂抗体阳性(包括抗心磷脂抗体、或狼疮抗凝物、或至少持续 6 个月的梅毒血清实验假阳性三者中具备一项阳性)
11.抗核抗体	在任何时候和未用药诱发"药物性狼疮"的情况下,抗核抗体滴定度异常

(二)鉴别诊断

SLE 早期症状很不典型,表现为某一器官和某一系统的损害,容易误诊或漏诊,主要与类风湿性关节炎、结核性胸膜炎、心包炎、肾炎、各种皮炎、癫痫病及特发性血小板减少性紫癜等疾病相鉴别。

【病情判断】

SLE 诊断明确,还应进一步对疾病的活动性及严重程度进行判断。

(一)疾病活动性判断

下述指标表示 SLE 活动:①多关节炎、关节痛;②皮疹、口腔溃疡;③胸膜炎、心包炎;④全身症状:发热(T>38℃)疲倦、乏力;⑤血尿、蛋白尿进行性加重,血肌酐进行性增高,溶血性贫血,血小板减少,白细胞减少,淋巴细胞绝对值减少,血清补体(C3、C4)水平下降,血沉加快,抗ds-DNA 抗体升高;⑥肾活检组织的活动性病变如,细胞性新月体、肾小体细胞高度增多、白细胞渗出,毛细血管腔透明样栓塞,小管间质炎症等。上述指标恶化表示 SLE 活动,好转表示趋向缓解。

(二)病情严重性判断

1.轻型

诊断明确或高度怀疑,临床病情稳定,累及的靶器官功能正常或稳定,呈非致命性,无明显 SLE 治疗药物的毒副反应。

2.重型

指有重要脏器累及并影响其功能。狼疮危象则是指危及生命的急性重症 SLE,包括急进性狼疮肾炎、严重的中枢神经系统损害、严重的溶血性贫血、血小板减少性紫癜、严重心脏损害、严重狼疮肺炎、严重后果的狼疮性肝炎、严重的血管炎等。

【治疗】

SLE 目前虽然不能根治,但合理治疗后可以缓解。因此早期诊断、早期治疗尤其重要。了解脏器受累的范围、程度及疾病的活动性,对 SLE 疾病的判断及治疗方法的选择也非常重要。

(一)一般治疗

清除对 SLE 的恐惧心理和错误认识,树立乐观的生活态度,保持规律健康的生活习惯,急性期以卧床休息为主,病情稳定者可适当运动和锻炼。去除各种诱因如避免日光照射和紫外线照射,避免诱发本病的食物和药物,预防感染等。

(二)糖皮质激素

糖皮质激素(简称激素)是治疗 SLE 的首选用药,具有强大的抗炎和免疫抑制作用,适用于急性或暴发性或有主要脏器累及者,使用原则是早期、足量、持续用药,活动期分次给药、缓解期可于上午一次给药。重型可用泼尼松 40~60mg/d,待临床症状和实验室检查有明显好转,开始逐渐减量,一般每周减 5mg。多数患者 1 年后可以每日 10~15mg 或更小剂量维持,也可用地塞米松 3~4mg/d 口服。严重病例可用甲基泼尼松龙 0.5~1.0g 每日或隔日 1 次,静脉滴注 3 次为一疗程。

(三)免疫抑制剂

免疫抑制剂是治疗重症 SLE 的有效药物,一般不单独应用,多与糖皮质激素合用。

(1)环磷酰胺(CTX) 抑制 B 淋巴细胞增生和抗体生成,抑制作用较为持久。激素加环磷酰胺治疗狼疮肾炎和血管炎患者,能有效诱导疾病缓解,减缓病情发展,改善远期预后。目前采用环磷酰胺冲击疗法:0.5~1g/m² 体表面积加入 0.9％的氯化钠溶液 250ml 内,静脉缓慢滴注,时间超过 1 小时,一般每 4 周冲击 1 次。待尿蛋白转阴后,改为 2~3 个月一次,多数患者 0.5~1 年可使病情缓解进入巩固治疗阶段。冲击治疗的主要副作用是:骨髓抑制及胃肠道反应,尤其是白细胞减少,应密切监测血象。

(2)硫唑嘌呤 适用于中等度严重病例。对治疗浆膜炎、血液系统疾病、皮疹等效果较好。用法 100~150mg/d 或 2.5mg/(kg·d)分 2~3 次服,有胃肠道反应、骨髓抑制、肝功能损害等不良反应。

(3)其他免疫抑制药 用氮芥、甲氨蝶呤、苯丁酸氮芥治疗 SLE 均有报告,环孢素 A 治疗狼疮肾炎(特别是 V 型)也适用。但由于其肾毒性,剂量很少能超过 5mg/kg,应用还不广泛。吗替麦考酚酯(MMF),是一种选择性抑制 T 和 B 淋巴细胞增生的新型免疫抑制剂,具有独特的免疫抑制效应,为 SLE 的治疗提供了新的手段,临床研究已证明对顽固性狼疮肾炎有明显疗效。起始剂量每日 1.0~1.5g,分 2~3 次口服,副作用很小,用于维持治疗。

(四)大剂量注射免疫球蛋白 (IVIG)

是强有力的辅助治疗措施,对 SLE 的皮肤损害、白细胞减少、神经精神狼疮都有效,可以减少激素用量。常用剂量为 0.3~0.4g/(kg·d),连用 3~5 日,以后每月一次维持治疗。不良反应有发热、肌痛和胸腹疼。

(五)人造血干细胞移植

主要用于免疫抑制剂治疗无效的患者,由于存在风险,目前不作为常规治疗。

(六)生物制剂

主要分为以下几类:①改变细胞因子活化和调节;②抑制 T 细胞活化并诱导 T 细胞耐受、阻断 T、B 细胞相互作用;③作用于 B 细胞,减少 B 细胞产生抗 ds-DNA 抗体;④抑制补体活化。生物制剂为 SLE 的治疗尤其是难治性复发患者提供了一条新途径。

【生育指导和预后】

(一)生育指导

无中枢神经系统、肾脏或其他脏器严重损害,病情稳定处于缓解期达半年以上者,可安全妊娠并正常分娩。如为非缓解期,妊娠后容易出现流产、早产和死胎,发生率为 30％,故应避孕。妊娠前三个月及妊娠过程中,如使用环磷酰胺、甲氨蝶呤、硫唑嘌呤均可以影响胎儿的生长发育,故必须停用上述药物三个月以上方可妊娠,妊娠本身也可诱发 SLE,特别是妊娠早期和产后六周。激素通过胎盘时可被灭活(地塞米松除外),不会对胎儿有害,妊娠及产后一个月可按病情给予激素治疗,产后避免哺乳。

(二)预后

随着早期诊断手段的增加和早期治疗,SLE 的预后已明显改善。目前一年存活率 95％,5 年存活率 85％,10 年 75％,20 年 68％。急性期死亡的主要原因是 SLE 的多脏器损害和感染。慢性肾功能不全和药物的不良反应以及冠心病是 SLE 远期死亡的主要原因。

 ## 学习小结

　　风湿类疾病是一组累及多系统、多脏器的非器官特异性自身免疫性疾病。本章以类风湿性关节炎和系统性红斑狼疮为代表进行阐述。根据通行的类风湿性关节炎诊断标准,符合 7 项标准中的 4 项即可诊断;而系统性红斑狼疮列有 11 项标准,符合其中 4 项即可诊断。在诊断过程中,既要重视临床症状和体征,又要重视特异性检查尤其是自身抗体的检测。风湿病的药物治疗主要包括非甾体抗炎药、糖皮质激素、改变病情抗风湿药。其他治疗措施有教育、物理治疗、矫形、锻炼、手术等。在我国类风湿性关节炎患病率为 0.32%~0.36%,系统性红斑狼疮为 0.07%。通过本章节内容的学习,学生应重点掌握风湿类疾病的特点,诊断和治疗。

 ## 目标检测

1. 类风湿性关节炎有哪些临床特点? 急性发作期可给予哪些治疗?
2. 系统性红斑狼疮应如何诊断? 可用哪些药物缓解患者的症状?

第九章 理化因素所致疾病

学习目标

【知识要求】

1.掌握中毒的概念和治疗原则以及有机磷杀虫剂中毒、一氧化碳中毒和镇静催眠药中毒的机制、主要临床表现,实验室检查和治疗措施,重点是解毒药物的应用。

2.熟悉洗胃的注意事项、常用解毒药物及中暑的治疗措施。

3.了解中毒和中暑的常见原因和预防措施。

【能力要求】

1.学会快速识别诊断出各种常见的中毒。

2.学会指导家属和患者中毒以后的身体康复,并指导患者如何预防。

第一节 中 毒

一、中 毒 总 论

化学物质进入人体后与体液、组织和器官发生生物化学或生物物理作用,造成机体暂时性或永久性的组织器官功能障碍或器质性病变,破坏了机体的正常生理功能,称为中毒(poisoning),引起机体中毒的化学物质称为毒物(poison)。

临床上,中毒分为急性和慢性两大类,主要取决于毒物进入人体的量和时间。急性中毒为短时间大量毒物进入人体引起的疾病,发病急,症状危重,病情变化迅速,可危及生命,需积极抢救。慢性中毒指长期小量毒物进入人体积蓄到一定程度才出现中毒症状。

【病因和中毒机制】

(一)病因

1.职业性中毒

在毒物的生产、运输、储存、应用过程中,人们不注意劳动保护,未遵守操作规程,致使毒物进入体内,引起的中毒。此类中毒毒物多经皮肤或呼吸道进入人体而致病。

2.非职业性中毒

常因误食、误用含毒物质,或服毒自杀、投毒、用药过量等,大量毒物进入人体而引起中毒,如农药、有毒动植物等。

(二)中毒机制

1.毒物的分类

(1)根据毒物的来源和用途 可分为:①工业性毒物:如汞、铅、苯、沥青等;②农药:如有机磷杀虫剂、有机氯杀虫剂、拟除虫菊酯杀虫剂等;③药物:如异烟肼、洋地黄、地西泮、氯氮平、巴比妥类药物等;④有毒动植物:毒蕈、毒扁豆碱、河豚毒素、蛇毒等。

(2)按毒物的性质和作用部位　可分为:①腐蚀性毒物:对组织有强烈的腐蚀性,如强酸、强碱等;②神经性毒物:此类毒物可使中枢神经、周围神经和神经肌肉接头处的功能障碍,如有机磷农药、阿托品、士的宁、烟碱等;③血液性毒物:可使红细胞破坏(如砷化氢),血红蛋白变性(一氧化碳);④抑制骨髓造血功能的毒物:如氯霉素、汞、苯;⑤内脏性毒物:可导致人体器官的损害,如夹竹桃可造成心脏损害,汞、四氯化碳导致肾损害等。

2.毒物的吸收、代谢和排泄

有毒物质可经呼吸道、消化道和皮肤黏膜进入机体。工农业生产中,有毒物质多以烟雾、粉尘等气体形态由呼吸道吸入人体,肺泡的吸收能力很强,比经消化道吸收入血的速度快20倍。非职业性中毒时,毒物多经消化道吸收,是生活中毒的常见途径,例如有毒食物、镇静安眠药等常经口摄入中毒,毒物经口腔和食道黏膜吸收较少,主要由小肠吸收。经小肠液和酶的作用后,毒物性质部分发生改变,进入血液循环经肝脏解毒后分布到全身的组织和器官。脂溶性毒物如苯胺、有机磷农药可经完整的皮肤黏膜进入人体。蛇毒多经伤口进入体内。吸收后的毒物经血液循环分布于全身组织器官。毒物主要在肝脏经氧化、还原、水解和结合作用进行代谢。肾脏是毒物排泄的主要器官。另外,毒物还可从消化道、呼吸道、汗腺、乳腺和泪腺排出体外。

3.影响毒物作用的因素

(1)毒物的理化性质　毒物毒性的大小与其化学结构和物理性质密切相关。毒物的溶解度大,易被消化道吸收。空气中毒物的颗粒越小,挥发性越强,吸入肺内量越多,毒性越大。脂溶性毒物往往可经皮肤吸收并损害神经系统,因为神经组织含较多的脂质。

(2)毒物的浓度、剂量和接触时间　毒物的浓度愈高,剂量愈大,接触时间愈长,其毒性愈大。

(3)机体的易感性　个体对某些毒物的易感性有一定的差别,常与年龄、性别、营养健康状况和生活习惯等因素有关。

4.中毒机制

(1)局部刺激、腐蚀作用　某些毒物(如强酸、强碱)对皮肤、黏膜有直接的刺激和腐蚀作用,表现为皮肤、黏膜的炎症甚至坏死。

(2)缺氧　某些毒物(如一氧化碳、氰化物等)通过影响氧的吸收、转运和利用而导致组织器官缺氧,使器官的功能发生障碍。

(3)抑制酶的活性　很多毒物(如有机磷农药)本身或其代谢产物通过抑制酶的活力而产生毒性作用。

(4)干扰细胞或细胞器的生理功能　在体内,四氯化碳经酶催化后形成三氯甲烷自由基,后者作用于肝细胞膜中的不饱和脂肪酸,引起脂质过氧化,使线粒体和内质网变性导致肝细胞坏死。

(5)麻醉作用　有机溶剂和吸入性麻醉药(如催眠药、麻醉药)有很强的亲脂性,容易通过血脑屏障抑制中枢神经系统。

(6)竞争相关受体　如阿托品过量时通过竞争性阻断毒蕈碱受体产生毒性作用。

【临床表现】

(一)急性中毒

急性中毒起病急,症状重,病情发展迅速,可致呼吸抑制、休克、少尿、惊厥或神志障碍。有些毒物中毒具有较特异性的症状。

(二)慢性中毒

因接触毒物不同,表现各异。

1.神经系统表现

痴呆(见于一氧化碳中毒)、震颤麻痹(见于一氧化碳、吩噻嗪或锰中毒)和周围神经病(见于铅、砷中毒)。

2.消化系统表现

砷、四氯化碳、三硝基甲苯或氯乙烯中毒常引起中毒性肝病。

3.泌尿系统疾病

铅、汞等中毒可引起中毒性肾损害。

4.血液系统表现

苯、三硝基甲苯中毒引起再生障碍性贫血或白细胞减少。

5.骨骼系统表现

氟中毒引起氟骨症;黄磷中毒引起下颌骨坏死。

【诊断】

中毒的诊断主要依据毒物接触史、临床表现和相关的实验室检查来确定。急性中毒的诊断一般不难。慢性中毒多见于职业性中毒,诊断应慎重考虑。

(一)毒物接触史

如为非职业性中毒,应详细询问毒物接触史,包括接触方式、剂量和时间、剩余毒物、容器等。对疑有服毒的患者,应了解平时的精神状态、生活情况、既往疾病史、经常服用的药物种类、有无剩余的药物、家中有否空药瓶和药袋、家中药物和农药有无缺少等。怀疑一氧化碳中毒时,应了解室内炉火及房间密闭情况,烟囱是否阻塞、倒烟,以及同室内其他人员的情况。职业性中毒应询问患者职业史、工种、工龄、接触毒物的种类、时间、环境状况、劳动防护条件以及是否发生过类似事故等相关情况。

(二)临床表现

对突然出现原因未明的呕吐、发绀、呼吸困难、休克、特别是惊厥或昏迷的患者,应想到急性中毒的可能。如有肯定的毒物接触史,应针对该毒物特异性的临床表现(表9-1)进行重点问诊及查体,如符合该毒物中毒,及时采取紧急措施,待病情允许时,再做系统的补充检查。

表9-1 主要中毒症状和常见毒物的关系

临床表现	可引起中毒症状的毒物
皮肤黏膜灼伤	强酸、强碱、甲醛、甲酚皂液
樱桃红色	一氧化碳、氰化物
发绀	亚硝酸盐、二硝基苯、麻醉药、有机溶剂

临床表现	可引起中毒症状的毒物
黄疸	四氯化碳、毒蕈、鱼胆、砷、砷化氢
潮湿、多汗	有机磷杀虫药、乙醇、阿司匹林、毛果云香碱、毒扁豆碱
皮肤干燥	颠茄类
昏迷	吗啡类、麻醉药、乙醇、氰化物、一氧化碳、有机磷杀虫药
惊厥	中枢兴奋药、有机磷杀虫药
瘫痪	一氧化碳、河豚、肉毒毒素
瞳孔扩大	颠茄类、甲醇、乙醇、氰化物、肉毒毒素
瞳孔缩小	有机磷杀虫药、吗啡、毒蕈、巴比妥
呼出气味	有机磷农药(蒜臭味)、氰化物(苦杏仁味)
呼吸加快	水杨酸、甲醇、尼可刹米、洛贝林、刺激性气体
呼吸减慢	镇静催眠药、吗啡
肺水肿	刺激性气体、有机磷杀虫药
心动过速	颠茄类、拟肾上腺素药
心动过缓	洋地黄类、奎尼丁
心律失常	洋地黄、夹竹桃、蟾酥、氨茶碱、拟肾上腺素药
尿少、无尿	有机磷农药、磺胺类、毒蕈、汞、砷、铋、蛇毒
血液凝固障碍	肝素、双香豆素、水杨酸类、蛇毒等

(三)实验室检查

如有条件,常规应收集遗留的毒物、呕吐物、胃内容物、血、尿、粪标本进行毒物鉴定或细菌培养,确定诊断。切勿因等待毒物分析结果而延误治疗。也应做与毒物引起机体组织器官损害相关的检查。

【治疗】

治疗原则:①立即终止接触毒物;②紧急复苏和对症支持治疗;③迅速清除体内尚未吸收的毒物;④应用特效解毒剂;⑤预防并发症。

(一)立即终止接触毒物

毒物经呼吸道吸入者,立即脱离现场,移至空气新鲜的环境。经皮肤、黏膜接触者,立即脱掉被污染的衣服,用清水彻底清洗接触部位的皮肤黏膜。

(二)紧急复苏和对症支持治疗

许多中毒并无特殊解毒疗法。临床上采取积极的对症处理,可保护患者的生命器官,促其恢复功能。对急性中毒昏迷患者,要保持呼吸道通畅、维持呼吸和循环功能;出现脑水肿时使用甘露醇等脱水剂;出现抽搐时使用地西泮等止痉剂;出现休克时应采取补充血容量、给予血管活性药物等抗休克措施;出现呼吸衰竭时采取吸氧、辅助呼吸、注射呼吸兴奋剂等措施;出现感染时选择敏感的抗生素等。同时密切观察患者的神志、体温、脉搏、呼吸和血压等情况。一且出现心脏骤停、休克、循环衰竭、呼吸衰竭、肾衰竭、水电解质和酸碱平衡紊乱时,立即采取有效急救复苏措施,稳定生命体征。

(三)清除胃肠道内尚未被吸收的毒物

1.催吐

神志清醒合作的患者,简单有效的催吐方法是让患者饮温水 200～300ml,然后用手指或压舌板刺激患者的舌根部或咽后壁,使患者呕吐,这样反复进行多次,直至胃内容物完全呕出为止,也可用药物如依米丁(吐根碱)或口服吐根糖浆催吐。惊厥、昏迷、吞服腐蚀性毒物如强酸、强碱和吞食石油蒸馏物禁用催吐方法。在催吐过程中,头应侧位以避免呕吐物堵塞呼吸道而窒息。

2.洗胃

用于口服毒药 1 小时以内者,一般在服毒后 4～6 小时内洗胃有效。但超过 6 小时后有些毒物仍在胃内残留,或由胃黏膜排出,所以多数仍有洗胃必要。吞服强酸、强碱不宜洗胃。惊厥患者应在控制后进行。食管胃底静脉曲张和溃疡病近期有出血、穿孔病史者不宜洗胃。

(1)洗胃方法 ①患者左侧卧位,使幽门处于最高位;②胃管插入深度距门齿约 50cm,向胃内注入适量空气,同时在胃区听到"咕噜"声,证明胃管在胃内;③先吸净胃内容物(第一份胃内容物送检);④灌入 30～35℃洗胃液 200～300ml,反复灌洗,至吸出液澄清无味为止,一般总量为 2～5L,甚至可用到 6～8L,或更多。

(2)洗胃液 一般情况或毒物不明者用清水、生理盐水洗胃。有机磷农药中毒用 2% 碳酸氢钠液洗胃(敌百虫中毒禁用)。也可在洗胃时根据毒物的种类加入相应的解毒物质,例如:①保护剂,可用牛奶、蛋清、豆浆、米汤、植物油等保护胃肠道黏膜,强碱、强酸中毒者可口服保护剂;②吸附剂,活性炭 30～50g 于洗胃后注入可吸附多种毒物;③解毒剂,可与胃肠道内残留的毒物起中和、氧化、沉淀等化学作用,使其失去毒性。如 1:5 000 高锰酸钾液可使生物碱、毒蕈类氧化解毒;氟化物中毒可与 1% 葡萄糖酸钙作用后,生成氟化钙而沉淀解毒;钡盐中毒可用 0.5% 硫酸钠,使其生成硫酸钡而沉淀解毒。

3.导泻

洗胃后灌入泻药清除肠道内尚未吸收的毒物,可用硫酸镁(20～30g)溶于 100ml 水中(昏迷或呼吸抑制者用硫酸钠),经胃管注入。一般不用油类泻药,避免促进脂溶性毒物的吸收。

(四)促进已吸收毒物的排泄

1.吸氧

吸入有害气体时,吸氧能促进毒物排出,高压氧促使一氧化碳排出的效果更好。

2.利尿

静脉滴注葡萄糖、生理盐水能增加尿量促进毒物排泄,也可用呋塞米、甘露醇等利尿,如有急性肾衰竭,则不宜采用输液利尿方法,但可透析。

3.透析疗法

(1)腹膜透析 简便易行,对清除巴比妥类、苯妥英钠、乙醇、甲醇、异烟肼、水杨酸、磺胺等有效。

(2)血液透析 对于长效巴比妥类、苯丙胺、磺胺、硫氰酸盐、阿司匹林、水杨酸等透析效果较好,并能治疗急性肾衰竭。一般在中毒 12 小时内透析效果好,脂溶性的毒物透析效果不好。

(3)血液灌流　适合于大分子、脂溶性、与蛋白结合力强的毒物中毒,如百草枯中毒、地西泮中毒等。

(五)解毒药

1.金属中毒解毒药

此类药物多属螯合剂常用的有氨羧螯合剂和巯基螯合剂。

(1)依地酸钙钠(EDTA Ca–Na₂)　是最常用的氨羟螯合剂,可与多种金属形成稳定且可溶的金属螯合物排出体外。主要用于治疗铅中毒。用法:每日1g加入5%葡萄糖250ml中静脉滴注。3日为一疗程,休息3~4日后可重复用药。

(2)二巯丙醇(BAL)　此药含有活性巯基,进入体内可与某些金属形成无毒的、难解离的螯合物由尿中排出。用于治疗砷、汞中毒。急性砷中毒治疗剂量:第1~2日,2~3mg/kg,肌注每4~6小时1次,第3~10日,每日2次。可有恶心、呕吐、腹痛、心悸、头晕、头痛等不良反应。

(3)二巯丙磺酸钠(Na–DMPS)　作用与二巯丙醇相似,但疗效较高,不良反应较少。多用于治疗汞、砷、铜、锑等中毒。如汞中毒时,5%二巯丙磺酸钠5ml,每日1次,肌注,3日为一疗程,休息4日后可再用药。

(4)二巯丁二酸钠(Na–DMS)　用于治疗锑、铅、汞、砷、铜等中毒效果好。每日1~2g,静脉滴注或肌肉注射,3日为一疗程,休息4日后可再用药。急性锑中毒心律失常时,每小时静脉注射1g,可连用4~5次。

2.高铁血红蛋白血症解毒药

常用美蓝(亚甲蓝),小剂量可使高铁血红蛋白还原为正常血红蛋白,用于治疗亚硝酸盐、苯胺、硝基苯等中毒引起的高铁血红蛋白血症。用法:亚甲蓝1~2mg/kg稀释后,静注,如必要可重复应用。应注意,药液外渗时可引起组织坏死。而大剂量(10mg/kg)效果相反,可产生高铁血红蛋白血症,用于治疗氰化物中毒。

3.氰化物中毒解毒药

氰化物中毒一般采用亚硝酸盐-硫代硫酸钠疗法。中毒后即给予适量亚硝酸盐,使血红蛋白氧化成高铁血红蛋白,后者与氰化物结合成氰化高铁血红蛋白,此时的氰离子与硫代硫酸钠作用,形成毒性低的硫氰酸盐排出体外。剂量:亚硝酸异戊酯吸入;3%亚硝酸钠10ml缓慢静注,随即用25%硫代硫酸钠50ml缓慢静注。

4.有机磷杀虫剂中毒解毒药

阿托品、解磷定等,详见有机磷杀虫药中毒。

(六)预防并发症

惊厥时,保护患者避免受伤;卧床时间较长者,要定时翻身,以免发生坠积性肺炎、压疮或血管栓塞性疾患等。

【预防】

(一)加强防毒宣传和教育

因时、因地进行防毒知识及中毒急救知识的宣传。冬季预防煤气中毒,农忙时节,指导农民正确喷洒农药,穿戴防护面具和服装等。

(二)加强毒物管理

对毒物要有严格的管理制度,专人保管,容器要加标记专用,防止毒物跑、漏、渗,加强车间通风,注意废水、废气、废渣的无害化处理。

(三)预防化学性食物中毒

食用食物时,要了解有无毒性,掌握正确的食用方法,如无把握不要进食。如蕈类、河豚、木薯等。

二、有机磷杀虫药中毒

有机磷杀虫药(OPI)由于杀虫效率高、杀虫范围广、成本低、药源充足是目前应用最广泛的农业杀虫剂。对人畜的主要毒性是抑制胆碱酯酶,使胆碱能神经末梢释放的乙酰胆碱蓄积,后者持续作用于神经或效应器,导致其先兴奋后抑制的一系列毒蕈碱样症状、烟碱样症状、中枢神经系统症状。严重者可因昏迷或呼吸衰竭而死亡。

目前我国应用的各种有机磷农药种类繁多,毒性有很大差别,按大白鼠急性口服的半数致死量(LD_{50}),可将有机磷毒物分为以下四类。

1.剧毒类

半数致死量 $LD_{50} < 10mg/kg$,如甲拌磷(3911)、内吸磷(1059)、对硫磷(1605)、特普(TEPP)等。

2.高毒类

半数致死量 $LD_{50} 10 \sim 100mg/kg$,如甲基对硫磷、甲胺磷、谷硫磷、氧化乐果、敌敌畏等。

3.中度毒类

半数致死量 $LD_{50} 100 \sim 1\,000mg/kg$,如乐果、碘依可酯乙硫磷、乙硫磷、敌百虫、敌匹硫磷、稻丰散、大亚仙农等。

4.低毒类

半数致死量 $LD_{50} 1\,000 \sim 5\,000mg/kg$,如马拉硫磷、氯硫磷、杀螟松、辛硫磷、稻瘟净等。

【中毒原因和侵入途径】

(一)生产性中毒

指在有机磷农药生产(制备、出料、包装)过程中,个人防护不当,生产设备密封不严或发生故障,有机磷农药跑、漏、滴、渗,毒物经皮肤和呼吸道进入人体,或使用中未按操作规程进行操作(如用手搅拌农药、喷洒杀虫药时药液污染皮肤、浸湿衣服)由皮肤吸收而中毒,或农药雾珠经呼吸道吸入引起中毒。

(二)非生产性中毒

主要指在生活中误服、自杀服用有机磷农药;或误食被有机磷农药污染的食物、蔬菜、水果;或滥用有机磷农药灭蚊、灭虱、灭蚤而又防护不当引起中毒。

【代谢及中毒机制】

有机磷农药进入人体后,迅速分布到全身各组织器官,以肝脏、肾脏内浓度最高。绝大多数经肝氧化、分解,有机磷农药排泄较快,吸收后 24 小时内以最终产物对位硝基酚从尿中排出,48 小时后完全排出体外。

有机磷农药中毒机制,主要是有机磷农药与体内胆碱酯酶的酯解部位结合成稳定的磷酰化胆碱酯酶从而失去分解乙酰胆碱的能力,使胆碱能神经末梢释放的乙酰胆碱大量积聚而致胆碱能神经和其效应器先兴奋后抑制(胆碱能神经包括自主神经的节前纤维,副交感神经的节后纤维,横纹肌的运动神经肌肉接头,控制汗腺分泌和血管收缩的交感神经节后纤维,以及中枢神经系统)从而引起毒蕈碱样症状、烟碱样症状和中枢神经系统症状。

【临床表现】

急性中毒发作时间与毒物种类、剂量和侵入途径有关。口服中毒在 10 分钟至 2 小时发病;吸入后约 30 分钟;皮肤吸收后约 2～6 小时发病。

(一)急性中毒

1.毒蕈碱样(M 样)症状

主要是副交感神经末梢过度兴奋,产生的类似毒蕈碱样作用。①平滑肌痉挛:表现为瞳孔缩小,胸闷、气短、呼吸困难,恶心、呕吐、腹痛、腹泻;②括约肌松弛:表现为大小便失禁;③腺体分泌增多:表现为大汗、流泪和流涎、多痰咳嗽、气促、甚至肺水肿。

2.烟碱样(N 样)症状

乙酰胆碱(ACh 在骨骼肌神经-肌肉接头处过多积蓄所致。①肌纤维颤动,甚至全身肌肉强直性痉挛,也可出现肌力减退或瘫痪,呼吸肌麻痹引起呼吸衰竭或停止;②交感神经节受ACh 刺激,其节后交感神经纤维末梢释放儿茶酚胺,表现血压增高和心律失常。

3.中枢神经系统表现

头痛、头晕、疲乏、共济失调、烦躁不安、谵妄、抽搐和昏迷。

4.局部损害

敌敌畏、敌百虫、对硫磷、内吸磷等接触皮肤后可引起皮肤出现红斑、丘疹、水疱和皮肤脱剥;有机磷杀虫药进入眼内可引起结膜充血、瞳孔缩小。

(二)迟发性多发性神经病

个别重症患者在中毒症状消失后 1～3 周,出现迟发性肢体末端病变如下肢瘫痪、四肢肌肉萎缩等神经症状。

(三)中间综合征

少数重度 OPI(甲胺磷、敌敌畏、乐果、久效磷)中毒后 24～96 小时,在胆碱能危象和迟发性神经病之间,突然出现肌无力。常表现为抬头困难、眼睑下垂、咀嚼无力、吞咽困难、面瘫、呼吸肌麻痹、进行性呼吸衰竭、昏迷以致死亡。

(四)中毒后反跳

某些 OPI,如乐果和马拉硫磷口服中毒,经急救后临床症状好转,可在数日至一周后突然急剧恶化,重新出现有机磷急性中毒的症状,甚至发生肺水肿和突然死亡。可能与残留在皮肤、毛发和胃肠道的毒物重新吸收或解毒药停用过早有关。

【实验室检查】

(一)全血胆碱酯酶活力测定

全血胆碱酯酶活力是诊断有机磷农药中毒的特异性指标,并对判定中毒程度轻重、指导治疗用药、疗效评价和估计预后都极为重要。以正常人血胆碱酯酶 ChE 活力为 100%,急性有机磷农药中毒时,胆碱酯酶活力在 70％以下。胆碱酯酶活力也可作为长期接触有机磷农药者的监测指标。

(二)尿中有机磷农药分解产物测定

尿中测定出对硝基酚(对硫磷、甲基对硫磷中毒)和三氯乙醇(敌百虫中毒)时,均有助于有机磷农药中毒的诊断。

(三)有机磷化合物的测定

有条件时取患者的呕吐物、呼吸道分泌物、抽取胃内容物进行有机磷化合物的测定有确诊有机磷农药中毒的意义。

【诊断与鉴别诊断】

(一)诊断

①OPI 接触史;②呼气有大蒜味、多汗、流涎、流泪、流涕、瞳孔缩小、口吐白沫、肌纤维颤动和意识障碍等中毒表现;③全血 ChE 活力下降。

(二)临床分级

①轻度中毒:仅有 M 样症状,ChE 活力 70％～50％;②中度中毒:M 样症状加重,出现 N 样症状,ChE 活力 50％～30％;③重度中毒:具有 M、N 样症状,并伴有肺水肿、抽搐、昏迷,呼吸肌麻痹和脑水肿,ChE 活力 30％以下。

(三)鉴别诊断

OPI 中毒应与中暑、急性胃肠炎或脑炎等鉴别,尚需与拟除虫菊酯类中毒及甲脒类中毒鉴别。前者口腔和胃液无特殊臭味,血 ChE 活力正常;后者以嗜睡、发绀、出血性膀胱炎为主要表现,而无瞳孔缩小和腺体分泌增加等表现。

【治疗】

(一)清除毒物

在生产或使用农药时中毒者,应立刻离开现场,到空气新鲜处。脱去污染的衣服,用肥皂水彻底清洗皮肤、毛发和指甲,以免继续吸收。禁用热水或酒精擦洗。如眼部被污染,可用生理盐水或 2％碳酸氢钠液(敌百虫禁用)冲洗。

口服中毒者,应立即洗胃,即使中毒时间超过 12 小时,也不应放弃洗胃,因胃内仍可有残留毒物,吸收后的毒物亦可再从胃黏膜排出。常用清水、2％碳酸氢钠溶液(敌百虫禁用)、1∶5 000的高锰酸钾溶液(对硫磷禁用)冲洗。洗胃要彻底充分。

(二)紧急复苏和对症处理

OPI 中毒常死于肺水肿、呼吸肌麻痹、中枢性呼吸衰竭和循环衰竭,部分患者尚可伴有酸中毒、低钾血症、严重心律失常等。这些症状一旦发生,应紧急采取复苏措施和对症处理:包括清除呼吸道分泌物,保持呼吸道通畅,给氧,使用辅助呼吸或呼吸兴奋剂等。肺水肿者应用阿托品,不能应用氨茶碱和吗啡。心脏停搏时,立即行体外心脏按压复苏,抽搐时,可给予地西泮;脑水肿时,给予 20％甘露醇和地塞米松;休克时,给予抗休克治疗。

(三)特效解毒药

1.胆碱酯酶复能药

这类药物为肟类化合物,能使被抑制的胆碱酯酶恢复活性,其原理是肟类化合物的吡啶环中的氮带正电,能吸引磷酸化胆碱酯酶的阴离子部位,而且肟基与磷原子有较强的亲和力,所以此类药物可与磷酰化胆碱酯酶中的磷形成化合物,使其与胆碱酯酶的酯解部位分离,从而使乙酰胆碱酯酶重新恢复活力。胆碱酯酶复能药对解除烟碱样症状作用明显,对已老化的胆碱酯酶无复能作用,因此对慢性的胆碱酯酶抑制的疗效不理想。

常用的药物有碘解磷定(PAM-I)、氯解磷定(PAM-CI),此外还有双复磷(DMO_4)。

碘解磷定和氯解磷定对内吸磷、对硫磷、甲胺磷、甲拌磷、丙氟磷、苏化203中毒的疗效好,而对敌敌畏、敌百虫中毒的疗效差;双复磷对敌敌畏、敌百虫中毒的疗效较解磷定为好。肟类复能剂对乐果、马拉硫磷、八甲磷、三嗪农、棱曼疗效差或无效。胆碱酯酶复能药的用法用量见表9-2。

胆碱酯酶复能药的不良反应有短暂的眩晕、视力模糊或复视、血压升高等。用量过大,可有癫痫样发作和抑制胆碱酯酶的活力。碘解磷定在剂量较大时,有口苦、咽干、恶心、面潮红。注射过快可致呼吸抑制。双复磷副作用有口周及全身麻木和灼热、恶心、呕吐、面色潮红,剂量过大时,可致室性早搏和传导阻滞,个别患者发生中毒性肝病。

2. 抗胆碱药

阿托品主要作用于外周M受体,能缓解M样症状,对N受体无明显作用。阿托品首次足量给药愈早,疗效愈好,抢救成功率愈高。一般以皮下注射为宜。当病情危急时,应采取静脉注射,但不应静脉滴注,尤其是首次用药,禁用静脉滴注,因静脉滴注时,药物不易达到有效血药浓度。首次参考用量:轻度中毒2~4mg,中度中毒5~10mg,重度中毒10~20mg。根据病情每10~30分钟或1~2小时重复给药一次,直到患者M样症状消失或出现"阿托品化"。"阿托品化"的指征为:瞳孔较前扩大、口干、皮肤干燥、心率增快(90~100次/分)和肺部湿啰音消失。此时,应减少阿托品剂量或停用。如出现瞳孔明显扩大、神志模糊、烦躁不安、抽搐、昏迷和尿潴留等为阿托品中毒应立即停用。此外,常用的抗胆碱能药还有山莨菪碱、东莨菪碱、苯那辛、苯扎托品、丙环定等。

表 9-2　OPI 中毒解毒药计量表

药名	轻度中毒	重度中毒	重度中毒
胆碱酯酶复能剂			
氯解磷定(g)	0.5~0.75	0.75~1.5	1.5~2.0
碘解磷定(g)	0.4	0.8~1.2	1.0~1.6
双复磷(g)	0.125~0.25	0.5	0.5~0.75
抗胆碱药			
阿托品(mg)	2~4	5~10	10~20

(四)密切观察病情

治疗过程中如发现有机磷中毒反跳现象或中间型综合征,应及早给予处理。

【预防】

(一)执行安全生产制度

生产有机磷农药的工厂生产设备要自动化、管道化和密闭化。经常进行安全防护检查,遵守安全操作规程,生产人员要注意防护。

（二）严格有机磷农药的保管、运输和使用

应专库贮存、专人保管，严禁与粮食、副食品、饲料等放在一起；须专车运输，不得与食品、水果、蔬菜等同车运输；用时要严格遵守操作规程，采取各种防护措施。施药人员要穿长袖衣裤，戴帽子、口罩及手套，工作后用碱水或肥皂清洗污染的皮肤和手，污染的衣服、口罩及时洗净。喷药和拌种的工具、容器要专用，用后用清水洗净，禁止再用这些容器盛放食物、饮水和饲料。

（三）加强宣传教育

不能用有机磷农药治疗皮肤病，也不能用来灭虱、灭蚤。

三、灭鼠药中毒

灭鼠药中毒是指一定量的灭鼠药进入人体后，引起的身体损害性疾病。

【病因与中毒机制】

（一）病因

1. 常用灭鼠药

毒鼠强（没鼠命）、氟乙酰胺（敌牙胺）、灭鼠灵（华法林）、敌鼠钠盐、溴鼠隆（大隆）、磷化锌等。

2. 中毒方式

①误食灭鼠剂制成的毒饵；②有意自服或他人投放灭鼠药；③在灭鼠药生产、运输、保管、使用过程中，防护不当，经皮肤黏膜或呼吸道吸收；④食用含有灭鼠药的动植物，造成二次中毒。

（二）中毒机制

1. 抗凝血类灭鼠药

该类鼠药包括灭鼠灵、敌鼠钠盐、溴鼠隆等。其主要中毒机制是干扰肝脏利用维生素 K，使凝血因子合成减少，造成出血。

2. 毒鼠强

人致死量 5～12mg（0.1～0.2mg/kg），该药通过拮抗 γ-氨基丁酸使中枢神经系统产生过度兴奋，出现强烈惊厥。

3. 氟乙酰胺

人致死量 0.1～0.5g，该药在体内脱氨形成氟乙酸，氟乙酸与三磷酸腺苷和辅酶结合，导致三羧酸循环中断，同时柠檬酸及丙酮堆积，使心、脑、肝、肾等组织细胞发生变性、坏死，出现肺水肿、脑水肿等表现。

4. 磷化锌

人致死量 4.0mg/kg。该药口服后，在胃酸作用下分解产生磷化氢和氯化锌，磷化氢抑制细胞色素氧化酶，造成神经细胞内呼吸障碍；氯化锌通过对胃黏膜的强烈刺激和腐蚀作用导致胃黏膜出血、损害。磷化锌经呼吸道进入后，则造成肺充血、水肿，同时损害心血管、肝、肾等脏器，以至出现多器官功能障碍。

【临床表现】

不同的灭鼠药中毒所表现的临床表现不同（表9-3）。

(一)毒鼠强

严重的阵挛性惊厥和脑干刺激性癫痫大发作。对人致死量为一次口服 5～12mg(0.1～0.2mg/kg)。由于其剧烈的毒性和稳定性,易造成二次中毒,且无解毒药。

(二)氟乙酰胺

人口服致死量为 0.1～0.5g。起病急骤,临床分三型:①轻型:头痛、头晕、视力模糊、乏力、四肢麻木、肌肉抽动、口渴、呕吐、上腹痛等;②中型:在轻型的基础上,出现烦躁、呼吸困难、血压下降、分泌物增多等;③重型:昏迷、惊厥、严重心律失常、瞳孔缩小、肠麻痹、二便失禁、心肺功能衰竭等。

(三)抗凝血类灭鼠药

早期表现为恶心、呕吐、腹痛、低热、食欲减退、情绪不良;中晚期为全身广泛出血,可出现休克。

(四)磷化锌

人致死量 4.0mg/kg。轻者:胸闷、咳嗽、鼻咽发干、呕吐、腹痛;重者:呕吐物有大蒜味、口腔黏膜糜烂、肌肉抽动、惊厥;严重者:肺水肿、脑水肿、心律失常、昏迷、休克。

表 9-3　常见灭鼠药中毒的临床表现特点、诊断要点和特效疗法

鼠药	临床表现特点	诊断要点	特效疗法
毒鼠强	严重的阵挛性惊厥和脑干刺激性癫痫大发作	• 薄层层析法和气象色谱分析可检出血、尿和胃内容物中的毒物成分 • 中毒性心肌炎致心律失常和 ST 段改变。 • 心肌酶谱增高和肺功能损害	无特效解毒剂 • 抗惊厥:可使用地西泮、苯巴比妥钠等解痉剂。地西泮每次 10～20mg,静脉注射,或 50～100mg 加入 10% 葡萄糖液 250ml 中静脉滴注,总量不超过 200mg • 血液净化
氟乙酰胺	起病急骤,临床分三型 • 轻型:头痛、头晕、视力模糊、乏力、四肢麻木、肌肉抽动、口渴、呕吐、上腹痛等 • 中型:在轻型的基础上,出现烦躁、呼吸困难、血压下降、分泌物增多等 • 重型:昏迷、惊厥、严重心律失常、瞳孔缩小、肠麻痹、二便失禁、心肺功能衰竭等	• 疏靛反应法:患者标本中,可查出代谢产物氟乙酸 • 气相色谱法:可检出氟乙酸钠 • 血与尿中柠檬酸含量增高、血酮↑↑,血钙↓↓ • 心肌酶活力↑↑ • 心电图 QT 延长,ST-T 改变	• 特效解毒剂是乙酰胺(解氟灵)。每次 2.5～5.0g,肌注,3 次/日,或按 0.1～0.3g/(kg·d)计算,总量分 3 次肌注。重症患者,首次肌注剂量为全日量的 1/2(即 10g),连用 5～7 日为一疗程 • 醋精(甘油酸酯)6～30mg(0.1～0.5mg/kg),每 30 分钟一次,肌内注射

鼠药	临床表现特点	诊断要点	特效疗法
抗凝血类灭鼠药	• 早期:恶心、呕吐、腹痛、低热、食欲减退、情绪不良 • 中晚期:全身广泛出血,可出现休克	• 出血时间延长,凝血时间和凝血酶原时间延长 • 凝血因子 II、VII、IX、X 减少或活动度下降 • 胃内容物中,可检出毒物成分	• 特效对抗剂是维生素 K_1。首次 10~20mg 肌注,每 3~4 小时 1 次;亦可维生素 K_1 10~20mg 先静注,后静滴维持,每日静滴总量不超过 120mg,1~2 周为一疗程 • 补充凝血因子:输新鲜冰冻血浆 300ml
磷化锌	• 轻者:胸闷、咳嗽、鼻咽发干、呕吐、腹痛 • 重者:呕吐物有大蒜味、口腔黏膜糜烂、肌肉抽动、惊厥 • 严重者:肺水肿、脑水肿、心律失常、昏迷、休克	• 血磷↑↑、血钙↓↓ • 心、肝和肾功能异常	• 头痛、头晕:可口服布洛芬 0.2g,每日 3 次 • 烦躁:可用苯巴比妥钠 0.1g 或地西泮 10mg 肌内注射 • 呕吐、腹痛,可用阿托品 0.6mg,肌内注射 • 抽搐或惊厥,可用 10% 水合氯醛 15~20ml 保留灌肠

【诊断】

根据灭鼠药服用或接触史,结合灭鼠药中毒的临床表现特点和诊断要点(特别是查出灭鼠药或其代谢产物),即可做出诊断。

【治疗】

(一)脱离毒物

立即脱离中毒环境,迅速清除尚未吸收的毒物。

1.皮肤中毒

脱去污染衣服,清洗皮肤。

2.呼吸道吸入中毒

脱离中毒环境,移至空气新鲜处。

3.口服中毒

立即催吐、洗胃、导泻。

(1)毒鼠强和抗凝血类灭鼠药中毒 清水洗胃后经胃管注入活性碳 50~100g 吸附毒物,再注入 25% 硫酸镁 60ml 导泻。

(2)氟乙酰胺中毒 给予 1∶5 000 高锰酸钾洗胃,洗胃后经胃管注入适量白酒或食醋 150~300ml 解毒。昏迷患者,尽快应用高压氧疗法。

(3)磷化锌中毒 ①催吐:服用 0.5%~1% 硫酸铜催吐,首次 10ml,每隔 5~10 分钟 1 次,连续 3~5 次;②洗胃:用 0.2% 硫酸铜(使磷变成不溶性黑色磷化铜)或 0.05% 硫酸铜(使磷氧化成无毒的磷酸酐)洗胃,反复洗至回收液澄清为止;③导泻:洗胃后口服硫酸钠 20~30g 导泻

（禁用硫酸镁、蓖麻油及其他油类）。

(二)特效疗法

见表 9 - 3。

(三)其他治疗

1.保护心肌

毒鼠强和氟乙酰胺中毒时，易致心肌损害，可静脉滴注极化液、1,6 二磷酸果糖和维生素 B_6 以保护心肌细胞。

2.药物或食物禁忌

毒鼠强中毒时禁用阿片类、吗啡类药物。磷化锌中毒时禁用牛奶、鸡蛋清、油类、脂性食物（可促进磷的吸收和溶解）。

【预防】

宣传、普及灭鼠药中毒的有关知识，在生产、运输、保管和使用过程中，严格操作规程，做好个人防护，尤其教育幼儿和儿童不要捡拾毒饵。

四、急性一氧化碳中毒

吸入过量 CO 引起的中毒称急性一氧化碳中毒，俗称煤气中毒。急性一氧化碳中毒是较为常见的生活中毒和职业中毒。

【病因与中毒机制】

(一)病因

含碳物质燃烧不完全，可产生一氧化碳（CO），人们在 CO 浓度较高的环境中，尤其是在通风不良或相对密闭的狭小空间中，吸入大量 CO，即可发生急性 CO 中毒。

(二)中毒机制

CO 吸入人体后，与氧气（O_2）竞争血红蛋白（Hb），85% 的 CO 与血液中红细胞内的 Hb 结合，形成稳定的碳氧血红蛋白（COHb）。COHb 呈樱桃红色不能运输 O_2。另外，高浓度的 CO 还可影响氧气从毛细血管向组织细胞内的扩散和组织细胞对氧的利用，从而引起机体组织缺氧和心、脑等重要器官的严重损害。

【临床表现】

(一)急性中毒

正常人血液中 COHb 含量为 5%～10%。CO 中毒时的临床表现与血液中 COHb 的浓度有密切关系，同时也与患者中毒前的健康状况，如有无心、脑血管疾病，以及中毒时的体力活动等情况有关。按中毒程度分为以下三级。

1.轻度中毒

血液 COHb 浓度为 10%～20%。患者有不同程度头痛、头晕、恶心、呕吐、心悸和四肢无力等。原有冠心病的患者可出现心绞痛。脱离中毒环境吸入新鲜空气或氧疗后，症状很快消失。

2.中度中毒

血液 COHb 浓度为 30%～40%。患者出现胸闷、气短、呼吸困难、幻觉、视物不清、判断力降低、运动失调、嗜睡、意识模糊或浅昏迷,口唇黏膜可呈樱桃红色。氧疗后患者可恢复正常且无明显并发症。

3.重度中毒

血液 COHb 浓度达 40%～60%。患者深昏迷,各种反射消失、呼吸抑制、脑水肿、肺水肿、心律失常或心力衰竭。患者可呈去皮质综合征状态。部分患者因吸入呕吐物引起吸入性肺炎。受压部位皮肤可出现红肿和水疱。眼底检查可发现视乳头水肿。

(二)急性 CO 中毒迟发性脑病(神经精神后发症)

约 10%～30% 的患者在意识障碍恢复后,经过 2～60 日的"假愈期"后,出现下列表现之一:①精神意识障碍:呈现痴呆状态、谵妄状态或去大脑皮质状态;②锥体外系功能障碍:震颤麻痹综合征;③锥体系损害:偏瘫、病理反射阳性、大小便失禁;④大脑皮质局灶性功能障碍:失语、失明、继发性癫痫。

【实验室和其他检查】

(一)血液 COHb 浓度测定

血液 COHb 浓度测定是诊断 CO 中毒的可靠方法,不仅能够明确诊断,还有助于分级和估计预后。

(二)脑电图检查

缺氧性脑病,脑电图可呈现弥漫性低波幅慢波。

(三)头部 CT 检查

脑水肿,病变部位呈病理性密度减低区。

【诊断与鉴别诊断】

(一)诊断

1.急性中毒

①有较高浓度的一氧化碳接触吸入史;②急性发生的中枢神经系症状和体征;③血液 COHb 测定>10%。

2.急性一氧化碳中毒迟发脑病

①有急性一氧化碳中毒病史;②有"假愈期";③"假愈期"后的神经精神表现。

(二)鉴别诊断

1.化脓性脑膜炎

①突然出现高热、寒战等全身中毒症状;②皮肤瘀点或瘀斑;③明显的脑膜刺激征;④血液检查白细胞总数升高、中性粒细胞百分比明显升高;⑤脑脊液呈脓性,白细胞增多,以中性粒细胞为主;⑥细菌学检查可查到相应致病菌。

2.病毒性脑炎

①发病前常先有上呼吸道或胃肠道感染史;②突然出现高热、头痛、抽搐等表现;③免疫学检查可查到特异性病毒抗体。

3.脑震荡

①明确的头部外伤史;②昏迷不超过 30 分钟;③逆行健忘。

4.其他

尚需与脑血管意外、糖尿病酮症酸中毒以及其他中毒引起的昏迷相鉴别。

实验室检查有助于鉴别诊断。血液COHb测定是有价值的诊断指标,但采取血标本要求在脱离中毒现场8小时以内尽早抽取静脉血,因为脱离现场数小时后COHb即逐渐消失。

【治疗】

(一)一般治疗

①立即终止接触CO,将患者转移至空气新鲜处,解开衣领;②卧床休息,保暖,保持呼吸道通畅;③密切观察生命体征及意识、瞳孔等病情变化。

(二)氧疗

氧疗是治疗CO中毒的关键措施。①立即吸入高流量(7~10L/min)的纯氧或95%氧与5%二氧化碳的混合气体;②病情较重者(COHb>25%、出现昏迷或心血管症状),应给予高压氧舱治疗。

(三)防治脑水肿

急性CO中毒2~4小时即可出现脑水肿,24~48小时达高峰,并可维持数日。可给予20%甘露醇等脱水剂,配合使用利尿剂呋塞米和糖皮质激素如地塞米松。

(四)促进脑细胞代谢

给予葡萄糖液、ATP、辅酶A、细胞色素C、胞二磷胆碱、维生素(B_1、B_2、B_6、C)等药物,以促进脑细胞代谢。

(五)对症治疗

①高热:头部用冰帽、体表用冰袋等物理降温或冬眠疗法;②呼吸停止:气管内插管,吸入纯氧,进行机械通气;③昏迷:加强护理、供给足够营养、防止压疮等并发症;④感染:选择有效抗生素;⑤频繁抽搐:首选地西泮,10~20mg静注,抽搐停止后再静脉滴注苯妥英钠0.5~1.0g,必要时可4~6小时内重复应用,亦可实施人工冬眠疗法。

(六)防治并发症和后发症

昏迷期间护理工作非常重要。保持呼吸道通畅,必要时行气管切开。定时翻身以防发生压疮和肺炎。注意营养,必要时鼻饲。严防神经系统和心脏发症的发生;为有效控制肺部感染,应选择广谱抗生素。尽可能的严密临床观察2周。

【预防】

加强预防CO中毒的宣传。居室内火炉要安装烟筒管道,并防止管道漏气。厂矿工作人员应认真执行安全操作规程。煤气发生炉和管道要经常检修以防漏气。进入高浓度CO环境时,要戴好防毒面具。经常监测工作环境空气中的CO浓度,加强个人防护。

五、镇静催眠药中毒

镇静催眠药是中枢神经系统抑制药(包括延髓中枢抑制),临床上广泛应用于镇静催眠、抗焦虑和抗惊厥,大剂量有麻醉全身的作用。一次大剂量服用镇静催眠药可引起急性镇静催眠药中毒,而持续小剂量滥用此类药物可引起药物依赖性或耐受性,突然停药或减量会引起戒断综合征。

【病因】

1950 年以前常用的镇静催眠药是巴比妥类,1960 年开始用抗焦虑药苯二氮䓬类,临床上常用的镇静催眠药分为三类:

(一)苯二氮䓬类

1.长效类

(半衰期＞30 小时)包括氯氮䓬、地西泮、氟西泮。

2.中效类

(半衰期 6～30 小时)包括阿普唑仑、奥沙西泮、替马西泮。

3.短小类

三唑仑。

(二)巴比妥类

1.短(速)效巴比妥类

包括司可巴比妥、硫喷妥钠。

2.中效巴比妥类

包括戊巴比妥、异戊巴比妥(阿米妥),布他比妥。

3.长效巴比妥类

包括巴比妥、苯巴比妥。

(三)非巴比妥非苯二氮䓬类

水合氯醛、格鲁米特(导眠能)、甲喹酮(安眠酮)。

【发病机制】

镇静催眠药均具有脂溶性,它们的吸收、分布、蛋白结合率、代谢、排泄以及起效时间、和药效维持时间与其脂溶性有关,脂溶性越强,药物易通过血脑屏障作用于中枢神经系统,起效则越快,作用时间越短。

镇静催眠药对中枢神经系统各个部位有不同程度的抑制。近年来研究认为苯二氮䓬类药的中枢抑制作用与增强 γ-氨基丁酸能神经的功能有关。认为 γ-氨基丁酸能神经的突触后膜有苯二氮䓬受体、γ-氨基丁酸受体和氯离子通道,当苯二氮䓬类药与苯二氮䓬受体结合后,增强了抑制性 γ-氨基丁酸与其受体的结合,从而与之相偶联的氯离子通道开放,致使 γ-氨基丁酸对突触后的抑制作用增强。巴比妥类和非巴比妥类的作用与苯二氮䓬类药作用相似,但作用部位不同。苯二氮䓬类药主要作用于大脑边缘系统和间脑,影响情绪和记忆力。临床用于抗焦虑、镇静和催眠;巴比妥类药物主要作用于脑干网状结构的上行激动系统,使大脑皮层的兴奋性降低,但大剂量可使整个中枢神经系统的活动均受到抑制。

【临床表现】

(一)急性中毒

主要表现为意识障碍、呼吸抑制和低血压。根据中毒的轻重分为三度。

1.轻度中毒

患者嗜睡、判断力和定向力障碍,言语不清,眼球震颤、瞳孔缩小。各种反射存在,血压、脉搏和呼吸均正常。眠而通、甲喹酮中毒可引起共济失调。

2.中度中毒

浅昏迷状态。意识大部丧失,对声、光刺激无反应。对强疼痛刺激可有反应。角膜反射、瞳孔对光反射、腱反射消失。呼吸浅慢,但血压正常。

3.重度中毒

深昏迷。各种反射完全消失,呼吸浅慢或不规则,或呈潮式呼吸。脉搏细速,血压降低。尿少、尿闭,甚至休克、呼吸停止。

(二)慢性中毒

见于长期服用催眠药者。对药物产生耐受性、依赖性,逐渐增加药量至服药量过大,出现中毒症状。突然停药或迅速减少药量时可发生戒断症状,主要表现为焦虑、失眠、幻觉、妄想、定向力丧失、震颤、躁动甚至惊厥。

【实验室和其他检查】

(一)血、尿、呕吐物的药物浓度测定

对诊断有参考意义。特别是苯二氮䓬类药物,因其活性代谢产物的半衰期及药物的排泄速度有个体差异,因此药物浓度测定对诊断帮助不大。

(二)血液生化检查

如血糖、尿素氮、肌酐和电解质等。

(三)血气分析

呼吸衰竭时,PaO_2降低,$PaCO_2$增高。

【诊断与鉴别诊断】

对昏迷患者特别是原因未明者,均应考虑到镇静催眠药中毒的可能性,体检时发现瞳孔缩小、呼吸抑制、体温降低,结合服用大量镇静催眠药的病史,可确诊本病。对服药史不明确者应注意和神经系统疾病、糖尿病酮症酸中毒、低血糖、尿毒症、肝性脑病等相鉴别。

【治疗】

(一)急性中毒

应积极抢救。主要是迅速清除毒物、加强昏迷护理和防治并发症。

1.清除毒物

(1)洗胃 估计服药时间不超过6~8小时者都要洗胃。洗胃后给予活性炭30~50g自胃管注入,对镇静催眠药有吸附作用。

(2)导泻 洗胃完毕后,经胃管注入硫酸钠20g导泻。

(3)输液利尿 输液后,应用呋塞米20~40mg静注,促使毒物排泄。5%碳酸氢钠100~200ml静脉滴入,有助于巴比妥类药物排出。

(4)透析疗法 腹膜透析或血液透析适用于中、重度巴比妥类药物中毒的患者,通过透析将毒物尽快排出。对于苯二氮䓬类药物应采用血液灌流。

2.特效解毒药

氟马西尼是苯二氮䓬类拮抗剂。它可通过阻断苯二氮䓬受体而消除苯二氮䓬类药物对中枢神经系统的抑制。用法:0.2mg缓慢静脉注射,必要时可重复应用,总量可达2mg。

3.对症治疗

(1)维持呼吸功能 保持呼吸道通畅,重症患者呼吸明显抑制时可应用:①贝美格,50~100mg,每5~15分钟静注1次。②尼可刹米,每小时静脉滴注1.125g。上述药物在病情好转后减量或延长给药间隔。呼吸兴奋剂不能缩短昏迷时间,只能维持患者的呼吸功能。必要时气管插管、气管切开,机械通气治疗。

(2)促进意识恢复 给予葡萄糖、维生素B_1,也可给纳洛酮0.4~0.8mg静脉注射,可根据病情,间隔15分钟重复一次。

(3)维持循环功能 保证循环血容量,如血压不升,给予血管活性药物。

(4)防治感染 应用青霉素或其他抗生素,预防肺炎等感染性并发症的发生。

(5)维持水、电解质和酸碱平衡。

(二)戒断综合征的治疗

对长期滥用镇静药者,为防止戒断综合征,应逐渐减少剂量。如发生了戒断综合征,甚至出现惊厥时,可用副醛0.2ml/kg灌肠。

【预后】

预后主要取决于服用药物的种类、剂量和中毒时间的长短。轻度中毒无需治疗即可恢复;中度中毒经合理治疗多在24~48小时内恢复;重度中毒者可迅速死亡。死因主要是呼吸抑制,也可死于并发症。加强护理、积极治疗和防止并发症是降低死亡率的重要措施。

【预防】

对镇静催眠药的使用、保管要严加管理,对于长期服用较大剂量镇静催眠药的患者,应逐渐减量、停药,避免突然停药。

第二节 中 暑

中暑(heat illness)是指在高温和湿度较大、无风的环境中,出现以体温调节中枢功能障碍、汗腺功能衰竭和水电解质丢失过多为特征的疾病。相同环境下,老年人、体弱者、肥胖者、术后患者和产妇更容易发生中暑。过度疲劳、大量饮酒、睡眠不足也可促进中暑的发生。

【病因与发病机制】

(一)病因

对高温环境的适应能力不足是引起中暑的主要原因。处于大气温度较高(>32℃)、湿度较大(>60%)的环境中,长时间劳作又无充分防暑降温时,极易发生中暑。具体原因有:①环境温度过高:在工厂的炼钢车间、烈日照射的田间等从事劳动;②散热障碍:湿度较高的环境下工作、穿透气不良的衣服等;③机体产热增加:从事重体力劳动,患有发热、甲状腺功能亢进症,服用苯丙胺等药物;④汗腺功能障碍:硬皮病、广泛皮肤烧伤后瘢痕症等。

(二)发病机制

下丘脑体温调节中枢通过控制产热和散热,维持正常体温的相对恒定。机体产热增多、散热减少,以及对热应激的适应能力不足均可导致体温升高,发生中暑。中暑损伤主要是由于体温过高(>42℃)对细胞直接损伤作用,引起酶变性、线粒体功能障碍、细胞膜稳定性丧失和有氧代谢途径中断,导致多器官功能障碍或衰竭。

【临床表现】

根据发病机制和临床表现不同,通常将中暑分为热痉挛、热衰竭和热(日)射病。三者可先后发病,也可重叠发生。

(一)热痉挛

热痉挛是在大量出汗后、活动停止时出现骨骼肌痉挛,一般无体温升高。可能与人体缺钠和过度通气有关。可以是热射病的早期表现。

(二)热衰竭

表现为疲乏、头痛、眩晕、恶心、呕吐,可有心动过速、低血压、直立性晕厥等明显脱水征象、呼吸增快、肌肉痉挛、多汗,体温可轻度升高。多发生于老人、儿童和慢性病患者,在严重热应激下,体液和钠盐丢失过多所致。如不及时治疗,可发展为热射病。

(三)热(日)射病

这是一种致命性急症,表现为高热(>40℃)和意识障碍。可分为劳力性和非劳力性两种类型。病死率20%～70%,50岁以上患者可高达80%。

1. 劳力性热射病

多发于高温环境、湿度大和无风天气中进行重体力劳动或剧烈活动时,患者多为平素健康的青壮年,在劳动或活动数小时后发病。表现为持续出汗、心动过速(心率可达160～180次/分)、脉压增大,严重者出现骨骼肌溶解、急性肾衰竭、急性肝衰竭、弥散性血管内凝血、多脏器衰竭乃致死亡。由于多在烈日直射下发病,故也称为日射病。

2. 非劳力性热射病

在高温环境下,多发生于居住拥挤和通风不良的老年体衰居民。表现为皮肤干热无汗、发红,体温常在41℃以上。初起有各种行为异常或癫痫发作,继之出现谵妄、昏迷、瞳孔先缩小后散大,严重时出现脑水肿、肺水肿、急性肾衰竭、弥散性血管内凝血,常在发病后24小时左右死亡。

【实验室和其他检查】

1. 紧急血生化检查

了解血清电解质(钠、钾等)及水分丢失情况。

2. 紧急动脉血气分析

了解动脉血氧分压和血氧饱和度情况。

3. 脏器损害检查

了解肝功能损害可查血清天门冬氨酸氨基转移酶、丙氨酸氨基转移酶等;了解骨骼肌损害可查肌酸激酶、醛缩酶等;了解肾功能损害可查尿常规、血肌酐及尿素氮等。

【诊断与鉴别诊断】

(一)诊断

①有在高温、高湿环境下进行生产劳动或剧烈活动史;②中暑的临床表现;③实验室检查有电解质、体液丢失情况和脏器损害情况。

(二)鉴别诊断

(1)化脓性脑膜炎:①皮肤黏膜有瘀点或瘀斑及原发感染灶;②明显的脑膜刺激征;③脑脊

液呈脓性,白细胞升高,以中性粒细胞为主;④细菌学检查可找到致病菌。

(2)流行性乙型脑炎:①有脑膜刺激征,锥体束征和肢体瘫痪;②血液白细胞总数升高,中性粒细胞百分比升高;③脑脊液特异性 IgM 抗体阳性。

(3)脑血管意外:①有脑动脉硬化、高血压或心脏病史;②脑 CT 或 MRI 可发现脑部出血或缺血改变。

此外,还应与甲状腺危象、伤寒及抗胆碱能药物中毒等相鉴别。

【治疗】

降温治疗是关键,降温的速度决定患者预后。通常应在 1 小时内使直肠温度降至 37.8～38.9℃。

(一)降温治疗

(1)物理降温　①体外降温:迅速将患者转移至通风良好的低温环境,用井水、冷水擦浴,或将冰袋放在头部及四肢大血管处。如无虚脱征象可将躯体浸入 27～30℃ 水中浸浴。②体内降温:体外降温效果不好时,可用冰盐水进行胃或直肠灌洗,也可用无菌生理盐水腹膜腔灌洗或血液透析。必要时,将自体血液体外冷却后回输体内。

(2)药物降温　出现肌肉痉挛、烦躁时,可给予氯丙嗪 25～50mg 加入生理盐水 500ml 中静脉滴注 1～2 小时,用药过程中应注意监测血压。

(二)对症治疗

(1)昏迷　应进行气管内插管,保持呼吸道通畅,防止误吸。颅内压增高者常规静脉输注甘露醇 1～2g/kg,30～60 分钟输入。

(2)抽搐　地西泮 10mg 肌内或静脉注射,亦可用 10% 水合氯醛保留灌肠。

(3)低血压　静脉补充生理盐水或乳酸林格液。必要时,静脉滴注异丙基肾上腺素。注意不要使用血管收缩剂,以防影响皮肤散热。

(4)脑水肿　给予 20% 甘露醇脱水,同时使用糖皮质激素如地塞米松,补充维生素 B_1、B_2 和维生素 C,使用脑细胞代谢促进药物如胞二磷胆碱、ATP、辅酶 A 等。

(5)肝衰竭合并肾衰竭　为保证肾血流灌注,可静脉输注甘露醇。发生急性肾衰竭时,可行血液透析或腹膜透析治疗。应用 H_2 受体拮抗药或质子泵抑制剂预防上消化道出血。肝衰竭者可行肝移植。

(6)其他　心律失常、心力衰竭、代谢性酸中毒、弥散性血管内凝血及多脏器衰竭等,应予积极对症治疗。心衰合并肾衰伴有高血钾时,慎用洋地黄。

(三)监测

(1)降温期间应连续监测体温变化。

(2)放置 Foley 导尿管,监测尿量,应保持尿量>30ml/h。

(3)中暑高热患者,动脉血气结果应予校正。体温超过 37℃ 时,每升高 1℃,PaO_2 降低 7.2%,$PaCO_2$ 增加 4.4%,pH 值降低 0.015。

(4)严密监测凝血酶原时间(PT)、活化部分凝血活酶时间(APTT)、血小板计数和纤维蛋白原。

【预防】

加强防暑降温的宣传教育,慢性病及年老体弱者避免从事高温作业,炎热天气应穿浅色宽松透气衣服,改善劳动环境及工作条件,高温环境下及时补充含钠、钾、钙、镁的防暑饮料。

 学习小结

　　本章理化因素所致疾病主要介绍了中毒和中暑两类疾病,以急性发病者为主,兼及慢性。在中毒一节,重点讲述了急性中毒的诊断方法和治疗原则,并分述了有机磷杀虫药中毒、一氧化碳中毒、灭鼠药中毒和镇静催眠药中毒的处理方法,特别对有机磷杀虫药中毒治疗中的胆碱酯酶复能剂和胆碱受体阻断药的应用方法、注意事项做了详尽阐述。中暑一节阐述了中暑的机制、重症中暑的三种类型、诊断、治疗和预防。本部分疾病现属急诊医学范畴,要求我们加强心肺脑复苏技术的应用,以提高救治水平,降低致残率和致死率。因此学习有关理化因素所致疾病,对可以预测的有害因素做好预防,对患者尽快做出正确诊断和有效治疗是学习本章疾病的关键。

 目标检测

　　1. 简述急性有机磷杀虫药中毒的主要发生机制和临床表现。
　　2. 简述有机磷杀虫药中毒的处理方法。
　　3. 简述一氧化碳中毒的主要临床表现和治疗措施。
　　4. 简述中暑的临床类型和处理方法。

第十章　神经系统疾病和肌肉疾病

学习目标

【知识要求】

1. 掌握本章所述常见疾病的临床特征、诊断依据和鉴别诊断要点、治疗原则。

2. 了解周围神经疾病的病因和发病机制。

【能力要求】

1. 具有对脑出血、蛛网膜下腔出血、脑血栓形成、脑栓塞、癫痫持续状态等急症的救治能力。

2. 能对神经系统常见疾病作出初步诊断和进行有效治疗。

　　神经系统包括中枢神经系统和周围神经系统两部分,前者主管分析综合内外环境传来的信息并做出反应,后者主管传导神经冲动。人类的语言、记忆、思维、判断、推理等高级神经功能活动,以及随意运动和感觉等无不由神经系统管理和支配。和神经功能不同,身体运动的实现则依赖骨骼肌的正常功能。因此神经系统和骨骼肌的结构和功能发生障碍后将会严重影响人体最基本和最重要的活动。在神经病学领域中,就神经系统疾病和肌肉疾病而言,前者占据主要内容。

　　神经病学和精神病学是两门不同的学科。神经系统疾病的主要临床症状为运动、感觉和反射障碍。精神疾病则主要是由于大脑高级功能紊乱导致的情感、意志、行为和认知等精神活动障碍。但在神经系统疾病中,如病变累及大脑时,常出现精神症状。

　　神经病学的总体目标是:发展神经科学,提高对疾病的认识水平,及时对疾病进行合理的诊断,同时尽可能针对病因恰当治疗,提高治愈率,降低死亡率和致残率。具体地说,当发生神经或肌肉系统疾病时,首先应进行定位诊断,即明确病变累及了神经系统哪些部位,是以中枢神经系统受累为主,还是以周围神经系统受累为主,或者是以肌肉疾病为主,或者全部受累;最后进行定性诊断,以明确病因和病变性质。多种因素均可引起神经科疾病,如血管病变、感染、结缔组织病、遗传、中毒、营养障碍和先天发育障碍等,需要全面检查以明确病因。待定性诊断完成后,即应进行合适的治疗。

第一节　周围神经疾病

　　周围神经(peripheral nerve)是指嗅、视神经以外的脑神经、脊神经、自主神经及其神经节。周围神经疾病是指原发于周围神经系统结构或功能损害的疾病。

　　周围神经疾病的分类标准尚未统一,单一分类方法很难涵盖所有病种。首先可分为遗传性和后天获得性,后者按病因又分为营养缺乏和代谢性、中毒性、感染性、免疫相关性炎症、缺血性、机械外伤性等;根据其损害的病理改变,可分为主质性神经病(病变原发于轴突和神经纤维)和间质性神经病(病变位于神经纤维之间的支持组织);按照临床病程,可分为急性、亚急性、慢性、复发性和进行性神经病等；按照累及的神经分布形式分为单神经病、多发性单神经病、多发性神经病等；按照症状分为感觉性、运动性、混合性、自主神经性等种类；按照病变的解剖部位分为神经根病、神经丛病和神经干病。

周围神经疾病有许多特有的症状和体征，感觉障碍主要表现为感觉缺失、感觉异常、疼痛、感觉性共济失调；运动障碍包括运动神经刺激和麻痹症状。刺激症状主要表现为肌束震颤、肌纤维颤搐和痛性痉挛等；麻痹症状则表现为肌力减低或丧失、肌萎缩等。另外周围神经疾病患者常伴有腱反射减低或消失，自主神经受损常表现为无汗、竖毛障碍及直立性低血压，严重者可出现无泪、无涎、阳痿及膀胱直肠功能障碍等。

病史描述、体格检查和必要的辅助检查是诊断周围神经疾病的主要依据。神经传导速度（NCV）和肌电图（EMG）检查对周围神经病的诊断价值较大，可发现亚临床型周围神经病，也是判断预后和疗效的客观指标。周围神经组织活检一般用于临床及其他实验室检查定性困难者，可判断周围神经损伤部位，如轴索、神经膜细胞、间质等。部分周围神经病还可通过病理组织检查明确疾病性质如麻风、淀粉样变性等。总之，周围神经疾病的定位诊断根据上述症状、体征和辅助检查的改变并不难，而病因诊断则要结合病史、病程的发展、症状体征和检查结果综合判断，任何一项单独的辅助检查都不能作为诊断的金标准。

周围神经病的治疗首先是病因治疗，其次则是对症支持处理，如给予止痛药物及 B 族维生素等。针灸、理疗、按摩是恢复期中的重要措施，有助于预防肌肉挛缩和关节变形。

一、三叉神经痛

三叉神经痛（trigeminal neuralgia）是原发性三叉神经痛的简称，表现为三叉神经分布区内短暂的反复发作性剧痛。本病以中老年人多见，40 岁以上患者占病例总数的 70%～80%，女性多于男性，约 2～3：1。

【病因与发病机制】

病因尚未完全明了，目前有多种学说。周围学说认为病变位于半月神经节到脑桥间部分，由多种原因引起的压迫所致；中枢学说认为三叉神经痛为一种感觉性癫痫样发作，异常放电部位可能在三叉神经脊束核或脑干。发病机制仍在探讨之中。较多学者认为是各种原因引起三叉神经局部脱髓鞘产生异位冲动，相邻轴索纤维间伪突触形成或产生短路，轻微痛觉刺激通过短路传入中枢，中枢传出冲动亦通过短路传入，相互叠加导致三叉神经痛发作。

【病理】

三叉神经感觉根切断术活检可见神经节细胞消失、炎症细胞浸润，神经鞘膜不规则增厚、髓鞘瓦解，轴索节段性蜕变、裸露、扭曲、变形等。电镜下尚可见 Ranvier 结附近轴索内集结大量线粒体，后者可能与神经组织受机械性压迫有关。

【临床表现】

三叉神经痛常局限于三叉神经分布区内。通常为一侧，可长期固定于某一分支，尤以上颌支、下颌支多见，偶可涉及眼支。双侧同时发病者较少。疼痛发作常无先兆，发作时表现为以面颊上下颌及舌部明显的剧烈电击样、针刺样、刀割样或撕裂样疼痛，持续数秒或 1～2 分钟，突发突止，间歇期完全正常。患者口角、鼻翼、颊部或舌部为敏感区，轻触可诱发，称为扳机点或触发点。严重病例可因疼痛出现面肌反射性抽搐，口角牵向患侧即出现痛性抽搐，可伴有流泪、流涕、面部潮红、结膜充血等。病程呈周期性，发作可为数日、数周或数月不等，缓解期如常人。随着病程迁延发作次数将逐渐增多,发作时间延长,间歇期缩短,甚至为持续性发作,很少自愈。患者往往因诱发疼痛而恐惧洗脸、刷牙、进食,面部口腔卫生差、面色憔悴、情绪低落。神经系统检查一般无阳性体征。

【诊断与鉴别诊断】

（一）诊断

根据疼痛发作部位在三叉神经分布区内,特征为突发的、短暂的发作性剧烈疼痛,触发点的存在及诱发因素,神经系统无阳性体征,除外其他疾病等,可诊断为三叉神经痛。

（二）鉴别诊断

1.继发性三叉神经痛

发作特征与原发性三叉神经痛相似,但为持续性疼痛伴感觉减退、角膜反射迟钝等,常合并其他脑神经损害症状。多见于多发性硬化,延髓空洞症、原发性或转移性颅底肿瘤等。

2.牙痛

牙痛常误诊为三叉神经痛。牙痛常为持续性钝痛,局限于牙龈部,可因进食冷、热食物加剧。X线检查可发现龋齿、肿瘤等有助鉴别。

3.鼻窦炎

额窦炎或上颌窦炎可出现面部疼痛,但表现为鼻窦分布区的持续钝痛,局部有压痛。常有发热、流脓涕,白细胞增多等炎症变化。鼻腔检查或X线摄片可确诊。

【治疗】

迅速有效控制疼痛是本病治疗的关键。首选药物治疗,无效或失效时选用其他疗法。

（一）药物治疗

首选卡马西平,70%～80%的患者有效。首次剂量为0.1g,每日2次,每日增加0.1g,最大剂量不超过1.0g/d。疼痛停止后可考虑逐渐减量,有效维持量一般为0.6～0.8g/d。不良反应可见头晕、嗜睡、口干、恶心、消化不良等,多可消失。出现皮疹、共济失调、再生障碍性贫血、昏迷、肝功能受损、心绞痛、精神症状时需立即停药。如卡马西平无效可改用苯妥英钠,0.1g口服,每日3次。上述两药无效时可试用氯硝西泮,6～8mg/d口服。可同时辅用大剂量维生素B_{12},1 000～2 000μg,肌内注射,每周2～3次,4～8周为1个疗程。

（二）封闭治疗

服药无效者可试行无水乙醇或甘油封闭三叉神经分支或半月神经节,破坏感觉神经细胞,以达止痛效果。不良反应为注射区面部感觉缺失。

（三）经皮半月神经节射频电凝疗法

X线监视或CT引导下将射频针经皮刺入三叉神经节处,射频发生器加热使针头温度达65～75℃,维持1分钟。选择性破坏半月神经节后无髓鞘$A\delta$及C纤维（传导痛、温觉）,保留有髓鞘$A\alpha$及β粗纤维（传导触觉）,疗效达90%以上。适用于年老体衰有系统疾病、不能耐受手术者。约20%的患者出现面部感觉异常、角膜炎、咀嚼肌无力、复视等并发症。长期随访复发率为21%～28%,重复应用有效。

（四）手术治疗

可选用三叉神经感觉根部分切断术,止痛效果确切。目前广泛应用的三叉神经显微血管减压术是最安全有效的手术方法,止痛的同时不产生感觉及运动障碍。

【预后】

本病极少自愈,但可以缓解。病程越长,发作越频繁、程度越严重,从而明显影响患者正常的生活和工作。

【预防】

咀嚼诱发疼痛的患者,宜选择质软、易咀嚼的清淡食物,避免刺激性食物;进食、漱口、刷牙、洗脸等动作宜轻柔,避免刺激触发点而诱发疼痛;注意头面部保暖,避免局部冷、热刺激;保持情绪稳定,心态平和,保证充足睡眠。

二、特发性面神经麻痹

特发性面神经麻痹(idiopathic facial palsy)亦称为面神经炎(facial neuritis)或贝尔麻痹(Bell palsy),是指茎乳孔内面神经非特异性炎症所致周围性面瘫。本病可发生于任何年龄,20～40 岁多见,男性多于女性。任何季节均可发病,以寒冷季节多发。

【病因及病理】

面神经炎病因未明。骨性面神经管空间狭小,只能容纳面神经通过,所以面神经一旦缺血、水肿必然导致神经受压。病毒感染、自主神经功能不稳等均可导致局部神经营养血管痉挛,引起神经缺血、水肿出现面肌瘫痪。

面神经炎早期病理改变主要为神经水肿和脱髓鞘,严重者可出现轴索变性,以茎乳孔和面神经管内部分为显著。

【临床表现】

通常急性起病,面神经麻痹在数小时至数天达高峰。部分患者麻痹前1～2 日有病侧耳后持续性疼痛和乳突部压痛。主要表现为患者面部表情肌瘫痪,额纹消失,不能皱额蹙眉,眼裂闭合不能或者不全。用力闭眼时患侧眼球向外上方转动,露出白色巩膜,称为贝尔征(Bell sign);鼻唇沟变浅,口角下垂,露齿时口角歪向健侧;由于口轮匝肌瘫痪,鼓腮漏气,无法吹口哨;颊肌瘫痪,食物易残存于病侧颊齿之间;面瘫多为单侧,若为双侧则需考虑是否为吉兰-巴雷综合征(GBS)。

因面神经受损部位不同,面神经炎还可出现其他临床表现,如鼓索以上面神经病变可出现同侧舌前 2/3 味觉消失;镫骨肌神经以上部位受损则同时有舌前 2/3 味觉消失及听觉过敏;膝状神经节受累时,除有周围性面瘫、舌前 2/3 味觉消失及听觉过敏外,还有乳突部疼痛,耳郭、外耳道感觉减退和外耳道、鼓膜疱疹。带状疱疹病毒引起的膝状神经节炎称为 Ramsay-Hunt 综合征。面神经麻痹恢复不完全可产生如下后遗症:

(1)面肌痉缩及抽搐 患侧睑裂变小,鼻唇沟变深,自主运动时患肌收缩不良,易将患侧误为健侧。痉缩面肌伴有阵发性抽搐现象。

(2)面肌联合运动 患者瞬目时发生口唇颤动,露齿时不自主闭眼,闭眼时发生额肌收缩。

(3)反常的味觉泪反射 表现为进食咀嚼时,病侧眼泪流下或颊部皮肤潮红、发热、汗液分泌等。

【诊断与鉴别诊断】

(一)诊断

本病据急性起病、典型的周围性面瘫症状和体征,诊断并不困难,需注意与以下疾病鉴别。

(二)鉴别诊断

1.中枢性面瘫

中枢性面瘫表现为病灶对侧下面部表情肌瘫痪,出现鼻唇沟变浅、口角下垂、不能吹哨和示齿;上面部表情肌功能正常,皱额、蹙眉、闭眼等无障碍。多由脑血管疾病及大脑半球肿瘤引起。

2.吉兰-巴雷综合征

多为双侧周围性面瘫,伴对称性四肢弛缓性瘫和感觉障碍,脑脊液检查有特征性的蛋白-细胞分离。

3.耳源性面神经麻痹

中耳炎、迷路炎、乳突炎常并发耳源性面神经麻痹,也可见于腮腺炎、肿瘤和化脓性下颌淋巴结炎等,常有明确的原发病史及特殊症状。

4.后颅窝肿瘤或脑膜炎

周围性面瘫起病缓慢,常伴有其他脑神经受损症状及各种原发病的特殊表现。

【治疗】

治疗原则为改善局部血液循环,减轻面神经水肿,缓解神经受压,促进面神经功能恢复。

(一)药物治疗

(1)皮质类固醇　急性期尽早使用皮质类固醇,如地塞米松 $10\sim20mg/d$,$7\sim10$ 日为一个疗程。口服泼尼松 $30mg/d$,顿服或分 2 次口服,连续 5 日之后在 $7\sim10$ 日内逐渐减量。

(2)B 族维生素　维生素 B_1 100mg,维生素 B_{12} 500μg,肌内注射,可促使神经髓鞘恢复。

(3)阿昔洛韦　Ramsay-Hunt 综合征患者可口服 $0.2g$,每日 5 次,连服 $7\sim10$ 日。

(二)理疗

急性期可在茎乳口附近行超短波透热疗法、红外线照射或局部热敷等,有利于改善局部血液循环,减轻神经水肿。

(三)保护眼睛

减少光源刺激;眼裂不能闭合者,可戴眼罩防护,或用左氧氟沙星眼药水及重组牛碱性成纤维细胞生长因子滴眼液预防感染,保护角膜。

(四)康复治疗

尽早开始面肌的运动训练,如对镜皱额、蹙眉、闭眼、鼓腮、示齿等动作;恢复期可行碘离子透入疗法、针刺或电针治疗等。

【预后】

约 80% 患者可在数周或 $1\sim2$ 月内恢复,1 周内味觉恢复提示预后良好。不完全性面瘫$1\sim2$月内可恢复或痊愈。年轻患者预后好,老年患者伴乳突疼痛或合并糖尿病、高血压、动脉硬化、心肌梗死等预后较差。完全性面瘫患者一般需 $2\sim8$ 月甚至 1 年间恢复,且常遗留后遗症。

【预防】

积极锻炼身体,提高抵抗力;注意保暖,防止受凉;避免颜面寒冷侵袭。

三、急性炎症性脱髓鞘性多发性神经病

急性炎症性脱髓鞘性多发性神经病(acute inflammatory demyelinating polyneuropathy, AIDP),又称吉兰-巴雷综合征(GBS),是一种自身免疫介导的周围神经病。病变主要累及脊神经根、脊神经和脑神经。临床主要表现为四肢对称性弛缓性瘫痪、腱反射消失、感觉障碍、周围性面瘫,病情严重者可出现呼吸机麻痹而危及患者生命。本病的年发病率为 0.6~1.9/10 万,各年龄组均可发病,但以儿童及青壮年多见,男性稍高于女性,夏秋季节多发。

【病因与发病机制】

本病的病因与发病机制尚未完全阐明。临床和流行病学调查显示可能与空肠弯曲菌(CJ)感染有关。以腹泻为前驱症状的 GBS 患者 CJ 感染率高达 85%,常引起急性运动轴索型神经病。此外,GBS 还可能与巨细胞病毒、EB 病毒、肺炎支原体、乙型肝炎病毒、HIV 感染有关。部分患者有免疫接种史。

目前认为分子模拟是可能导致 GBS 发病的最主要机制之一。此学说认为病原体某些组分与周围神经某些成分的结构相同,机体免疫系统发生识别错误,自身免疫性细胞和自身抗体对正常的周围神经组分进行免疫攻击,致周围神经脱髓鞘。不同类型 GBS 可识别不同部位的神经组织靶位,临床表现也不尽相同。

【病理】

主要病理改变为周围神经组织小血管淋巴细胞、巨噬细胞浸润,神经纤维脱髓鞘,严重病例可继发轴突变性。

【临床表现】

(一)典型临床表现

1.感染史或疫苗接种史

急性、亚急性起病,病前 1~3 周常有呼吸道或胃肠道感染症状或疫苗接种史。

2.运动及反射障碍

首发症状多为肢体对称性无力,自远端渐向近端发展或自近端向远端加重,常由双下肢开始逐渐累及躯干肌、脑神经,多于数日至 2 周达高峰。严重病例可累及肋间肌和膈肌致呼吸麻痹。四肢腱反射常降低。

3.感觉障碍

发病时患者多有肢体感觉异常如烧灼感、麻木、刺痛和不适感等,可先于或与运动症状同时出现。感觉缺失相对轻,呈手套-袜子样分布。少数患者肌肉可有压痛,腓肠肌压痛较常见,偶可出现 Kernig 征、Lasegue 征等神经根刺激征。

4.脑神经受累表现

脑神经受累以双侧面神经麻痹最常见,其次为舌咽、迷走神经,动眼、展、舌下、三叉神经瘫痪较少见。

5.自主神经功能紊乱

自主神经功能紊乱症状较明显,表现为皮肤潮红、出汗较多、心动过速、心律失常、体位性低血压、手足肿胀及营养障碍、尿便障碍等。

6.病程

GBS 多为单相病程,病程中可有短暂波动。

7.并发症

常见并发症有肺炎、肺不张、窒息、中毒性心肌炎,而呼吸肌麻痹、肺部感染及心力衰竭常为本病主要的死亡原因。

(二)不典型临床表现

除上述典型临床病例外,尚有一些表现不典型的 GBS 变异性。

1.Miller-Fisher 综合征(MFS)或称为 Fisher 综合征

表现为眼外肌麻痹、共济失调及腱反射消失三联征,伴脑脊液蛋白-细胞分离。几乎所有 Fisher 综合征患者均可检出抗 GQ1b 抗体。MFS 呈良性病程,预后良好,病后 2～3 周或数月内可完全恢复。

2.急性运动轴索性神经病(AMAN)

病前多有腹泻史,血清学检查可发现 CJ 感染证据。急性起病,24～48 小时内迅速出现四肢瘫,多累及呼吸肌,肌肉萎缩出现早,病残率高,预后差。一般无感觉症状,病理及电生理表现主要为运动神经轴索损害。

3.脑神经型

少见,主要累及脑运动神经。双侧面神经最多见,其次为舌咽、迷走神经,动眼、滑车、展神经,舌下神经也可受累,可为单侧或双侧。脑脊液可有蛋白-细胞分离,电生理检查可见运动神经传导速度减慢。

【实验室和其他检查】

(一)脑脊液检查

脑脊液蛋白-细胞分离现象是本病特征性表现。病后 1～2 周蛋白质开始升高,4～6 周后可达峰值。少数病例脑脊液细胞数亦可达(10～40)×10^6/L。

 知识链接

蛋白-细胞分离现象

蛋白-细胞分离现象即脑脊液蛋白含量增高而白细胞数正常或轻度增加。除蛋白-细胞分离现象外,如存在四肢弛缓性瘫痪可诊断 GBS。GBS 可能与免疫损伤有关,病理以节段性脱髓鞘为主。一般的炎性反应,蛋白和白细胞的量多同时增高,而以自身免疫反应为特点的疾病往往出现蛋白-细胞分离的特殊现象。

(二)肌电图

可见疾病早期 F 波或 H 波反射延迟或消失,晚期神经传导速度明显减慢、运动潜伏期延长。

(三)腓肠神经活检

腓肠神经活检是本病的辅助诊断方法。活检可见炎性细胞浸润、神经脱髓鞘。

(四)心电图检查

严重的病例可出现心电图异常,以窦性心动过速和 T 波改变最常见,可能是自主神经功能紊乱所致。

【诊断与鉴别诊断】

(一)诊断

①病前1～4周多有胃肠道或呼吸道感染病史、疫苗接种史;②急性或亚急性起病,四肢对称性弛缓性瘫痪,末梢型感觉障碍及脑神经受累;③脑脊液检查存在蛋白-细胞分离现象;④肌电图可见疾病早期F波或H波反射延迟。

(二)鉴别诊断

1.脊髓灰质炎

多在发热数日后、体温未完全恢复正常时出现瘫痪,瘫痪为节段性、不对称,常累及一侧下肢,无感觉障碍及脑神经受累。脑脊液蛋白和细胞均增高。

2.周期性瘫痪

多有反复发作史,无病前感染史,起病快(数小时～1日),恢复也快(2～3日),弛缓性四肢瘫痪,近端重于远端,无呼吸肌麻痹、脑神经受累和感觉障碍,脑脊液正常,发作时多有低血钾,补钾治疗有效,常有既往发作史。

【治疗】

(一)一般治疗

急性期卧床休息,肢体置于功能位。给予高蛋白、高维生素、易消化的流质饮食,不能吞咽者鼻饲。出现肠梗阻迹象应禁食,并给予西沙必利等肠动力药物。定时拍背、雾化吸入和吸痰等。勤翻身,预防压疮。重症病例应持续心电监护。

(二)病因治疗

主要目的是抑制免疫反应,消除致病因子对神经的损害,并促进神经再生。

1.血浆置换(PE)

每次交换血浆量按40～50ml/kg或1～1.5倍血浆容量计算,可用5%白蛋白复原血容量,减少使用血浆的并发症。轻、中和重度患者每周应分别做2次、4次和6次血浆置换。主要禁忌证是严重感染、心律失常、心功能不全及凝血系统疾病等。

2.免疫球蛋白静脉滴注(IVIG)

成人剂量0.4g/(kg·d),连用5日,尽早或在出现呼吸肌麻痹前应用。临床试验比较IVIG、PE及两者合用的疗效无差异,推荐单一应用。禁忌证为对血液制品过敏,特别是应用免疫球蛋白后曾出现超敏反应者、IgA缺乏症、严重肾功能障碍等。

3.糖皮质激素

不具备IVIG和PE应用条件的患者可试用甲基泼尼松龙,500mg/d,静脉滴注,连用5～7日;或地塞米松10mg/d,静脉滴注,连用7～10日。

(三)对症治疗

1.辅助呼吸

呼吸肌麻痹是GBS的主要危险,重症患者应在重症监护病房治疗,密切观察呼吸情况,当患者出现气短、肺活量降至1L以下或动脉血氧分压低于70mmHg时可行辅助呼吸。通常先行气管内插管,一天以上不好转应气管切开并插管,接呼吸器。呼吸器的管理至关重要,可根据患者症状及血气分析调节通气量。

2.尿潴留

出现尿潴留时,可加压按摩下腹部,无效时留置导尿。

3.便秘

出现便秘时,可用番泻叶代茶饮或用肥皂水灌肠。

4.肢体疼痛

常用非阿片类镇痛药,或试用卡马西平和阿米替林,有时短期应用大剂量激素有效。

(四)康复治疗

使用针灸、按摩、理疗和步态训练等治疗措施促进瘫痪肢体的恢复,防止足下垂等。

【预后】

本病大多数患者预后良好,瘫痪多在 3 周后开始恢复,多数患者 2 个月至 1 年内恢复正常,约 10%患者遗留较严重后遗症。60 岁以上,病情进展迅速并需要辅助呼吸以及运动神经波幅降低是预后不良的危险因素。

【预防】

加强营养,增强机体抵抗力,避免受凉;发病后早期合理治疗,减少并发症,降低死亡率。

第二节　脑血管疾病

脑血管疾病(cerebrovascular disease,CVD)是各种原因导致的急慢性脑血管病变,其中脑卒中(stroke)是指由于急性脑循环障碍所致的局限或全面性脑功能缺损综合征或称急性脑血管病事件。CVD 是神经系统常见病和多发病,其发病率为 (109.7~217)/10 万,患病率为(719~745.6)/10 万,死亡率为(116~141.8)/10 万,是目前导致人类死亡的三大主要疾病原因之一,存活者中往往遗留瘫痪、失语等严重残疾,给社会和家庭带来沉重负担。

【疾病分类】

(一)依据起病急缓

分为急性和慢性两类。急性多见,包括短暂性脑缺血发作、脑梗死、脑出血、蛛网膜下腔出血等。脑动脉硬化症、脑血管性痴呆等因发病及进展缓慢,属慢性脑血管病。

(二)依据神经功能缺失持续的时间

不足 24 小时者称为短暂性脑缺血发作(TIA),超过 24 小时者称为脑卒中。

(三)依据病理性质

可分为缺血性卒中和出血性卒中,前者又称为脑梗死,包括脑血栓形成和脑栓塞等;后者包括脑出血和蛛网膜下腔出血等。

【脑的血液供应】

脑的血液供应包括颈内动脉系统和椎-基底动脉系统。

1.颈内动脉系统

颈内动脉由颈总动脉分出,经颈内动脉管进入颅内以后,依次分出眼动脉、脉络膜前动脉、后交通动脉、大脑前动脉、大脑中动脉,供应眼部和大脑半球前 3/5 部分(额叶、颞叶、顶叶、基底节)的血液。

2. 椎-基底动脉系统

两侧椎动脉自锁骨下动脉发出,入颅后在脑桥下缘汇合成基底动脉。椎-基底动脉系统依次分支有小脑后下动脉、小脑前下动脉、脑桥支、内听动脉、小脑上动脉、大脑后动脉,供应大脑半球后 2/5 部分、丘脑、脑干、小脑的血液。

两侧大脑前动脉之间由前交通动脉相互沟通,两侧大脑中动脉与大脑后动脉之间由后交通动脉连接起来,它们共同构成脑底动脉环,又称为 Willis 环,具有脑血流供应的调节和代偿作用。

【病理生理】

正常成人的脑重为 1 500g,占体重的 2%～3%。流经脑组织的血液 750～1 000ml/min,占每分心搏出量的 20%。脑组织耗氧量占全身的 20%～30%。脑能量来源主要依赖于糖的有氧代谢,几无能量储存,因此脑组织对缺血、缺氧性损害十分敏感。如果脑组织的供血中断,2 分钟内脑电活动停止,5 分钟后出现严重不可逆性损伤。

【病因】

根据解剖结构和发病机制,可将脑血管疾病的病因归为以下几类。

(一)血管壁病变

以高血压性动脉硬化和动脉粥样硬化所致的血管损害最常见,其次为结核、梅毒、结缔组织疾病和钩端螺旋体等病因所致的动脉炎,再次为先天性血管病(如动脉瘤、血管畸形和先天性狭窄)和各种原因(外伤、颅脑手术、导管介入、穿刺等)所致的血管损伤。另外,还有药物、毒物、恶性肿瘤等所致的血管病损等。

(二)心脏病和血流动力学改变

如高血压、低血压或血压的急骤波动,以及心功能障碍、传导阻滞、风湿性或非风湿性心瓣膜病、心肌病及心律失常,特别是心房纤颤。

(三)血液成分和血液流变学改变

包括各种原因所致的高黏血症,如脱水、红细胞增多症,高纤维蛋白原血症等,另外还有凝血机制异常,特别是应用抗凝剂、避孕药物、弥散性血管内凝血和各种血液性疾病等。

(四)其他病因

包括空气、脂肪、癌细胞和寄生虫等栓子,脑血管受压、外伤、痉挛等。

【脑血管病的危险因素】

流行病学调查,脑血管疾病的发生与下列因素密切相关。

(一)高血压

高血压是最重要的和独立的脑卒中危险因素。控制高血压可显著降低脑卒中的发病率。

(二)心脏病

如心脏瓣膜病、冠心病心肌梗死、二尖瓣脱垂和各种原因所致的心力衰竭均会增加 TIA、脑卒中(特别是缺血性脑卒中)的发病率,是肯定的卒中危险因素。

(三)糖尿病

糖尿病是缺血性脑卒中的独立危险因素,但不是出血性卒中的危险因素。

(四)TIA 和脑卒中史

也是脑卒中的危险因素,大约 20% 的脑梗死患者有 TIA 史,TIA 发作愈频繁,发生脑卒中的危险性就越高。有脑卒中史者,脑卒中复发率较一般人群高 4 倍。

(五)吸烟和酗酒

为脑卒中的重要危险因素。

(六)高脂血症

可增加血液黏滞度,加速脑动脉的硬化。

(七)其他

危险因素体力活动少、肥胖、高盐高脂饮食、眼底动脉硬化、血液病及血流动力学异常等也与脑卒中的发生有关。

以上因素是可以干预的危险因素,若对这些因素积极预防可以减少脑血管病的发生。另一类危险因素,如高龄、性别、遗传因素等则是无法干预的。

【脑血管病的预防】

(一)一级预防

即发病前的预防,在人群中找出高危患者进行预防,积极治疗相关疾病,如高血压、糖尿病、高脂血症等。一级预防是各级预防中最关键的环节。

(二)二级预防

对短暂性脑缺血发作、可逆性缺血性神经功能缺失进行早期诊断、早期治疗,预防发展为完全性卒中。

(三)三级预防

脑卒中发生后积极治疗,防治并发症,减少残障率,以提高患者的生活质量。

一、短暂性脑缺血发作

短暂性脑缺血发作(transient ischemic attack,TIA)是指因脑血管病变引起的短暂性、局限性脑功能缺失或视网膜功能障碍,临床症状多在 1 小时内缓解,最长不超过 24 小时,不遗留神经功能缺损症状。结构性影像学(CT,MRI)检查无责任病灶。凡临床症状持续超过 1 小时且神经影像学检查有明确病灶者不宜称为 TIA。

我国 TIA 的人群患病率为每年 180/10 万,男:女约为 3:1,发病率随年龄的增加而增加。TIA 是缺血性卒中最重要的危险因素,频繁发作 TIA 者 48 小时内发生缺血性脑卒中的几率可达 50%,故频繁发作的 TIA 是脑梗死的特级警报。

【病因与发病机制】

TIA 的发病与动脉粥样硬化、动脉狭窄、心脏病、血液成分改变及血流动力学变化等多种病因及多种途径有关。主要的发病机制包括以下几种。

(一)血流动力学改变

基本病因可能是由各种原因(如动脉硬化和动脉炎等)所致的颈内动脉系统或椎-基底动脉系统的动脉严重狭窄。在此基础上血压的急剧波动导致原来靠侧支循环维持的脑区发生一过性缺血。此型 TIA 的临床症状比较刻板。发作频度较高,每天或每周可有数次发作,每次发作持续时间多不超过 10 分钟。

(二)微栓子学说

颅外动脉粥样硬化斑块脱落或其他来源的微栓子进入脑内动脉,形成微栓塞,从而出现相应的症状和体征。当微栓子自溶或侧支循环开放时,由于脑血流恢复,症状和体征也随即消失。

(三)其他因素

如锁骨下动脉盗血综合征,某些血液系统疾病,如真性红细胞增多症、血小板增多、各种原因所致的严重贫血和高凝状态等,也可参与 TIA 的发病。

【临床表现】

TIA 多发于 50~70 岁中老年人,男性较多。发病突然,迅速出现局灶性神经功能缺失症状,数分钟达到高峰,持续数分钟或十余分钟,最长不超过 24 小时即完全缓解,不遗留后遗症,反复发作,每次发作症状基本相同。根据神经功能缺失症状分为颈内动脉系统 TIA 和椎-基底动脉系统 TIA。

(一)颈内动脉系统 TIA

通常持续时间短,发作频率低,但进展为脑梗死机会大。临床表现与受累血管分布有关:大脑中动脉供血区的 TIA 可出现缺血对侧肢体的单瘫、轻偏瘫、面瘫和舌瘫,可伴有偏身感觉障碍和对侧同向偏盲,优势半球受损常出现失语和失用,非优势半球受损可出现空间定向障碍;大脑前动脉供血区缺血可出现人格和情感障碍、对侧下肢无力等;颈内动脉主干 TIA 主要表现为眼动脉交叉瘫,即病侧单眼一过性黑矇、失明和(或)对侧偏瘫及感觉障碍,Horner 交叉瘫(病侧 Horner 征、对侧偏瘫)。

(二)椎-基底动脉系统 TIA

持续时间长,发作频率高,进展至脑梗死机会较少。常见眩晕、复视、平衡障碍和吞咽困难等脑干和小脑症状,眩晕常伴有恶心、呕吐,大多无耳鸣。脑干不同部位损害时,可有交叉性瘫痪,单个肢体、偏侧、甚至双侧肢体无力或感觉障碍。

椎-基底动脉系统 TIA 可出现下列几种特殊表现的临床综合征:①跌倒发作:表现为患者转头或仰头时,下肢突然失去张力而跌倒,无意识丧失,常可很快自行站起,系下部脑干网状结构缺血所致;②短暂性全面遗忘症(TGA):发作时出现短时间记忆丧失,患者对此有自知力,持续数分至数十分钟,发作时对时间、地点定向障碍,但谈话、书写和计算能力正常,是大脑后动脉颞支缺血累及边缘系统的颞叶海马、海马旁回和穹隆所致;③双眼视力障碍发作:双侧大脑后动脉距状支缺血导致枕叶视皮层受累,引起暂时性皮质盲。

【实验室和其他检查】

(一)头部影像学检查

CT 或 MRI 检查大多正常,部分病例(发作时间>60 分钟)于弥散加权 MRI 可见片状缺血灶。CTA、MRA 及 DSA 检查可见血管狭窄、动脉粥样硬化斑。TCD 检测可发现颅内动脉狭窄,并可进行血流状况评估和微栓子监测。

（二）其他检查

包括检测血常规、血脂、血糖、血液流变学和心电图等。神经心理学检查可能发现轻微的脑功能损害。

【诊断与鉴别诊断】

（一）诊断

大多数 TIA 患者就诊时临床症状已消失,故诊断主要依靠病史。中老年患者突然出现局灶性脑功能损害症状,符合颈内动脉或椎-基底动脉系统及其分支缺血表现,并在短时间内症状完全恢复(多不超过 1 小时),应高度怀疑为 TIA。PWI/DWI、CTP 和 SPECT 有助 TIA 的诊断。

（二）鉴别诊断

1. 癫痫的部分性发作

特别是单纯部分性发作,常表现为从躯体的一处开始,持续数秒至数分钟的肢体抽搐或麻木针刺感,并向周围扩展,可有脑电图异常,CT 及 MRI 检查可发现脑内局灶性病变。

2. 梅尼埃病（Meniere disease）

表现为发作性眩晕、恶心、呕吐,与椎-基底动脉 TIA 相似。发病年龄多在 50 岁以下;发作持续时间往往超过 24 小时;伴有耳鸣、耳阻塞感;反复发作后听力减退;除眼球震颤外,无其他神经系统定位体征。

【治疗】

治疗的目的是消除病因、减少及预防复发,保护脑功能。

（一）病因治疗

病因明确者应针对病因进行治疗,控制卒中危险因素。积极治疗动脉粥样硬化、高血压、心脏病、糖尿病、高脂血症和颈椎病等,消除微栓子来源和血流动力学障碍。

（二）预防性药物治疗

1. 抗血小板聚集药

可减少微栓子发生,减少 TIA 复发。①阿司匹林:75～150mg/d,晚餐后服用,不良反应主要为胃肠道反应。也可选用小剂量阿司匹林 25mg/d 与双嘧达莫每次 200mg 联合应用,每日 2 次。②氯吡格雷,75mg/d,不良反应较阿司匹林明显减少。高危人群或对阿司匹林不能耐受者可选用。

2. 抗凝药物

对伴有房颤、频繁发作而无禁忌证(消化性溃疡病或严重高血压)的 TIA 患者可尽早应用。常选用肝素 100mg 加入生理盐水 500ml 内静脉滴注,10～20 滴/分,紧急时可用 50mg 静脉注射,达到快速肝素化,再用 50mg 静脉滴注,滴速 8～15 滴/分。每日至少测定一次部分凝血活酶时间(APTT),根据 APTT 调整剂量,维持在治疗前 APTT 值的 1.5～2.5 倍。亦可选用华法林 6～12mg,每晚 1 次口服,3～5 日后改为 2～6mg 维持,剂量调整至每晨凝血酶原时间(PT)为对照组 1.5 倍或国际标准化比值(INR)3.0～4.0。其他抗凝药物有尿激酶、巴曲酶、安克洛和蚓激酶等。

3. 其他

对有高纤维蛋白原血症的 TIA 患者,可选用降纤酶治疗。对老年 TIA 并有抗血小板聚集剂禁忌证或抵抗性者可选用活血化瘀性中药制剂治疗。

(三)TIA 的外科治疗

对有颈动脉或椎-基底动脉严重狭窄(＞70％)的 TIA 患者经抗血小板聚集治疗和(或)抗凝治疗效果不佳或病情有恶化趋势者,可选择血管内介入治疗、动脉内膜切除术或动脉搭桥术治疗。

【预后】

未经治疗或治疗无效的病例,1/3 约 1 月左右发展为脑梗死,1/3 继续发作,1/3 可自行缓解。

二、脑 梗 死

脑梗死(cerebral infarct)又称缺血性脑卒中,是指各种原因所致脑部血液供应障碍,导致脑组织缺血、缺氧性坏死,出现相应神经功能缺损。脑梗死是 CVD 的最常见类型,约占全部 CVD 的 70％。依据脑梗死的发病机制和临床表现,可分为脑血栓形成、脑栓塞、腔隙性脑梗死。

脑血栓形成

脑血栓形成(cerebral thrombosis)是脑梗死最常见的类型,约占全部脑梗死的 60％。是在各种原因引起的血管壁病变基础上,脑动脉主干或分支动脉管腔狭窄、闭塞或血栓形成,引起脑局部血流减少或供血中断,脑组织发生缺血、缺氧性坏死,出现局灶性神经系统症状和体征。

【病因与发病机制】

(一)动脉硬化

动脉硬化是本病的基本病因。高脂血症、糖尿病、高血压病可加速动脉粥样硬化的进程。脑动脉粥样硬化主要发生在管径 500μm 以上的大动脉,粥样硬化斑导致管腔狭窄和血栓形成,可发生于颈内动脉系统和椎-基底动脉系统的任何部位,以动脉分叉处多见。

(二)动脉炎

如结缔组织病、抗磷脂抗体综合征及细菌、病毒、螺旋体感染均可导致动脉炎症,使管腔狭窄或闭塞。

(三)其他少见原因

先天性血管畸形、高凝状态等,部分患者病因不明。

【病理】

脑梗死发生率颈内动脉系统约占 4/5,椎-基底动脉系统约为 1/5。闭塞血管内可见动脉粥样硬化或血管炎改变、血栓形成。梗死区脑组织软化、坏死,伴脑水肿和毛细血管周围点状出血,大面积脑梗死可发生出血性梗死。缺血、缺氧性损害可出现神经细胞坏死和凋亡两种方式。

急性脑梗死病灶由中心坏死区及周围的缺血半暗带组成。坏死区由于完全性缺血导致脑细胞死亡,但缺血半暗带仍存在侧支循环,可获得部分血液供应,尚有大量可存活的神经元,如果血流迅速恢复使脑代谢改善,损伤仍然可逆,神经细胞仍可存活并恢复功能。因此,保护这些可逆性损伤神经元是急性脑梗死治疗的关键。如果脑血流再通超过某个时限,即再灌注时间窗,脑损伤可继续加剧,产生再灌注损伤。研究表明,脑缺血超早期治疗时间窗为 6 小时之内。

【临床分型】

(一)依据病程演变过程分型

1.完全性卒中

缺血性卒中后神经功能缺失症状较重、较完全,常于 6 小时内达到高峰。

2.进展性卒中

发病后神经功能缺失症状在 48 小时内呈阶梯式加重进展。

3.可逆性缺血性神经功能缺失

发病后神经功能缺失症状较轻,持续 24 小时以上,但可在 3 周内恢复。

(二)依据临床表现和神经影像学检查证据分型

1.大面积脑梗死

通常是颈内动脉主干、大脑中动脉主干或皮质支完全性卒中,表现为病灶对侧完全性偏瘫、偏身感觉障碍及向病灶对侧凝视麻痹。椎-基底动脉主干梗死可见意识障碍、四肢瘫痪和多数脑神经麻痹等,呈进行性加重,出现明显的脑水肿和颅内压增高征象,甚至发生脑疝。

2.分水岭脑梗死

分水岭脑梗死是相邻血管供血区分界处或分水岭区局部缺血,也称边缘带脑梗死。多因血流动力学障碍所致,发生于颈内动脉严重狭窄或闭塞伴全身血压降低时,症状较轻、恢复较快。

3.出血性脑梗死

脑梗死灶的动脉坏死使血液漏出或继发出血,常见于大面积脑梗死后。

4.多发性脑梗死

两个或两个以上不同供血系统脑血管闭塞引起的梗死,反复发生脑梗死所致。

【临床表现】

脑血栓形成多见于中、老年人,近来有发病低龄化倾向。常在安静或睡眠中发病,部分病例有 TIA 前驱症状如肢体麻木、无力等,局灶性体征多在发病后 10 余小时或 1～2 日达到高峰,患者多意识清楚或有轻度意识障碍。大面积脑梗死,可有意识不清,甚至出现脑疝,导致死亡。临床表现因闭塞血管和梗死区不同而不同。

(一)颈内动脉系统脑梗死

1.颈内动脉

严重程度差异颇大,取决于侧支循环状况。颈内动脉卒中可无症状。症状性闭塞可出现单眼一过性黑蒙,偶见永久性失明(视网膜动脉缺血)或 Horner 征(颈上交感神经节节后纤维受损),伴对侧偏瘫、偏身感觉障碍或同向性偏盲等(大脑中动脉缺血),优势半球受累伴失语症,非优势半球可有体象障碍。

2.大脑中动脉

主干闭塞出现病灶对侧偏瘫、偏身感觉障碍及同向偏盲(三偏),优势半球受累出现失语。

皮质支闭塞时偏瘫及偏身感觉障碍以面部及上肢为重,非优势半球受累可出现对侧偏侧忽视症等体象障碍。深穿支闭塞时可出现对侧偏瘫,一般无感觉障碍及偏盲。

3. 大脑前动脉

近端闭塞时因前交通支侧支循环良好可无症状。前交通支之后闭塞时,额叶内侧缺血出现对侧下肢运动及感觉障碍,旁中央小叶受累排尿不易控制。深穿支闭塞,内囊前肢和尾状核缺血,出现对侧中枢性面舌瘫及上肢轻瘫。双侧大脑前动脉闭塞时,可出现淡漠、欣快等精神症状及双侧脑性瘫痪。

(二)椎-基底动脉系统脑梗死

1. 椎-基底动脉

主干闭塞可致脑干广泛梗死,出现四肢瘫痪、延髓麻痹、昏迷、高热,常因病情危重迅速死亡。若某分支闭塞,其表现视梗死部位而定,常出现眩晕、眼球震颤、复视、构音障碍、吞咽困难、共济失调、交叉瘫痪等症状。

2. 大脑后动脉

常见对侧同向偏盲及一过性视力障碍如黑蒙等。深穿支闭塞累及丘脑和上部脑干,表现为对侧偏身感觉障碍、锥体外系症状、动眼神经麻痹、小脑性共济失调。

【实验室和其他检查】

(一)血液检查

血液化验包括血常规、血流变、血生化(包括血脂、血糖、肾功、离子),有利于发现脑梗死的危险因素,对鉴别诊断有价值。

(二)神经影像学检查

可直观显示脑梗死的范围、部位、血管分布、有无出血、病灶的新旧等。

1. CT

发病后应尽快行 CT 检查,虽早期不能显示病灶,但对排除脑出血至关重要,多数病例发病 24 小时后逐渐显示低密度梗死灶,发病后 2~15 日可见均匀片状或楔形的明显低密度灶。

2. MRI

可清晰提示早期缺血性梗死、脑干、小脑梗死、静脉窦血栓形成等,梗死灶 T1 呈低信号、T2 呈高信号,出血性梗死时 T1 相有高信号混杂。MRI 弥散加权成像(DWI)可早期显示缺血病变(发病 2 小时内),为早期治疗提供重要信息。

3. 血管造影

DSA、CTA 和 MRA 可以发现血管狭窄、闭塞及其他血管病变。其中,DSA 是脑血管病变检查的金标准,缺点为有创、费用高、技术条件要求高。

(三)腰穿检查

仅在无条件进行 CT 检查,临床又难以区别脑梗死与脑出血时进行,一般脑血栓形成患者 CSF 压力、常规及生化检查正常,但有时据此仍不能诊断为脑梗死。

(四)TCD

对评估颅内外血管狭窄、闭塞、痉挛或血管侧支循环建立情况有帮助,目前也有用于溶栓治疗监测。

(五)超声心动图检查

可发现心脏附壁血栓、心房黏液瘤和二尖瓣脱垂,对脑梗死不同类型之间的鉴别诊断有意义。

【诊断与鉴别诊断】

(一)诊断

中年以上脑动脉硬化患者在休息或睡眠中发病,一至数日出现脑局灶性损害,多表现三偏征(偏瘫、偏身感觉障碍及同向偏盲),一般无意识障碍,可初步考虑脑血栓形成,CT 或 MRI 检查发现梗死灶可以确诊。

(二)鉴别诊断

1.脑出血、蛛网膜下腔出血、脑栓塞

脑出血、蛛网膜下腔出血、脑栓塞三者的鉴别要点如下(表 10-1)。

2.颅内占位病变

颅内肿瘤、硬膜下血肿和脑脓肿可呈卒中样发病,出现偏瘫等局灶性体征,颅内压增高征象不明显时易与脑血栓形成混淆,鉴别主要依靠 CT 或 MRI 检查。

表 10-1　脑血栓形成与脑栓塞、脑出血、蛛网膜下腔出血的鉴别

鉴别要点	脑血栓形成	脑栓塞	脑出血	蛛网膜下腔出血
发病年龄	多在 60 岁以上	青壮年多见	55～56 岁多见	各组年龄均有
常见病因	动脉粥样硬化	风湿性心脏病	高血压及动脉硬化	动脉瘤、血管畸形动脉粥样硬化
起病时情况	多在安静时	不定	多在活动时	多在活动时
起病急缓	较缓(时、日)	最急(秒、分)	急(分、小时)	急(分)
昏迷	无或轻	少、短暂	深而持续	少、短暂、较浅
头痛	无	少有	重	剧烈
呕吐	少见	少见	多见	多见
血压	正常或增高	多正常	明显增高	正常或增高
瞳孔	多正常	多正常	患侧大	患侧大或正常
眼底	动脉硬化	动脉栓塞	出血、视乳头水肿	出血、视乳头水肿、玻璃体下出血
偏瘫	多见	多见	多见	无
脑膜刺激征	无	无	可有	明显
脑脊液	正常	正常	可呈血性、压力增高	血性、压力增高
CT 检查	脑内低密度区	脑内低密度区	脑内高密度区	蛛网膜下腔可见高密度区
DSA	可见阻塞血管	可见阻塞血管	可见破裂血管	可见动脉瘤、血管畸形

【治疗】

为获得最佳治疗效果,应以超早期治疗、个体化治疗、整体化治疗为治疗原则。

(一)一般治疗

主要为对症治疗,包括维持生命体征和处理并发症。

1. 血压

血压升高通常不需特殊处理(高血压脑病、蛛网膜下腔出血、主动脉夹层分离、心力衰竭和肾衰竭除外),除非收缩压>220mmHg 或舒张压>120mmHg 及平均动脉压>130mmHg。即使有降压治疗指征,也需慎重降压,首选对脑血管影响小的药物(如拉贝洛尔),避免舌下含服钙离子拮抗剂(如硝苯地平)。如出现持续性低血压,需首先补充血容量和增加心输出量,如上述措施无效可应用升压药。

2. 吸氧和通气支持

轻症、无低氧血症的卒中患者无需吸氧,脑干卒中和大面积梗死等病情危重或有气道受累者,需气道支持和辅助通气。

3. 血糖

脑卒中急性期高血糖较常见,应常规检查血糖,当超过 11.1mmol/L 时应立即予以胰岛素治疗,将血糖控制在 8.3mmol/L 以下。开始使用胰岛素时应 1~2 小时监测血糖一次。偶有低血糖发生,可用 10%~20%的葡萄糖口服或注射纠正。

4. 脑水肿

常见于大面积梗死,脑水肿多于发病后 3~5 日达高峰。治疗目标是降低颅内压,维持足够脑灌注和预防脑疝发生。每次可应用 20%甘露醇 125~250ml 静点,6~8 小时 1 次;对心、肾功能不全患者可改用呋塞米 20~40mg 静脉注射,6~8 小时 1 次;可酌情同时应用甘油果糖每次 250~500ml 静点,每日 1~2 次;还可用注射用七叶皂苷钠和白蛋白辅助治疗。

5. 感染

脑卒中患者(尤其存在意识障碍者)急性期容易发生呼吸道、泌尿系感染等。患者采用适当的体位,经常翻身叩背及防止误吸是预防肺炎的重要措施,肺炎的治疗主要包括呼吸支持(如氧疗)和抗生素治疗;尿路感染主要继发于尿失禁和留置导尿,尽可能避免插管和留置导尿,间歇导尿和酸化尿液可减少尿路感染,如发生尿路感染应及时根据细菌培养和药敏试验应用敏感抗生素。

6. 上消化道出血

高龄和重症脑卒中患者急性期容易发生应激性溃疡,应常规使用静脉抗溃疡药(H_2 受体拮抗剂);对已发生消化道出血患者,应进行冰盐水洗胃、局部应用止血药(如口服或鼻饲云南白药、凝血酶等);出血量多引起休克者,可输注新鲜全血或红细胞成分输血。

7. 发热

主要源于下丘脑体温调节中枢受损、并发感染或吸收热、脱水。对中枢性发热患者,应以物理降温为主(冰帽、冰毯或酒精擦浴),必要时予以人工亚冬眠。

8. 深静脉血栓形成(DVT)

高龄、严重瘫痪和心房纤颤均增加深静脉血栓形成的危险性,而 DVT 增加了发生肺栓塞(PE)的风险。应鼓励患者尽早活动。下肢抬高,避免下肢静脉输液(尤其是瘫痪侧)。对有

DVT 和 PE 风险的患者预防性药物治疗,首选低分子肝素 4 000IU 皮下注射,每日 1～2 次;对发生近端 DVT、抗凝治疗症状无缓解者应给予溶栓治疗。

9. 水电解质平衡紊乱

脑卒中时常并发水电解质紊乱,主要包括低钾血症、低钠血症和高钠血症。应对脑卒中患者常规进行水电解质监测并及时纠正,纠正低钠和高钠血症时均不宜过快,防止脑桥中央髓鞘溶解症和加重脑水肿。

10. 心脏损伤

脑卒中合并的心脏损伤是脑心综合征的表现之一,主要包括急性心肌缺血、心肌梗死、心律失常及心力衰竭。脑卒中急性期应密切观察心脏情况,必要时进行动态心电监测和心肌酶谱检查,及时发现心脏损伤,并及时治疗。

11. 癫痫

一般不使用预防性抗癫痫治疗,如有癫痫发作或癫痫持续状态时可给予相应处理。脑卒中 2 周后如发生癫痫,应进行长期抗癫痫治疗以防复发。

(二)特殊治疗

包括超早期溶栓治疗、抗血小板治疗、抗凝治疗、血管内治疗、细胞保护治疗和外科治疗等。

1. 溶栓治疗

力争在发病后 6 小时内(最好 3 小时内)的治疗时间窗内实施溶栓治疗。溶栓治疗可恢复梗死区血流灌注,减轻神经元损伤,挽救缺血半暗带。

(1)静脉溶栓疗法　常用溶栓药物:①尿激酶(UK):常用 100 万～150 万 IU 加入 0.9% 生理盐水 100～200ml,持续静点 30 分钟;②重组组织型纤溶酶原激活物(rt-PA):一次用量 0.9mg/kg,最大剂量<90mg,先予 10% 的剂量静脉推注,其余剂量在约 60 分钟内持续静脉滴注。接受 UK 和 rt-PA 溶栓治疗必须在具有确诊卒中和处理出血并发症能力的医院进行。用药过程中出现严重头痛、呕吐和血压急骤升高时,应立即停用 UK 或 rt-PA 并进行 CT 检查。溶栓治疗前,要根据适应证和禁忌证判断患者是否适合溶栓治疗。

(2)动脉溶栓疗法　作为卒中紧急治疗,可在 DSA 直视下进行超选择介入动脉溶栓,溶栓药物常选用 rt-PA。

2. 抗血小板聚集治疗

未行溶栓的急性脑梗死患者应在 48 小时之内服用阿司匹林,100～325mg/d,但溶栓后 24 小时内一般不用。一般认为氯吡格雷抗血小板聚集的疗效优于阿司匹林,可口服 75mg。不宜将氯吡格雷与阿司匹林联合应用治疗急性缺血性卒中。

3. 抗凝治疗

主要包括肝素、低分子肝素和华法林。对于长期卧床,特别是合并高凝状态有形成深静脉血栓和肺栓塞的趋势者,可以使用低分子肝素预防治疗。对于心房纤颤的患者可以应用华法林治疗。

4. 脑保护治疗

脑保护剂包括自由基清除剂、阿片受体阻断剂、电压门控性钙通道阻断剂、兴奋性氨基酸受体阻断剂和镁离子等,可通过降低脑代谢、干预缺血引发细胞毒性机制减轻缺血性脑损伤。

5. 血管内治疗

血管内治疗包括经皮腔内血管成形术和血管内支架置入术等。对于颈动脉狭窄＞70％，而神经功能缺损与之相关者，可考虑行相应的血管内治疗。血管内治疗是相对新的技术，应慎重选择。

6. 外科治疗

对于单侧重度颈动脉狭窄＞70％，或药物治疗无效者可以考虑颈动脉内膜切除术。幕上大面积脑梗死伴有严重脑水肿、占位效应和脑疝形成征象者，可行去骨瓣减压术；小脑梗死使脑干受压导致病情恶化时，可行抽吸梗死小脑组织和后颅窝减压术以挽救患者生命。

(三) 康复治疗

应早期进行，并遵循个体化原则，制定短期和长期治疗计划，分阶段、因地制宜地选择治疗方法，对患者进行体能和技能训练，降低致残率，增进神经功能恢复，提高生活质量，早日重返社会。

另外，有条件的医院应组建卒中单元(stroke unit，SU)，最大程度地提高治疗效果和改善预后。

【预后】

本病的病死率约为10％，致残率达50％以上。存活者中40％以上可复发，且复发次数越多，病死率和致残率越高。

【预防】

抗血小板药阿司匹林（50～150mg/d，晚餐后口服）可减少脑血栓形成的机会，对动脉硬化、高凝状态等脑血栓形成倾向者应推荐应用。长期用药过程中要有间断期，有出血倾向者慎用。

 知识链接

卒中单元

卒中单元是指在医院的一定区域内主要是以神经内科和NICU为依托，由神经内科、急诊医学中心、神经介入治疗组、康复科、神经外科多学科专业人员组成讨论和护理的，针对脑卒中患者的、具有诊疗规范和明确治疗目标的医疗综合体。它也可延伸到恢复期、后遗症期，其中包括社区医疗、家庭医疗以及各个收治机构。卒中单元不是一种具体的疗法，而是针对卒中患者的科学管理系统，能充分体现以人为本的医疗服务理念，以及多学科密切配合的综合性治疗。

脑栓塞

脑栓塞是各种栓子随血流进入颅内动脉使血管腔急性闭塞，引起相应供血区脑组织缺血坏死及脑功能障碍，约占脑梗死的15％。

【病因与发病机制】

根据栓子来源不同，可分为以下几种。

(一) 心源性

占脑栓塞的60％～75％。栓子在心内膜或心瓣膜上产生，脱落后经血液循环进入脑血管而致病。常见于心脏瓣膜病和心内膜炎,如风湿性心脏病二尖瓣狭窄并心房纤颤、感染性心内膜炎、心肌梗死、心房黏液瘤、二尖瓣脱垂和钙化等。

(二)非心源性

心脏以外的栓子经血液循环进入脑血管而致病。如动脉粥样硬化斑块脱落、肺静脉血栓或血凝块、骨折或手术时脂肪栓和气栓、血管内治疗时血凝块或血栓脱落。

(三)来源不明

少数病例查不到栓子来源。

【病理】

脑栓塞多发于颈内动脉系统,大脑中动脉尤为多见,特别是上部的分支最易受累,而椎-基底动脉系统少见。脑栓塞病理改变与脑血栓形成基本相同。由于栓塞性梗死发展较快,没有时间建立侧支循环,因此栓塞性脑梗死较血栓性梗死更明显,病变范围大。脑栓塞引起的脑组织坏死分为缺血性、出血性和混合性梗死,其中出血性梗死更常见,约占 30%～50%,可能由于栓塞血管的栓子破碎向远端前移,恢复血流后栓塞区缺血坏死的血管壁在血压作用下发生出血。除脑梗死外,身体其他部位如肺、脾、肾、肠系膜、四肢、皮肤和巩膜等亦可发现梗死证据。

【临床表现】

脑栓塞可发生于任何年龄,以青壮年多见。多在活动中突然发病,无前驱症状,局灶性神经体征在数秒至数分钟达到高峰,多表现完全性卒中,意识清楚或轻度意识模糊。约 4/5 的脑栓塞发生于前循环,出现偏瘫、偏身感觉障碍、同向偏盲或伴失语、局灶性癫痫发作等,偏瘫以面部和上肢较重。椎-基底动脉系统受累约占 1/5,表现眩晕、复视、交叉瘫或四肢瘫、共济失调、饮水呛咳、吞咽困难及构音障碍等。颈内动脉或大脑中动脉主干栓塞导致大面积脑梗死,可发生严重脑水肿、颅内压增高,甚至脑疝和昏迷。椎-基底动脉系统栓塞常发生昏迷。个别病例局灶性体征稳定或一度好转后又出现加重提示栓塞再发或继发出血。

【实验室和其他检查】

(一)影像学检查

CT 检查在发病后 24～48 小时内可见病变部位呈低密度改变,发生出血性梗死时可见低密度梗死区出现 1 个或多个高密度影。MRA 可发现颈动脉狭窄或闭塞。

(二)脑脊液检查

一般压力正常,大面积脑梗死时压力常增高,如非必要尽量避免此项检查。出血性梗死 CSF 可呈血性或镜下红细胞;感染性脑栓塞如亚急性细菌性心内膜炎产生含细菌栓子;脂肪栓塞 CSF 可见脂肪球。

(三)心电图检查

应常规检查。有助于发现心源性栓子的原发疾病,如心肌梗死、风湿性心瓣膜病、心内膜炎、心律失常等。

【诊断与鉴别诊断】

(一)诊断

根据骤然起病,迅速出现颈内动脉系统或椎-基底动脉系统的局灶性症状和体征,有心脏病史或发现栓子来源,可做出临床诊断(如合并其他脏器栓塞更支持诊断),CT 和 MRI 检查可确定脑栓塞部位、数目及是否伴发出血。

(二)鉴别诊断

应与脑出血、蛛网膜下腔出血、脑栓塞相鉴别(表 10-1)。

【治疗】

(一)脑栓塞治疗

与脑血栓形成治疗原则基本相同,主要是改善循环、减轻脑水肿、防止出血、减小梗死范围。在合并出血性梗死时,应停用溶栓、抗凝和抗血小板药,防止出血加重。

(二)原发病治疗

针对性治疗原发病有利于脑栓塞病情控制和防止复发。对感染性栓塞应使用足量有效的抗生素,并禁用溶栓和抗凝治疗,防止感染扩散;对脂肪栓塞,可采用肝素、5%碳酸氢钠及脂溶剂,有助于脂肪颗粒溶解;有心律失常者,予以纠正;空气栓塞者可进行高压氧治疗。

(三)抗凝治疗

房颤或有再栓塞风险的心源性疾病、动脉夹层或高度狭窄的患者可用肝素预防再栓塞或栓塞继发血栓形成。最近研究证据表明,脑栓塞患者抗凝治疗引起的梗死区出血,很少给最终转归带来不良影响。治疗中要定期监测凝血功能并调整剂量。抗凝药物用法见前述,抗血小板聚集药阿司匹林也可试用。本病易并发出血,溶栓治疗应严格掌握适应证。

【预后】

急性期病死率为 5%~15%,多死于严重脑水肿、脑疝、心力衰竭和肺部感染。心肌梗死所致脑栓塞预后较差,存活的脑栓塞患者往往留有严重后遗症。如栓子来源不能消除,10%~20%的脑栓塞患者可能在病后 1~2 周内再发,再发病死率高。

腔隙性梗死

腔隙性梗死是指发生在大脑半球深部或脑干的小灶性梗死,约占脑卒中的 20%以上。主要由高血压所致的脑内细小动脉硬化引起,少数可能与动脉粥样硬化或心源性栓子有关。长期高血压引起脑深部白质及脑干穿通动脉病变和闭塞,导致缺血性微梗死,缺血、坏死和液化脑组织吸收后形成腔隙。梗死部位多位于豆状核,亦可见于皮质下、脑干和小脑。腔隙性梗死灶呈不规则圆形、卵圆形或狭长形,直径一般 0.2~15mm,最大者不超过 20mm。腔隙性梗死由于病变很小,常位于脑相对静区,许多病例临床上不能确认,多达 3/4 的尸检病例证实,生前无卒中史或检查无明确神经功能缺损证据。CT 和 MRI 等神经影像学的广泛应用使本病临床诊断已无困难。

本病常见于中、老年人,男性较多,多有高血压病史。通常在白天活动中急性发病,约20%的病例表现 TIA 样起病。临床表现多样,有 20 种以上临床综合征,临床特点是症状较轻、体征单一、预后较好,无头痛、颅内压增高和意识障碍等。识别腔隙性卒中综合征很重要,因其可完全或近于完全恢复。临床常见四种腔隙综合征:纯运动性轻偏瘫、纯感觉性卒中、共济失调性轻偏瘫、构音障碍-手笨拙综合征、感觉运动性卒中。头颅 CT 检查显示相应部位有一小梗死灶,但难于发现大脑半球微小病灶或脑干病变。MRI 阳性率高,可显示 CT 不能发现的病灶。因受累动脉很小,无须脑血管造影。CSF 检查正常,脑电图也无阳性发现。

适当应用扩血管药物,增加脑组织血液供应,促进神经功能恢复。常用药物有尼莫地平、氟桂利嗪、尼可占替诺等。本病预后良好,多数病例病后 2~3 月明显恢复,致残率低,但易复发。预防本病的关键是有效控制高血压和各种类型脑动脉硬化。

三、脑 出 血

脑出血(intracerebral hemorrhage,ICH)是指原发性非外伤性脑实质内出血,发病率为每年 60~80/10 万,在我国约占全部脑卒中的 20%~30%,急性期病死率为 30%~40%。通常按 ICH 出血的部位、稳定与否及病因等分为不同类型脑出血。

【病因与发病机制】

高血压伴发小动脉硬化是导致脑出血最常见的原因,其次是动脉瘤或动静脉畸形破裂,其他原因包括脑动脉粥样硬化、血液病(白血病、再生障碍性贫血、血小板减少性紫癜、血友病、红细胞增多症和镰状细胞病等)、动脉瘤、动静脉畸形、原发性或转移性肿瘤、梗死后脑出血、抗凝或溶栓治疗等。

长期高血压促使脑小动脉血管壁结构变化,形成脂质透明样变性或小动脉瘤,在血压突然升高时,破裂出血;脑动脉壁薄弱,肌层和外膜结缔组织较少,无外弹力层,这种结构特点可能是脑出血明显多于其他内脏出血的原因;大脑中动脉的分支豆纹动脉等处与主干成直角,较其他部位同等动脉承受血液压力大,易形成小动脉瘤而破裂,成为脑出血最好发的部位。

【病理】

约 70% 的高血压性脑出血发生在壳核及内囊区,脑叶、脑干及小脑各占约 10%。破裂的血管主要是大脑中动脉深穿支豆纹动脉、基底动脉脑桥支、大脑后动脉丘脑支等。壳核出血常侵犯内囊和破入侧脑室,血液充满脑室系统和蛛网膜下腔;丘脑出血常破入第三脑室或侧脑室,向外损伤内囊;脑桥或小脑出血直接破入蛛网膜下腔或第四脑室。非高血压性脑出血多位于皮质下。

出血后,脑内形成大小不等的血肿,血肿周围脑组织受压,水肿明显,较大血肿可引起脑组织和脑室移位、变形和脑疝形成。幕上半球出血,血肿向下挤压丘脑下部和脑干,使之移位、变形和继发出血,如颅内压极高或幕下脑干和小脑大量出血可发生枕大孔疝。脑疝是脑出血最常见的直接致死原因。

急性期后,周围组织水肿逐渐消退,血肿内血块溶解,吞噬细胞清除含铁血黄素和坏死脑组织,胶质增生,小出血灶形成胶质瘢痕,大者形成中风囊。

【临床表现】

高血压性脑出血常发生于 50 岁以上、血压控制不良的高血压患者,男性略多,冬春季易发。通常在活动和情绪激动时发病,出血前多无预兆,50% 的患者出现剧烈头痛,常见呕吐,出血后血压明显升高。临床症状常在数分钟至数小时达到高峰,临床表现轻重主要决定于出血量和出血部位。出血量小者,可表现为单纯某一症状或体征,全脑症状轻或无;重症者迅速出现昏迷(一般认为大脑半球出血量超过 30ml、小脑出血量 15ml、脑干出血量超过 5ml 为大量脑出血)。脑出血按照出血部位可分为以下类型。

(一)壳核出血

即内囊外侧型出血,为高血压性脑出血最常见类型。主要是豆纹动脉外侧支破裂引起。

血肿向内囊压迫可导致典型的对侧偏瘫、偏身感觉缺失和同向偏盲,位于优势半球可有失语。大量出血可扩展至额颞叶或穿破脑组织进入脑室,出现颅高压、昏迷,甚至死亡。

(二)丘脑出血

即内囊内侧型出血,典型症状是偏身感觉障碍,向外压迫内囊可致偏瘫、偏身感觉缺失和同向偏盲,多有特征性眼征(上视不能或凝视鼻尖、眼球偏斜或分离性斜视、眼球会聚障碍和无反应性小瞳孔);向内破入脑室,可引起高热、昏迷、瞳孔改变。向下扩展损伤丘脑下部和脑干,可出现高热、上消化道出血,最后继发脑干功能衰竭而死亡。如出血量大,壳核和丘脑均受累,难以区分出血起始部位,称为基底核区出血。

(三)脑叶出血

即皮质下白质出血,常出现头痛、呕吐、失语症、视野异常及脑膜刺激征,可有癫痫发作,昏迷较少见。顶叶出血最常见,可见偏身感觉障碍、空间构象障碍;额叶出血可见偏瘫、运动性失语、摸索等;颞叶出血可见感觉性失语、精神症状;枕叶出血出现对侧偏盲。

(四)脑干出血

多由基底动脉脑桥支破裂所致,出血灶位于脑桥基底与被盖部之间。小量出血表现交叉性瘫痪或共济失调性轻偏瘫,两眼向病灶侧凝视麻痹或核间性眼肌麻痹,可无意识障碍,恢复较好。出血量大者累及脑桥双侧,常破入第四脑室或向背侧扩展至中脑,数秒至数分钟内出现昏迷、四肢瘫痪和去大脑强直发作,可见双侧针尖样瞳孔和瞳孔固定、呕吐咖啡样胃内容物、中枢性高热(躯干持续 39℃ 以上而四肢不热),中枢性呼吸障碍和眼球浮动(双眼间隔约 5 秒的下跳性移动)等,往往在 48 小时内死亡。中脑出血罕见,轻症表现一侧或双侧动眼神经不全瘫痪或 Weber 综合征,重症表现深昏迷,四肢弛缓性瘫痪,迅速死亡。

(五)小脑出血

多由小脑上动脉分支破裂所致,起病突然,数分钟内出现头痛、眩晕、频繁呕吐、枕部剧烈头痛和平衡障碍等,但无肢体瘫痪。出血量少表现一侧肢体笨拙、平衡障碍、共济失调和眼球震颤;大量出血可在 12~24 小时内陷入昏迷和出现脑干受压征象(周围性面神经麻痹、两眼凝视病规侧,瞳孔缩小而光反应存在、肢体瘫痪及病理反射等),晚期瞳孔散大、中枢性呼吸衰竭,可因枕大孔疝死亡。暴发型发病立即出现昏迷,在数小时内迅速死亡,与脑桥出血不易鉴别。

(六)脑室出血

分为原发性和继发性脑室出血。原发性脑室出血多由脉络丛血管或室管膜下动脉破裂出血所致,继发性脑室出血是指脑实质出血破入脑室。常有头痛、呕吐,严重者出现意识障碍如深昏迷、脑膜刺激征、针尖样瞳孔、眼球分离斜视或浮动、四肢弛缓性瘫痪及去脑强直发作、高热、呼吸不规则、脉搏和血压不稳定等症状。临床上易误诊为蛛网膜下腔出血。

【实验室和其他检查】

(一)影像学检查

1.CT 检查

CT 是临床确诊脑出血的首选检查。头颅 CT 可显示圆形或卵圆形均匀高密度血肿阴影,边界清楚。血肿吸收后变为低密度阴影或囊性变。CT 动态观察可发现进展型脑出血。

2. MRI 和 MRA 检查

对脑干或小脑小量出血优于 CT,能分辨病程 4～5 周后 CT 不能辨认的脑出血,还可区别陈旧性脑出血与脑梗死。MRA 可发现脑血管畸形、血管瘤等病变。

(二)脑脊液检查

只在无 CT 检查条件且临床无明显颅内压增高表现时进行,可发现颅内压增高,CSF 呈洗肉水样。须注意脑疝风险,疑诊小脑出血不主张腰穿。

(三)其他检查

包括血常规、血液生化、凝血功能、心电图检查和胸部 X 线摄片检查。外周白细胞可暂时增高,血糖和尿素氮水平也可暂时升高,凝血活酶时间和部分凝血活酶时间异常提示有凝血功能障碍。

【诊断与鉴别诊断】

(一)诊断

中老年患者在活动或情绪激动时突然发病,迅速出现偏瘫、失语等局灶性神经功能缺失症状,以及严重头痛、呕吐及意识障碍等,常高度提示脑出血可能,头颅 CT 检查可以确诊。

(二)鉴别诊断

1. 外伤性脑出血

闭合性头部外伤所致,发生于受冲击颅骨下或对冲部位,有明确的头部外伤史,CT 可显示血肿。

2. 脑血栓形成、脑栓塞、蛛网膜下腔出血

应与脑血栓形成、脑栓塞、蛛网膜下腔出血相鉴别(表 10-1)。

3. 中毒

突然发病、迅速陷入昏迷的脑出血须与急性中毒(酒精、药物、一氧化碳中毒)及代谢性疾病(糖尿病、低血糖、肝性昏迷、尿毒症)昏迷相鉴别,主要根据原发病病史、相关实验室检查和头部 CT 检查鉴别。

【治疗】

治疗原则为安静卧床,脱水降颅压、调整血压、防治继续出血、加强护理、防治并发症,以挽救生命,降低死亡率、残疾率和减少复发。

(一)一般处理

①一般应卧床休息 2～4 周,保持安静,避免搬动。②保持呼吸道通畅,及时清理呼吸道分泌物,吸氧,动脉血氧饱和度维持在 90% 以上。必要时及时行气管插管或切开术;有意识障碍、消化道出血者宜禁食 24～48 小时,必要时应排空胃内容物。③维持水、电解质平衡,每日入液量按尿量加 500ml 计算,高热、多汗、呕吐或腹泻的患者还需适当增加入液量。防止低钠血症,以免加重脑水肿。④调整血糖,血糖过高或过低者,应及时纠正,维持血糖水平在 6～9mmol/L 之间。⑤明显头痛、过度烦躁不安者,可适当给予镇静止痛剂;便秘者可选用缓泻剂。⑥加强护理,严密观察生命体征,注意瞳孔和意识变化。保持肢体功能位,防止压疮发生。

(二)降低颅内压

脑出血极其关键的治疗措施。脑出血后 48 小时脑水肿达到高峰,维持 3～5 日或更长时

间后逐渐消退。脑水肿可使颅内压增高并可导致脑疝,是脑出血主要死因。常用降颅压药物有 20%甘露醇、呋塞米等利尿剂、甘油果糖、10%白蛋白注射液等。不建议应用糖皮质激素治疗减轻脑水肿。必要时,通过外科手术降低颅内压。

(三)调整血压

血压升高是急性脑出血时颅内压增高情况下,保持正常脑血流量的脑血管自动调节机制。降压可影响脑血流量,导致低灌注或脑梗死,但持续高血压可使脑水肿恶化。目前认为血压≥200/110mmHg 时需做降压处理。当血压<180/105mmHg 时,可暂不使用降压药。收缩压在 180~200mmHg 或舒张压 100~110mmHg 之间时,需密切监测;如应用降压药,也需避免强降压药,防止因血压下降过快引起脑低灌注;收缩压<90mmHg,有急性循环功能不全征象,应及时补充血容量,适当给予升血压药治疗,维持足够的脑灌注。急性期后可常规用药控制血压。

(四)止血

对高血压性脑出血无效果,但因凝血障碍性疾病所致脑出血时,可针对性给予止血药物治疗。

(五)亚低温治疗

亚低温治疗是脑出血的辅助治疗方法,可能有一定效果。

(六)并发症防治

1.感染

发病早期或病情较轻时通常不常规使用抗生素,老年患者合并意识障碍易并发肺感染,尿潴留或导尿易合并尿路感染,可根据经验或痰培养、尿培养、药物敏感试验等选用抗生素治疗;尿潴留:可留置尿管并定时膀胱冲洗。

2.应激性溃疡

可引起消化道出血,对重症或高龄患者应预防应用 H_2 受体阻滞剂;一旦出血应按上消化道出血的治疗常规进行处理,如应用冰盐水洗胃及局部止血药等。

3.抗利尿激素分泌异常综合征

又称稀释性低钠血症,可发生于约 10%ICH 患者,因经尿排钠增多,血钠降低,加重脑水肿,应限制水摄入量在 800~1 000ml,补钠 9~12g/d。低钠血症宜缓慢纠正,否则可导致脑桥中央髓鞘溶解症。

4.脑耗盐综合征

系因心钠素分泌过高所致的低钠血症,治疗时应输液补钠。

5.痫性发作

癫痫频繁发作者,可静脉缓慢推注地西泮 10~20mg 或苯妥英钠 15~20mg/kg,缓慢静注控制发作,一般不需长期治疗。

6.中枢性高热

多采用物理降温,有学者认为可用多巴胺能受体激动剂如溴隐亭进行治疗。

7.下肢深静脉血栓形成或肺栓塞

一旦出现,应给予普通肝素 100mg 静脉滴注,每日 1 次,或低分子肝素 4 000U 皮下注射,每日 2 次。对高龄、衰弱的卧床患者也可酌情给予预防性治疗。

（七）手术治疗

目前认为，对小量脑出血不必手术，可在 CT 监护下内科治疗。少数病情不断恶化、CT 证实血肿继续扩大者，应及时清除血肿。对大量出血或颅内压明显增高者，保守治疗显然无效的重症患者，应及时手术。下列情况通常考虑手术治疗：①基底节区中等量以上出血（壳核出血≥30ml，丘脑出血≥15ml）；②小脑出血≥10ml 或直径≥3cm，或合并明显脑积水；③重症脑室出血（脑室铸型）。主要手术方法包括：去骨瓣减压术、小骨窗开颅血肿清除术、钻孔血肿抽吸术和脑室穿刺引流术等。

（八）康复治疗

脑出血患者应及早进行康复治疗，促进神经功能恢复，提高生活质量。运用肢体功能训练、理疗、针灸、推拿、高压氧、神经营养药物等综合治疗措施。患者出现抑郁情绪时，可尽早给予药物（如氟西汀）治疗和心理支持。

【预后】

脑出血死亡率约为 40% 左右。脑水肿、颅内压增高和脑疝形成是致死的主要原因。预后与出血量、出血部位及有无并发症有关。脑干、丘脑和大量脑室出血预后较差。

四、蛛网膜下腔出血

蛛网膜下腔出血（subarachnoid hemorrhage，SAH）通常为脑底部或脑表面的病变血管破裂，血液直接流入蛛网膜下腔引起的一种临床综合征，约占急性脑卒中的 10% 左右。

【病因与发病机制】

最常见的病因是颅内动脉瘤（约占 50%～80%），其中先天性粟粒样动脉瘤约占 75%，还可见高血压、动脉粥样硬化所致梭形动脉瘤及感染所致的真菌性动脉瘤等。其次是动静脉畸形（约占 SAH 病因的 10%），其中动静脉畸形（AVM）占血管畸形的 80%，90% 以上位于幕上，常见于大脑中动脉分布区，多见于青年人。其他少见病因有 Moyamoya 病（占儿童 SAH 的 20%）、颅内肿瘤、垂体卒中、血液系统疾病、颅内静脉系统血栓和抗凝治疗并发症等。约 10% 患者病因不明。

颅内动脉瘤、动静脉畸形、脑底异常血管网等病变处血管壁薄弱，处于破裂临界状态，在患者剧烈活动、情绪激动时，血压突然升高导致破裂，血液直接流入蛛网膜下腔。动脉炎或颅内炎症、肿瘤或转移癌直接破坏、侵蚀血管亦可导致出血。

【病理】

先天性粟粒样动脉瘤多位于前循环，为血管壁特别是分叉处发育薄弱形成，多为单发，少数为多发，后循环动脉瘤最常见于基底动脉尖端或椎动脉与小脑后下动脉的连接处。动静脉畸形由异常血管交通形成，动脉血不经过毛细血管床直接进入静脉系统，常见于大脑中动脉分布区。蛛网膜下腔出血可见呈紫红色的血液沉积在脑底池和脊髓池中，如鞍上池、桥小脑角池、环池、小脑延髓池等，呈紫红色，大量出血时可见薄层血凝块覆盖于颅底血管、神经和脑表面。蛛网膜呈无菌性炎症反应，蛛网膜及软膜增厚，色素沉着，脑与血管或神经粘连。脑实质内广泛白质水肿，皮质可见多发斑块状缺血灶。

【临床表现】

任何年龄均可发病,但以青壮年为多。发病前多有激动、用力或排便等诱因。少数患者病前 2 周有头痛、头晕及视力改变等前驱症状,是小量前驱出血或动脉瘤受牵拉所致。

临床表现严重程度与出血量呈正比。典型表现为突发的剧烈头痛、呕吐、脑膜刺激征阳性,可有短暂的意识障碍,其他神经系统体征阴性。头痛可持续数日,2 周后缓慢减轻,头痛再发常提示再次出血。部分患者发病 1 小时内即眼底出血、玻璃体下出血、视乳头水肿,是急性颅内压增高和眼静脉回流受阻所致,对诊断有提示价值。急性期偶见欣快、谵妄和幻觉等精神症状,2～3 周自行消失。引发慢性脑血管痉挛可致脑梗死。可伴呕吐、畏光、项背部或下肢疼痛,严重者突然昏迷并短时间死亡。

颈内动脉海绵窦段动脉瘤破裂可损伤Ⅲ、Ⅳ、Ⅴ和Ⅵ脑神经。大脑中动脉瘤破裂可出现偏瘫、偏身感觉障碍和痫性发作。后交通动脉瘤破裂可致一侧动眼神经麻痹。椎-基底动脉瘤破裂可出现面神经瘫痪。

60 岁以上老年 SAH 患者临床表现常不典型,起病较缓慢,头痛、脑膜刺激征不明显,意识障碍及脑实质损害症状较严重,或以精神症状起病,常伴心脏损害心电图改变,常见肺部感染、消化道出血、泌尿道和胆道感染等并发症,易漏诊或误诊。

【并发症】

(一)再出血

SAH 主要的急性并发症,常是致命的主要原因。出血后 2 周内有 20％的患者发生再出血,使死亡率增加一倍。

(二)脑血管痉挛

病后 3～5 日开始发生,5～14 日为迟发性血管痉挛高峰期,2～4 周逐渐消失。TCD(血流速度＞175cm/s)或 DSA 可确诊。

(三)急性或亚急性脑积水

起病 1 周内约 15％～20％的患者发生急性脑积水;亚急性脑积水发生于起病数周后,表现为隐匿出现的痴呆、步态异常和尿失禁。

(四)其他

5％～10％的患者发生癫痫发作,少数患者发生低钠血症。

【实验室和其他检查】

(一)影像学检查

临床疑诊 SAH 首选 CT 检查,敏感性高,可早期诊断,并能检出 90％以上的 SAH。CT 检查可显示蛛网膜下腔、脑池的高密度出血征象。CT 增强可发现大多数动静脉畸形和大的动脉瘤。MRI 检查可检出脑干小动静脉畸形,但须注意 SAH 急性期 MRI 检查可能诱发再出血。数字减影血管造影(DSA)可确定动脉瘤位置,显示血管解剖走行、侧支循环及血管痉挛等,为 SAH 病因诊断提供可靠证据,是制定合理外科治疗方案的先决条件。

(二)脑脊液检查

血性脑脊液是本病诊断的可靠依据。蛛网膜下腔出血时,脑脊液压力明显增高,呈均匀一致的血性脑脊液,最初 CSF 红细胞与白细胞数比例与外周血相同(700∶1),但血液引起化学性脑膜炎导致 CSF 淋巴细胞增多,出血后 4～8 日 CSF 葡萄糖糖含量降低。

(三)其他检查

心电图可显示 T 波高尖或明显倒置、PR 间期缩短、出现高 U 波等异常。血常规、凝血功能和肝功能等检查有助于寻找其他出血原因。

【诊断与鉴别诊断】

(一)诊断

突发剧烈头痛、呕吐、脑膜刺激征阳性,可伴意识障碍,检查无局灶性神经体征,高度提示蛛网膜下腔出血的可能。CT 证实脑池和蛛网膜下腔高密度出血征象或腰穿压力明显增高和血性脑脊液可临床确诊。

(二)鉴别诊断

1.脑出血、脑血栓形成、脑栓塞

应与脑出血、脑血栓形成、脑栓塞相鉴别(见表 10-1)。

2.颅内感染

结核性、真菌性、细菌性和病毒性脑膜炎等可有头痛、呕吐、脑膜刺激征阳性,但先有发热,CSF 检查提示为感染。

【治疗】

急性期治疗目的是防治再出血,降低颅内压,防治继发性脑血管痉挛,减少并发症,寻找出血原因、治疗原发病和预防复发。

(一)一般处理

SAH 患者应住院监护治疗,绝对卧床休息 4～6 周,床头抬高 15～20 度,病房保持安静、舒适和暗光。避免血压及颅压增高的诱因,如用力排便、咳嗽、喷嚏和情绪激动等,以免发生动脉瘤再破裂。去除头痛病因后,对平均动脉压＞120mmHg 或收缩压＞180mmHg 患者,可在密切监测血压条件下使用短效降压药维持血压稳定在正常或发病前水平。伴有抽搐的患者予以抗痫治疗。使用酚酞等缓泻剂保持大便通畅。注意营养支持,适量给予生理盐水保证正常血容量和足够脑灌注。避免使用损伤血小板功能药物如阿司匹林。心电监护防止心律失常,防止并发症。

(二)降低颅内压

适当限制液体入量、防止低钠血症、过度换气等有助于降低颅内压。临床上常用 20％甘露醇、呋塞米和白蛋白等脱水降颅压治疗,颅内高压征象明显并有脑疝形成趋势者,可行脑室引流,挽救患者生命。

(三)预防再出血

抗纤溶药可抑制纤维蛋白溶解酶形成,推迟血块溶解和防止再出血。①6-氨基己酸(EACA)4～6g 加于 0.9％氯化钠溶液 100ml 内静脉滴注,15～30 分钟内滴完,再以 1g/h 剂量静滴 12～24 小时。之后 24g/d,持续 3～7 日,逐渐减量至 8g/d,维持 2～3 周。肾功能障碍者慎用。不良反应为深静脉血栓形成和脑缺血等,可同时联合应用钙拮抗剂。②氨甲苯酸(PAMBA)0.1～0.2g 溶于 5％葡萄糖液或生理盐水中缓慢静注,每日 2～3 次。

(四)预防或解除脑血管痉挛

目前临床应用钙通道拮抗剂,如尼莫地平,每次 40~60mg,每日 4~6 次,连用 21 日,可以降低动脉瘤性 SAH 后不良转归和缺血性神经功能缺损者的比例,其他口服或静脉使用的钙拮抗剂疗效不确定。3H 疗法,即扩血容量、血液稀释和升高血压疗法预防血管痉挛,应在排除脑梗死和颅内高压,并已夹闭动脉瘤之后进行。

(五)放脑脊液疗法

对重症 SAH 患者、出现急性脑积水、不能耐受开颅手术者可腰穿缓慢放出血性脑脊液,每次 10~20ml,每周 2 次,可促进血液吸收、减少脑血管痉挛、缓解头痛。应注意诱发脑疝、颅内感染和再出血的风险。

(六)手术治疗

手术治疗可根除病因、防止复发。

1.动脉瘤

动脉瘤的消除是防止动脉瘤性 SAH 再出血的最佳办法。手术治疗常采用动脉瘤颈夹闭术、动脉瘤切除术和动脉瘤栓塞术等。

2.动静脉畸形

可采用 AVM 整块切除术、供血动脉结扎术、血管内介入栓塞或 γ 刀治疗等。

【预后】

SAH 预后与病因、年龄、动脉瘤部位及瘤体大小、出血量、血压增高及波动、并发症和是否及时手术治疗等有关。发病时意识模糊或昏迷、高龄、收缩压高、大脑前动脉或椎-基底动脉较大动脉瘤预后差,半数存活者遗留永久脑损害,常见认知障碍。动脉瘤性 SAH 死亡率高,约 12% 的患者到达医院前死亡,25% 死于首次出血后或并发症,未经外科治疗约 20% 死于再出血,死亡多在出血后最初数日。

第三节 癫痫

癫痫(epilepsy)是多种原因导致的脑部神经元高度同步化异常放电的临床综合征,它不是一个独立的疾病,而是一组疾病或综合征。异常放电神经元的位置不同及异常放电波及的范围差异,导致患者的发作形式不一,可表现为感觉、运动、意识、精神、行为、自主神经功能障碍或兼而有之。临床表现具有发作性、短暂性、重复性和刻板性的特点。每次发作或每种发作的过程称为痫性发作,一个患者可有一种或数种形式的痫性发作。由特定症状和体征组成的特定癫痫现象称为癫痫综合征。流行病学资料显示,癫痫年发病率为 50~70/10 万,患病率约为 0.5%。我国约有 600 万以上癫痫病患者,每年新发癫痫患者为 65~70 万。约 25% 的患者为难治性癫痫,我国的难治性癫痫患者至少在 150 万以上。

【分类】

(一)按病因分类

1.症状性癫痫

由各种明确的中枢神经系统结构损伤或功能异常所致,如脑外伤、脑血管病、脑肿瘤、中枢神经系统感染、寄生虫、遗传代谢性疾病、皮质发育障碍、神经系统变性疾病、药物和毒物等。

2.特发性癫痫

病因不明，未发现脑部有足以引起癫痫发作的结构性损伤或功能异常，与遗传因素密切相关，常在某一特定年龄段起病，具有特征性临床及脑电图表现。如：伴中央颞区棘波的良性儿童癫痫、家族性颞叶癫痫等。

3.隐源性癫痫

临床表现提示为症状性癫痫，但目前的检查手段不能发现明确的病因。其约占全部癫痫的 $60\%\sim70\%$。

(二)按发作特点和表现分类

目前应用最广的是 1981 年国际抗癫痫联盟（ILAE）提出的癫痫发作的分类方案，其分类方法是根据癫痫发作开始的异常放电是源于一侧脑部（部分性发作）还是两侧脑部（全面性发作）、患者意识存在（单纯性）还是意识丧失（复杂性）来判断（表 10 - 2）。

表 10 - 2　国际抗癫痫联盟（ILAE,1981)癫痫发作分类

1.部分性发作
1.1 单纯部分性发作
运动性发作：局灶性运动性、旋转性、Jackson、姿势性、发音性
感觉性发作：特殊感觉（嗅觉、视觉、味觉、听觉）；躯体感觉（痛、温、触、运动、位置觉）；眩晕
自主神经发作（心慌、烦渴、排尿感等）
精神症状性发作：言语障碍、记忆障碍、认知障碍、情感变化、错觉、结构性幻觉
1.2 复杂部分性发作
单纯部分性发作后出现意识障碍：单纯部分性发作后出现意识障碍、自动症
开始即有意识障碍：仅有意识障碍、自动症
1.3 部分性发作继发全身发作
单纯部分性发作继发全面发作
复杂部分性发作继发全面发作
单纯部分性发作继发复杂部分性发作再继发全面性发作
2.全面性发作
2.1 失神发作：典型失神发作、不典型失神发作
2.2 强直性发作
2.3 阵挛性发作
2.4 强直阵挛性发作
2.5 肌阵挛发作
2.6 失张力发作
3.不能分类的发作

【影响发作的因素】

(一)年龄

特发性癫痫与年龄关系密切，如婴儿痉挛症在 1 周岁内起病，儿童失神癫痫发病高峰在 6～7 岁，肌阵挛癫痫起病在青春期前后。各年龄段癫痫的常见病因也不同：0～2 岁常为围产期

损伤、先天性疾病和代谢障碍等;2~12 岁常为急性感染、特发性癫痫、围产期损伤和发热惊厥等;12~18 岁常为特发性癫痫、颅脑外伤、血管畸形和围产期损伤等;18~35 岁常为颅脑外伤、脑肿瘤和特发性癫痫等;35~65 岁常为脑肿瘤、颅脑外伤、脑血管疾病和代谢障碍等;65 岁以后常为脑血管疾病、脑肿瘤等。

(二)遗传因素

可影响癫痫易患性,如儿童失神发作患者的兄弟姐妹在 5~16 岁间有 40% 以上出现 3Hz 棘-慢波的异常脑电图,但仅 1/4 出现失神发作。症状性癫痫患者的近亲患病率为 1.5%,高于普通人群。有报告单卵双胎儿童失神和全面强直-阵挛发作一致率为 100%。

(三)睡眠

癫痫发作与睡眠-觉醒周期关系密切,如全面强直-阵挛发作多在晨醒后发生,婴儿痉挛症多在醒后和睡前发作,伴中央颞区棘波的良性儿童癫痫多在睡眠中发作等。

(四)内环境改变

内分泌失调、电解质紊乱和代谢异常等均可影响神经元放电阈值,引起癫痫发作。如少数患者仅在月经期或妊娠早期发作,为月经期癫痫和妊娠性癫痫;疲劳、睡眠缺乏、饥饿、便秘、饮酒、闪光、感情冲动和一过性代谢紊乱等都可导致癫痫发作。

【发病机制】

发病机制尚未完全阐明。癫痫特征性脑电改变如棘波、尖波、棘-慢或尖-慢波等,推测为异常神经元集合体高度同步化电活动的结果。癫痫动物模型研究显示,其中一些神经元存在恒定的短间隙放电,发作前放电频率显著增高,发作中呈明显同步化,并导致周围神经元同步活动,被认为是痫性放电的起源。这种高频率放电与神经元静息膜电位延长的去极化漂移有关,在体外培养的海马脑片实验中已被证实。

在癫痫发病机制中,关于神经元异常放电起源需区分两个概念:①癫痫病理灶:癫痫发作的病理基础,指脑组织病变或结构异常直接或间接导致痫性放电和癫痫发作,CT 和 MRI 通常可显示病理灶,有的需在显微镜下才能发现;②致痫灶:是脑电图上出现一个或数个最明显的痫性放电部位,痫性放电可因病理灶挤压、局部缺血等导致局部皮质神经元减少和胶质增生所致。研究表明,直接导致癫痫发作并非癫痫病理灶而是致痫灶。单个病理灶(如肿瘤、血管畸形等)的致痫灶多位于病理灶边缘,广泛癫痫病理灶(如颞叶内侧硬化及外伤性瘢痕等)的致痫灶常包含在病理灶内,有时可在远离癫痫病理灶的同侧或对侧脑区。

【临床表现】

根据首次临床表现及脑电图提示癫痫发作开始的异常放电是源于一侧脑部还是双侧脑部将癫痫发作分为部分性发作及全面性发作。

(一)部分性发作

部分性发作是成年期癫痫发作最常见的类型,发作源于一侧大脑皮质的局灶性放电,根据发作过程有无意识障碍及是否继发全身性发作可分为以下三类。

1. 单纯部分性发作

发作时程短,一般不超过 1 分钟,起始与结束均较突然,无意识障碍,可分为以下四型。

(1)部分运动性发作　表现身体某一局部发生不自主抽动,多见于一侧面部或肢体远端如口角、大拇指、眼睑或足趾等,有时表现言语中断,病灶多位于中央沟以前。如放电沿大脑皮质运动区分布逐渐扩展,表现为抽搐自对侧拇指沿腕部、肘部和肩部扩展,称为杰克逊(Jackson)发作;如发作后遗留暂时性(半小时至 36 小时内消除)肢体瘫痪,称 Todd 瘫痪;如表现为发作性一侧上肢外展、肘部屈曲、头向同侧扭转、眼睛注视同侧,称姿势性发作;如表现为不自主重复发作前的单音或单词,偶有语言抑制,则称为发音性发作。

(2)部分感觉性发作　躯体感觉性发作常表现一侧肢体麻木感、针刺感,多发生在口角、舌、手指或足趾,病灶多在中央后回躯体感觉区,偶有缓慢扩散为感觉性 Jackson 癫痫。特殊感觉性发作可表现视觉性(如闪光或黑点等)、听觉性、嗅觉性、味觉性;眩晕性发作表现为坠落感、飘动感或水平/垂直运动感等。

(3)自主神经性发作　出现苍白、面部及全身潮红、多汗、立毛、瞳孔散大、呕吐、腹鸣、烦渴和欲排尿感等。单独出现机会少,须与非癫痫性自主神经症状鉴别。病灶多位于岛叶、丘脑及周围(边缘系统),易扩散出现意识障碍,成为复杂部分性发作一部分。

(4)精神性发作　表现各种类型的记忆障碍(如似曾相识、似不相识、强迫思维、快速回顾往事)、情感异常(如无名恐惧、抑郁、欣快、愤怒)、幻觉或错觉(如视物变大或变小、声音变强或变弱、感觉本人肢体变化)、言语困难和强制性思维等。病灶位于边缘系统。精神性发作虽可单独出现,但常为复杂部分性发作的先兆,也可继发全面性强直-阵挛发作。

2.复杂部分性发作

占成人癫痫发作的 50% 以上,大多数为颞叶病变引起,又称颞叶癫痫。主要特征有意识障碍以及在感觉运动障碍的基础上出现错觉、幻觉、自动症等,故也称为精神运动性发作。发作前可先出现单纯部分性发作,继而意识障碍,再做出一些貌似有目的的动作,即自动症。患者往往先瞪视不动,然后做出无意识动作:①机械性重复动作,如吮吸、咀嚼、舔唇、清喉、搓手、抚面、解扣、脱衣、摸索衣裳和挪动桌椅等;②游走、奔跑;③乘车上船;④也可自动言语或叫喊、唱歌等。发作通常持续 1～3 分钟。

3.部分性发作继发全面性发作

单纯部分性发作可发展为复杂部分性发作,单纯或复杂部分性发作均可泛化为全面强直-阵挛发作。

(二)全面性发作

最初的临床表现及脑电图改变提示双侧脑部受累,多在发作初期就有意识丧失。

1.全面强直-阵挛发作

过去称为大发作。主要特征是意识丧失、双侧强直后出现阵挛。可由部分性发作演变而来,也可起病即表现为全面强直阵挛发作。早期出现意识丧失、跌倒,随后的发作分为三期:

(1)强直期　表现为全身骨骼肌持续性收缩。眼肌收缩出现跟睑上牵、眼球上翻或凝视;咀嚼肌收缩出现张口,随后猛烈闭合,可咬伤舌尖;喉肌和呼吸肌强直性收缩致患者尖叫一声,呼吸停止;颈部和躯干肌肉的强直性收缩致颈和躯干先屈曲,后反张;上肢由上举后旋转为内收旋前,下肢先屈曲后猛烈伸直,持续 10～20 秒钟后进入阵挛期。

(2)阵挛期　肌肉交替性收缩与松弛,呈张弛交替抽动,阵挛频率逐渐变慢,松弛时间逐渐延长,本期持续 30～60 秒或更长时间。最后一次强烈阵挛后抽搐突然终止,所有肌肉松弛。

在上述两期可发生舌咬伤,并伴心率加快、血压升高、瞳孔散大和光反射消失等自主神经改变,Babinski 征可为阳性。

（3）发作后期　阵挛期后尚有短暂阵挛，以面部和咬肌为主，导致牙关紧闭，可发生舌咬伤。本期全身肌肉松弛，括约肌松弛可发生大小便失禁。呼吸首先恢复，心率、血压和瞳孔也随之恢复正常，意识逐渐苏醒。患者发作后有一段时间意识模糊、失定向或易激惹（发作后状态），意识模糊期通常持续数分钟，发作开始至意识恢复历时 5～10 分钟。部分患者可进入昏睡，持续数小时或更长，清醒后多伴头痛、全身酸痛和疲乏，对发作全无记忆，个别患者清醒前出现自动症、暴怒或惊恐等。

2. 强直性发作

多见于弥漫性脑损害的儿童，睡眠中发作较多，表现全身或部分肌肉强烈持续的强直性收缩，无阵挛。头、眼和肢体固定在某一位置，躯干呈角弓反张，伴短暂意识丧失，以及面部青紫、呼吸暂停和瞳孔散大等，发作时如处于站立位可摔倒。发作持续数秒至数十秒，典型发作期脑电图为暴发性多棘波。

3. 阵挛性发作

几乎均发生于婴幼儿，特征是重复阵挛性抽动伴意识丧失，无强直发作。双侧对称或某一肢体为主的抽动，幅度、频率和分布多变，持续 1 至数分钟。脑电图变化缺乏特异性，可见快活动、慢波及不规则棘-慢波等。

4. 肌阵挛发作

见于任何年龄，特征是突发短促的震颤样肌收缩，可累及双侧对称肌群，表现全身闪电样抖动，也可表现面部、某一肢体或个别肌群肌肉跳动。单独或连续成串出现，刚入睡或清晨欲醒时发作较频繁。

5. 失神发作

分典型失神发作和非典型失神发作。

（1）典型失神发作　过去称小发作，儿童期起病，青春期前停止发作。特征性表现是突发短暂的（5～10 秒）意识丧失和正在进行的动作中断，双眼茫然凝视，呼之不应，可伴简单自动性动作如擦鼻、咀嚼、吞咽等，或伴失张力如手中持物坠落或轻微阵挛，一般不会跌倒，事后对发作全无记忆，每日发作数次至数百次。少数患者仅有意识模糊，仍能进行简单活动，偶有意识障碍，不易发现。发作时脑电图呈双侧对称 3Hz 棘-慢波。

（2）非典型失神发作　意识障碍发生及休止较典型者缓慢，除意识丧失外，常伴肌张力降低，偶有肌阵挛。脑电图显示较慢的（2.0～2.5Hz）不规则棘-慢波或尖-慢波，背景活动异常。多见于有弥漫性脑损害的儿童，预后较差。

6. 失张力发作

姿势性张力丧失所致。部分或全身肌肉张力突然降低导致垂颈（点头）、张口、肢体下垂（持物坠落）或躯干失张力跌倒或猝倒发作，持续数秒至 1 分钟，时间短者意识障碍不明显，长者有短暂意识丧失，发作后立即清醒并站起。脑电图示多棘-慢波或低电位活动。

 知识链接

癫痫发作新类型

2001 年 ILAE 新提出了几种经过临床验证的癫痫发作类型：①痴笑发作，Gascon 和 Lombroso 在 1971 年提出痴笑性癫痫的诊断标准，即没有诱因的、刻板的、反复发作的痴笑，常伴有其他癫痫表现，发作期和发作间期脑电图有痫样放电，无其他疾病能解释这种发作性痴笑。痴笑是这种发作的主要特点,也可以哭为主要临床表现,对药物耐药,如为合并发作者可能治疗有效;②持续性先兆,在新癫痫分类中 ILAE 把持续性先兆作为癫痫一种亚型,也视其为部分感觉性癫痫的同义词。从临床观点看,可分为 4 种亚型:躯体感觉(如波及躯干、头部及四肢的感觉迟钝等);特殊感觉(如视觉、听觉、嗅觉、平衡觉及味觉);自主神经症状明显的持续性先兆;表现为精神症状的持续性先兆。

【实验室和其他检查】

(一)脑电图检查

脑电图(EEG)是诊断癫痫最常用的检查方法之一。40%~50%的癫痫患者在发作间歇期的首次脑电图检查可见各种痫性放电波形。有一小部分癫痫患者尽管多次进行脑电图检查却可以始终正常,而有 1%~3%的健康儿童可记录到痫性放电。因此不能仅依据间歇期脑电图的异常或正常而确定或否定癫痫的诊断。近年来广泛应用的 24 小时长程脑电检测和视频脑电图(video-EEG)使发现痫性放电的可能性大为提高。

(二)神经影像学检查

包括 CT 和 MRI,可用于确定脑的结构性损害,对于诊断和分类以及病因的明确很有帮助,MRI 较 CT 更敏感。

此外,应了解周围血白细胞分类及嗜酸性粒细胞计数、血糖、血钙、大便寄生虫卵及脑脊液有无改变。

【诊断与鉴别诊断】

(一)诊断

癫痫是多种病因所致疾病,其诊断需遵循三步原则:应首先明确发作性症状是否为癫痫发作;其次是判定哪种类型的癫痫或癫痫综合征;最后明确发作的病因。

癫痫的诊断主要依据癫痫发作史、典型的发作表现、神经系统及全身检查、脑电图检查、家族史、原发疾病、治疗反应等。多数癫痫发作发生在医院外,通常根据患者的发作史,特别是可靠目击者提供的发作过程和表现,结合发作间期脑电图出现痫性放电作出诊断。必要时,可通过视频脑电监测发作表现及同步脑电图记录证实。某些患者无可靠的目击者提供病史,夜间睡眠时发作或因发作稀少视频 EEG 监测未记录到发作则临床诊断困难。所有癫痫患者均应通过可能的检查手段尽快做出病因诊断。CT、MRI、DSA 等影像学检查对癫痫的病因诊断具有重要意义。

(二)鉴别诊断

1.晕厥

为脑血流灌注短暂全面降低、缺氧所致的意识瞬时丧失和跌倒,偶可引起肢体强直阵挛性抽动或尿失禁,应与各种失神发作鉴别。可有久站、剧痛和情绪激动等诱因,或因排尿、咳嗽和憋气等诱发。常有头晕、恶心、呕吐、眼前发黑和无力等先兆,跌倒较缓慢,面色苍白、出汗,有时脉搏不规则。单纯性晕厥发生于直立位或坐位。晕厥引起的意识丧失极少超过 15 秒,以意识迅速恢复并完全清醒为特点。

2.假性癫痫发作

又称癔症性发作,是由心理障碍而非脑电紊乱引起的脑部功能异常。可有运动、感觉和意识模糊等类似癫痫发作症状,具有表演性,多在有人时发作,瞳孔反应灵敏,无意识丧失、创伤和大小便失禁,脑电图正常。

3.低血糖症

血糖水平低于 2mmol/L 时可产生局部癫痫样抽动或四肢强直发作,伴意识丧失,常见于胰岛 β 细胞瘤或长期服降糖药的 2 型糖尿病患者,病史有助于诊断。

4.发作性睡病

可引起意识丧失和起猝倒,易误诊为癫痫。根据突然发作的不可抑制的睡眠、睡眠瘫痪、入睡前幻觉及猝倒征四联征可以鉴别。

【治疗】

目前,癫痫治疗仍以药物治疗为主,药物治疗应达到三个目的:控制发作或最大限度控制发作或最大限度地减少发作次数;长期治疗无明显不良反应;使患者保持或恢复其原有的生理、心理和社会功能状态。近年来抗癫痫药物(AEDs)治疗的进步,药代动力学监测技术的发展,新型 AEDs 的问世都为有效治疗癫痫提供了条件。

(一)病因治疗

有明确病因者应进行病因治疗,如低血钙、低血糖等应纠正相应的代谢紊乱,对颅内占位性病变首先考虑手术治疗,脑寄生虫病需行抗寄生虫药物治疗。

(二)药物治疗

1.一般原则

(1)确定是否用药 一般来说,半年内发作两次以上者,一经诊断明确,就应用药;首次发作或间隔半年以上发作一次者,可在告之抗癫痫药可能的不良反应和不经治疗的可能后果的情况下,根据患者及家属的意愿,酌情选用或不用抗癫痫药。

(2)正确选择药物 ①根据癫痫发作类型、癫痫及癫痫综合征类型选择药物:70%~80%新诊断癫痫患者可以通过服用一种抗癫痫药物控制癫痫发作,所以治疗初始的药物选择非常关键,可以增加治疗成功的可能性;如选药不当,不仅治疗无效,而且还会加重癫痫发作;②全面考虑患者的年龄、全身状况、耐受性及经济状况用药:苯妥英钠对骨骼系统发育有影响,小儿应避免使用;新生儿肝酶系统发育不全,用丙戊酸类需慎重;苯巴比妥对小儿智能、行为有一定影响,儿童不能长期使用。很多药物通过肝脏代谢,须注意患者的肝、肾功能改变。

(3)注意药物用法 苯妥英钠常规剂量无效时,增加剂量极易中毒;丙戊酸钠治疗范围大,开始即可给予常规剂量;卡马西平约 1 周时间内逐渐加至常规剂量。拉莫三嗪、托吡酯应逐渐加量,1 个月左右达治疗剂量,否则易出现皮疹、中枢神经系统副作用等。

(4)严密观察不良反应 大多数 AEDs 均有不良反应,应用 AEDs 前或过程中都要注意监测肝肾功能及血尿常规。不良反应包括特异性、剂量相关性、慢性及致畸性。剂量相关性不良反应最常见,通常发生于开始用药或加量时,与血药浓度有关,治疗过程中须注意观察。多数常见不良反应为暂时性,缓慢减量即可明显减少。多数 AEDs 饭后服药可减少恶心反应。将较大的一次剂量睡前服用可减少镇静作用。出现严重特异反应须考虑减药、停药或换药。

(5)尽可能单药治疗 这是使用抗癫痫药物(AEDs)的重要原则,多数患者可用单药治疗取得疗效。单药应从小剂量开始,缓慢增量至最大程度地控制发作而无不良反应或反应很轻的最低有效剂量。如不能有效控制,则满足部分控制,也不能出现不良反应。

（6）合理的联合用药　以下情况可考虑联合用药：①难治性癫痫试用多种单药治疗方案无效；②患者有多种发作类型。最好选择作用原理、代谢途径及副作用不同的药物。

（7）增减药物、停药及换药原则　①增减药物：增药可适当快，减药一定要慢，必须逐一增减，以利于确切评估疗效和毒副作用；②AEDs控制发作后必须坚持长期服用，除非出现严重不良反应，不宜随意减量或停药，以免诱发癫痫持续状态；③换药：如果一种一线药物已达到最大可耐受剂量仍不能控制发作，可加用另一种一线或二线药物，至发作控制或达到最大可耐受剂量后逐渐减掉原有的药物，转换为单药，换药期间应有5～7日的过渡期；④停药：应遵循缓慢和逐渐减量的原则，一般说来，全面强直-阵挛性发作、强直性发作、阵挛性发作完全控制4～5年后，失神发作停止半年后可考虑停药，但停药前应有缓慢减量的过程，一般不少于1～1.5年无发作方可停药。有自动症者可能需要长期服药。

2. 常用的抗癫痫药物

传统抗癫痫药物有苯妥英钠、卡马西平、丙戊酸钠、苯巴比妥、氯硝西泮等，新型的抗癫痫药物有托吡酯、拉莫三嗪、加巴喷丁等（表10-3）。

表10-3　常用抗癫痫药物适应证、常用剂量与不良反应

药物	有效发作类型	成人剂量(mg/d)		儿童剂量[mg/(kg.d)]	不良反应
		起始	维持		
苯妥英钠	GTCS、部分性发作	200	300～500	4～12	胃肠道症状，毛发增多，骨髓、肝、心损害，皮疹，齿龈增生，面容粗糙，小脑征，复视，精神症状
卡马西平	部分性发作首选、复杂部分性发作	200	600～2 000	10～20	胃肠道症状，小脑征，骨髓与肝损害，皮疹，复视，嗜睡，体重增加
苯巴比妥	小儿癫痫首选、单纯部分性发作、复杂部分性发作	30	60～90	2～5	嗜睡，小脑征，复视，认知与行为异常
扑痫酮	GTCS、单纯部分性发作、复杂部分性发作	60	750～1 500	10～25	同苯巴比妥
丙戊酸盐	GTCS合并典型失神发作首选、部分性发作	200	600～1 800	10～40	肥胖，震颤，骨髓和肝损害，胰腺炎，毛发减少，踝肿胀，嗜睡，肝功能异常
乙琥胺	单纯失神发作	500	750～1 500	10～40	胃肠道症状，嗜睡，骨髓损害，小脑症状，精神异常
加巴喷丁	部分性发作、GTCS	300	900～1 800	25～40	胃肠道症状，头晕，体重增加，步态不稳，动作增多
拉莫三嗪	部分性发作、GTCS、失神发作	25	100～300	5～15	头晕，嗜睡，恶心，儿童多见精神症状（与卡马西平合用时出现）

药物	有效发作类型	成人剂量(mg/d)		儿童剂量[mg/(kg.d)]	不良反应
		起始	维持		
非氨酯	Lennox-Gastaut 综合征、部分性发作	400	1 800～3 600	15～30	头痛,头晕,失眠,骨髓与肝损害、体重减轻,胃肠道症状
氨己烯酸	部分性发作、继发性 GTCS、Lennox-Gastaut 综合征	500	2 000～3 000		头痛,镇静,体重增加,视野缩小,精神异常(少见)
托吡酯	部分性发作、GTCS、婴儿痉挛症	25	75～200	3～6	震颤,头痛,头晕,小脑征,肾结石,胃肠道症状,体重减轻,认知或精神症状

(三)手术治疗

部分患者经 2 年以上正规的抗癫痫治疗,试用所有主要的抗癫痫药物单独或联合应用,且已达到患者所能耐受的最大剂量,但每月仍有 4 次以上发作称为难治性癫痫,其中包括 20％～30％的复杂部分性发作患者。各种 AEDs 治疗难以控制发作,应采取手术治疗。常用手术方法包括前颞叶切除术、癫痫病灶切除术、颞叶以外脑皮质切除术等。

【预后】

癫痫的预后受很多因素的影响,如病因、年龄、发作类型、脑电图表现、治疗情况等。未经治疗的患者 5 年自然缓解率在 25％以上,合理而正规的药物治疗,发作完全控制率为 50％～85％。

【预防】

癫痫的预防非常重要。预防癫痫涉及医学领域,也与全社会有关。癫痫的预防要着眼于三个层次:第一是着眼于病因,预防其发生。强调遗传咨询、对有家族史者进行产前诊断或新生儿期筛查、注重妊娠妇女的产前健康、避免产伤发生、积极防治小儿中枢神经系统各种疾病、去除或减轻引起癫痫的原发病等。第二是控制发作,避免癫痫的诱发因素和进行综合性治疗。第三是减少癫痫发作对患者躯体、心理和社会的不良影响,医护人员以及患者的家属、同事、朋友等应对癫痫患者给予理解、支持和帮助,维持患者的自信和自尊,尽可能减轻患病对其精神、婚姻以及社会经济地位等方面的不良影响,使其能回归正常的家庭和社会生活,提高生活质量。

［附］癫痫持续状态

癫痫持续状态(status epilepticus,SE)或称癫痫状态,是癫痫连续发作之间意识完全恢复又频繁再发,或癫痫发作持续 30 分钟以上未自行停止。任何类型的癫痫均可出现癫痫持续状态,其中全面强直-阵挛发作持续状态最常见,危害性也最大。癫痫持续状态是神经内科常见急症,若不及时治疗可导致永久性脑损害,致残率和死亡率很高。

癫痫持续状态多是由于不适当地停用 AEDs、感染、精神刺激、过度疲劳、饮酒、外伤等诱发。全面性强直-阵挛发作持续状态表现为持续意识障碍(昏迷)伴高热、代谢性酸中毒、电解质紊乱(低血钾、低血钙等)、低血糖和休克等,可发生脑、心、肝、肺等多脏器功能衰竭,如不及时治疗可导致死亡。

迅速控制发作是治疗的关键,同时需给予有效的支持、对症治疗。

(一)一般治疗及支持对症治疗

避免发作时误伤,保持呼吸道通畅,防止舌咬伤,纠正酸碱平衡、电解质紊乱,预防或治疗感染等。防治脑水肿可用20%甘露醇250ml快速静脉滴注,或地塞米松10～20mg静脉滴注;高热可物理降温。

(二)控制发作

(1)地西泮　为首选药物。成人每次10～20mg,单次最大剂量不超过20mg,儿童每次0.3～0.5mg/kg,以每分钟3～5mg速度静脉推注,如15分钟后复发可重复给药,或用100～200mg溶于5%葡萄糖生理盐水中,于12小时内缓慢静脉滴注。地西泮偶可抑制呼吸,需停药,必要时加用呼吸兴奋剂。

(2)10%水合氯醛　成人20～30ml,小儿0.5～0.8ml/kg,加等量植物油保留灌肠,每8～12小时1次。

(3)地西泮加苯妥英钠　首先用地西泮10～20mg静脉注射取得疗效后,再用苯妥英钠0.3～0.6g加入生理盐水500ml中静脉滴注,速度不超过50mg/min。用药中如出现血压降低或心律不齐时需减缓静滴速度或停药。

(4)异戊巴比妥钠　成人0.25～0.5g,1～4岁溶于注射用水10ml内静脉注射,1～4岁的儿童每次0.1g,大于4岁的儿童每次0.2g,溶于适量注射用水内静脉注射,速度不超过每分钟100mg,至控制发作为止。0.5g以内多可控制发作,剩余未注完的药物可肌内注射。低血压、呼吸抑制、复苏延迟是其主要的不良反应。

(三)控制发作后

应使用长效AEDs过渡和维持,早期常用苯巴比妥钠,成人0.2g肌内注射,每天3～4次,儿童酌减,连续3～4日。同时,应根据癫痫类型选择有效的口服药(早期可鼻饲),逐渐过渡到长期维持治疗。

第四节　帕 金 森 病

帕金森病(Parkinson's disease,PD)又名震颤麻痹,是中老年常见的神经变性疾病,临床上以静止性震颤、运动迟缓、肌强直和姿势步态障碍为主要特征。1817年由英国医生James Parkinson首先系统描述。我国65岁人群患病率为1 000/10万,男性稍高于女性,随年龄增加而升高。

【病因与发病机制】

病因与发病机制不完全明了,可能与下列因素有关。

(一)遗传因素

目前认为约10%的患者有家族史,绝大多数患者为散发性。20世纪90年代后期,学者发现有些家族性帕金森病患者存在第4号染色体长臂4q21-23的α-突触核蛋白基因突变,呈常染色体显性遗传,其表达产物是路易小体的主要成分。到目前已有6个与家族性帕金森病相关的致病基因被克隆。有的基因突变呈常染色体显性遗传,有的基因突变呈常染色体隐性遗传,还有的遗传模式尚不明确。绝大多数的上述基因突变未在散发性病例中发现,只有LRRK2基因突变见于少数(1.5%～6.1%)散发性帕金森病。基因易感性如细胞色素P450$_2$D$_6$基因等可能是帕金森病发病的易感因素之一。

 知识链接

α-突触核蛋白

α-突触核蛋白是一种在健康人的脑组织中广泛分布的可溶性蛋白,它是帕金森病的发病机制中最重要的蛋白,是路易小体的主要结构成分,α-突触核蛋白聚集与路易小体的形成及多巴胺能神经元的死亡密切相关。α-突触核蛋白在各种生理、环境因素的影响下异常表达和聚集,通过一系列的氧化应激等生化反应,产生对神经元的毒性作用,从而参与帕金森病的发生。对α-突触核蛋白的化学性质、聚集机制及影响因素的了解与研究,有利于帕金森病的预防和治疗。

(二)环境因素

流行病学调查显示,长期接触杀虫剂、除草剂或某些工业化学品等可能是PD发病的危险因素。帕金森病患者的黑质中存在的复合物Ⅰ活性和还原型谷胱甘肽含量明显降低,氧化应激增强,提示抗氧化功能障碍及氧化应激可能与帕金森病的发生、发展有关。

(三)神经系统老化

帕金森病主要发生于中老年人,40岁以前发病少见,提示衰老与发病有关。有资料显示30岁以后,黑质多巴胺能神经元随年龄增长呈退行性变,多巴胺能神经元渐进性减少。但其程度并不足以致病,老年人群中患病者也只是少数,所以衰老只是帕金森病的促发因素。

目前认为帕金森病是多因素交互作用的结果。除基因突变导致少数患者发病外,基因易感性可使患病几率增加,但并非一定发病,只有在环境因素及衰老的共同作用下,通过氧化应激、线粒体功能衰竭、蛋白酶体功能紊乱、免疫/炎症反应、钙稳态失衡、兴奋性毒性、细胞凋亡等机制导致黑质多巴胺能神经元大量变性、丢失,以致发病。

【病理】

主要表现两大病理特征,其一是黑质多巴胺能神经元及其他含色素的神经元大量变性丢失其中,黑质致密区多巴胺能神经元丢失最严重,出现临床症状时丢失至少达50%以上;其二是在残留的神经细胞质内出现嗜酸性包涵体,即路易小体,α-突触核蛋白是路易小体的重要成分。

帕金森病患者由于黑质多巴胺能神经元变性丢失、黑质-纹状体多巴胺通路变性,纹状体多巴胺含量显著降低,造成乙酰胆碱系统功能相对亢进,是导致肌张力增高、动作减少等运动症状的生化基础。中脑-边缘系统和中脑-皮质系统多巴胺含量的显著降低可能是高级神经活动障碍如智能减退、行为情感异常、言语错乱等的生化基础。

【临床表现】

本病多于60岁以后发病,偶有30岁以下发病者。隐匿起病,缓慢进展。症状常呈"N"字型进展,即常始自一侧上肢,逐渐波及同侧下肢,再波及对侧上肢及下肢。

(一)静止性震颤

常为首发症状,多始自一侧上肢远端,静止位时出现或明显,随意运动时减轻或停止,紧张时加剧,入睡后消失。典型表现是拇指与屈曲的示指间呈"搓丸样"动作,频率为 4～6 次/秒。令患者一侧肢体运动如握拳或松拳,可使另一侧肢体震颤更明显,此试验有助于发现早期轻微震颤。少数患者可不出现震颤,部分患者可合并轻度姿势性震颤。

(二)肌强直

指被动运动关节时阻力增加。其特点为被动运动关节时阻力大小始终一致,而且阻力大小基本不受被动运动的速度和力量的影响,类似弯曲软铅管的感觉,称"铅管样强直";在有静止性震颤的患者中可感到在均匀的阻力中出现断续停顿,如同转动齿轮感,称为"齿轮样强直"。四肢、躯干、颈部肌强直可使患者出现特殊的屈曲体姿,表现为头部前倾,躯干俯屈,上肢肘关节屈曲,腕关节伸直,前臂内收,下肢髋及膝关节均略为弯曲。

(三)运动迟缓

指随意动作减少,动作缓慢、笨拙。早期表现为手指精细动作如解纽扣、系鞋带等动作缓慢,逐渐发展为全面性随意运动减少、缓慢,晚期因存在肌张力增高致起床、翻身均有困难。体检可见面容呆板,双眼凝视,瞬目减少,呈现"面具脸";口、咽、腭肌运动障碍,语速变慢,语音低调;书写时字越写越小,呈现"写字过小征";做快速重复性动作如拇、示指对指时可表现运动速度和幅度进行性降低。

(四)姿势步态异常

指平衡功能减退、姿势反射消失引起的姿势步态不稳、易跌跤。这一症状是病情进展的重要标志,对治疗反应不佳,是致残的重要原因。疾病早期,表现为走路时患侧下肢拖曳,上肢摆臂幅度减小或消失。随着病情进展,步伐变小变慢,启动、转弯或跨越障碍时步态障碍尤为明显,自坐位、卧位起立困难。有时行走中全身僵住,无法动作,称为"冻结(freezing)"现象。有时迈步后以极小的步伐越走越快,不能及时止步,称为前冲步态或慌张步态。

(五)其他

自主神经症状较常见,如便秘、出汗异常、性功能减退和脂溢性皮炎(脂颜)等。吞咽活动减少可导致口水过多、流涎。约半数患者伴抑郁和(或)睡眠障碍。约 15%～30% 的患者在疾病晚期发生痴呆。

【实验室和其他检查】

血、尿及脑脊液常规检查均无异常,CT、MRI 检查也无特征性发现。

(一)生化检测

采用高效液相色谱(HPLC)可检出脑脊液高香草酸(HVA)水平降低。

(二)基因检测

在少数家族性 PD 患者中,采用 DNA 印迹技术 PCR、DNA 序列分析等可能发现基因突变。

(三)功能影像学检测

采用 PET 或 SPECT 用特定的放射性核素检测,疾病早期可显示 PD 患者脑内多巴胺转运体功能显著降低,D_2 型 DA 受体活性在早期超敏,后期低敏。DA 递质合成减少,对 PD 早期诊断、鉴别诊断及监测病情进展有辅助价值。

【诊断与鉴别诊断】

（一）诊断

①中老年发病，缓慢进行性病程；②必备运动迟缓及至少具备静止性震颤、肌强直或姿势步态障碍中的一项；③左旋多巴治疗有效。

（二）鉴别诊断

1. 特发性震颤

发病年龄早，震颤为姿势性或动作性，常影响头部，引起点头或摇晃，无肌强直和运动迟缓。约 1/3 的患者有家族史，饮酒或服用普萘洛尔震颤可显著减轻，而帕金森病影响面部和口唇。

2. 继发性帕金森综合征

可找到明确病因，如中毒（药物、金属及一氧化碳）、脑外伤、脑卒中、病毒性脑炎等。神经安定剂（吩噻嗪类及丁酰苯类）、利血平、甲氧氯普胺、α-甲基多巴、氟桂利嗪等可引起可逆性帕金森综合征，发生于治疗后或停药后数月；脑炎后遗留的帕金森综合征，目前已罕见。

3. 抑郁症

可伴表情贫乏、言语单调、自主运动减少，类似 PD，两者可并存于同一患者。抑郁症无肌强直和震颤，抗抑郁药试验治疗有助于鉴别。

【治疗】

（一）治疗原则

1. 综合治疗

应采取综合治疗，包括药物治疗、手术治疗、康复治疗、心理治疗等，其中药物治疗是首选且主要的治疗手段。目前应用的治疗手段，只能改善症状，不能阻止病情的发展，更无法治愈。因此治疗既要顾及眼前，又要着眼长远。

2. 用药原则

药物治疗应从小剂量开始，缓慢递增，以较小剂量达到较满意疗效。治疗应遵循一般原则，也要注意个体化治疗，同时选择药物不仅要考虑病情特点，而且要考虑患者的年龄、就业状况、经济承受能力等。药物治疗的目标是延缓疾病进展、控制症状，并尽可能延长症状控制的年限，同时尽量减少药物的不良反应和并发症。

（二）药物治疗

1. 常用药物

（1）抗胆碱能药　主要有苯海索，用法 1～2mg，每日 3 次。此外有丙环定、甲磺酸苯扎托品、东莨菪碱、环戊丙醇和比哌立登。主要适于震颤明显的年轻患者，老年患者慎用，闭角型青光眼及前列腺肥大患者禁用。主要不良反应有口干、视物模糊、便秘、排尿困难、影响智能，严重者有幻觉、妄想。

（2）金刚烷胺　对少动、强直、震颤均有改善作用，对异动症有一定作用。用法 50～100mg，每日 2～3 次，末次应在下午 4 时前服用。不良反应有不宁、意识模糊、下肢网状青斑、踝部水肿等，均较少见。肾功能不全、癫痫、严重胃溃疡、肝病患者慎用，哺乳期妇女禁用。

（3）复方左旋多巴（苄丝肼左旋多巴、左旋多巴/卡比多巴）　至今仍是最基本、最有效的药物，对震颤、强直、运动迟缓等均有较好疗效。初始用量 62.5～125mg，每日 2～3 次，根据病情而渐增剂量至疗效满意和不出现不良反应为止,餐前 1 小时或餐后 1 个半小时服药。复方左旋多巴有标准片、控释片、水溶片等不同剂型。不良反应:周围性症状有恶心、呕吐、低血压、心律失常(偶见)等,中枢性症状有症状波动、异动症和精神症状等。活动性消化道溃疡者慎用,闭角型青光眼、精神病患者禁用。

(4)多巴胺受体激动剂　目前大多推崇多巴胺受体激动剂为首选药物,尤其对于疾病早期的年轻患者。多巴胺受体激动剂有麦角类和非麦角类两种类型。前者现已不主张使用,其中培高利特已停用;后者的不良反应与复方左旋多巴相似,但症状波动和异动症发生率低,体位性低血压和精神症状发生率较高。目前国内应用的非麦角类多巴胺受体激动剂包括:①吡贝地尔缓释片:初始剂量 50mg/d,每周增加 50mg,有效剂量 150mg,分 3 次口服,最大不超过 250mg/d;②普拉克索:开始 0.125mg,每日 3 次,每周增加 0.125mg,每日 3 次,一般有效剂量 0.5~0.75mg,每日 3 次,最大不超过 5mg/d。

(5)单胺氧化酶 B 抑制剂　本类制剂能阻止脑内多巴胺降解,增加多巴胺浓度。与复方左旋多巴合用可增强疗效,改善症状波动。目前国内有单胺氧化酶 B(MAO-B)抑制剂司来吉兰,用法为 2.5~5mg,每日 2 次,于早、中午服用,不在傍晚应用,以免导致失眠。胃溃疡者慎用,禁与 5-羟色胺再摄取抑制剂(SSRI)合用。

(6)儿茶酚-氧位-甲基转移酶(COMT)抑制剂　代表药物是恩他卡朋和托卡朋。与复方左旋多巴合用,可增强疗效,改善症状波动。有效剂量每次 100~200mg,服用次数与复方左旋多巴次数相同,单独使用无效。不良反应有腹泻、头痛、多汗、口干、转氨酶升高、腹痛、尿色变浅等。托卡朋偶致肝坏死,用药期间需监测肝功能。

2.药物治疗方案

老年前期(<65 岁)患者不伴智能减退,可做如下选择:①多巴胺受体激动剂;②司来吉兰,或加用维生素 E;③复方左旋多巴合用儿茶酚-氧位-甲基转移酶(COMT)抑制剂;④金刚烷胺和(或)抗胆碱能药;震颤明显而其他抗帕金森病药物效果不佳时,选用抗胆碱能药;⑤复方左旋多巴:一般在①、②、④方案治疗效果不佳时加用。对于某些患者,出现认知功能减退或因特殊工作之需,需要显著改善运动症状,复方左旋多巴也可作为首选。

老年期(≥65 岁)患者或伴智能减退,首选复方左旋多巴,必要时加用多巴胺受体激动剂、MAOB 抑制剂或 COMT 抑制剂。尽量避免使用苯海索,尤其是老年男性患者,除非有严重震颤,明显影响患者的日常生活或工作能力。

3.保护性治疗

目的是延缓疾病的发展,改善患者的症状。原则上,一旦诊断为帕金森病,就应尽早进行保护性治疗。目前临床上作为保护性治疗的药物主要是单胺氧化酶 B 型(MAO-B)抑制剂,代表药物是司来吉兰。有临床试验提示多巴胺受体激动剂和辅酶 Q10 也可能有神经保护作用。

4.症状性治疗

(1)早期治疗　疾病早期若病情未对患者造成心理或生理影响,可暂缓用药,鼓励患者坚持工作,参与社会活动和医学体疗。若影响患者的日常生活和工作能力,则应药物治疗。

(2)中期治疗　患者如在早期阶段首选了多巴胺受体激动剂、司来吉兰、金刚烷胺或抗胆碱能药治疗,中期阶段症状改善往往不明显,可添加复方左旋多巴治疗;若在早期阶段首选低剂量复方左旋多巴治疗,症状改善往往也不显著,此时可增加剂量或添加多巴胺受体激动剂、司来吉兰、金刚烷胺、COMT 抑制剂。

（3）晚期治疗　晚期帕金森病的临床表现非常复杂，其中既有药物的不良反应，又有疾病本身的进展因素参与。晚期患者的治疗，既要继续努力改善运动症状，又要处理伴发的一些运动并发症和非运动症状。运动并发症主要有症状波动和异动症，非运动症状包括精神障碍、自主神经功能紊乱、睡眠障碍等。

异动症的治疗：异动症（AIMs）又称为运动障碍，常表现为不自主的舞蹈样、肌张力障碍样动作，可累及头面部、四肢及躯干。主要有三种形式：①剂峰异动症，常出现在血药浓度高峰期（用药1～2小时），与用药过量或多巴胺受体超敏有关，减少复方左旋多巴单次剂量可减轻多动现象，晚期患者需同时加用多巴胺受体激动剂；②双相异动症，在剂初和剂末均可出现，机制不详，治疗较困难，可尝试增加复方左旋多巴单次用药剂量及服药次数，或加用多巴胺受体激动剂；③肌张力障碍，表现为足或小腿痛性肌痉挛，多发生于清晨服药之前，可在睡前服用复方左旋多巴控释剂或长效多巴胺受体激动剂，或在起床前服用弥散型多巴丝肼或标准片；发生于剂末或剂峰的肌张力障碍可对复方左旋多巴用量作相应的增减。

（三）手术及干细胞治疗

根据适应证可采用外科方法，手术方法主要有神经核毁损术和脑深部电刺激术（DBS），DBS因其微创、安全和可控性高而作为主要选择。手术靶点包括苍白球内侧部、丘脑腹中间核和丘脑底核。异体胚胎中脑黑质细胞移植到患者的纹状体，可纠正多巴胺递质缺乏，改善运动症状。正在兴起的干细胞移植结合基因治疗，是正在探索中的一种有前景的新疗法。

（四）中医、康复及心理治疗

中药、针灸和康复治疗作为辅助手段对改善症状和提高生活质量有一定作用。对患者进行语言、进食、走路及各种日常生活训练和指导，日常生活帮助如设在房间和卫生间的扶手、防滑橡胶桌垫、大把手餐具等，可改善生活质量。教育与心理疏导也是帕金森病治疗中需要重视的辅助措施。

【预后】

帕金森病是一种慢性进展性疾病，无法治愈。多数患者发病数年内尚能继续工作，也有迅速发展致残者；疾病晚期由于严重肌强直、全身僵硬终至卧床不起。本病对生命并不构成威胁，肺炎、骨折等各种并发症常是死亡的直接原因。

第五节　　神经-肌肉接头和肌肉疾病

神经-肌肉接头疾病是指神经-肌肉接头间传递功能障碍所引起的疾病，主要包括重症肌无力和Lambert-Eaton肌无力综合征等。肌肉疾病是指骨骼肌疾病，主要包括周期性瘫痪、多发性肌炎、进行性肌营养不良症、强直性肌营养不良症和线粒体肌病等。

本节主要讨论重症肌无力和周期性瘫痪。

一、重症肌无力

重症肌无力（myasthenia gravis，MG）是一种神经-肌肉接头传递功能障碍的获得性自身免疫性疾病，主要由于神经肌肉接头突触后膜上乙酰胆碱受体（AChR）受损引起。临床表现为部分或全身骨骼肌无力和极易疲劳，活动后症状加重，经休息和胆碱酯酶抑制剂（ChEI）治疗后症状减轻。发病率为 8～20/10 万,患病率为 50/10 万,我国南方发病率较高。

【病因与发病机制】

(一)病因

1.遗传因素

家族性重症肌无力的发现以及本病与人类白细胞抗原的密切关系,均提示本病与遗传因素有关。

2.环境（诱发）因素

如病毒感染、精神刺激、过度疲劳、妊娠与分娩等。

(二)发病机制

重症肌无力的发病机制与自身抗体介导的突触后膜 AChR 的损害有关。研究表明重症肌无力是一种主要累及神经-肌肉接头突触后膜 AChR 的自身免疫性疾病,主要由 AChR 抗体介导,在细胞免疫和补体参与下突触后膜的 AChR 被大量破坏,不能产生足够的终板电位,导致突触后膜传递功能障碍而发生肌无力。AChR 抗体是一种多克隆抗体,主要成分为 IgG,10%为 IgM。在 AChR 抗体中,直接封闭抗体可以直接竞争性抑制 ACh 与 AChR 的结合;间接封闭抗体可以干扰 ACh 与 AChR 结合。细胞免疫在 MG 的发病中也发挥一定的作用,MG 患者周围血中辅助性 T 细胞增多,抑制性 T 细胞减少,造成 B 细胞活性增强而产生过量抗体。AChR 抗体与 AChR 的结合还可以通过激活补体而使 AChR 降解和结构改变,导致突触后膜上的 AChR 数量减少。最终,神经-肌肉接头的传递功能发生障碍,当连续的神经冲动到来时,不能产生引起肌纤维收缩的动作电位,从而在临床上表现为易疲劳的肌无力。

【病理】

1.胸腺

80%的患者胸腺重量增加,淋巴滤泡增生,生发中心增多;10%～20%合并胸腺瘤。

2.神经-肌肉接头

突触间隙加宽,突触后膜皱褶变浅并且数量减少,免疫电镜可见突触后膜崩解,其上 AChR 明显减少并可见 IgG-C3-AChR 结合的免疫复合物沉积等。

3.肌纤维

肌纤维本身变化不明显,有时可见肌纤维凝固、坏死、肿胀。少数患者肌纤维和小血管周围可见淋巴细胞浸润,称为"淋巴溢"。慢性病变可见肌萎缩。

【临床表现】

本病可见于任何年龄,小至数个月,大至 70～80 岁。发病年龄有两个高峰:20～40 岁发病者女性多于男性,约为 3∶2;40～60 岁发病者以男性多见,多合并胸腺瘤。少数患者有家族史。常见诱因有感染、手术、精神创伤、全身性疾病、过度疲劳、妊娠、分娩等,有时甚至可以诱发重症肌无力危象。

(一)临床特征

1.受累骨骼肌病态疲劳

肌肉连续收缩后呈现严重无力甚至瘫痪,休息后可减轻。肌无力于下午或傍晚劳累后加重,晨起或休息后减轻,此种波动现象称之为"晨轻暮重"。

2. 受累肌的分布

全身骨骼肌均可受累,多以脑神经支配的肌肉最先受累。肌无力常从一组肌群开始,范围逐步扩大。即使同一患者,其受累肌群的范围和程度在病程中也可不断变换。平滑肌和心肌一般不受累。

3. 受累肌群表现

①眼外肌受累的首发症状常为一侧或双侧眼外肌麻痹,出现上睑下垂、斜视和复视,重者眼球运动明显受限,甚至眼球固定,但瞳孔括约肌不受累;②面部肌肉和口咽肌受累时出现表情淡漠、苦笑面容;连续咀嚼无力、饮水呛咳、吞咽困难;说话带鼻音、发音障碍;③累及胸锁乳突肌和斜方肌时则表现为颈软、抬头困难,转颈、耸肩无力;④四肢肌肉受累一般近端重于远端,表现为抬臂、梳头、上楼梯困难。腱反射通常不受影响,感觉正常。

4. 重症肌无力危象

当病情急骤加重或治疗不当发生呼吸肌严重无力,以致不能维持正常换气功能,称为重症肌无力危象。危象是致死的主要原因。大约10%的重症肌无力患者出现危象。危象的诱发因素包括呼吸道感染、手术(包括胸腺切除术)、精神紧张、全身疾病等重症肌无力。危象分三种类型:

(1)肌无力危象 为最常见的危象,疾病本身发展所致,多由于抗胆碱酯酶药量不足。

(2)胆碱能危象 抗胆碱酯酶药物过量所致,患者肌无力加重,且出现明显胆碱酯酶抑制剂的不良反应如肌束颤动及毒蕈碱样反应。

(3)反拗危象 对抗胆碱酯酶药物不敏感所致。在长期大剂量抗胆碱酯酶药物治疗后发生。

5. 胆碱酯酶抑制剂治疗有效

这是重症肌无力一个重要临床特征。

6. 病程特点

起病隐匿,病程中有波动,缓解与复发交替。晚期患者休息后不能完全恢复。多数病例迁延数年至数十年,靠药物维持。少数病例可自然缓解。

(二)临床分型

1. 成年型(Osserman 分型)

Ⅰ眼肌型(15%~20%):病变仅限于眼外肌,出现上睑下垂和复视。

ⅡA轻度全身型(30%):可累及眼、面、四肢肌肉,生活多可自理,无明显咽喉肌受累。

ⅡB中度全身型(25%):四肢肌群受累明显,除伴有眼外肌麻痹外,还有较明显的咽喉肌无力症状,如说话含糊不清、吞咽困难、饮水呛咳、咀嚼无力,但呼吸肌受累不明显。

Ⅲ急性重症型(15%):急性起病,常在数周内累及延髓肌、肢带肌、躯干肌和呼吸肌,肌无力严重,有重症肌无力危象,需做气管切开,死亡率较高。

Ⅳ迟发重症型(10%):病程达2年以上,常由Ⅰ、ⅡA、ⅡB型发展而来,症状同Ⅲ型,常合并胸腺瘤,预后较差。

Ⅴ肌萎缩型:少数患者肌无力伴肌萎缩。

2. 儿童型

约占我国重症肌无力患者的10%,大多数病例仅限于眼外肌麻痹,双眼睑下垂可交替出现呈拉锯状。约1/4病例可自然缓解,仅少数病例累及全身骨骼肌。

(1)新生儿型 母亲患 MG,约有 10% 可将 AchR 抗体 IgG 经胎盘传给新生婴儿而使之产生肌无力。患儿出生后即哭声低、吸吮无力、肌张力低、动作减少。经治疗多在 1 周至 3 个月缓解。

(2)先天性肌无力综合征 出生后短期内出现持续的眼外肌麻痹,常有阳性家族史,但其母亲未患 MG。

(3)少年型 多在 10 岁后发病,多为单纯眼外肌麻痹,部分伴吞咽困难及四肢无力。

【实验室和其他检查】

血常规、尿常规、脑脊液检查正常。常规肌电图检查基本正常。神经传导速度正常。

(一)重复神经电刺激(RNES)

为具有确诊价值的检查方法。MG 典型改变为动作电位波幅第 5 波比第 1 波在低频刺激时递减 10% 以上或高频刺激时递减 30% 以上。

(二)单纤维肌电图(SFEMG)

通过特殊的单纤维针电极测量并判断同一运动单位内的肌纤维产生动作电位的时间是否延长来反映神经-肌肉接头处的功能,重症肌无力表现为间隔时间延长。

(三)AChR 抗体检测

对重症肌无力的诊断具有特征性意义。85% 以上全身型患者的血清中 AChR 抗体滴度明显升高,但眼肌型患者的 AChR 抗体升高可不明显,且抗体滴度的高低与临床症状的严重程度并不完全一致。

(四)胸部影像学检查

CT、MRI 可发现胸腺增生和肥大。

(五)其他检查

5% 重症肌无力患者有甲状腺功能亢进,表现为 T_3、T_4 升高。部分患者抗核抗体和甲状腺抗体阳性。

【诊断与鉴别诊断】

(一)诊断

①可发现重症肌无力的家族史或可找到引起重症肌无力的诱因;②肌无力常从一组肌群开始,逐渐累及其他肌群或全部肌群;③肌无力常表现为活动后加剧,休息后减轻,具有"晨轻暮重"的特征;④平滑肌和心肌一般不受累;⑤血清 AChR 抗体滴度明显升高,CT、MRI 检查可发现胸腺或胸腺瘤,重复神经电刺激发现神经-肌肉传递障碍。

下述试验有助于 MG 的诊断:

1. 疲劳试验(Jolly 试验)

嘱患者持续上视出现上睑下垂或两臂持续平举后出现上臂下垂,休息后恢复则为阳性。

2. 抗胆碱酯酶药物试验

(1)新斯的明试验 新斯的明 0.5~1mg 肌肉注射,20 分钟后肌无力症状明显减轻者为阳性。可同时注射阿托品 0.5mg 以对抗新斯的明的毒蕈碱样反应(瞳孔缩小、心动过缓、流涎、多汗、腹痛、腹泻和呕吐等)。

(2)腾喜龙试验 腾喜龙 10mg 用注射用水稀释至 1ml 静脉注射 2mg,观察 20 秒,如无出汗、唾液增多等不良反应,再给予 8mg,1 分钟内症状好转为阳性,持续 10 分钟后又恢复原状。

(二)鉴别诊断

1. Lambert-Eaton 肌无力综合征

为一组自身免疫性疾病,男性多见,约 2/3 患者伴发癌肿,尤其是燕麦细胞型支气管肺癌,也可伴发其他自身免疫性疾病。临床表现为四肢近端肌无力。此病患者虽然活动后即感疲劳,但短暂用力收缩后肌力反而增强,而持续收缩后又呈疲劳状态,脑神经支配的肌肉很少受累。另外,约半数患者伴有自主神经症状,出现口干、少汗、便秘、阳痿。新斯的明试验可阳性,但不如重症肌无力敏感;神经低频重复刺激时波幅变化不大,但高频重复刺激波幅增高可达 200％以上;血清 AChR 抗体阴性;用盐酸胍治疗可使 ACh 释放增加而使症状改善。

2. 吉兰-巴雷综合征

可出现呼吸肌麻痹。但多有上呼吸道感染史、起病急、进展迅速;多数患者有轻重不一的末梢感觉障碍;脑脊液有蛋白-细胞分离现象。

【治疗】

(一)一般治疗

①充分休息:保持环境安静,病情较重或进展时应卧床休息,缓解期可适当活动。②保证营养供给:高热量、高蛋白、高维生素饮食;进餐安排在用药后半小时左右(药效最强);如患者进食呛咳、吞咽困难或行气管插管、气管切开时,应给予鼻饲;必要时静脉补充营养。③维持呼吸道通畅:有呼吸困难者应抬高床头,及时吸痰、吸氧,必要时气管插管或气管切开。④密切观察病情变化。

(二)胸腺治疗

1. 胸腺切除

适用于伴有胸腺肥大和高 AchR 抗体效价者;伴胸腺瘤的各型重症肌无力患者;年轻女性全身型 MG 患者;对抗胆碱酯酶药治疗反应不满意者。约 70％的患者术后症状缓解或治愈。

2. 胸腺放射治疗

对不适于做胸腺切除者可行胸腺深部 60Co 放射治疗。

(三)药物治疗

1. 胆碱酯酶抑制剂

通过抑制胆碱酯酶,抑制 ACh 的水解,改善神经-肌肉接头间的传递,增加肌力。应从小剂量开始,逐步加量,以能维持日常起居为宜。

(1)溴吡斯的明　成人每次口服 60～120mg,每日 3～4 次。应在饭前 30～40 分钟服用,口服 2 小时达高峰,作用时间为 6～8 小时,作用温和,平稳,不良反应小。

(2)溴新斯的明　成人每次口服 15～30mg,每日 3～4 次。可在餐前 15～30 分钟服用,释放快,30～60 分钟达高峰,作用时间为 3～4 小时,不良反应为毒蕈碱样反应,可用阿托品对抗。

辅助药如氯化钾、麻黄碱可加强胆碱酯酶抑制剂的作用。

2. 肾上腺皮质激素

适用于各种类型的重症肌无力。长期应用者应注意药物的不良反应如:胃溃疡出血、血糖升高、库欣综合征、股骨头坏死、骨质疏松等。

（1）冲击疗法　适用于住院危重病例、已用气管插管或呼吸机者。甲泼尼龙 1 000mg 静脉滴注，每日 1 次，连用 3～5 日，随后地塞米松 10～20mg 静脉滴注，每日 1 次，连用 7～10 日。临床症状稳定改善后，改为泼尼松 60～100mg 隔日顿服。待症状基本消失后，逐渐减量至 5～15mg 长期维持，至少 1 年以上。若病情波动，则需随时调整剂量。也可一开始就口服泼尼松每天 60～80mg，两周后症状逐渐缓解，常于数月后疗效达高峰，然后逐渐减量。大剂量类固醇激素治疗初期可使病情加重，甚至出现危象，应予注意。

（2）小剂量递增法　从小剂量开始，隔日每晨顿服泼尼松 20mg，每周递增 10mg，直至隔日每晨顿服 60～80mg，待症状稳定改善 4～5 日后，逐渐减量至隔日 5～15mg 维持数年。此法可避免用药初期病情加重。

3. 免疫抑制剂

适用于对肾上腺糖皮质激素疗效不佳或不能耐受，或因有高血压、糖尿病、溃疡病而不能用肾上腺糖皮质激素者。应注意药物不良反应如：周围血白细胞、血小板减少，脱发，胃肠道反应，出血性膀胱炎，肝、肾功能受损等。

（1）环磷酰胺　成人口服每次 50mg，每日 2～3 次，或 200mg，每周 2～3 次静脉注射。儿童口服 3～5mg/(kg·d)。

（2）硫唑嘌呤　口服每次 25～100mg，每日 2 次，用于类固醇激素治疗不佳者。

（3）环孢素 A　对细胞免疫和体液免疫均有抑制作用，减少 AChR 抗体生成。口服 6mg/(kg·d)，疗程 12 个月。不良反应有肾小球局部缺血坏死、恶心、心悸等。

（四）血浆置换

通过正常人血浆或血浆代用品置换患者血浆，能清除 MG 患者血浆中 AChR 抗体、补体及免疫复合物。每次交换量为 2 000ml 左右，每周 1～3 次，连用 3～8 次。起效迅速、安全，但疗效持续时间短、症状易复发。仅适用于危象和难治性重症肌无力。

（五）大剂量静脉注射免疫球蛋白

外源性 IgG 可以干扰 AChR 抗体与 AChR 的结合从而保护 AChR 不被抗体阻断。IgG 0.4g/(kg·d)，静脉滴注，5 日为 1 疗程，作为辅助治疗缓解病情。

（六）危象的处理

危象指 MG 患者在某种因素作用下突然发生严重呼吸困难，常危及生命，须紧急抢救。不论何种危象，均应注意确保呼吸道通畅，当经早期处理病情无好转时，应立即进行气管插管或气管切开，应用人工呼吸器辅助呼吸；停用抗胆碱酯酶药物以减少气管内的分泌物；选用有效、足量和对神经-肌肉接头无阻滞作用的抗生素积极控制肺部感染；给予静脉药物治疗如皮质类固醇激素或大剂量丙种球蛋白；必要时采用血浆置换。

【预后】

重症肌无力患者一般预后良好，但危象的死亡率较高。

二、周期性瘫痪

周期性瘫痪(periodic paralysis)是一组反复发作的骨骼肌弛缓性瘫痪为特征的肌病，与钾代谢异常有关。根据发作时血清钾的浓度，可分为低钾型、高钾型和正常钾型三类，临床上以低钾型者多见。由甲状腺功能亢进、醛固酮增多症、肾衰竭和代谢性疾病所致低钾而瘫痪者称为继发性周期性瘫痪。本节仅介绍低钾型周期性瘫痪。

【病因与发病机制】

低钾型周期性瘫痪为常染色体显性遗传性疾病,我国多为散发病例。肌无力在饱餐后或激烈活动后的休息中最易发作,能促使钾离子转入细胞内的因素如注射胰岛素、肾上腺素或大量葡萄糖也能诱发。

具体发病机制尚未阐明,可能与骨骼肌细胞膜内、外钾离子浓度的波动有关。正常情况下,钾离子浓度在肌膜内高,肌膜外低,当两侧保持正常比例时,肌膜维持正常的静息电位,才能为 ACh 的去极化产生正常反应。低钾型周期性瘫痪患者的肌细胞膜经常处于轻度去极化状态,较不稳定,电位略有变化即出现钠离子在膜上的通路受阻,导致电活动的传播障碍。在疾病发作期间,受累肌肉对一切电刺激均不起反应,处于瘫痪状态。

【临床表现】

任何年龄均可发病,以 20～40 岁男性多见,随年龄增长而发作次数减少。常见的诱因有疲劳、饱餐、寒冷、酗酒、精神刺激等。

发病前可有肢体疼痛、感觉异常、口渴、多汗、少尿、潮红、嗜睡、恶心等。常于饱餐后、夜间睡眠或清晨起床时发现肢体肌肉对称性不同程度的无力或完全瘫痪,下肢重于上肢、近端重于远端;也可自下肢逐渐累及上肢。瘫痪肢体肌张力低,腱反射减弱或消失,可伴有肢体酸胀、针刺感。脑神经支配的肌肉一般不受累,膀胱直肠括约肌功能也很少受累。少数严重病例可发生呼吸肌麻痹、尿便潴留、心动过速或过缓、心律失常、血压下降等情况,甚至危及生命。

发作持续时间自数小时至数日不等,最先受累的肌肉最先恢复。发作频率也不尽相同,一般数周或数月一次,有的病例每天均有发作,也有数年一次甚至终身仅发作一次者。发作间期如正常人。伴发甲状腺功能亢进者发作频率较高,每次持续时间短,常在数小时至 1 日之内。甲亢控制后,发作频率减少。

【实验室和其他检查】

(一)血清钾

发作期血清钾常低于 3.5mmol/L 以下,间歇期正常。

(二)心电图

呈典型的低钾性改变,U 波出现,T 波低平或倒置。PR 间期和 QT 间期延长,ST 段下降,QRS 波增宽。

(三)肌电图

运动电位时限短、波幅低,完全瘫痪时运动单位电位消失,电刺激无反应。膜静息电位低于正常。

 知识链接

肌电图

肌电图应用电子学仪器记录肌肉静止或收缩时的电活动,及应用电刺激检查神经、肌肉兴奋及传导功能的方法。英文简称 EMG。通过此检查可以确定周围神经、神经元、神经肌肉接头及肌肉本身的功能状态。

【诊断与鉴别诊断】

(一)诊断

根据常染色体显性遗传或散发,突发四肢弛缓性瘫痪,近端为主,无脑神经支配肌肉损害,无意识障碍和感觉障碍,数小时至一日内达高峰,结合血清钾降低,心电图低钾性改变,经补钾治疗肌无力迅速缓解等不难诊断。

(二)鉴别诊断

1.高钾型周期性瘫痪

多在 10 岁以前发病,白天运动后发作频率较高。肌无力症状持续时间短,发作时血钾增高,心电图呈高血钾改变,可自行缓解,或经降血钾治疗好转。

2.正常血钾型周期性瘫痪

少见,10 岁前发病,多在夜间发作,肌无力持续的时间较长,无肌强直表现。血钾正常,补钾后症状加重,服钠后症状减轻。

3.重症肌无力

亚急性起病,可累及四肢及脑神经支配肌肉,症状呈波动性,晨轻暮重,病态疲劳。疲劳试验及新斯的明试验阳性。血清钾正常,重复神经电刺激波幅递减,抗乙酰胆碱受体抗体阳性可资鉴别。

4.吉兰-巴雷综合征

呈四肢弛缓性瘫痪,远端重于近端,可有周围性感觉障碍和脑神经损害,脑脊液蛋白-细胞分离现象,肌电图神经源性损害,可与低钾型周期性瘫痪鉴别。

5.继发性低血钾

散发病例应与可反复引起低血钾的疾病鉴别,如甲亢、原发性醛固酮增多症、肾小管酸中毒、失钾性肾炎、腹泻、药源性低钾麻痹(噻嗪类利尿剂、皮质类固醇等)等,但上述疾病均有原发病的其他特殊症状可资鉴别。

【治疗】

(一)一般治疗

避免过度劳累、剧烈运动、寒冷刺激、暴饮暴食等常见诱发因素;给予低盐高钾饮食,不宜摄入过量高糖食物;有甲亢、肾衰竭者应积极进行相关治疗。

(二)补钾治疗

1.发作期

给予 10％氯化钾或 10％枸橼酸钾 40～50ml 顿服,24 小时内再分次口服,一日总量为10g。也可静脉滴注氯化钾溶液以纠正低血钾状态,10％氯化钾加入生理盐水或复方氯化钠注射液 1 000ml 中静脉滴注,1 小时不超过 1g,视病情和血钾水平调整,每天总量不超过 8g。

2.发作间期

发作频繁者,平时多食含钾丰富的蔬菜水果,低钠高钾饮食或每日口服氯化钾 3～6g 有助于减少发作;或服用乙酰唑胺 250mg,每日 2 次,或螺内酯 20mg,每日 3 次以预防发作。

(三)对症治疗

严重心律失常者应在心电监护下积极纠正;出现呼吸肌麻痹时应及时吸痰、给氧,并应给予辅助呼吸;不完全瘫痪者应鼓励其适当活动,或电刺激肌肉组织以促进恢复。

【预后】

预后良好,随年龄增长发作次数趋于减少,中年以后逐渐停止发作。

 学习小结

随着社会老龄化的到来,神经系统疾病已经成为导致死亡和残废的主要原因之一。在引起人类四大死亡原因的心血管病、肿瘤、脑血管病和老年变性病中,神经系统疾病占了两个。本章神经系统疾病主要讲述了周围神经病、脑血管疾病、癫痫、帕金森病、神经-肌肉接头和肌肉疾病等。周围神经病主要讲述了三叉神经痛、特发性面神经麻痹和急性炎症性脱髓鞘性多发性神经病的诊断和治疗。对于急性炎症性脱髓鞘性多发性神经病,要特别注意其主要死因呼吸肌麻痹;脑血管疾病一节阐述了脑血液循环的生理和病理、病因、危险因素及预防,并分述了短暂性脑缺血发作、脑血栓形成、脑栓塞、脑出血和蛛网膜下腔出血,对缺血性脑血管病的溶栓治疗和出血性脑血管病的降低颅内压治疗做了详尽说明;癫痫主要讲述了癫痫发作的类型、诊断和治疗原则;帕金森病是一种中老年常见的神经系统变性疾病,典型症状有静止性震颤、肌强直、运动迟缓和姿势步态异常等四大表现,治疗目标在于减轻症状、延缓进程、提高生存质量。神经-肌肉接头和肌肉疾病以重症肌无力和周期性瘫痪为代表进行讲述,重症肌无力有活动后加剧而休息后减轻及晨轻暮重的特点。

在学习方法上,要充分利用现代科学手段,结合神经系统主要解剖生理和病理,联系症状学和临床实际、采取综合分析和整体观点,逐步提高临床技能。

 目标检测

1.特发性面神经麻痹的典型表现有哪些? 如何与中枢性面瘫区别?

2.脑血管疾病的危险因素有哪些?

3.脑血栓形成和脑出血的治疗措施有哪些?

4.抗癫痫药物治疗的原则有哪些?

5.帕金森病的典型表现是什么?

第十一章　精神疾病

学习目标

【知识要求】

1.掌握本章所述常见疾病的临床表现、诊断与鉴别诊断和治疗原则。

2.掌握精神疾病的常见症状特点。

3.了解本章所述常见疾病的病因和发病机制、流行病学特点和预后。

【能力要求】

1.具有对阿尔茨海默病、精神分裂症、分离（转换）性障碍和常见神经症性障碍等诊断和鉴别诊断能力。

2.能对本章所述常见精神疾病进行有效治疗。

精神活动是大脑对外界客观事物的反映。人的精神活动包括感知觉、思维、记忆、智能、情感、意志行为、意识活动等方面。精神疾病（也称精神障碍）是在内（躯体）、外（环境）致病因素影响下，大脑上述活动发生紊乱，导致精神活动显著偏离正常，其特征为情绪、认知、行为等方面的改变，可伴有痛苦体验和（或）功能损害。

第一节　精神疾病的病因和常见症状

【精神障碍的病因学】

与其他躯体疾病一样，精神障碍是生物、心理、社会（文化）因素相互作用的结果。对于某些疾病来说，生物学易感性是必要因素，但并不能足以解释疾病的发生与发展的全部过程。对于另一些疾病来说，心理、社会因素可能是必要因素，但也不足以解释全部的病因。脑与精神不可分割，脑是产生精神活动的物质基础，正常与异常的心理现象均来源于脑。但需要指出的是，高级活动并不能还原为低级活动来解释，所以神经科学并不是把精神现象简单还原成神经传导，也不能仅仅用突触、受体和神经环路变化来解释各种精神活动。

（一）精神障碍的生物学因素

影响精神健康或精神疾病的主要生物学因素大致可以分为遗传、感染、躯体疾病、创伤、营养不良、毒物等。这里主要列举遗传、神经发育、环境、感染与精神障碍的关系。

1.遗传与环境因素

目前绝大多数精神障碍的发病都与多基因有关，基因间相互作用使危险性增加，但不能用单基因遗传来解释。在遗传的基础上，加上环境因素的参与，便可能发生精神障碍。发现与疾病发生关系最为密切的环境因素似乎较容易，因此当前预防精神障碍的重点是改变导致疾病的环境因素。

2.神经发育异常

神经发育异常学说逐渐成为精神疾病发病机制的主要前沿研究领域。科学家们认为神经发育异常可能是重大精神障碍的共同发病机制。这些精神疾病共同表现为脑结构和功能可塑性改变,包括额叶、颞叶内侧及海马等脑区的灰质和白质减少和体积缩小,临床上共同表现出发育迟滞、认知功能损害等。

3.感染

感染因素能影响中枢神经系统,与精神障碍关系密切。例如通过性传播的梅毒螺旋体在疾病初期以生殖系统症状为主,但是经多年的潜伏后可进入脑内导致神经梅毒。神经梅毒主要表现为神经系统的退行性变,表现为痴呆、精神病症状及麻痹。引起精神障碍的感染还包括艾滋病、单纯疱疹性脑炎、麻疹性脑脊髓炎、慢性脑膜炎、亚急性硬化性全脑炎等。

(二)精神障碍的心理、社会因素

应激性生活事件、情绪状态、人格特征、性别、父母的养育方式、社会阶层、社会经济状况、种族、文化宗教背景、人际关系等均构成影响疾病的心理、社会因素。心理、社会因素可以是原因因素,在精神障碍的发病中起重要的始动作用,如反应性精神障碍、创伤后应激障碍、适应障碍等;也可以是相关因素,影响精神障碍的发生、发展,如神经症、心理生理障碍;还可以影响躯体疾病的发生、发展,如心身疾病。

 知识链接

应激性生活事件

在生活中,需要作适应性改变的任何环境变故,如改变居住地点、入学或毕业、改换工作或失业以及家庭重要成员的离别、出生和亡故等。这类事件可能是致病的必要条件之一,并可提示起病时间。

【精神障碍的常见症状】

精神症状是通过人的外显行为如言谈、书写、表情、动作行为等表现出来的异常的精神活动。精神症状一般并非随时随地都表现出来,必须进行仔细观察和反复检查。精神检查的方法主要是交谈和观察。

(一)感知觉障碍

感觉是客观刺激作用于感觉器官所产生的对事物个别属性的反映,如形状、颜色、大小、重量和气味等。知觉是某一事物的各种不同属性反映到脑中进行综合,并结合以往的经验,在脑中形成的整体的印象。正常情况下感知觉与外界客观事物相一致。

1.感觉障碍

多见于神经系统器质性疾病和分离(转换)性障碍。

(1)感觉过敏 对外界一般强度的刺激感受性增高,感觉阈值降低,如感到阳光特别刺眼,声音特别刺耳,轻微的触摸皮肤感到疼痛难忍等。多见于神经症、更年期综合征等。

(2)感觉减退 是对外界一般刺激的感受性减低,感觉阈值增高,患者对强烈的刺激感觉轻微或完全不能感知(后者称为感觉缺失),见于抑郁状态、木僵状态和意识障碍。感觉缺失见于分离(转换)性障碍,称转换性症状,如失明、失聪等。

2.知觉障碍

(1)错觉 指对客观事物歪曲的知觉。正常人在光线暗淡、恐惧、紧张和期待等心理状态下可产生错觉,经验证后可以认识纠正。临床上多见错听和错视,如哺乳的母亲常常会"听"到婴儿的哭声。病理性错觉常在意识障碍时出现,带有恐怖色彩,多见于器质性精神障碍的谵妄状态。如谵妄的患者把鞋带看成是蛇爬到脚上。

(2)幻觉 指没有现实刺激作用于感觉器官时出现的知觉体验,是一种虚幻的知觉。常与妄想合并存在,是临床上最常见而且重要的精神病性症状。幻觉按涉及的感官分为幻听、幻视、幻嗅、幻味、幻触、内脏性幻觉,幻觉按体验来源分为真性幻觉和假性幻觉,按产生条件可分为功能性幻觉、反射性幻觉、入睡前幻觉和心因性幻觉。按涉及器官的分类方法叙述如下:

1)幻听:最常见,患者听到的声音可以单调也可以较为复杂。非言语性幻听属原始性幻听,如风雨声、流水声、鸟叫声,多见于局灶性的脑部病变。言语性幻听最为多见,常具有诊断意义。幻听的内容通常是对患者的命令、赞扬、辱骂或斥责,因此患者常为之苦恼和不安,并产生拒食、自伤或伤人行为。有时"声音"把患者作为第三者,内容是几个人议论患者。幻听常影响思维、情感和行为,患者表现为侧耳倾听,甚至与幻听交谈、对骂,也可能出现自杀以及冲动毁物的行为。幻听可见于多种精神障碍,其中评论性幻听、议论性幻听和命令性幻听为诊断精神分裂症的重要依据。

2)幻视:为常见的幻觉形式。内容多样,可以是单调的光、色、各种形象,也可以是复杂的人物、景象、场面等。意识清晰时出现的幻视见于精神分裂症。意识障碍时出现的幻视多见于躯体疾病伴发精神障碍的谵妄状态,所见形象多生动鲜明,并常具有恐怖性质。

3)幻嗅:患者闻到一些难闻的气味。如腐败的尸体气味、化学物品烧焦味、浓烈刺鼻的药物气味以及体内发生的气味等,往往引起患者产生不愉快的情绪体验,常与其他幻觉和妄想结合在一起。如患者坚信他所闻到的气味是坏人故意放的,从而使迫害妄想症状加重,可表现为捏鼻动作或拒食,可见于精神分裂症。单一出现的幻嗅,需考虑颞叶癫痫或颞叶器质性损害。

4)幻味:患者尝到食物内有某种特殊的怪味道,因而拒食。常继发被害妄想,主要见于精神分裂症。

5)幻触:也称皮肤与黏膜幻觉。患者感到皮肤或黏膜上有某种异常的感觉。如虫爬感、针刺感等,也可有性接触感。可见于精神分裂症或器质性精神病。

6)内脏幻觉:患者对躯体内部某一部位或某一脏器的一种异常知觉体验。如感到肠扭转、肺扇动、肝破裂、心脏穿孔、腹腔内有虫爬行等,常伴随疑病妄想、虚无妄想或被害妄想,多见于精神分裂症及抑郁症。

(3)感知综合障碍 指患者能够感知客观事物,但对事物某方面的属性如大小、形状、颜色、距离、空间位置等产生错误的感知,多见于癫痫。常见的感知综合障碍有视物变形症、空间知觉障碍、时间感知综合障碍、非真实感。

(二)思维障碍

思维是人脑对客观事物间接概括的反映,是人类认识活动的最高形式。由感知所获得的材料,经过大脑的分析、比较、综合、抽象和概括而形成概念,在概念的基础上进行判断和推理的过程称为思维。思维障碍临床表现多种多样,主要包括思维形式障碍和思维内容障碍。

1.思维形式障碍

包括联想障碍以及思维逻辑障碍。常见的症状如下:

(1)思维奔逸　又称观念飘忽,指联想速度加快、数量增多、内容丰富生动。患者表现健谈,说话滔滔不绝、口若悬河、出口成章,诉述脑子反应快,特别灵活,好像机器加了"润滑油",思维敏捷,概念一个接一个地不断涌现出来。说话增多,语速加快,说话的主题极易随环境而改变(随境转移),也可有音韵联想(音联),或字意联想(意联)。多见于躁狂症。

(2)思维迟缓　即联想抑制,联想速度减慢、数量的减少和困难。患者表现言语缓慢、语量减少,语声甚低,反应迟缓。患者自觉脑子变笨,反应慢,思考问题困难。患者感到"脑子不灵了"、"脑子迟钝了",多见于抑郁症。

(3)思维贫乏　指联想数量减少,概念与词汇贫乏。患者体验到脑子空洞无物,没有什么东西可想。表现为沉默少语,谈话言语空洞单调或词穷句短,回答简单。严重患者无论什么问题都回答不知道。见于精神分裂症、脑器质性精神障碍及精神发育迟滞。

(4)思维散漫　指思维的目的性、连贯性和逻辑性障碍。患者思维活动表现为联想松弛,内容散漫,缺乏主题,一个问题与另外一个问题之间缺乏联系。说话东拉西扯,以致别人弄不懂他要阐述的是什么主题思想。回答问题不切题,医护人员感到交谈困难。

(5)思维破裂　指概念之间联想的断裂,建立联想的各种概念内容之间缺乏内在联系。表现为患者虽然可以说出或写出内容、结构完整的句子,但各句含意互不相关,变成语句堆积,整段内容令人不能理解。严重时,言语支离破碎,个别词句之间也缺乏联系,成了语词杂拌。多见于精神分裂症。

(6)病理性赘述　思维活动迂回曲折,停滞不前,联想枝节过多,做不必要的过分详尽的累赘的描述,无法使他讲得扼要一点,一定要按他原来的方式讲完。见于癫痫、脑器质性及老年性精神障碍。

其他的思维形式异常还有思维中断、思维插入、思维化声、思维扩散、象征性思维、语词新作、逻辑倒错性思维和强迫观念等。

2.思维内容障碍

妄想是一种病理性的歪曲信念。是病态推理和判断,有以下特征:①信念的内容没有客观现实基础,与事实不符,但患者坚信不疑;②妄想内容均涉及患者本人,总是与个人利害有关;③妄想具有个人独特性;④妄想内容因文化背景和个人经历而有所差异,但常有浓厚的时代色彩。临床上通常按妄想的主要内容归类,常见有以下几种。

(1)被害妄想　是最常见的一种妄想。患者坚信他被跟踪、被监视、被诽谤、被隔离等。例如某精神分裂症患者认为他吃的饭菜中有毒,家中的饮用水中也有毒,使他腹泻,邻居故意要害他。主要见于精神分裂症和偏执性精神病。

(2)关系妄想　患者将环境中与他无关的事物都认为是与他有关的。如认为周围人的谈话是在议论他,别人吐痰是在蔑视他,人们的一举一动都与他有一定关系。常与被害妄想伴随出现,主要见于精神分裂症。

(3)物理影响妄想　又称被控制感。患者觉得他自己的思想、情感和意志行为都受到外界某种力量的控制,如受到电波、超声波,或特殊的先进仪器控制而不能自主。如患者觉得自己的大脑已被电脑控制,自己已是机器人。此症状是精神分裂症的特征性症状。

(4)夸大妄想　患者认为自己有非凡的才智、至高无上的权利和地位,大量的财富和发明创造,或是名人的后裔。可见于躁狂症和精神分裂症及某些器质性精神病。

(5)罪恶妄想　又称自罪妄想。患者毫无根据地坚信自己犯了严重错误、不可宽恕的罪恶,应受严厉的惩罚,认为自己罪大恶极死有余辜,以致坐以待毙或拒食自杀;患者要求劳动改造以赎罪。主要见于抑郁症,也可见于精神分裂症。

（6）疑病妄想　患者毫无根据地坚信自己患了某种严重躯体疾病或不治之症,因而到处求医,即使通过一系列详细检查和多次反复的医学验证都不能纠正。如认为脑内长有肿瘤,全身各部分均被癌细胞侵犯,心脏已经停止跳动等。严重时患者认为"自己内脏腐烂了"、"脑子变空了"、"血液停滞了",称之为虚无妄想。多见于精神分裂症、围绝经期及老年期精神障碍。

（7）钟情妄想　患者坚信自己被异性钟情。因此,患者采取相应的行为去追求对方,即使遭到对方严词拒绝,仍毫不置疑,而认为对方在考验自己对爱情的忠诚,仍反复纠缠不休。主要见于精神分裂症。

（8）嫉妒妄想　患者无中生有地坚信自己的配偶对自己不忠实,另有外遇。为此患者跟踪监视配偶的日常活动或截留拆阅别人写给配偶的信件,检查配偶的衣服等日常生活用品,以寻觅私通情人的证据。可见于精神分裂症、围绝经期精神障碍。

（9）被洞悉感　又称内心被揭露。患者认为其内心所想的事,未经语言文字表达就被别人知道了,但是通过什么方式被人知道则不一定能描述清楚。该症状对诊断精神分裂症具有重要意义。

3.超价观念

超价观念是在意识中占主导地位的错误观念,其发生一般都有事实根据。此种观念片面而偏激,带有强烈的情感色彩,明显地影响患者的行为及其他心理活动,它的形成有一定的性格基础和现实基础,没有逻辑推理错误,内容比较符合客观实际,伴有强烈的情绪体验。多见于人格障碍和心因性障碍。

(三)注意障碍

注意是指个体的精神活动集中地指向于一定对象的过程。注意障碍通常有以下表现。

1.注意增强

为主动注意的增强。如有关系妄想的患者,对环境保持高度的警惕,对别人的一举一动过分的注意,认为都是针对他的;有疑病观念的患者注意增强,指向身体的各种细微变化,过分地注意自己的健康状态。见于神经症、偏执型精神分裂症、围绝经期抑郁症等。

2.注意涣散

为主动注意的不易集中,注意稳定性降低所致。多见于神经衰弱、精神分裂症和儿童多动综合征。

3.注意减退

主动及被动注意兴奋性减弱。注意的广度缩小,注意的稳定性也显著下降。多见于神经衰弱、脑器质性精神障碍及伴有意识障碍时。

(四)记忆障碍

记忆为既往事物经验的重现。记忆是在感知觉和思维基础上建立起来的精神活动。临床上常见的记忆障碍如下:

1.记忆增强

病态的记忆增强,对病前不能够且不重要的事都能回忆起来。主要见于躁狂症和偏执状态患者。

2. 记忆减退

是指记忆的四个基本过程普遍减退,临床上较多见。轻者表现为回忆的减弱,如记不住刚说过的话、刚吃过的饭。严重时远记忆力也受影响,如无法回忆年轻时的经历等。可见于较严重的痴呆患者。神经衰弱患者记忆减退都较轻,只是记忆困难。也可见于正常老年人。

3. 遗忘

指部分或全部地不能回忆以往的经验。一段时间的全部经历的丧失称作完全性遗忘,仅仅是对部分经历或事件不能回忆称作部分性遗忘。根据遗忘时间特点分为顺行性遗忘、逆行性遗忘和界限性遗忘。

4. 错构

是错误的记忆,对于过去曾发生过的事情,在发生的地点、情节、特别是在时间上出现错误回忆,并坚信不疑。多见于老年性、动脉硬化性、脑外伤性痴呆和酒精中毒性精神障碍。

5. 虚构

是指由于遗忘,患者以想象的、未曾亲身经历过的事件来填补自身经历的记忆缺损。多见于各种原因引起的痴呆。

(五)智能障碍

智能是一个复杂的综合精神活动的功能,反映的是个体在认识活动方面的差异,是对既往获得的知识、经验的运用,用以解决新问题、形成新概念的能力。智能障碍可分为精神发育迟滞及痴呆两大类型。

1. 精神发育迟滞

是指先天或围生期或在生长发育成熟以前(18 岁以前),大脑的发育由于各种致病因素,如遗传、感染、中毒、头部外伤、内分泌异常或缺氧等因素,使大脑发育不良或停止发育,智能发育停留在一定的阶段。随着年龄增长其智能明显低于正常的同龄人。

2. 痴呆

是后天获得的智能、记忆和人格全面受损的一种综合征,但没有意识障碍,发生常以脑器质性病变作为基础。临床主要表现为创造性思维受损,抽象、理解、判断推理能力下降,记忆力、计算力下降,后天获得的知识丧失,工作和学习能力下降或丧失,甚至生活不能自理,并伴有行为精神症状,如情感淡漠、行为幼稚及本能意向亢进等。根据大脑病理变化的性质和所涉及的范围大小的不同,可分为全面性痴呆及部分性痴呆。

(六)定向力

定向力指一个人对时间、地点、人物以及自身状态的认识能力。前者称为对周围环境的定向力,后者称为自我定向力。时间定向包括对当时所处时间如白天或晚上、上午或下午的认识,以及年、季、月、日的认识;地点定向或空间定向是指对所处地点的认识,包括所处楼层、街道名称;人物定向是指辨认周围环境中人物的身份及其与患者的关系;自我定向包括对自己姓名、性别、年龄及职业等状况的认识。对环境或自身状况的认识能力丧失或认识错误即称为定向障碍。定向障碍多见于症状性精神病及脑器质性精神病伴有意识障碍时。

(七)情感障碍

情感是指个体对客观事物的态度和因之而产生相应的内心体验。心境是指一种较微弱而持续的情绪状态。情感障碍必定涉及情绪和心境。在精神疾病中,情感障碍通常表现三种形式,即情感性质的改变、情感波动性的改变及情感协调性的改变。

1.情感性质的改变

可表现为躁狂、抑郁、焦虑和恐惧等。正常人在特殊的处境下也可出现上述情感反应,因此只有当此种反应和其所处的处境及心境不一致时方可作为精神症状,包括情感高涨、情感低落、焦虑和恐惧等。

2.情感波动性的改变

情感不稳表现为情感反应(喜、怒、哀、愁等)从一个极端波动至另一极端,极富变化性,表现为喜怒无常,变幻莫测。情感淡漠指对外界刺激,即使是与自身有密切利害关系的事情,缺乏相应的情感反应。患者对周围发生的事物漠不关心,面部表情呆板,内心体验贫乏。易激惹性表现为一件小事情就极易引起患者较强烈的情感反应,但是持续时间一般较短暂。

3.情感协调性的改变

情感倒错指情感表现与其内心体验或处境不相协调。如听到令人高兴的事时,反而表现伤感;或在描述他自己遭受迫害时,却表现为愉快的表情。情感幼稚指成人的情感反应变得幼稚,缺乏理性控制,反应迅速而强烈,没有节制和遮掩,如同小孩一样。见于分离(转换)性障碍或痴呆患者。

(八)意志障碍

意志是指人们自觉地确定目标,并克服困难用自己的行动去实现目标的心理过程。常见的意志障碍有以下几种:

1.意志增强

指意志活动增多。在病态情感或妄想的支配下,患者可以持续坚持某些行为,表现出极大的顽固性,例如有嫉妒妄想的患者坚信配偶有外遇,而长期对配偶进行跟踪、监视、检查;有疑病妄想的患者到处求医;在夸大妄想的支配下,患者夜以继日地从事无数的发明创造等。

2.意志减弱

指意志活动的减少。患者表现出动机不足,常与情感淡漠或情感低落有关,缺乏积极主动性及进取心,对周围一切事物无兴趣以致意志消沉,不愿活动,严重时日常生活都懒于料理。常见于抑郁症及慢性精神分裂症。

3.意志缺乏

指意志活动缺乏。表现为对任何活动都缺乏动机、要求,生活处于被动状态,处处需要别人督促和管理。多见于精神分裂症晚期、精神衰退及痴呆。

4.犹豫不决

表现为遇事缺乏果断,常常反复考虑,不知如何是好。对于两可之间的事,更是不能作出选择和决定。矛盾意向表现为同一事物,同时出现两种完全相反的意向和情感。多见于精神分裂症。

(九)动作与行为障碍

简单的随意和不随意行动称为动作。有动机、有目的而进行的复杂随意运动称为行为。动作行为障碍又称为精神运动性障碍。常见的动作行为障碍如下:

1.精神运动性兴奋

精神运动性兴奋指动作和行为增加,可分为协调性和不协调性精神运动性兴奋两类。

(1)协调性精神运动性兴奋 动作和行为的增加与思维、情感活动协调一致时称作协调性精神运动性兴奋状态,并和环境密切配合。患者的行为有目的,可以理解,整个精神活动是协调的,多见于躁狂症。

(2)不协调性精神运动兴奋 主要是指患者的言语动作增多与思维及情感不相协调。患者动作单调杂乱,行为没有目的,让人无法理解,所以精神活动是不协调的,与外界环境也不一致。如紧张型精神分裂症的兴奋、青春型精神分裂症的愚蠢淘气的行为和装相、鬼脸等。谵妄时也可出现明显的不协调性行为。

2.精神运动性抑制

精神运动性抑制指行为动作和言语活动的减少。常见异常表现有以下几种。

(1)木僵 指动作行为和言语活动的完全抑制或减少,并经常保持一种固定姿势。可见于严重抑郁症、脑器质性精神障碍及精神分裂症等。

(2)蜡样屈曲 是在木僵的基础上出现的,患者的肢体任人摆布,即使是不舒服的姿势,也较长时间似蜡塑一样维持不动。见于精神分裂症紧张型。

(3)缄默症 患者缄默不语,对所问问题不回答,有时可以手示意。见于分离(转换)性障碍及精神分裂症紧张型。

(4)违拗症 患者对于要求他做的动作,不但不执行,而且表现抗拒及相反的行为。多见于精神分裂症紧张型。

3.刻板动作

指患者机械刻板地反复重复某一单调的动作,常与刻板言语同时出现。多见于精神分裂症紧张型。

4.模仿动作

指患者无目的地模仿别人的动作,常与模仿言语同时存在,见于精神分裂症紧张型。

5.作态

指患者做出古怪的、愚蠢的、幼稚做作的动作、姿势、步态与表情,如做怪相、扮鬼脸等。多见于精神分裂症青春型。

(十)意识障碍

在临床医学上,意识是指患者对周围环境及自身的认识和反应能力。意识的维持与大脑皮质及网状上行激活系统的兴奋性关系密切。意识障碍表现为意识清晰度降低、意识范围缩小及意识内容改变。临床上常见的意识障碍,以意识清晰度降低为主的有嗜睡、意识混浊、昏睡、昏迷,其他的有意识范围缩小或意识内容变化等。

(十一)自知力

自知力又称领悟力或内省力,是指患者对自己精神疾病认识和判断能力。在临床上一般把精神症状消失、并认识到自己的精神症状是病态的看作为自知力恢复。神经症患者有自知力,主动就医诉说病情。但精神病患者一般均有不同程度的自知力缺失,他们认为自己没有病,更不承认有精神病,因而拒绝治疗。临床上将有无自知力及自知力恢复的程度作为判定病情轻重和疾病好转程度的重要指标。自知力完整是精神病病情痊愈的重要指标之一。自知力缺乏是精神病特有的表现。

第二节　器质性精神障碍

　　器质性精神障碍是指由于脑部疾病或躯体疾病引起的精神障碍,常称为脑器质性精神障碍。脑器质性精神障碍包括脑变性疾病、脑血管病、颅内感染、脑外伤、脑肿瘤、癫痫等所致精神障碍,本节仅介绍阿尔茨海默病所致的脑器质性精神障碍。躯体疾病所致精神障碍是由脑以外的躯体疾病引起的,如躯体感染、内脏器官疾病、内分泌障碍、营养代谢疾病等,本节仅介绍躯体感染和内分泌引起的精神障碍。

一、阿尔茨海默病

　　阿尔茨海默病(Alzheimer's disease,AD)属于原发性退行性脑变性疾病,病因未明。起病隐匿,病程进展缓慢但不可逆转,临床上主要表现为智能损害。病理改变主要为皮质弥漫性萎缩,沟回增宽,脑室扩大,神经元大量减少,并可见老年斑(SP),神经元纤维缠结(NFT)等病变,胆碱乙酰化酶及乙酰胆碱含量显著减少。

【流行病学】

　　AD 是最常见的痴呆类型,占痴呆总数的 60%～70%。AD 的发病率有性别差异,女性高于男性,与年龄呈正相关。有关痴呆患病率的流行病学调查数据相似,患病率随着年龄增加而增加,65 岁以上的老年人中痴呆的患病率约为 5%,80 岁以上者患病率可达 20% 以上。65 岁以上的老年人中,AD 的年发病率约为 1%。AD 的发病危险因素包括年老、痴呆家族史、21 -三体综合征家族史、脑外伤史、抑郁症史、低教育水平等。

【病因和发病机制】

1. AD 的神经病理

　　脑重量常减轻,可有脑萎缩、脑沟回增宽和脑室扩大。大脑皮层中大量出现的老年斑和神经元纤维缠结是诊断 AD 的两个主要依据。海马是最先受累的脑区,枕叶受累相对较晚,而小脑受累最轻。

2. 神经化学

　　AD 患者脑部,特别是海马和颞叶皮质部位乙酰胆碱(ACh)明显缺乏,乙酰胆碱酯酶和胆碱乙酰转移酶活性降低。Meynert 基底核是新皮质胆碱能纤维的主要来源,其核团内胆碱能神经元丢失导致新皮质 ACh 递质明显减少。AD 患者脑中也有其他神经递质包括去甲肾上腺素(NE)、5 -羟色胺(5 - HT)、谷氨酸等的减少。

3. AD 的分子遗传学

　　已发现 AD 发病与遗传因素有关。有痴呆家族史者,其患病率为普通人群的 3 倍。近年发现,三种早发型家族性常染色体显性遗传的 AD 致病基因,分别位于 21 号染色体、14 号染色体和 1 号染色体,包括 21 号染色体上的 APP 基因,14 号染色体上的早老素 1 基因(PS1)及 1 号染色体上的早老素 2 基因(PS2)。

【临床表现】

　　AD 通常起病隐匿,为持续性、进行性病程,无缓解,由发病至死亡平均病程约 8～10 年,有些患者病程可持续 15 年或以上。AD 的临床症状分为两方面,即认知功能减退症状和非认知性精神症状。常伴有高级皮层功能受损,如失语、失认或失用,根据疾病的发展和认知功能缺损的严重程度,可分为轻度、中度和重度。

(一)轻度

近记忆障碍常为首发及最明显症状,如经常失落物品,忘记重要约会及已许诺的事,记不住新来同事的姓名;学习新事物困难,看书读报后不能回忆其中的内容。常有时间定向障碍,患者记不清具体的年月日。计算能力减退,很难完成简单的计算,如100减7、再减7的连续运算。思维迟缓,思考问题困难,特别是对新的事物表现出茫然难解。早期患者对自己记忆问题有一定的自知力,并力求弥补和掩饰,例如经常作记录,避免因记忆缺陷对工作和生活带来不良影响,可伴有轻度的焦虑和抑郁。随着记忆力和判断力减退,患者对较复杂的工作不能胜任,例如妥善的管理钱财和为家人准备膳食。尚能完成已熟悉的日常事务或家务。患者的个人生活基本能自理。

人格改变多出现在疾病的早期,患者变得缺乏主动性,活动减少,孤独,自私,对周围环境兴趣减少,对周围人较为冷淡,甚至对亲人漠不关心,情绪不稳,易激惹。对新的环境难以适应。

(二)中度

到此阶段,患者不能独自生活。表现为日益严重的记忆障碍,用过的物品随手即忘,日常用品丢三落四,甚至遗失贵重物品。刚发生的事情也遗忘。忘记自己的家庭住址及亲友的姓名,但尚能记住自己的名字。有时因记忆减退而出现错构和虚构。远记忆力也受损,不能回忆自己的工作经历,甚至不知道自己的出生年月。除有时间定向障碍外,地点定向也出现障碍,容易迷路走失。甚至不能分辨地点,如学校或医院。言语功能障碍明显,讲话无序,内容空洞,不能列出同类物品的名称;继之,出现命名不能,在命名测验中对少见物品的命名能力丧失,随后对常见物品的命名亦困难。失认以面容认识不能最常见,不认识自己的亲人和朋友,甚至不认识镜子中自己的影像。失用表现为不能正确地以手势表达,无法做出连续的动作,如刷牙动作。患者已不能工作、难以完成家务劳动,甚至洗漱、穿衣等基本的生活料理也需家人督促或帮助。

患者的精神和行为障碍也比较突出,情绪波动不稳;或因找不到自己放置的物品,而怀疑被他人偷窃,或因强烈的嫉妒心而怀疑配偶不贞;可伴有片段的幻觉;睡眠障碍,部分患者白天思睡、夜间不宁。行为紊乱,常拾捡破烂、藏污纳垢;乱拿他人之物;亦可表现本能活动亢进,当众裸体,有时出现攻击行为。

(三)重度

记忆力、思维及其他认知功能皆严重受损。忘记自己的姓名和年龄,不认识亲人。语言表达能力进一步退化,患者只有自发言语,内容单调或反复发出不可理解的声音,最终丧失语言功能。患者活动逐渐减少,并逐渐丧失行走能力,甚至不能站立,最终只能终日卧床,大、小便失禁。晚期患者可出现原始反射如强握、吸吮反射等。最明显的神经系统体征是肌张力增高,肢体屈曲。病程呈进行性,一般经历8~10年左右,罕见自发缓解或自愈,最后发展为严重痴呆,常因褥疮、骨折、肺炎、营养不良等继发躯体疾病或衰竭而死亡。

【实验室和其他检查】

所有痴呆患者在诊断前均应接受常规的生化检查、甲状腺功能测定、维生素 B_{12} 和叶酸检查、全血细胞计数以及血清梅毒抗体检测等筛查。AD 患者的脑电图变化无特异性。CT、MRI 检查显示皮质性脑萎缩和脑室扩大,伴脑沟裂增宽。由于很多正常老人及其他疾病同样可出现脑萎缩现象,且部分 AD 患者并没有明显的脑萎缩。所以不可只凭脑萎缩诊断 AD。SPECT 和正电子发射断层成像(PET)可显示 AD 的顶颞叶联络皮质有明显的代谢紊乱,额叶亦可能有此现象。

【诊断与鉴别诊断】

AD 病因未明,目前诊断首先主要根据临床表现做出痴呆的诊断,然后对病史、病程的特点、体格检查及神经系统检查、心理测查与辅助检查的资料进行综合分析,排除其他原因引起的痴呆,才能诊断为 AD。最常用的有简易智能状态检查(MMSE),是一个非常简单的测试工具。此外,阿尔茨海默病评定量表(ADAS)亦是国际通用的测试工具。

在鉴别诊断方面,应注意与血管性疾病、维生素 B 缺乏、恶性贫血、神经梅毒、正常压力脑积水、脑肿瘤以及其他脑原发性退行性病变如匹克(Pick)病和帕金森病所引起的痴呆相鉴别。此外,亦要注意与抑郁症导致之假性痴呆及谵妄之鉴别。

【治疗】

(一)脑保护治疗

使用扩血管药物增加脑血流及脑细胞代谢药可能改善症状或延缓疾病进展。常用银杏叶提取物制剂、脑复康和都可喜等。抗氧化剂维生素 E 和单胺氧化酶抑制剂丙炔苯丙胺可延缓其进展。

(二)改善认知功能

目前常用乙酰胆碱酯酶抑制剂,抑制 ACh 降解并提高其活性,改善神经递质传递功能。常用药物如下:

(1)重酒石酸卡巴拉汀 用于治疗轻中度 AD。起始剂量:一次 1.5mg,每日 2 次,最大剂量:一次 6mg,每日 2 次。

(2)石杉碱甲 是我国从中草药千层塔中提取的 AChE 抑制剂,作用强度大于上述药物,且对 AChE 有选择性,可改善认知功能,50～100mg/d,口服。

(3)多奈哌齐 是第二个被美国批准治疗 AD 的 AChE 抑制药,选择性与 AChE 结合,副作用少,可每日用药一次,对认知障碍有显著改善作用,5～10mg/d,口服。

(4)美金刚 是低亲和力、非竞争性 N-甲基-d-天门冬氨酸(NMDA)受体拮抗剂,也被推荐用于治疗中、重度 AD。

(三)其他治疗

1.雌激素替代疗法

雌激素替代疗法使更年期妇女 AD 患病风险明显降低,可延缓疾病发生、改善患者认知功能。研究证实雌激素可改善海马细胞的糖转运,促进胆碱吸收和转运,增加脑血流量,促进神经元及神经突触完整性。

2.非甾体类抗炎药

有可能防止和延缓 AD 发生。

3.康复治疗及社会参与

鼓励和指导患者参加各种社会日常活动,维持生活能力,加强家庭和社会对患者的照顾、帮助和训练。有定向和视空间能力障碍的患者应尽量减少外出,以防意外。

【预后】

本病预后不良,部分患者病程进展较快,最终常因营养不良、肺炎等并发症或衰竭死亡。有研究报道,AD 患者一般在确诊后 8~10 年之内死亡。

二、躯体感染所致精神障碍

躯体感染所致精神障碍是指由病毒、细菌、螺旋体、真菌、原虫或其他感染病原体引起的身体感染所致的精神障碍,而感染病原体没有直接感染颅内。下面简略介绍一些较常见的躯体感染所致的精神障碍。

(一)肺炎

肺炎出现精神症状多在高热时,以意识障碍最为多见。多数患者常见的是意识模糊,严重的谵妄状态少见。意识障碍持续的时间不长,随着肺炎的控制而好转。

(二)细菌性心内膜炎

此病最常由链球菌感染引起。很多患者可有轻微的精神症状,却极少出现严重的精神症状如谵妄。但若心内膜炎并发蛛网膜下腔出血或脑膜炎,常会出现激越、意识障碍等,亦可伴有局部神经系统体征。

(三)小舞蹈病

小舞蹈病又称风湿性舞蹈病,是由溶血性链球菌感染引起的自身免疫性疾病。通常在感染 7~21 日内出现症状,多发生于儿童与少年,也可发生于妊娠期的妇女。多为亚急性隐匿起病,早期多表现情绪不稳、注意力不集中、焦虑不安、易激惹和冲动行为等精神症状,舞蹈样动作可不明显,易被忽略。随着病情的进展,特征性舞蹈样动作越趋明显,若不治疗,舞蹈样动作可持续 2 至 6 个月,期间偶可出现木僵和缄默。若病情复发,可遗留人格障碍,并可出现神经症和类抑郁症状,可伴有抽动和不自主发音等残留综合征。

三、内分泌障碍所致的精神障碍

(一)肾上腺功能异常

1. 皮质醇增多症

系糖皮质激素分泌过多,并伴有盐皮质激素与雄性激素分泌过多,主要机制是 ACTH 分泌过多导致双侧肾上腺皮质增生和肾上腺皮质瘤。皮质醇增多症半数以上的患者存在精神症状,以抑郁为最常见。而常见的认知功能损害有注意损害和记忆减退,可能是由于皮质醇对海马的损害所引起。另外,部分患者可出现幻觉、妄想和人格解体。因类固醇治疗或肾上腺癌引起的精神症状则以躁狂症状或精神病性症状为突出表现。精神症状通常在类固醇治疗两周内出现,症状随着类固醇剂量的增加而加重。此外,当突然停止使用类固醇时,可出现抑郁、情绪不稳、记忆损害、谵妄等。治疗原则首先是处理原发疾病,严重抑郁患者可能需服用抗抑郁药。

2. 肾上腺皮质功能减退症

是由于肾上腺的三种类固醇激素(糖皮质激素、盐皮质激素和雄性激素)分泌不足所致。以破坏肾上腺的原发性损害为最常见(如自身免疫性疾病、败血症并发出血性梗死、结核感染、转移瘤等),也可继发于垂体或下丘脑功能不足。导致精神障碍可能与三种类固醇激素全面下降,使躯体出现低血糖、低血钠等有关。急性肾上腺皮质功能减退症常威胁生命,可发展成谵妄、木僵或昏迷。慢性肾上腺皮质功能减退的症状隐袭,类似于抑郁症。典型患者可表现为易疲劳、肌肉痉挛、乏力、体重减轻、食欲下降、情感淡漠、易激惹和情绪低落等,注意和记忆也可受影响,幻觉、妄想则少见。治疗原则除了处理原发疾病之外,还要重视替代疗法。

(二)甲状旁腺功能异常

1.甲状旁腺功能亢进症

常由良性甲状旁腺腺瘤引起高钙血症而出现多种临床症状。精神症状常见,主要为类似抑郁的表现:情绪低落、乏力、缺乏主动性和易激惹等,也可出现记忆减退和思维迟缓。若起病隐匿,症状可能被忽略而漏诊。"甲状旁腺危象"可出现急性器质性精神障碍,表现为意识混浊、幻觉、妄想和攻击行为等。患者可反复抽搐、出现昏睡和昏迷。甲状旁腺腺瘤切除后,躯体和精神症状常可缓解,恢复的程度与血清钙水平的下降相平行。对严重抑郁的患者,应予抗抑郁治疗。

2.甲状旁腺功能减退症

该症通常是由于在甲状腺切除术时,因切除或损害甲状旁腺而引起,偶为特发性。甲状旁腺激素缺乏造成血清钙降低、血清磷增高。而在"假性甲状旁腺功能减退症"中,甲状旁腺功能属正常,但组织却对激素产生抵抗,所以出现血清钙低和血清磷高的现象。精神症状常见,通常发生于甲状腺切除手术,因血钙下降导致谵妄。在特发性的患者中,起病隐袭,可表现为注意难于集中、智能损害和"假性神经症"。假性神经症在儿童表现为暴怒发作和夜惊,在成人则表现为抑郁和易激惹。对伴有躯体和精神症状的患者,补充钙剂有效,且慢性认知功能损害也可好转,但"假性甲状旁腺功能减退症"患者认知损害的改善却有限。

第三节　精神分裂症

精神分裂症(schizophrenia)是一组病因未明,具有感知、思维、情感、行为等多方面的障碍,以精神活动和环境不协调为特征的精神疾病。通常无意识障碍和明显的智能障碍。本病多缓慢起病,病程迁延,有慢性化倾向和衰退的可能,但部分患者经过合适的治疗之后能够达到痊愈或基本痊愈。

【流行病学】

成年人中精神分裂症的终生患病率在1‰左右,但是不同地区的患病率的差异可以很大。例如,爱尔兰患病率高达17.4‰,而太平洋上的岛国汤加仅有0.9‰。总体上,发展中国家的平均患病率要低于发达国家。精神分裂症的发病高峰集中在成年早期这一年龄段:男性为15~25岁,女性稍晚。我国的大部分流行病学调查资料显示女性患病率略高于男性。城市患病率高于农村。同时发现,精神分裂症的患病与经济水平密切相关,无论城乡,均与家庭经济水平呈负相关。

【病因及发病机制】

(一)遗传

国内外大量有关精神分裂症的研究均发现遗传因素在本病的发生中起重要作用。与患者血缘关系越近、亲属中患病的人数越多,则患病的风险度越大。单卵双生子的同病率约为双卵双生子的 3 倍,为普通人群的 35～60 倍;寄养子(将单卵双生子分开抚养,将精神分裂症患者的子女由正常家庭抚养,或将正常人的子女由患有精神分裂症的父或母亲的家庭抚养)研究亦提示遗传因素在本病的发生中起主导作用。但是确切的遗传模式不清。

(二)神经发育

精神分裂症的发生可能与神经发育异常有关。神经发育假说认为:在遗传因素(易患性)和某些神经发育危险因素(妊娠期并发症、出生时并发症、孕期感染流感病毒或母爱剥夺等)的相互作用下,胚胎期大脑发育过程中出现了某种神经病理改变,主要是新皮质形成期神经细胞从大脑深部向皮层迁移过程中出现了紊乱,导致心理整合功能异常。此时并无明显的即刻效应,但随着进入青春期或成年早期,当存在外界环境因素的不良刺激诱因时,导致了精神分裂症症状的出现。

(三)神经生化

精神分裂症神经生化基础方面的研究,主要有三个方面的假说:即多巴胺(DA)假说、谷氨酸假说和 5 -羟色胺(5 - HT)假说。

(四)心理社会因素

虽然有较多的研究表明精神分裂症的发生与心理社会因素有关,但迄今尚未发现任何能决定是否发生精神分裂症的心理社会因素。目前认为,心理、社会因素能够诱发精神分裂症,但最终的病程演变常不受先前的心理因素所左右。

【临床表现】

精神分裂症的临床表现复杂多样。前面所描述的各种精神症状均可见于不同的精神分裂症患者中,只是出现的频率不一。不同个体、不同疾病类型、不同疾病阶段其临床表现的差异可以很大。不过,这类患者均具有感知、思维、情感、意志及行为的不协调和脱离现实环境的特点。

(一)前驱期症状

前驱期症状是指在明显的精神症状出现前,患者所出现的一些非特异性的症状。这些症状在青少年中并不少见,多见于发病前。

1.情绪改变

抑郁,焦虑,情绪波动,易激惹等。

2.认知改变

零星出现一些古怪或异常观念,工作或学习能力下降等。

3.感知改变

对自我和外界的感知改变。

4.行为改变

多疑敏感,对社会活动丧失兴趣或害怕参与社会活动,社会功能水平下降等。

5.躯体改变

睡眠和食欲改变,乏力,动机下降,活动减少等。此时的患者在其他方面基本保持正常,这些症状常会忽略。

(二)显症期症状

1. 感知觉障碍

幻听、幻视、幻嗅、幻味、幻触在精神分裂症患者中均可出现,以幻听最常见。幻听可以是非言语性的,如听到虫叫鸟鸣、机器隆隆声等,也可以是言语性的,如听到有人在喊自己的名字、别人的议论,或听到来自神灵或外星人的讲话。一般情况下,在意识清晰的基础上出现评论性幻听、争论性幻听或命令性幻听多提示精神分裂症。幻听还可表现为思维鸣响,即患者所进行的思考,都被自己的声音读出来。

幻视亦较常见,而幻嗅、幻味和幻触则相对少见。一旦出现该类幻觉,首先要考虑躯体疾病、中毒或脑器质性疾病。精神分裂症的幻觉体验多会不同程度地影响患者的思维、行动,可能使患者做出违背本性、不合常理的举动。

部分患者可出现人格解体症状和感知综合障碍,表现为感到自己的精神活动不属于自己、躯体的某部分消失或不属于自己,或移位、变形等。有的患者可表现为对环境缺乏真实感。精神分裂症患者人格解体的特点是内容多变,不固定,多种内容同时或交替出现。

2. 思维障碍

思维障碍是精神分裂症的核心症状,思维内容、思维形式和思维过程均可出现异常。

(1)思维内容障碍 包括患者的观念、信念、对外部事物的认知等方面。思维内容障碍最主要的表现是妄想,往往带有显而易见的荒谬性。疾病初期有时患者对自己的某些明显不合常理的想法还会半信半疑,但随着疾病的进展,患者逐渐与病态的信念融为一体。另外,妄想的内容与患者的生活经历、教育程度与文化背景有一定的联系。如一位老护士认为自己在上次住院时被人注射了艾滋病病毒;一位没有文化的家庭妇女称自己丢了块价值"5万元"的罗马表,是让邻居偷走送给了国家领导人。

妄想是精神分裂症患者最常见的精神症状之一,临床上以被害、关系、夸大、嫉妒、钟情、非血统、宗教或躯体妄想等多见,一个患者可表现一种或几种妄想。一般在意识清晰状态下出现的原发性妄想,妄想心境、妄想知觉、妄想回忆以及某些离奇古怪的妄想,多考虑精神分裂症的诊断。

(2)被动体验 部分精神分裂症患者会出现精神与躯体活动自主性方面的问题。感到自己的躯体运动、思维活动、情感活动等受外界控制,有一种被强加的体验。被动体验常与被害妄想联系到一起。患者对这种完全陌生的被动体验赋予种种妄想性的解释,如"受到某种射线影响"、"被骗服了某种药物"、"身上被安装了先进仪器"等。

(3)思维形式与思维过程障碍 可通过交谈和从患者的书写材料中获得,属于主观性判断。精神分裂症患者有多种表现形式:思维破裂、思维散漫离题、思维不连贯、语词新作、词的杂拌、模仿语言、刻板言语、重复语言、持续语言、缄默症、思维中断(插入)、思维云集、内向性思维、思维被夺走、思维贫乏、逻辑倒错性、病理性象征性思维等。

3. 情感障碍

精神分裂症情感障碍的重要特征是情感迟钝淡漠、情感反应与思维内容及外界刺激不相符。最早受损的是较细致的情感,如对亲朋的关心体贴,随着病情进展,部分患者出现情感淡漠即对任何外界刺激都缺乏相应的情感反应。另一种形式是患者对情绪刺激的反应过度或不适当,表现为一点小事极端暴怒、高兴或焦虑,或表现情感倒错(高兴的事情出现悲伤体验,悲伤的事情出现愉快体验)。约有25%的精神分裂患者出现抑郁症状。此外患者尚可出现惊恐、迷惑、孤独感,或对同一物体产生爱恨交加的矛盾情绪。有的患者表现出一种幻想性质的狂喜,宗教性的极乐状态,或宇宙将要毁灭的焦虑。

4. 意志行为障碍

多数患者可出现意志减退甚至缺乏,表现活动减少,孤僻离群,行为被动,缺乏主动性和积极性,严重者个人生活不知自理,缺乏本能欲望。小部分患者(如有偏执观念的患者)可表现意志活动增强,常千方百计为自己收集某些证据。少数患者表现意向倒错,进食一些不可食用的东西或伤害自己的身体。有的患者可表现违拗,被动服从。紧张型精神分裂症患者可有紧张性抑制(木僵和蜡样屈曲)及紧张性兴奋或两者交替的表现。

部分患者可表现激越,冲动控制能力下降及社交敏感性降低,严重者可出现暴力行为与冲动攻击。精神分裂症患者发生凶杀行为的可能性并不比常人高,约一半的患者有自杀企图,约10%的患者最终死于自杀。抑郁症状是引起自杀最可能的原因。有的患者可出现怪异行为,如扮鬼脸,做一些常人难以理解的动作,或一些幼稚愚蠢的行为如傻笑、脱衣等。

5. 定向、记忆、智能与自知力

精神分裂症患者一般具有定向能力,意识清晰。记忆和智能一般也没有明显障碍,慢性衰退患者由于缺乏社会交流和接受新知识可有智能减退。部分患者有认知功能减退,程度较轻,目前的研究表明,患者在注意、记忆、智能、概念的形成与抽象等方面均有损害。患者常有自知力缺乏,即对自身疾病的性质和严重程度缺乏自知。自知力缺乏是影响治疗依从性的重要原因。自知力评估有利于治疗策略的制定。

【临床分型】

当疾病发展到一定阶段,根据临床表现可分成若干类型。临床分型对药物选择、预后估计及病因学研究均有指导意义。

(一)单纯型

本型较少见,约占2%。多于青少年时期起病,进展缓慢,持续。以阴性症状为主要表现,极少有幻觉妄想,或仅出现一过性的幻觉妄想。表现为逐渐加重的孤僻离群,被动退缩,生活懒散,不思进取,本能欲望不足,情感淡漠,对情绪刺激缺乏相应的反应。此型不易于早期察觉,误认为是"不求上进"、"性格不够开朗"等,常在病程多年后才就诊,治疗效果不佳。

(二)青春型

常于青年期急性或亚急性起病,临床表现主要为思维、情感和行为的不协调或解体。表现为情感不协调,喜怒无常,多变,思维破裂,话多,言语零乱,内容荒谬,表情做作,好扮鬼脸,傻笑,行为幼稚愚蠢奇特,动作杂乱多变。常有本能活动亢进(性欲、食欲),意向倒错(吃脏东西),可出现生动幻觉,亦可出现象征性思维。病情进展较快,有波动。既往认为此型易于衰退,目前发现,规范治疗可望获得较好的预后。

(三)紧张型

本型目前少见。大多于青、中年起病,起病较急,常为发作性病程,以紧张综合征为主要表现。紧张性木僵多见,常与紧张性兴奋交替出现,亦可单独发生。

(四)偏执型

在群体普查中约占半数。其临床表现主要以是相对稳定的妄想,常伴有幻觉(特别是幻听）。多中年起病,发展缓慢,初起多疑敏感逐渐发展成妄想,最常见的是关系、被害妄想。妄想内容多离奇、荒谬,妄想范围多逐渐泛化,扩大,不少患者常同时存在几种妄想。幻觉以批评、讽刺、评议、威胁命令等内容多见,常导致患者不快。患者在妄想、幻觉的支配下表现出相应的行为,如闭门不出、恐惧不安、报复、跟踪等。患者大多不愿暴露自己的病态体验,沉湎于妄想或幻觉体验之中,不与外界接触。部分患者因起病缓慢隐蔽、具有部分工作能力、人格变化轻微而不易被人发现。此型自发缓解者少见,预后较好。

(五)未分化型

未分化型是指患者符合精神分裂症的诊断标准,有明显的阳性症状,但又不符合偏执型、青春型和紧张型的诊断标准的一组患者。

(六)残留型

过去符合精神分裂症诊断标准,至少2年内一直未完全缓解。目前病情虽有好转,但仍残留个别阳性症状或个别阴性症状,称之为残留型。

(七)精神分裂症后抑郁

指患者在精神分裂症病情好转而未痊愈时出现抑郁症状,且情绪抑郁持续2周以上,此时可残留有精神症状,一般以阴性症状多见。尽管患者的抑郁程度常为轻、中度,但自杀的危险性增高,临床中应重视。

【诊断与鉴别诊断】

精神分裂症诊断的效度与信度问题至今远未解决,目前的注意点仅停留在概念和理论层面上。目前临床上广为使用的是美国标准的第四版(DSM - Ⅳ)和国际疾病分类的第十版(ICD - 10)。

(一)诊断

精神分裂症应结合病史、临床症状、病程及体格检查和实验室检查诊断。

1.症状特点

目前尚无能特异性的标示为精神分裂症的特征性症状。一般来说,患者在意识清晰的基础上出现下述症状就要想到精神分裂症的可能,出现的症状条目越多,诊断的信度和效度就越高。①思维鸣响,思维插入或思维被撤走以及思维广播;②明确涉及躯体或四肢运动,或特殊思维、行动或感觉的被影响、被控制或被动妄想;妄想性知觉;③对患者的行为进行跟踪性评论,或彼此对患者加以讨论的幻听,或来源于身体一部分的其他类型的听幻觉;④与文化不相称且根本不可能的其他类型的持续性妄想,如具有某种宗教或政治身份,或超人的力量和能力(例如能控制天气);⑤伴有转瞬即逝的或未充分形成的无明显情感内容的妄想,或伴有持久的超价观念、或连续数周或数月每日均出现的任何感官的幻觉;⑥思潮断裂或无关的插入语,导致言语不连贯,或不中肯或词语新作;⑦紧张性行为,如兴奋、摆姿势,或蜡样屈曲、违拗、缄默及木僵;⑧"阴性"症状,如显著的情感淡漠、言语贫乏、情感反应迟钝或不协调,常导致社会退缩及社会功能的下降,但必须澄清这些症状并非由抑郁症或神经阻滞剂治疗所致;⑨个人行为的某些方面发生显著而持久的总体性质的改变,表现为丧失兴趣、缺乏目的、懒散、自我专注及社会退缩。

2.病程特点

精神分裂症多为持续性病程,仅有少部分患者在发作间歇期精神状态可基本恢复到病前水平。首次发作患者通常要求在一个月或以上时期的大部分时间内确实存在上述症状条目①～④中至少一个(如不甚明确常需两个或多个症状)或⑤～⑧中来自至少两组症状群中的十分明确的症状。⑨条仅用于诊断单纯型精神分裂症,且要求病期在一年以上。

3. 其他特点

家族中特别是一级亲属有较高的同类疾病的阳性家族史,躯体和神经系统检查以及实验室检查一般无阳性发现,脑影像学检查和精神生化检查结果可供参考。

(二)鉴别诊断

精神分裂症缺乏中心的心理学特征,精神分裂症的诊断必须要建立在不存在可导致类似变化的其他疾病的基础上,因此精神分裂症的诊断实际上是依靠排除法做出的。临床上常需与以下疾病鉴别。

1. 躯体疾病、脑器质性疾病所致精神障碍

这类疾病与精神分裂症鉴别点:①躯体疾病与精神症状的出现在时间上密切相关,病情的消长常与原发疾病相平行;②患者多有意识障碍,幻觉常以幻视为主,症状可有昼轻夜重;③体格检查一般可查到阳性体征;④实验室检查常可发现相关的证据。

2. 药物或精神活性物质所致精神障碍

某些精神活性物质(如兴奋剂、酒精、阿片类等)及治疗药物(如激素类、抗帕金森病药等)的使用可引起精神症状。根据用药史、精神症状的出现与药物使用在时间上的相关性等鉴别。

3. 某些神经症性障碍

部分精神分裂症患者可有神经衰弱和强迫性神经症的症状。鉴别要点:①神经症患者有充分的自知力和强烈的情感反应,而精神分裂症患者早期虽有自知,但并不迫切求治,情感反应亦不强烈,分裂症患者的强迫症状内容有离奇、荒谬和不可理解的特点;②问诊和体检可发现精神分裂症的某些症状,如情感淡漠、行为孤僻等;③短时难以明确诊断者需要随访,药物治疗反应也可提供参考线索。

4. 心境障碍

严重抑郁患者思维迟缓,行为动作减少有时可达亚木僵或木僵的程度,此时需与紧张性木僵鉴别,两者有本质的不同。抑郁患者的情感不是淡漠,表情动作虽缓慢,但眼神常流露出忧心忡忡和欲语却难以表达的表情。而紧张性木僵的患者表情淡漠,不言不动,或伴有违拗和紧张性兴奋。

部分精神分裂症患者起病较急,兴奋躁动,行为动作增多,需与躁狂患者相鉴别。躁狂患者情感活跃、生动,有一定感染力,与外部环境协调,与周围人情感上保持交流,情绪变化与外部刺激反应一致。而精神分裂症患者的精神运动性兴奋不协调,且还有思维破裂、幻觉妄想等其他症状。

5. 偏执性精神障碍

此类患者病前常有性格缺陷;妄想结构严密,妄想内容以一定的事实作基础,是对事实的片面评价和推断的基础上发展而来;思维条理,具有逻辑性;行为与情感反应与妄想观念协调;一般无幻觉、智能和人格衰退。

6. 人格障碍

病态人格是一个固定的情绪、行为模式,但还是一个量的变化,一般无精神病性症状。而精神分裂症在疾病前后有明显的转折,情感和行为有质的异常,且具有某些重性精神病性症状。

【治疗与康复】

无论是首次发作还是复发患者,抗精神病药物治疗均应作为首选。目前倡导全病程治疗,即健康教育、心理社会干预等措施应该贯穿治疗的全过程。对部分患者,如药物治疗效果不佳和/或有木僵违拗、频繁自杀、攻击冲动,急性治疗期可以单用或合用电抽搐治疗。

(一)药物治疗

抗精神病药物种类繁多,本节只介绍药物治疗的某些规则。

1. 一般原则

药物治疗原则:用药应系统规范,强调早期、足量、足疗程、一般单一用药、个体化用药。治疗从小剂量开始逐渐加到有效推荐剂量,药物剂量增加速度根据药物和个体特点而定,维持剂量可酌情减少,通常为巩固治疗期间剂量的 1/2～2/3(要个体化)。剂量较大时应密切评估药物的治疗反应和不良反应并给予合理的调整。一般情况下不能突然停药。

2. 选药原则

药物的选择应根据患者对药物的依从性,个体对药物的反应,副作用大小,长期治疗计划,年龄,性别及经济状况等而定。当今国外治疗指南一般推荐非典型抗精神药物如利培酮、奥氮平、喹硫平作为一线药物选用。第一代及第二代抗精神病药物的氯氮平作为二线药物使用。而典型药物氯丙嗪、奋乃静、舒必利在我国不少地区仍广为使用,可作为首选药物。由于氯氮平诱发不良反应较其他抗精神病药物多见,应慎用。此外,既往治疗有效的药物,本次治疗仍然有效。

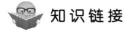 **知识链接**

非典型抗精神病药物

传统(或典型)抗精神病药多为单纯的多巴胺 D_2 受体阻断剂,而目前抗精神病药物研发的焦点集中于非典型抗精神病药物上。这类药物的药理特性表现在作用于除多巴胺 D_2 受体以外的其他受体,包括 5-羟色胺(5-HT)受体、谷氨酸受体等。与典型抗精神病药物相比,这类药物在临床上具有以下的优点:①没有传统的抗精神病药物所具有的副作用或较之轻微;②对阴性症状有效;③可改善患者的认知功能缺陷。

3. 药物治疗程序与时间

治疗程序包括急性治疗期(至少 6 周)、巩固治疗期(3～6 个月)和维持治疗期(一年以上)。对于首次发作的患者,如果在一年的维持治疗期间无阳性症状及复发迹象,可试行停药观察方案;对目前症状控制良好已 1 年,但既往有 1 次或多次发作的患者,应长期维持治疗,除非出现不可耐受的副作用及某些禁忌证。

4. 合并用药

如患者持续出现焦虑、抑郁和敌意等症状,或已接受合适的抗精神病药物治疗仍表现持续的阳性精神病性症状,应合用辅助药物(增效药物)或电抽搐(ECT)治疗,或联合使用不同种类的抗精神病药物,亦可单独应用 ECT 治疗。辅助药物包括苯二氮䓬类、情绪稳定剂、抗抑郁药等。联合用药选择化学结构不同、药理作用不尽相同的药物联用,达到预期治疗目标后仍以单一用药为宜。

5. 安全原则

在开始抗精神病药物治疗前均应行常规检查,包括血常规、肝、肾、心功能和血糖,并在服药期间要定期复查对比,及时发现、处理问题。

(二)心理与社会干预

仅仅消除患者精神症状是不够的。理想状态是恢复精力与体力,达到并保持良好的健康状态,恢复原有的工作或学习能力,重建恰当稳定的人际关系,即达到全面的社会康复。而心理社会干预措施有助于获得这一理想目标。常用干预措施如下。

1. 行为治疗(社会技能训练)

基于学习理论,运用各种方式训练患者的各种技能,如正确决策和解决问题等。虽然多数研究认为这不会明显减少精神病理症状和再次入院,但能使患者获得某些有目的的技能,改进个体适应社会的能力。

2. 家庭干预

家庭干预的要素是心理教育、行为问题的解决方法、家庭支持及危机处理措施等的有机结合。

3. 社区服务

目前针对精神病患者(尤其是精神分裂症患者)的一种新的社区服务模式为个案管理。在该模式中,治疗者首先将各种不同的服务措施进行调整后综合成一个最适合于某一患者需要的个体化治疗方案,每一患者都有一个个案管理者负责联络,然后由个案管理者督促与协调治疗小组执行个体化治疗方案,整个治疗过程均在社区中完成。

【预后】

精神分裂症患者的结局大致有以下五种形式:①完全持久的恢复正常;②反复发作,发作间歇期正常或基本正常;③社会性缓解伴人格缺损,生活能自理或需督促;④维持于慢性状态;⑤逐渐衰退。大多数研究认为女性,文化程度高,已婚,初发年龄较大,病前性格开朗、人际关系好,病前职业功能水平高,急性或亚急性起病,以阳性症状为主症,症状表现中情感症状成分较多,家庭社会支持多,家庭情感表达适度,治疗及时、系统,维持服药依从性好等因素常是提示结局良好的因素,反之,提示结局不良。

第四节　分离性障碍

在 ICD-10 中,癔症的概念已为分离(转换)性障碍取而代之,疾病共同特点是丧失了对过去的记忆、身份意识、即刻感觉以及身体运动控制四个方面的正常整合。正常情况下,一个人在相当程度上能够有意识地控制选择什么记忆和感觉加以即刻注意,对于将要进行的运动也能控制。而在分离(转换)性障碍中,这种有意识地选择及控制的能力受损,受损的程度每天甚至每个小时都可以不同。

【流行病学】

分离(转换)性障碍的患病率报告不一。中国普通人群患病率为 3.55‰。国外有关统计资料显示,居民中患病率女性为 3‰~6‰,男性少见。近年的流行病学资料显示,发病率有下降趋势,原因不明。多数学者认为文化落后地区发病率较高。首发年龄以 20~30 岁最多。

【病因与发病机制】

(一)病因

1.遗传

关于遗传在分离(转换)性障碍发病中的作用的研究结果并不一致。家系研究发现男性一级亲属的患病率为2.4%,女性一级亲属的患病率为6.4%。但Slater(1961)对各12对单卵双生子和双卵双生子的研究没有发现同患分离(转换)性障碍者。

2.心理因素

对应激性事件的经历和反应如经历战争是引发本病的重要因素。幼年期的创伤性经历如遭受精神、躯体或性的虐待,可能是成年后发生分离(转换)性障碍的重要原因之一。具有暗示性、情感性、自我中心性、表演性、幻想性等人格特征的个体是发生分离(转换)性障碍的重要人格基础。

3.社会文化因素

社会文化及其变迁对分离(转换)性障碍的患病率和症状的表现形式有较大影响,如现代化程度愈高,以兴奋为主要表现者就少见,而以躯体症状表现者就多见。一些特殊的表现形式仅在特殊的文化环境中才能见到,如我国南方发生的Koro综合征。

 知识链接

Koro 综合征

Koro综合征又称恐缩症,是以恐惧生殖器缩入体内致死的以恐怖焦虑发作为特征的一种与文化相关的综合征。最大特征在于患者突然间自感阴茎缩小或缩入腹中而产生极度的死亡恐惧,少数女性则自感阴唇或乳头内缩。此症在中国南方及东南亚华人中间最为流行,在海南岛则基本上每十年有一次大的流行,苏丹、法国、印度等国也先后发现本症。

(二)发病机制

分离(转换)性障碍的发病机制尚不完全清楚,较有影响的观点大致可以归纳为以下几种。

1.Janet 的意识分离理论

认为意识状态的改变是分离(转换)性障碍发病的神经生理学基础,随着患者意识的分离,正常的认知功能受损,大脑皮层对传入刺激的抑制增强,患者自我意识减弱并有暗示性增高。此时,当个体受到急性应激时,就会表现出类似于动物在遇到危险时所做出的各种本能反应。

2.巴甫洛夫学说

认为分离(转换)性障碍的发病机制是有害因素作用于神经类型为弱型的人,引起高级神经活动第一和第二信号系统之间、皮层和皮层下之间功能的分离或不协调。

3.精神分析理论

认为分离(转换)性障碍是一种有目的性的反应,但这种目的是无意识的。分离(转换)性障碍的转换症状是性心理发展固着于早期阶段,是被压抑的性冲动这一精神能量的转化形式。躯体症状的出现不仅保护了患者使他不能意识到性冲动的存在,而且常常是患者内心冲突的一种象征性表达,从而使患者免于焦虑(原发性获益)。患者对躯体症状的漠视,则认为是患者想通过症状的保留来获取某种社会利益(继发获益)。

4.行为主义理论

认为转换症状是患者对遭受挫折的生活经历的适应方式,而病后的获益则通过操作性条件反射使症状强化。

【临床表现】

(一)分离(转换)性障碍

分离(转换)性障碍的共同特点是部分或全部丧失了对过去的记忆或身份,或出现具有发泄特点的情感爆发。患者症状可具有发作性,可有漫游、遗忘、人格改变等表现。起病前常有很明显的心理因素,疾病的发作常有利于患者摆脱困境、发泄压抑的情绪、获取别人的注意和同情、或得到支持和补偿,但患者本人可能否认。反复发作者,通过回忆和联想与既往创伤经历有关的事件或情境往往即可发病。在催眠或精神分析治疗中,或在合适的环境下,精神世界分离或"丢失"的部分可以恢复,有时可很快完全恢复。

1.分离性遗忘

发病突然,患者不能回忆自己重要的事情(如姓名、职业、家庭等),遗忘可为部分性和选择性,多围绕创伤性事件,如意外事故或亲人意外亡故。遗忘的程度和完全性每天有所不同,不同检查者所见也不一样,但总有一个固定的核心内容在醒觉状态下始终不能回忆。

2.分离性漫游

表现为患者突然离开一个不能耐受的环境,通常是从家中或工作场所出走到外地旅行,旅行地点可能是以往熟悉或有情感意义的地方。此时患者意识范围缩小,但保持日常的基本生活(如饮食起居)能力和简单的社交接触(如购票、乘车、问路等),历时从几十分钟到几天不等,清醒之后不能完全回忆病中经过。

3.分离性木僵

常在精神创伤之后或被创伤体验所触发,患者精神活动全面抑制,表现为在相当长时间维持固定的姿势,完全或几乎没有言语及自发的有目的运动,行为符合木僵的标准,检查无躯体疾病证据,一般数十分钟即可自行醒转。

4.出神与附体

表现为暂时性地同时丧失个人身份感和对周围环境的完全意识,对过程有全部或部分遗忘。在某些病例中,患者的举动像是已被另一种人格、精灵、神、或"力量"所代替,此时患者的注意和意识仅局限于或集中在密切接触的环境的一、二个侧面,常有局限而重复的一系列运动、姿势和发音。此处包含的出神状态是指不由自主、非人所愿的。处于出神状态的人,如果其身份为神灵、鬼、他人或已死去的人所替代,声称自己是某神或已死去的某人在说话,则称为附体状态。

5.分离性运动和感觉障碍

临床表现复杂多样,主要为运动和感觉功能障碍,体格检查、神经系统检查和实验室检查都不能发现相应的器质性损害,其症状和体征与神经系统解剖生理特征不符合。患者在被观察时、对症状的焦虑增加时症状常加重。常见类型有分离性运动障碍、分离性抽搐和分离性感觉障碍。

(二)特殊表现形式

1.多重人格障碍

主要表现为患者存在二种或更多种完全不同的身份状态。患者突然失去对自己往事的全部记忆,不能识别自己原来的身份而以另一种身份进行日常社会活动;表现为两种或两种以上明显不同的人格,各有其记忆、爱好和行为方式,完全独立,交替出现,互无联系。

2.Ganser 综合征

患者有轻度意识模糊,可以理解提问的问题,但经常给予近似的答案,如牛有五条腿等;叫患者划燃火柴,则将火柴梗倒过来,用无药头一端擦火柴盒,予人以做作的印象;并常伴有行为怪异,或兴奋与木僵交替发作。

3.情感暴发

常在受到严重的精神创伤之后如与人争吵、情绪激动时突然发作,意识障碍较轻,常有尽情发泄内心情绪的表现如哭泣、叫喊、在地上打滚、捶胸顿足、撕衣毁物、扯头发或以头撞墙。在多人围观的场合发作尤为剧烈。

4.集体性癔症

多发生于常在一起生活的群体中,如学校,教堂、寺院或在公众场所。通常在经济水平、文化水平较低,封建迷信活动较多的环境中流行,患者多数为年轻女性。集体练习某些气功等特殊场景、教堂内祷告或特殊的氛围往往为病症的流行提供条件。由于处于特殊环境中的人群对这类疾病性质不了解,常出现广泛的紧张、恐惧情绪,在相互暗示和自我暗示影响下,使急症在短期内暴发流行。发作表现形式相似,历时多短暂。

【诊断与鉴别诊断】

(一)诊断

确诊必须存在以下各点:①具有分离(转换)性障碍中各种障碍的临床特征;②不存在可以解释症状的躯体障碍的证据;③有心理致病的证据,表现在时间上与应激性事件、问题或紊乱的关系有明确的联系(即使患者否认这一点)。

(二)鉴别诊断

1.全面强直-阵挛发作

全面强直-阵挛发作时意识完全丧失,瞳孔多散大且对光反应消失,可发病于夜间;发作有强直、痉挛和恢复三个阶段,痉挛时四肢呈有规则的抽搐,常有咬破唇舌,跌伤和大小便失禁,发作后完全不能回忆。脑电图检查有特征变化。如有癫痫和癔症共存,应并列诊断。

2.急性应激反应

急性应激反应症状的发生、发展与精神刺激因素的关系密切,患者在强烈的应激性事件发生后立即发病,病程短,一般不超过 3 日,无反复发作史,预后良好。

3.诈病

蓄意模仿遗忘常与一些明显问题有关,如金钱、战场死亡危险、可能服刑或死刑判决等;蓄意模仿的运动和感觉丧失一般很难与分离(转换)性障碍鉴别,鉴别有赖于细致的观察及对患者的全面了解,实验室检查是鉴别的重要标准。

4.木僵

可根据病史与精神分裂症的木僵、药源性木僵和抑郁性木僵鉴别。

5.器质性感觉和运动障碍

一些进行性疾病,特别是多发性硬化和系统性红斑狼疮,在早期可与分离性运动和感觉障碍混淆,需要相对较长时间的观察和评定。

6. 出神和附体

应与精神分裂症、多重人格、颞叶癫痫或头部外伤、精神活性物质中毒等鉴别。

【治疗】

心理治疗在分离性障碍的治疗中十分重要,药物治疗主要是针对患者的焦虑和抑郁情绪,同时可以强化心理治疗效果;此外,药物可消除伴发的焦虑、抑郁和躯体不适症状,从而减少患者自我暗示的基础。

(一)心理治疗

大多数的分离(转换)性障碍患者多会自然缓解或经过行为治疗、暗示、环境支持缓解。早期充分治疗对防止症状反复发作和疾病的慢性化十分重要。在具体操作中,电刺激、物理疗法、催眠和其他暗示性技术、消除症状的行为治疗、家庭治疗、长程的内省式心理治疗均有效。另外,在治疗过程中要避免医源性暗示,如避免过多的反复检查、不恰当的提问,避免多人围观和对患者的症状过分关注,提供给患者一个安全的环境便于他逐步地消除症状等。催眠治疗可能有效,有时静注异戊巴比妥或口服罗拉西泮对催眠有帮助。在患者恢复记忆后,仍需要进一步的心理治疗。

(二)药物治疗

口服抗焦虑药能够降低患者焦虑程度,利于接受心理治疗。伴有精神病性症状或兴奋躁动的患者可给予抗精神病药物治疗,或给予地西泮 10~20mg 静脉缓慢注射,大部分患者睡醒后上述症状消失。若伴有抑郁、焦虑时可给予相应的抗抑郁药和抗焦虑药治疗。

【预后】

本病可反复发作,但一般认为分离(转换)性障碍的预后较好,60%~80%的患者可在一年内自发缓解。

第五节 神经症性障碍

神经症(neurosis)是一组主要表现为焦虑、抑郁、恐惧、强迫、疑病症状或神经衰弱症状的精神障碍。随着对神经症认识的不断加深,其概念也发生了一系列的演变,这种演变的总趋势是内涵变得越来越深并不断异化,在 ICD－10 中几乎完全抛弃了神经症这一概念,而将这类疾病肢解为七种不同的障碍,称之为神经症性、应激相关和躯体形式障碍,具体包括恐怖性焦虑障碍、其他焦虑障碍(惊恐障碍、广泛性焦虑障碍)、强迫障碍、严重应激反应及适应障碍、分离(转换)性障碍、躯体形式障碍和其他神经症性障碍。神经症性障碍的共性:①一般没有明显或持续的精神病性症状;②症状没有明确的器质性病变为基础;③患者对疾病体验痛苦;④心理社会因素病前性格在神经症状障碍的发生、发展中起一定作用。本节仅介绍恐惧症和广泛性焦虑障碍。

一、恐 惧 症

恐惧症(phobia)原称恐怖性神经症。恐惧症是指患者对某种客体或情境产生异乎寻常的恐惧和紧张,并常伴有明显的自主神经症状,如脸红、气促、出汗、心悸、血压变化、恶心、无力,甚至晕厥等。患者明知这种恐惧反应是过分的或不合理的,但在相同场合下仍反复出现,难以控制。患者极力回避恐惧的客观事物或情境,或是带着畏惧去忍受,因而影响其正常活动。

【病因与发病机制】

(一)遗传因素

广场恐惧具有家族遗传倾向,尤其影响到女性亲属,对此原因尚不清楚。某些特定的恐惧症具有明显的遗传倾向,如血液和注射恐怖,先证者中约 2/3 的生物源亲属患有相同疾病。

(二)神经生化研究

某些研究发现,社交恐惧症患者出现恐惧症状时血浆肾上腺素水平升高。可乐定激发实验引起的生长激素反应迟钝,提示本病患者可能有去甲肾上腺素功能失调。

(三)心理社会因素

19 世纪初,美国心理学家用条件反射理论来解释恐惧症的发生机制,认为恐怖症状的扩展和持续是由于症状的反复出现使焦虑情绪条件化,而回避行为则阻碍了条件化的消退。这也是行为治疗的理论基础。

【临床表现】

恐惧症患者所恐惧的对象达数百种之多,通常将其归纳为三大类。

1. 场所恐惧症

场所恐惧症又称广场恐惧症、旷野恐惧症、幽室恐惧症、聚会恐惧症等。这是恐惧症中最常见的一种,约占恐惧症的 60%。多起病于 25 岁左右,35 岁左右是另一发病高峰年龄,女性多于男性。主要表现为对某些特定环境的恐怖,如高处、广场、拥挤的公共场所和狭小、密闭的环境等。当患者面对其恐怖的处境时,产生极度焦虑、恐惧的情绪,极欲逃脱。患者常因此产生回避行为,甚至根本不敢出门。恐怖发作时还常伴有抑郁、强迫、人格解体等症状。

2. 社交恐惧症

社交恐惧症也称社交焦虑,多在 17~30 岁期间发病,女性明显多于男性,常无明显诱因突然起病。主要特点是害怕被人注视,一旦发现别人注意自己就不自然、脸红、不敢抬头、不敢与人对视,甚至觉得无地自容,因而回避社交,不敢在公共场合演讲,集会不敢坐在前面。社交恐怖的对象可以是熟人,甚至是自己的亲属、配偶。较常见的恐怖对象是异性、严厉或有威望的上司或长辈等。患者若被迫进入社交场合时,便产生严重的焦虑反应。

3. 特定恐惧

患者的恐惧局限于特定的情境,如害怕接近特定的动物,害怕高处、雷鸣、飞行、黑暗、在公厕大小便、封闭空间、进食某些东西、牙科治疗、目睹流血或创伤,害怕接触特定的疾病,促发惊恐的具体情境。特定恐惧一般在童年或成年早期就出现,如果不加以治疗,可以持续数十年。对恐惧情境的害怕一般不波动。导致功能残缺的程度取决于患者回避恐惧情境的难易程度。性传播疾病特别是艾滋病是疾病恐怖的常见对象。其中的血液-创伤恐惧与其他恐惧不同,它导致心跳缓慢,有时出现晕厥,而不是心跳过速。

【诊断与鉴别诊断】

(一)诊断

诊断要点如下:

(1)符合神经症的诊断标准。

(2)以恐惧症状为主要临床相,符合以下各条:①对某些客体或处境有强烈恐惧,恐惧的程度与实际危险不相称;②发作时有焦虑和自主神经症状;③有反复或持续的回避行为;④知道恐惧过分或不必要,但无法控制。

(3)对恐惧情境和事物的回避必须是或曾经是突出的症状。

(4)病程持续1月以上。

(5)导致个人痛苦及社会功能损害。

(6)排除广泛性焦虑障碍、疑病症、抑郁障碍、精神分裂症。排除躯体疾病如内分泌疾病。

(二)鉴别诊断

1.正常人的恐惧

正常人对某些事物或场合也会产生恐惧心理,如蝎子、老虎、黑暗而静寂的环境等。关键看这种恐惧的合理性、发生频率、恐惧程度、是否伴有自主神经症状、是否有回避行为以及是否已经明显影响社会功能等来综合考虑。

2.与其他神经症性障碍鉴别

恐惧症和焦虑症都以焦虑为核心症状,但恐惧症的焦虑由特定的对象或处境引起,具有境遇性和发作性的特点,而焦虑症的焦虑常没有明确的对象,具有持续性。强迫症的强迫性恐惧源于自己内心的某些思想或观念,怕的是失去自我控制,并非对外界事物恐惧。疑病症患者由于对自身状况的过分关注而可能表现出对疾病的恐惧,这类患者认为他们的怀疑和担忧是合理的。

3.抑郁障碍

某些抑郁障碍伴有短暂的恐惧,某些恐惧特别是广场恐惧也伴有抑郁心境,恐惧症与抑郁并存可加重恐惧。诊断则根据当时每一个障碍是否达到诊断标准。若恐惧症状出现之前已经符合抑郁障碍的标准,应优先考虑抑郁障碍的诊断。

4.颞叶癫痫

可表现为阵发性恐惧,但其恐惧并无具体对象,发作时的意识障碍、脑电图改变及神经系统体征可资鉴别。

【治疗】

(一)行为疗法

行为疗法是治疗恐惧症的首选方法。系统脱敏疗法、暴露冲击疗法对恐惧症的治疗,已取得了相当好的治疗效果。基本原则包括两个方面:一是消除恐惧对象与焦虑恐惧反应的条件性联系;二是对抗回避反应。但行为疗法只强调可观察到的行为动作,是治标未治本,疗效是否持久,结论不一。

(二)药物治疗

药物对单纯恐惧一般没有效果,但可用苯二氮䓬药物来暂时缓解单纯恐惧,例如飞行恐怖。选择性5-羟色胺再摄取抑制剂如帕罗西汀、舍曲林等治疗社交焦虑障碍有效,三环类抗抑郁剂丙咪嗪和氯米帕明、单胺氧化酶抑制剂吗氯贝胺对恐惧症也有疗效,但药物的不良反应限制了应用。

【预后】

恐惧症多数病程迁延,有慢性化发展的趋势,病程越长预后越差。儿童期起病者、单一恐惧者预后较好，广泛性的恐惧症预后较差。

二、广泛性焦虑障碍

广泛性焦虑障碍（general anxiety disorder，GAD）的基本特征为泛化且持续的焦虑，不局限于特定的外部环境。症状高度变异，但以下主诉多见：总感到神经紧张、肌肉紧张、发抖、出汗、头重脚轻、心悸、头晕、上腹不适。患者常诉及自己或亲人很快会有疾病或灾祸临头。这一障碍在女性更为多见，并常与应激有关。病程不定，但趋于波动并成为慢性。

【病因与发病机制】

（一）遗传因素

研究表明遗传因素在广泛性焦虑障碍的发生中起一定作用，Noyes 等（1987）报道 GAD 先证者的一级亲属中本病的患病率为 19.5%，远高于一般人群的患病率。

（二）神经生物学因素

对焦虑的神经生物学研究得益于对可缓解焦虑的药物作用机制的阐明。研究表明，广泛性焦虑障碍的发生与中枢神经系统内 γ-氨基丁酸、去甲肾上腺素和 5-羟色胺的改变有关。

（三）心理因素

行为主义理论认为，焦虑是对某些环境刺激的恐惧而形成的一种条件反射。心理动力学理论认为，焦虑源于内在的心理冲突，是童年或少年期被压抑在潜意识中的冲突在成年后被激活，从而形成焦虑。在临床中，一些焦虑障碍的患者焦虑发作前有应激性生活事件，特别是威胁性事件。

【临床表现】

广泛性焦虑障碍是焦虑谱系障碍中常见的表现形式，起病缓慢，主要临床表现为经常或持续存在的焦虑。

（一）精神性焦虑

焦虑症状的核心是精神上的过度担心，表现为对未来可能发生的、难以预料的某种危险或不幸事件经常担心。有的患者为自由浮动性焦虑，即没有明确的担心对象或内容，只是一种提心吊胆、惶恐不安的强烈的内心体验。有的患者为预期焦虑，即担心的也许是现实生活中可能会发生的事情，但其担心、焦虑和烦恼的程度与现实很不相称。警觉性增高可表现为对外界刺激敏感，易于出现惊跳反应；注意力难以集中，易受干扰；难以入睡、睡中易惊醒；情绪易激惹等。

（二）躯体性焦虑

表现为运动不安与肌肉紧张。运动不安可表现搓手顿足，不能静坐，不停地来回走动，无目的的小动作增多。肌肉紧张表现为主观上的一组或多组肌肉不舒服的紧张感，多见于胸部、颈部及肩背部肌肉，严重时有肌肉酸痛，紧张性头痛也很常见，有的患者可出现肢体的震颤。

（三）自主神经功能紊乱

表现为胸闷气短，心动过速、皮肤潮红或苍白，口干，腹泻或便秘，出汗，尿频等症状。有的患者可出现早泄、阳痿、月经紊乱等症状。

(四)其他症状

广泛性焦虑障碍患者常合并疲劳、抑郁、强迫、恐惧、惊恐发作及人格解体等症状,但这些症状常不是疾病的主要临床表现。

此外,GAD是一种高共病的疾病,最常见的为抑郁症,其次为人格障碍(如强迫、表演、回避型)和其他焦虑障碍(如惊恐障碍、社交焦虑障碍、强迫障碍)。

【诊断与鉴别诊断】

(一)诊断

本病的诊断要点包括:

(1)符合神经症性障碍的共同特点。

(2)以持续的原发性焦虑症状为主,并符合下列两项:①经常或持续的无明确对象和固定内容的恐惧或提心吊胆;②伴自主神经症状或运动性不安。

(3)患者社会功能受损,因难以忍受又无法解脱而感到痛苦。

(4)上述临床症状至少已6个月。

(5)排除躯体疾病、兴奋药物过量、催眠镇静药或抗焦虑药的戒断反应、其他精神障碍伴发的焦虑。

(二)鉴别诊断

1.躯体疾病所致焦虑

对于初诊、年龄大、无心理应激因素、病前个性素质良好的患者,要警惕焦虑是否继发于躯体疾病,如甲状腺疾病,心脏疾病,某些神经系统疾病如脑炎、脑血管病、脑变性病,系统性红斑狼疮等均易出现焦虑症状。

2.药物性焦虑

许多药物在中毒、戒断或长期应用后可致典型的焦虑障碍。包括拟交感药物苯丙胺、可卡因、咖啡因,某些致幻剂及阿片类物质,长期应用激素、镇静催眠药、抗精神病药物等等。根据服药史可资鉴别。

3.精神疾病所致焦虑

精神分裂症患者可伴有焦虑,只要发现有分裂症症状,就排除焦虑症的诊断;抑郁症是最常见伴有焦虑的疾病,当抑郁与焦虑严重程度主次分不清时,应先考虑抑郁症的诊断,以防耽误抑郁症的治疗而发生自杀等不良后果;其他神经症性障碍也可以伴有焦虑,但是焦虑症状在这些疾病中常不是主要的临床表现或属于继发症状。

【治疗】

(一)药物治疗

1.苯二氮䓬类

多选用中、长半衰期的药物。临床应用从小剂量开始,逐渐加大到最佳治疗量,维持2~6周后逐渐停药,以防成瘾。停药过程不应短于2周,以防症状反跳。

2.抗抑郁剂

选择性5-羟色胺再摄取抑制剂(SSRI)和去甲肾上腺素再摄取抑制剂(SNRI)治疗效果好,不良反应少,目前已在临床上广泛使用。三环类抗抑郁剂如丙咪嗪、阿米替林等药物对广泛性焦虑有较好疗效,治疗剂量一般为 75～150mg/d,但三环类药物有较强的心脏毒性作用和抗胆碱能副作用。

抗抑郁剂虽起效较慢、但无成瘾性,而苯二氮䓬类药物起效快,但长期使用会有成瘾性,因此临床上在早期多将苯二氮䓬类与 SSRI/SNRI 或三环类药物合用,然后逐渐停用苯二氮䓬类药物。

3.β-肾上腺素能受体阻滞剂

此类药物对减轻焦虑症患者因自主神经功能亢进所致的心悸、心动过速、震颤、多汗、气促等躯体症状有较好疗效。哮喘、充血性心衰及正在服用降糖药的糖尿病患者或容易出现低血糖者慎用。

4.其他药物

$5-HT_{1A}$ 受体的部分激动剂如丁螺环酮、坦度螺酮,因无依赖性,也常被用于广泛性焦虑障碍的治疗,但起效慢。

(二)心理治疗

1.健康教育

包括让患者了解疾病的性质,消除某些顾虑等内容。同时要了解患者自身对疾病的理解,及时洞悉患者的某些不良认知,并指导患者进行一些简单实用的应付焦虑的方法,改变某些不良的生活方式等。

2.认知疗法

焦虑症患者易出现两类逻辑错误,一是过高地估计负性事件出现的可能性,尤其是与自己有关的事件;二是过分戏剧化或灾难化地想象事件的结果。焦虑症患者对事物的一些歪曲的认知,是造成疾病迁延不愈的原因之一。治疗者在对患者进行全面的评估后,就要帮助患者改变不良认知或进行认知重建。

3.行为治疗

焦虑症患者常有焦虑引起的肌肉紧张及自主神经功能紊乱引起的心血管系统与消化系统症状。运用呼吸训练、放松训练、分散注意技术等行为治疗方法常常有效。

【预后】

预后在很大程度上与个体素质有关。一般来说,病程短、症状较轻、病前社会适应能力完好、病前个性缺陷不明显者预后较好,反之预后不佳。

 学习小结

精神疾病是在内外环境致病因素影响下,大脑功能活动发生紊乱,精神活动显著偏离正常,其特征是情绪、认知、行为等方面的改变,并伴有痛苦体验和(或)功能损害。本章精神疾病主要讲述了精神疾病常见症状、器质性精神障碍、精神分裂症、分离(转换)性障碍和神经症性障碍等。精神疾病常见症状主要讲述了症状的分类、临床表现和特点;器质性精神障碍主要讲述了阿尔茨海默病的痴呆表现、诊断和治疗;精神分裂症主要讲述了精神分裂症的临床表现、临床分型、诊断和鉴别诊断、治疗;分离(转换)性障碍主要讲述了临床表现、诊断和治疗;神经症性障碍以广泛性焦虑障碍和恐惧症为代表讲述了临床表现、诊断和治疗。

在学习方法上,要充分认识到现代医学模式与精神疾病的关系,既重视解剖、生理和病理知识,又要重视心理、社会因素,从生理、心理和社会三个角度来认识、诊断和治疗精神疾病,提高对疾病的认识深度。同时通过本章常见精神疾病的学习,掌握精神疾病的特点和学习方法,为今后的临床实践打下基础。

 目标检测

1. 什么是精神症状? 常见精神症状分为哪几大类?
2. 阿尔茨海默病的临床表现有哪些? 有哪些主要的治疗方法?
3. 简述精神分裂症的临床表现和分型。
4. 分离(转换)性障碍的治疗原则有哪些?
5. 简述恐惧症的治疗。

第十二章 传染病

学习目标

【知识要求】

1. 掌握传染性疾病的发生与发展规律,对突发和新发传染病的认识;各病之间的共性与特殊性;常见传染病的特征、诊断及预防原则。

2. 了解传染病的流行过程及治疗原则。

【能力要求】

1. 具有对常见的发疹性疾病的鉴别和处理能力。

2. 具有对危重患者的抢救能力。

第一节 总 论

传染病(communicable diseases)是由病原微生物(朊毒体、病毒、立克次体、衣原体、支原体、细菌、真菌、螺旋体等)和寄生虫(原虫、蠕虫和医学昆虫)感染人体后产生的具有传染性、在一定条件下可造成流行的疾病。由病原体感染引起的疾病通称为感染性疾病,包括传染病和非传染性感染性疾病。在漫长的进化过程中,有些微生物或寄生虫与人体宿主之间达到了相互适应、互不损害对方的共生状态。当某些因素导致宿主的免疫功能受损或机械损伤使寄生物离开其固有寄生部位而到达其他寄生部位,平衡不复存在而引起宿主损伤,称为机会性感染。

人类认识传染病并与之斗争经过了漫长历史,我国古代医学家在防治传染病的实践中积累了丰富的经验。古代称传染病为疫、疫疬、瘟疫、瘟病、伤寒等。东汉张仲景的《伤寒论》就详细阐述了有关传染病的理论和治疗方法。明末吴有性的《瘟疫论》,清代叶天士的《温热论》、吴鞠通的《温病条辨》等著作,对传染病的病因、病机、辨证施治等有完善而系统的论述。对传染病的预防,远在两千多年的《内经·素问》就有记载,认识到未病先防的重要性;唐代孙思邈的《千金要方》,明代李时珍的《本草纲目》对传染病的预防阐述具体而明确。16世纪我国民间就采用人痘接种预防天花,开创了以免疫学方法预防疾病的先河,后传入欧洲。我国历代医学家对传染病的防治及理论方面的认识,对尔后传染病的研究与认识的深化,具有历史性的贡献。

中华人民共和国成立前,鼠疫、霍乱、天花、疟疾、血吸虫病和黑热病等广泛流行。1910年东北地区鼠疫流行,死亡42 000人以上;1937年~1947年我国霍乱患者25万,死亡10万人以上。中华人民共和国成立后开展爱国卫生运动,贯彻"预防为主、防治结合"的卫生方针,60年代初我们消灭了天花,控制了鼠疫和霍乱的流行,许多传染病的发病率逐年下降。现在传染病已不再是引起死亡的首要原因,但传染病的危害在短期内难以消除,其主要原因:①人类生产和活动的改变;②医源性因素;③病原微生物自然变异;④病原微生物的人工重组。另外,新的传染病又不断产生,如艾滋病、疯牛病、莱姆病、甲型 H1N1 流感、手足口病等。因此,对传染病的防治研究仍需加强。

【传染与免疫】

(一)传染过程的表现

传染又称感染,是病原体和人体之间相互作用、相互斗争的过程。病原体通过各种途径进入人体后就开始了感染的过程。

1.隐性感染

隐性感染又称亚临床感染,指入侵病原体引起机体只产生特异性免疫应答,而没有(或仅有轻微)组织损伤,临床上无症状、体征,实验室检查改变不明显。此期临床最为常见。这些病原体可以被清除或产生特异性(主动)免疫,仅少数成为病原携带者。

2.显性感染

显性感染又称临床感染,是指病原体侵入人体后,不但引起机体发生免疫应答,而且通过病原体本身的作用或机体的变态反应,导致组织损伤,引起病理改变和临床表现。如麻疹、甲肝、伤寒等。感染过程包括痊愈并获得免疫力、病原携带者、慢性化或死亡。此期临床最易识别。

3.病原携带状态

指病原体在人体继续生长、繁殖,并可能向体外排出,但无临床症状。按病原体种类不同分为带病毒者、带菌者或带虫者;按发生和持续时间的长短分为潜伏期携带者、恢复期携带者和慢性携带者;时间短于 3 个月,称为急性携带者,3 个月以上则称为慢性携带者(乙肝 6 个月)。

4.潜伏性感染

指病原体入侵后被局限化,长期潜伏而不引起显性感染。当机体免疫功能下降时,则可引起显性感染。如单纯疱疹病毒、水痘病毒、疟原虫和结核杆菌等感染。特点是不表现、不清除、不播散。并非所有的传染病都存在潜伏性感染。

5.清除病原体

病原体进入人体后,可被机体的非特异性免疫和特异性免疫应答作用所清除,不对人体造成任何损害。如经口入侵的痢疾杆菌可被胃酸完全杀死;破伤风杆菌可因皮肤完整(未破损)而被机械性阻挡在体外;麻疹病毒侵入血液后可被特异性免疫抗体结合而破坏。

(二)机体免疫应答作用

机体的免疫应答对感染过程的表现和转归起着重要作用。免疫应答包括保护性免疫应答和促进病理改变的变态反应两大类。非特异性免疫和特异性免疫都可能引起机体保护和病理损伤。变态反应都是特异性免疫应答。

1.非特异性免疫

非特异性免疫是机体对侵入病原体的一种清除机制。但它没有识别抗原和增强二次免疫应答的作用,包括:①天然屏障,外部屏障包括皮肤、黏膜、分泌物,如溶菌酶、气管上纤毛等;内部屏障包括胎盘屏障和血脑屏障。②吞噬作用,单核-吞噬细胞系统包括血液中游走大单核细胞;肝、脾、淋巴结、骨髓中固有的吞噬细胞等,都具有清除机体内病原体的作用。③体液因子,包括补体及各种细胞因子。

2.特异性免疫

指对抗原特异性识别而产生的免疫。由于不同病原体所具有的抗原性绝大多数是不相同的,故免疫一般只针对一种病原体。特异性免疫包括细胞免疫和体液免疫。

【传染病过程中病原体的作用】

病原体入侵后是否引起疾病,取决于病原体的致病能力和机体的免疫功能。致病能力包括以下几个方面:

1.侵袭力

指病原体侵入机体内生长、繁殖的能力。有些病原体可以直接进入人体,如钩端螺旋体病、血吸虫尾蚴等。有些病原体先黏附在器官的黏膜,再侵入组织,产生毒素,如结核杆菌、志贺杆菌等。病毒性病原体则与细胞表面受体结合后进入细胞内。有些病原体侵袭力较弱,须经伤口进入人体,如破伤风杆菌、狂犬病毒等。

2.毒力

包括毒素和其他毒力因子。毒素包括外毒素和内毒素两类。前者通过与靶细胞的受体结合,进入细胞内直接损伤组织,如破伤风毒素、白喉毒素和炭疽毒素等;内毒素则通过激活单核一吞噬细胞、释放因子而起作用。一些细菌能分泌抑制其他细菌生长的细菌素以利于本身生长、繁殖。

3.数量

感染和发病需要有一定数量的病原体,不同的疾病致病所需菌量不一样,如伤寒需要 10 万个菌体,而细菌性痢疾仅为 10 个菌体。在同一种传染病中,入侵病原体的数量一般与致病能力成正比。

4.变异性

病原体可因遗传、环境、药物等因素而发生变异,引起致病力变化、抗原性变化和耐药性产生。比如,在人工培养多次传代的环境下,可使病原体的致病力减弱;在宿主之间反复传播可使致病力增强。

【传染病的特征】

(一)基本特征

传染病与感染性疾病的主要区别在于具有下列四个基本特征,即病原体、传染性、流行病学特征及感染后免疫。

1.病原体

每种传染病都有其特异的病原体。病原体种类繁多如病毒、衣原体、支原体、立克次体、细菌、真菌、螺旋体、原虫、蠕虫等。有无病原体是确定传染病与非传染病的最根本的依据。历史上许多传染病都是先认识其临床和流行病学特征,然后才认识其病原体的。随着研究水平的不断提高和深入,对各种传染病病原体的认识也逐渐加深。由于新技术的应用,有可能发现新的传染病病原体。

2.传染性

传染性是传染病与其他感染性疾病的主要区别。传染病患者有传染性的时期称为传染期,在每一种传染病中都相对固定,可作为隔离患者的依据之一。其传染强度与病原体种类、数量、毒力、易感者的免疫状态等有关,故各种传染病的发病率及人体在传染过程中的表现不一致。降低传染病的传染性与发病率可以通过人工主动免疫来实现。

3.流行病学特征

(1)流行性 按传染病流行过程的强度和广度可分为以下几类。散发性发病:是指某传染病在某地维持在近年来发病率的一般水平;流行:是指某传染病在某地发病率显著高于一般水平;大流行:指某传染病流行范围超出国界或洲界;暴发流行:指某传染病在某地短时间内集中出现大量病例。

(2)地方性 指某些传染病有相应的地域分布,主要与该传染病的病原体适应于某一地区的生存条件有关。如:我国的贵州、云南等热带地区适宜于疟原虫的中间宿主蚊子繁殖,故疟疾在这一带发病率显著增高。

(3)季节性 指某些传染病有明显的季节分布。如:冬末春初为呼吸道传染病的高发季节,易发生麻疹、流行性感冒、流行性脑脊髓膜炎等;夏秋季为消化道传染病的高发季节,易发生细菌性痢疾、伤寒、霍乱等。

4.感染后免疫

人体在入侵病原体的影响下,主动积极地发挥各种对抗性防御反应,消灭病原体,破坏和排泄其毒性产物,这种抵抗力称为感染后免疫,或称免疫性。通过血清中特异性抗体的检测可以明确是否具有免疫力。不同的传染病,病后免疫状态有所不同。有些传染病患病后可终身免疫,如麻疹、脊髓灰质炎等;而有些传染病的感染后免疫力持续较短,如流行性感冒、细菌性痢疾和阿米巴病等。由于各种传染病的免疫强度和持续时间不同,可出现下列现象:

(1)再感染 同一传染病在痊愈后,经过一段时间后,被同一种病原体感染。

(2)重复感染 某种疾病在发病过程中,被同一种病原体再度侵袭而受染。血吸病、丝虫病、疟疾最为常见。

(3)复发与再燃 传染病患者已进入恢复期,在稳定退热一段时间后,因潜伏于体内的病原体再度繁殖至一定程度,使初发病的症状再度出现,称为复发。见于伤寒、疟疾、细菌性痢疾等。传染病患者进入恢复期,体温尚未稳定降至正常,再度发热,称为再燃。

(二)临床特征

1.临床分期

按传染病的发生、发展及转归可分为四个时期。

(1)潜伏期 指从病原体侵入人体起,至开始出现临床症状为止的时期。不同传染病其潜伏期长短各异,短至数小时,长至数月乃至数年,同一种传染病,不同的患者潜伏期也不尽相同。通常细菌潜伏期短于蠕虫病;细菌性食物中毒潜伏期短,短至数小时;狂犬病、获得性免疫缺陷综合征其潜伏期可达数年。推算潜伏期对传染病的诊断与检疫有重要意义。

(2)前驱期 指从起病至症状明显开始为止的时期。一般1~3日,此期临床表现通常是非特异性的,如乏力、头痛、微热、皮疹、食欲下降、肌肉酸痛等表现。起病急骤者,可无前驱期。

(3)症状明显期 出现特异性临床表现的一段时期。如麻疹的出疹期,流行性腮腺炎的腮腺肿大期,狂犬病的兴奋期等。

(4)恢复期 指机体免疫力提高到一定程度,体内病理生理过程基本终止,病原体完全或基本被消灭,临床症状及体征逐渐消失的时期。部分患者可能遗留后遗症,不能恢复至发病前状态。

2.常见症状与体征

(1)发热　发热是传染病的重要特征之一,大多数传染病可以引起发热。不同的传染病其热度与热型又不尽相同。①按发热程度可分为:低热,37.5～37.9℃;中度发热,体温38～38.9℃;高热,体温39～40.9℃;超高热,41℃以上。②按热型分为:稽留热,体温升高达39℃以上,24小时波动不超过1℃,见于伤寒、斑疹伤寒的极期;弛张热,24小时体温波动超过1℃,最低体温也高于正常体温,多见于败血症;间歇热,24小时体温波动在高热与正常之间,见于疟疾、败血症;回归热,高热持续数天后自行消退,数日后再次出现高热,见于回归热病、布鲁菌病等;不规则热,指发热患者体温曲线无一定规律的热型,见于流行性感冒、败血症等。

(2)发疹　许多传染病在发热的同时伴有发疹,称发疹性感染。发疹分皮疹和黏膜疹两大类。皮疹的形态、颜色及出现部位、数目等表现各异。根据皮疹的形态可分为斑丘疹、出血疹、疱疹和荨麻疹四大类。如:麻疹的皮疹呈淡红色斑丘疹、水痘可出现疱疹、流行性脑脊髓膜炎出现出血疹等。出疹时间、部位和先后次序对诊断和鉴别诊断有重要参考价值。

(3)毒血症状　由病原体产生的毒素及其代谢产物引起。常见症状有乏力、肌肉酸痛、头痛、恶心、呕吐、食欲缺乏等,严重者出现感染性休克、中毒性脑病,还可引起肝、肾损害,出现肝、肾功能的改变。

(4)单核-吞噬细胞系统反应　病原体及其代谢产物刺激单核-吞噬细胞系统,临床上表现为肝、脾和淋巴结的肿大。

(三)临床类型

根据起病缓急及病程长短,分为急性、亚急性和慢性;按病情轻重,分为轻型、中型(也称典型或普通型)、重型及暴发型;按病情特点分为典型与非典型;非典型包括顿挫型及逍遥型,顿挫型的特征是指症状出现后,短时间内得到缓解或即行消失,如伤寒和脊髓灰质炎患者中的少数病例,逍遥型的特征是症状不明显,但病变仍在进行,突然出现并发症而加重病情,如逍遥型的伤寒患者,常在发生肠出血及肠穿孔时方被发现。

【传染病的流行过程】

传染病的流行过程就是传染病在人群中发生、发展和转归的过程。流行过程有三个基本条件。

(一)传染源

指体内有病原体生长、繁殖,并能将其排出体外的人和动物。患者、隐性感染者、病原微生物携带者、受染动物等均可作为传染源。

(二)传播途径

指病原体离开传染源后,以一定的方式侵入另一个易感者的途径称为传播途径。传播途径由外界环境中一种或多种因素组成,各种传染病有其各自的传播途径。传染病的传播途径主要有以下五种:

1.呼吸道传播

病原体存在于空气中的飞沫或气溶胶中,易感者吸入时获得感染,如麻疹、白喉、结核病、禽流感等。

2.消化道传播

病原体污染食物、水源或食具,易感者于进食时获得感染,如伤寒、霍乱等。

3. 接触传播

易感者与被病原体污染的水或土壤接触时获得感染,如钩端螺旋体病、血吸虫病和钩虫病等。伤口被污染,有可能患破伤风。日常生活的密切接触也有可能获得感染,如麻疹、白喉、流行性感冒等。

4. 虫媒传播

病原体感染的吸血节肢动物,如按蚊、人虱、鼠蚤、白蛉、硬蜱等。叮咬时把病原体传给易感者,引起疟疾、流行性和地方性斑疹伤寒、黑热病、莱姆病等感染。

5. 血液、体液传播

病原体存在于携带者或患者的血液或体液中,通过应用血制品、分娩或性交传播,如疟疾、乙型病毒性肝炎、丙型病毒性肝炎和艾滋病。

有些传染病只有一种传播途径,如伤寒只经消化道;有些传染病则有多种传播途径,如疟疾可经虫媒传播、血液传播和母婴传播。母婴传播属于垂直传播,其他途径传播统称为水平传播。婴儿出生前已从母亲或父亲获得的感染成为先天性感染,如梅毒、弓形虫病。

(三)人群易感性

对某一传染病缺乏特异性免疫力的人群称易感者,他们都对该病原体具有易感性。当易感者在某一特定人群中的比例达到一定水平,再加上有传染源和适宜传播途径时,就会发生该传染病的流行。

【传染病的诊断与治疗】

(一)诊断

传染病早期、正确的诊断是及时隔离和采取有效治疗的基础,从而防止其扩散。具体诊断方法:流行病学资料调查,此为诊断传染病必不可少的一项指标,包括既往患传染病史、接触史、疫苗接种史、发病季节及当地传染病的流行情况以及职业、生活习惯等,详细的病史采集和细致的体格检查是传染病重要的诊断依据;实验室检查对传染病的诊断具有特殊的意义,因为病原体的检出或被分离培养可直接确定诊断,而免疫学检查亦可提供重要依据。一般实验室检查对许多传染病的早期诊断也有很大的帮助。

(二)治疗

1. 治疗原则

治疗目的在于促进患者康复,控制传染源,防止进一步传播。要坚持综合治疗的原则,即治疗与护理、隔离与消毒并重,一般治疗、对症治疗与病原治疗并重的原则。

2. 病原治疗

包括抗菌、抗真菌、抗病毒、驱蠕虫等治疗。

【传染病的预防】

传染病预防是临床工作者一项重要任务和不可推卸的责任。我国对传染病实行预防为主、防治结合、分类管理、依靠科学、依靠群众的方针。具体措施如下:

(一)管理和控制传染源

针对体内有病原体寄生繁殖,且能排出病原体的人或动物。消灭传染源或使传染源无害化的工作称为管理传染源。对传染病患者要做到早发现、早报告、早隔离、早治疗。2004 年 8

月 28 日修订《传染病防治法》将传染病分为 3 类,35 种。甲类:为强制管理传染病,要求城镇于发现后 6 小时,农村 12 小时内上报;乙类:为严格管理传染病,要求于发现后城镇 12 小时内,农村 24 小时内上报;丙类:为监测管理传染病。传染性非典型肺炎、炭疽中的肺炭疽和人感染高致病性禽流感这三种传染病虽然只被纳入乙类,但由于其传染性强、危害大,因此法律特别授权,这三种乙类传染病可以直接采取甲类传染病的预防、控制措施。

(二)切断传播途径

传染病从患者或病原携带者再传染给健康人,中间需要特定的传播途径。应采取相应的措施,切断传播途径。主要体现在隔离和消毒两方面。

(三)保护易感人群与预防接种

注射或服用有预防疾病作用的疫苗、菌苗,使人获得对相应疾病的抵抗力,预防传染病的发生和流行。有些传染病目前还没有有效的疫苗来预防,但有些药物能起到一定的预防作用,如疟疾可口服乙胺嘧啶预防;对接触过流行性脑脊髓膜炎患者,口服复方磺胺甲基异噁唑或磺胺嘧啶可以预防。

第二节　朊毒体病

朊毒体病(prion diseases)又称传染性海绵状脑病,是一组由变异朊蛋白引起可累及人和动物中枢神经系统的退行性疾病,潜伏期长,一旦出现临床症状,病情进展迅速而死亡。目前人类认识的五种朊毒体病,即库鲁病(Kuru)、克雅病(Creutzfeldt-Jakob disease, CJD)、新型克雅病(new variant Creutzfeldt-Jakob disease, vCJD)、格斯特曼综合征(Gerstmann-Straussler-Scheinker syndrome, GSS)和致死性家族失眠症((fatal familial insomnia, FF)。牛海绵状脑病(Bovine spongiform encephalopathy, BSE)俗称"疯牛病",是动物感染朊毒体后发生的一种疾病,其与人 vCJD 的联系使得这一病原体引起广泛的社会关注。人朊毒体病共同临床特征以痴呆、共济失调、震颤为主。

 知识链接

朊毒体的发现

早在 300 年前,人们已经注意到在绵羊和山羊身上患的"羊瘙痒症"。其症状表现为:丧失协调性、站立不稳、烦躁不安、奇痒难熬,直至瘫痪死亡。20 世纪 60 年代,英国生物学家阿尔卑斯用放射处理破坏 DNA 和 RNA 后,其组织仍具感染性,因而认为"羊瘙痒症"的致病因子并非核酸,而可能是蛋白质。由于这种推断不符合当时的一般认识,也缺乏有力的实验支持,因而没有得到认同,甚至被视为异端邪说。1947 年发现水貂脑软化病,其症状与"羊瘙痒症"相似。以后又陆续发现了马鹿和鹿的慢性消瘦病(萎缩病)、猫的海绵状脑病。最为震惊的当首推 1996 年春天"疯牛病"在英国以至于全世界引起的一场空前的恐慌,甚至引发了政治与经济的动荡,一时间人们"谈牛色变"。1997 年,诺贝尔生理医学奖授予了美国生物化学家斯坦利·普鲁辛纳(Stanley B. P Prusiner),因为他发现了一种新型的生物——朊毒体。

【流行病学】

(一)传染源

传染源为感染的动物和人,经消化道或医源性感染,人群普遍易感。

(二)传播途径

1.消化道传播

人和动物进食含有朊毒体的宿主组织或加工物而感染。例如,健康牛吃了含有朊毒体的病畜内脏饲料而出现疯牛病,人进食疯牛病牛肉而出现新型克雅病;进食克鲁病患者的内脏或脑组织而出现库鲁病等。

2.医源性传播

脑外科患者由于使用受克雅病患者污染的手术器械而感染克雅病;器官移植患者因接受克雅病患者的器官感染克雅病;其他还可通过使用受朊毒体污染的垂体激素、生长激素或促性腺激素而感染克雅病。

(三)人群易感性

人群普遍易感,感染朊毒体后不能产生保护性抗体。

【发病机制与病理】

正常中枢神经细胞表面也存在朊蛋白,称为 PrPC。其空间构象主要为 α-螺旋状结构,蛋白酶 K 可以溶解。而异常 PrPC 被称为 PrPSc,PrPES 或 PrPCJD。与 PrPC 截然不同。它不能被蛋白酶 K 所消化。因此 PrPSc 大量沉积于脑内,能摧毁自身的中枢神经系统,造成大脑广泛的神经细胞凋亡、脱失,形成海绵状脑病。不同类型的 CJD,其发生机制也不尽相同。一般来说,医源性 CJD 为传递感染,即将被 PrPSc 污染的组织或器械,通过脑深部电极检查、颅脑手术、硬脑膜移植,以及反复接受从垂体提取的生长激素或性激素肌注等,经过长达数年至数十年的复制而发病。家族性 CJD 则为 PrP 基因突变,即自体 PrPc 自发的发生结构改变,从而产生大量 PrPSc,导致中枢神经系统变性。而散发性 CJD 可能为体细胞突变的结果。

病理变化主要累及大脑皮质,有时基底节、丘脑、小脑皮质等也可受累。脑组织病理学特点:①肉眼观大脑萎缩;②光镜下神经毡(neuropil),即神经突起构成的网状结构和神经细胞胞浆出现大量空泡,呈海绵状外观,伴有不同程度的神经元缺失和反应性胶质化,但无炎症反应,病变区可有淀粉样斑块;③电镜下空泡内可见含有与细胞膜碎片相似的卷曲的结构。

【临床表现】

(一)库鲁病

与其他朊毒体病如 CJD 不同,Kuru 有较清晰的临床分期。早期或行走期的特征症状有颤抖、共济失调和姿势不稳。颤抖是库鲁病取名的由来(kuru=shivering)。随着颤抖和共济失调的进展,患者逐渐失去行走能力,进入久坐期。非随意运动包括肌阵挛、舞蹈手足徐动症和肌束颤也在该期出现。痴呆症状起初表现为思维减慢,在疾病后期出现。患者可能表现为对自己的疾病漠不关心。前皮质释放症状、小脑型言语障碍和无法起床标志着疾病的终末期。起病后 9~24 个月内患者通常因为合并肺炎而死亡。

(二)格斯特曼综合征

特征是小脑退行性变症状伴有不同程度的痴呆。一般 5 年左右发展至死亡。小脑性症状包括动作笨拙、动作失调和共济失调步态。感觉迟钝、反射减退、下肢近端肌肉无力也常是早期症状。GSS 一般无肌阵挛表现。由于家族和个体的差异，患者是否出现痴呆及痴呆的程度也不一样。

（三）致死性家族性失眠症

患者出现进行性的失眠，失去正常生理节律的睡眠模式，在清醒时可以表现为"白日梦"状态。智力和行为改变包括注意力不集中、记忆力下降、神经错乱和幻觉。明显的痴呆症状很少见。随着病情进展，患者可出现运动障碍如肌阵挛、共济失调和强直。FFI 是朊毒体病中唯一可出现家族性自主神经异常和内分泌失调的疾病。家族性自主神经异常可包括多汗、体温过高、心动过速和高血压。内分泌失调包括促肾上腺皮质激素分泌下降、糖皮质激素分泌增多，生长激素、褪黑激素和催乳激素分泌失去正常昼夜变化规律。

（四）克雅病

快速进行性智力退化和肌阵挛是 CJD 最重要的两个临床特征。根据主要受累脑组织部位的神经病理表现，CJD 可以分成许多亚型。主要包括视觉、小脑、视丘和纹状体的特征。快速进行性智力退化可表现为痴呆、行为异常和糖皮质激素功能过度增高引起的缺陷。注意力、记忆力和判断力障碍是常见的早期症状。情绪改变如情感淡漠和抑郁比较普遍；欣快、情绪不稳及忧虑则较少见。睡眠障碍也较普遍，并可是起病征兆，主要表现为睡眠过度，也可以表现为失眠。随着疾病发展，痴呆成为绝大部分患者的主要症状并迅速进展，往往一年内死亡。肌阵挛，尤其是受惊易诱发，可在超过 90％ 的患者的病程某一阶段出现，但在疾病早期或晚期如痴呆症状较明显时，无肌阵挛。约 2/3 的患者出现锥体外系症状如运动功能减退和小脑性症状如眼球震颤、共济失调，20％～40％ 的患者起病时就出现这类症状。尤其是接受了人促性腺激素和生长激素治疗的医源性 CJD 患者，更易于在疾病早期就出现孤立的小脑性症状。40％～80％ 的患者查体时可发现皮质脊髓束体征，如反射亢进、Babinski 征阳性和强直。年轻 CJD 患者的临床表现与老年患者有所不同。有报道 50 岁以下的患者与老年患者相比，精神症状更常见，病程更长，与新型克雅病症状接近，但实验室检查、脑脊液蛋白标志和神经影像学都支持 CJD 诊断。

（五）新型克雅病

vCJD 与典型 CJD 的区别：①出现症状的年龄较轻；②疾病进展较慢；③临床表现和病程不同；④神经病理改变不同，vCJD 平均发病年龄是 29 岁(16～48 岁)，而 CJD 则是 65 岁后，虽然两者都是致死性疾病，但 vCJD 的平均病程比 CJD 长，两者分别是 14 个月和 4～5 个月；⑤vCJD 患者常有感觉障碍和精神症状，感觉异常包括感觉迟钝和脸、手、足甚至半侧肢体痛觉减退，精神症状可见抑郁症、情感淡漠、焦虑和精神病，许多患者有间歇发作而非持续性的妄想。一旦出现神经系统症状(通常是共济失调)，疾病就迅速进展，常可出现认知障碍、非随意运动、运动减少、无反应、缄默等症状。

【实验室和其他检查】

（一）脑脊液

脑脊液(CSF)常规和生化检查基本正常，约 40％ 患者蛋白可有轻度升高。应用免疫印记方法，可在脑脊液中检测到一种较具特征性的脑蛋白 14 - 3 - 3，正常脑组织中含量丰富但并不出现于脑脊液中,当感染朊毒体时大量脑组织破坏,脑蛋白 14-3-3 出现于脑脊液中。14-3-3 蛋白已成为 CJD 敏感性和特异性均较好的诊断标准,对于该病诊断符合率可达 92%。

(二)脑电图

脑电图(EEG)可为 CJD 诊断提供较可靠的依据。绝大部分 CJD 患者病程中可出现一种特异性的 EEG 波形——周期性同步二或三项尖锐复合波,具辅助诊断价值。

(三)影像学

计算机断层扫描(CT)及磁共振成像(MRI)虽无明显异常,但可资鉴别朊毒体病变与其他中枢神经系统疾病,是必不可少的检查项目。

(四)组织病理学

病变脑组织可见海绵状空泡、淀粉样斑块、神经细胞丢失伴胶质细胞增生,极少白细胞浸润等炎症反应。

(五)免疫组织化学

采用蛋白免疫印迹技术直接测定 PrPSc 蛋白的存在,阳性可确诊。目前被认为是确诊朊病毒病的金标准。

(六)分子生物学

从患者外围血白细胞提取 DNA,对 PRNP 进行 PCR 扩增及序列测定,可发现家族遗传性朊毒体病的 PRNP 性突变。

(七)动物接种试验

将可疑组织匀浆或口服接种于动物(常用老鼠、羊等),观察被接种动物的发病情况,发病后去其脑组织活检具朊毒体病的特征性病理改变。此法敏感性受种属间屏障限制,且需时较久。

【诊断与鉴别诊断】

(一)诊断

朊毒体病的生前诊断较为困难,绝大部分病例经死后病理检查才获确诊。

1.流行病学资料

有神经外科手术史或接受过植入性电极脑电图;供者被发现有朊毒体病的器官移植受者;使用过垂体来源激素;或有朊毒体病家族史者等。这些资料对朊毒体病的诊断有较大帮助。

2.临床表现

朊毒体病本质上均为中枢神经系统的进行性退行性疾病,具有相似又独特的临床表现,如:共济失调、肌阵挛、痴呆、锥体系或锥体外系阳性征等。

3.实验室和其他检查

特征性的脑电图改变和病理学检查有重要的辅助诊断价值。结合临床表现,如有脑组织的海绵状改变,可作出朊毒体病的临床诊断;若通过免疫组织化学或分子生物学检验证实患者脑组织中 PrPSc 的存在,则能确立朊毒体病的诊断。

4.散发性 CJD 的诊断

(1)疑似病例诊断标准 ①进行性痴呆;②肌阵挛,视觉或小脑性障碍,锥体束或锥体外束功能障碍,运动不能或缄默;③病程中典型的 EEG 改变,和(或)2 年内死亡并且 CSF 中 14-3-3 蛋白阳性;④常规检查未提示其他诊断。出现上述临床特征 4 项中的 2 项以上。

(2)确诊标准 除需要以上 4 项均符合外,还需有以下神经病理学指标 5 项中的 1 项以上:①神经元丢失,胶质细胞增生,海绵状退行性变,或脑组织免疫组化 PrPSc 阳性斑块;②预先用蛋白激酶 K 处理(消除正常 PrPC 反应)后,染色见 PrPSc 阳性;③预先用蛋白激酶处理后,脑组织行组织印迹见 PrPSc 阳性;④患者脑组织注射到实验动物后可引起特征性神经退行性疾病;⑤检测到 PRNP 基因突变的存在。

(二)鉴别诊断

朊毒体病的鉴别诊断比较困难,脑活检对临床确诊具有重要意义。临床诊断 CJD 时,应与 Alzheimer 病、皮质下动脉硬化性白质脑病(Binswanger 病)、多梗死痴呆、多灶性白质脑病、进行性核上性麻痹、橄榄脑桥小脑萎缩、脑囊虫、肌阵挛性癫痫等相鉴别。

【治疗】

主要措施为支持治疗。随着人们对该病发病机制的逐渐阐明,不远的将来人们有可能找到治愈这类疾病的原则与方法,能找到控制 PrPC 转变为 PrPSc 或 PrPCJD 的途径,因为人们已经发现缺乏 PrPC 基因的鼠并不发生 CJD,因此,应用反义寡核甘酸或基因治疗,可能达到预期目的。

【预后】

朊蛋白感染疾病潜伏期长、短病程,即发病后进展快,持续性进展,多在数月至 1 年内死亡,无特效疗法。预后极差。

【预防】

预防重点应是严格处理朊毒体病毒者的脑组织、血和脑脊髓以及与患者组织体液接触或用过的手术器械、敷料及其废弃物,要采取严格消毒措施。手术器械应在高压 132℃ 60min 或 10% 次氯酸钠溶液浸泡 60min,共 3 次,或氢氧化钠溶液浸泡 30min,共 3 次。敷料和尸检病理组织以焚烧处理为宜,取血注射器和针头宜用一次性制品,用后应作严格销毁焚烧处理为妥善。医护人员接触患者尤其取血、注射或手术要避免皮肤黏膜损伤,或戴手套以免造成"自家接种"遭致传染的危险性。

第三节 流行性感冒

流行性感冒(influenza)简称流感,是一种由流感病毒引起的、经飞沫传播的急性呼吸道传染病,具有传染性强、传播速度快、人群中流行广泛、临床起病急等特点。临床特征为:急起高热、全身疼痛、显著乏力和轻度呼吸道症状,老年人和伴有慢性呼吸道疾病或心血管病患者则可引起严重并发症。其病原体分为甲、乙、丙三型流感病毒,甲型容易变异,可引起反复流行或大流行。

【流行病学】

(一)传染源

患者和隐性感染者是主要的传染源,自发病后 1～7 日有传染性,病初 2～3 日传染性最强,所以轻型患者和隐性感染患者在本病传播上有重要意义。

(二)传播途径

人与人之间经飞沫直接传播。也可通过接触被污染的手、日用品等间接传播。

(三)易感人群

普遍易感,抗体于感染1周后出现,病后对同型病毒有一定的免疫力,但维持时间短,三型流感之间无交叉免疫。感染率最高的通常是青少年。重症病例的高危人群见于妊娠期妇女、慢性疾病患者、肥胖者、<5岁儿童、>65岁老人。

 知识链接

西班牙流感

西班牙大流感所造成的灾难是流感流行史上最严重的一次,也是历史上死亡人数最多的一次瘟疫,估计全世界患患者数在7亿以上,发病率约20%~40%,死亡人数达4 000~5 000万。美国科学家的研究显示,导致该次流感的西班牙流感病毒很可能源自鸟类。实际上是禽流感的变异,和黑死病类似。

(四)流行特征

本病流行特征为突然发病、迅速蔓延、历时短和反复发作。呈全球性分布,好发于冬春季,一般规律是先城市后农村,先集体单位后分散居民,常沿交通线感染。甲型流感病毒因其抗原性易发生变异而产生新的亚群,常引起爆发流行,甚至是世界大流行,根据世界上已发生的4次大流行情况分析,一般10~15年发生一次大流行。乙型流感呈爆发或小流行,丙型以散发为主。

【发病机制与病理】

带有流感病毒颗粒的飞沫吸入呼吸道表面纤毛柱状上皮细胞,与特殊受体结合后进入细胞内复制。病毒在神经氨酸酶协助下,新的病毒颗粒被不断释放并播散,继续感染其他细胞,被感染的宿主细胞变性、坏死和脱落,产生炎症反应,从而引起发热、头痛、肌痛等毒血症样反应,但不发生病毒血症。若病毒侵袭全部呼吸道,可致流感病毒性肺炎,常见于老年人、婴幼儿、慢性病患者和免疫功能低下者。

病理改变为肺脏充血和水肿,切面呈暗红色,气管和支气管内有血性分泌物,黏膜下层有灶性出血、水肿和细胞浸润,肺泡腔内含有纤维蛋白和渗出液,呈现浆液性出血性支气管肺炎。若合并金黄色葡萄球菌感染,则肺炎呈片状实变或有脓肿形成,易发生脓胸、气胸。如并发肺炎球菌感染,可呈大叶或小叶实变。继发链球菌、肺炎杆菌感染时,则多表现为间质性肺炎。

【临床表现】

潜伏期通常为1~3日(数小时~4日)。

(一)典型流感

急起高热,体温可达39~40℃,畏寒、乏力、头痛、头晕、全身酸痛等全身症状明显,而呼吸道卡他症状轻微,可有流涕、鼻塞、干咳、咽痛等局部症状。查体:急性病容,眼结膜充血,咽部红肿,肺部听诊可及干啰音。病程4~7日,咳嗽和乏力可持续数周。

(二)肺炎型流感

多发生于老年人、婴幼儿、慢性病患者及免疫低下者。临床以高热持续不退,剧烈咳嗽、咳血痰、呼吸急促、发绀等症状,体检双肺呼吸音低,满布哮鸣音,但无实变体征。胸片提示两肺有散在的絮状阴影。痰培养无致病细菌生长,可分离出流感病毒。抗生素治疗无效。可因呼吸循环衰竭而死亡,病死率高。

(三)其他特殊类型

有以下几种:伴有呕吐腹泻等消化道症状者称为胃肠型;伴有意识障碍、脑膜刺激征等神经系统症状者称为脑膜脑炎型;以横纹肌溶解为主要表现者称为肌炎型;病变累及心肌、心包者分别称为心肌炎型和心包炎型。

【实验室检查】

(一)血象

白细胞总数大多减少,中性粒细胞显著减少,淋巴细胞相对增高,嗜酸性粒细胞消失。若合并细菌感染时,白细胞总数及中性粒细胞增多。

(二)免疫荧光法检测抗原

起病 3 日内鼻黏膜压片染色找包涵体,荧光抗体检测抗原可呈阳性。

(三)病毒分离

将急性期患者的含漱液或上呼吸道分泌物接种于鸡胚或组织培养可分离出病毒。

(四)血清抗体检测

取患者早期(病后 5 日之内内)和恢复期(3～4 周)的血清,进行补体结合试验或血凝抑制试验,如抗体效价四倍以上为阳性。

【并发症】

(一)呼吸系统并发症

主要为急性鼻窦炎(以上颌窦炎最常见)、化脓性扁桃体炎、细菌性气管炎和肺炎。

(二)肺外并发症

主要有流感后中毒性休克、中毒性心肌炎和瑞氏综合征(Reye syndrome)。其中,瑞氏综合征是由脏器脂肪浸润所引起的以脑水肿和肝功能障碍为特征的一组综合征。本病限于 6～16 岁儿童,查体常发现肝大,无黄疸,肝功能轻度损害,脑脊液检查正常,其发病原因被认为与服用阿司匹林有关。

【诊断与鉴别诊断】

(一)诊断

流感流行期间,根据接触史和集体发病史;典型的症状和体征,诊断不难。散发病例不易诊断,应全面检查,综合判断。

(二)鉴别诊断

1.普通感冒

流感的症状无特殊性,易与普通感冒相混淆。通常,流感全身症状较普通感冒重;追踪流行病学史有助于诊断;普通感冒的流感病原学检测阴性,或可找到相应的感染病原证据(表 12-1)。

表 12－1　流感和普通感冒的鉴别

	流感	普通感冒
致病原	流感病毒	鼻病毒、冠状病毒等
流感病原学检	阳性	阴性
传染性	强	弱
发病季节性	有	无
发热程度	高热伴寒战	无热或轻中度发热不伴寒战
发热持续时间	3～5 日	1～2 日
全身症状	重	轻
病程	5～10 日	5～7 日
并发症	多	少见

2.单纯型钩端螺旋体病

夏秋季多发,有疫水接触史,临床除发热外,腓肠肌压痛,腹股沟淋巴结肿大、压痛,实验室检查可通过显凝实验检测抗体,若抗体效价为 1∶400 以上增高,考虑该病,通过血培养可诊断。

3.链球菌性咽炎

该病咽部红肿,扁桃体肿大,有脓性分泌物,颌下淋巴结肿大,WBC 中性粒细胞增高,血培养可以鉴别。

其他病毒性呼吸道感染如副流感病毒、腺病毒感染要通过病原学检查来区别。

【治疗】

(一)对症治疗

卧床休息,多饮水,给予流质或半流质饮食,适宜营养,补充维生素,进食后以温开水或温盐水漱口,保持口鼻清洁,全身症状明显时予抗感染治疗,密切观察并发症。

(二)抗流感病毒药物治疗

1.神经氨酸酶抑制剂

作用机制是阻止病毒由被感染细胞释放和入侵邻近细胞,减少病毒在体内的复制,对甲、乙型流感均具活性。我国上市有奥司他韦和扎那米韦。前者为口服型,用于＞1 岁儿童和成人,后者粉雾吸入剂型,用于＞5 岁儿童和成人。常见不良反应为胃肠道、咳嗽、头晕和疲乏、共济失调等神经系统症状。

2.离子通道 M_2 阻滞剂

包括金刚烷胺和金刚乙胺。可阻断病毒吸附于敏感细胞,抑制病毒复制,对甲型流感有效。发病 48h 内用药效果好。用量:成人 200mg/d,老人 100mg/d。用法:分 2 次口服,疗程 3～4 日;不良反应:口干、头晕、嗜睡。

【预防】

季节性流感在人与人间传播能力很强,与有限的有效治疗措施相比积极防控更为重要。

（一）加强个人卫生知识宣传教育

流行期间应减少大型集会和集体活动；到公共场所应戴口罩，少出入人口密集的地方。每天定时开窗通风，保持室内空气新鲜。咳嗽打喷嚏使用纸巾，避免飞沫传播。经常彻底洗手。流行期间出现流感样症状及时就医，并减少接触他人。

（二）接种流感疫苗

接种流感疫苗是其他方法不可替代的最有效的预防流感及其并发症的手段。疫苗需每年接种方可有效保护，优先接种的对象为 6～5 岁小儿；≥60 岁老人；患慢性呼吸道病、心血管病、肾病、肝病、血液病、代谢性疾病的成人和儿童；妊娠期妇女；18 岁以下青少年长期服用阿司匹林治疗等。每年 10 月前开始接种。

（三）药物预防

药物预防不能代替预防接种，只能作为没有接种疫苗或接种疫苗后尚未获得免疫能力的高合并症风险人群的紧急临时预防措施。如盐酸金刚烷胺预防甲型流感有一定效果，对乙型流感则无效。所以，在流行早期必须确定流行株的型别，才能对易感人群进行药物预防。

［附］人禽流感

人禽流感（human avian influenza）是禽流行性感冒的简称，是由甲型流感病毒的一种亚型（也称禽流感病毒）引起的人畜共患的呼吸道传染性疾病。通常情况下，禽流感病毒并不感染人类，自从 1997 年禽甲型流感病毒 H5N1 亚型感染人类以来，相继又有 H9N2、H7N7 等亚型感染人类。由于病毒多变异，导致甲型流感反复发生，难以彻底根除。我国将其列为一类动物疫病。

禽流感病毒属正黏病毒科甲型流感病毒属。一般为球形，直径为 80～120nm，但也常有同样直径的丝状形态，长短不一。按病原体类型的不同，禽流感可分为高致病性、低致病性和非致病性禽流感三大类。H5N1、H9N2、H7N7 亚型能引起严重禽类致病，称为高致病性禽流感。

禽流感病毒是囊膜病毒，对去污剂等脂溶剂比较敏感。福尔马林、氧化剂、稀酸、乙醚、脱氧胆酸钠、羟胺、十二烷基硫酸钠和铵离子能迅速破坏其传染性。禽流感病毒没有超常的稳定性，因此对病毒本身的灭活并不困难。病毒可在加热、极端的 pH、非等渗和干燥的条件下失活。在自然环境中，特别是凉爽和潮湿的条件下存活很长时间。粪便中病毒的传染性在 4℃条件下可以保持长达 30～50 日，20℃时为 7 日。

人类感染禽流感主要是通过消化道、呼吸道、皮肤损伤和眼结膜等多种途径传播。如密切接触感的禽类及其分泌物或受病毒污染的水被感染。

人类患上禽流感后，潜伏期一般在 7 日以内。早期症状与重症流感非常相似，表现为高热、流涕、鼻塞、咳嗽、咽痛、头痛、全身不适，部分患者可有恶心、腹痛、腹泻、稀水样便等消化道症状。有些患者可见眼结膜炎等眼部感染，体温大多持续在 39℃以上。部分患者胸部 X 线片会显示单侧或双侧肺炎，少数患者伴胸腔积液。并发症主要是发生急性呼吸窘迫症及其他严重威胁生命的综合征，病死率高达 30% 以上。

依据流行病学、临床症状和实验室检查包括琼脂凝胶免疫扩散试验、血凝抑制试验（H_1）等手段，综合分析，予以诊断。

大多数患者经及时治疗后可痊愈,主要采用对症和抗病毒治疗。少数患者,特别是年龄较大、治疗过迟的患者,病情会迅速发展,患者可因进行性肺炎、急性呼吸窘迫综合征、肺出血、胸腔积液、全血细胞减少、肾衰竭、败血症、休克等多种并发症而死亡。

患者出现以上症状,应及时就医。一旦被怀疑为 H5N1 病毒感染,应立即隔离,并报告疫情,防止传染扩散。

第四节　麻　　疹

麻疹(measles)是由麻疹病毒引起的一种具有高度传染性的急性呼吸道传染病。主要的临床表现有发热、咳嗽、流涕、眼结膜炎、口腔麻疹黏膜斑和皮肤斑丘疹。本病传染性强,通常在人口密集而未接种疫苗的地区易发生流行。自从婴幼儿普及接种麻疹减毒活疫苗以来,该病的流行已基本得到控制。

【流行病学】

(一)传染源

人为唯一自然宿主,麻疹患者是唯一的传染源。急性患者为最重要传染源。无症状带病毒者和隐性感染者传染性较低,恢复期不带病毒。在出疹前、后 5 日均有传染性,有并发症者,传染期延至出疹后 10 日。

(二)传播途径

主要通过呼吸道传播,从潜伏期末到出疹初期,病毒存在患者眼结膜、鼻、口、咽和气管等分泌物中,通过喷嚏、咳嗽和说话等病毒随飞沫散布到周围空气中,再经鼻咽部侵入易感者,密切接触也可传播。

(三)易感人群

未接种过麻疹疫苗或接种后抗体下降以及未患过麻疹者均普遍易感,易感者接触后90%以上均发病。

 知识链接

麻疹新特点

我国实施计划免疫后,麻疹发病率和病死率已明显降低,麻疹大流行基本上得到控制。但是由于人口流动增加,部分儿童麻疹疫苗漏种或免疫失败,加之初免后随着年龄增长而免疫力逐渐降低等原因,致使麻疹小规模流行时有发生,且表现出以下新特点:表现在发病年龄后移,过去麻疹发病多为 5 岁以下儿童,尤以 1~2 岁最多。现在患麻疹者大多是 8 个月以内婴儿和 7 岁以上学龄儿童,成人亦有发病。这主要与人体初免时获得的免疫抗体质与量逐年下降有关,加之有些人 7 岁时遗漏了加强免疫,或既往免疫接种质量无保证及免疫失败等原因,成为易感者。

(四)流行特征

发病季节以冬、春为多,一年四季均可发生,患病后可获持久免疫力。自从全球普遍推广接种麻疹疫苗以来,发病率已大大下降。我国自普遍接种麻疹疫苗以来,麻疹流行得到了有效控制。

【发病机制与病理】

病毒侵入呼吸道在上皮细胞内生长繁殖,感染后第1~2日内迅速扩散到局部淋巴组织,同时少量的病毒进入血液循环,形成第一次病毒血症期(1~3日)。此后病毒随血循环由单核白细胞携带,散播到肝、脾、骨髓、淋巴结等网状内皮组织及其他脏器中大量繁殖扩散,然后再次进入血流,形成第二次病毒血症期(3~7日)引起广泛的病变,整个呼吸系统从上呼吸道直到肺部等,此时临床症状达高峰(前驱期)。随呼吸道卡他症状出现1~3日后,口腔黏膜出现科氏斑(Koplik spots),继而皮肤发生斑丘疹。此时麻疹病毒在入侵细胞内增生,破坏细胞,引起炎症,导致临床症状明显(第11~14日),症状也可由于炎症产物引发过敏所致。第15~17日时各脏器、血液内的麻疹病毒量随体内特异性抗体的上升而迅速下降,直至消失,临床进入恢复期。感染麻疹后人体可产生补体结合抗体、血凝抑制抗体及中和抗体,前者为IgM,表示新近感染,后两者为IgG,表示对麻疹病毒有免疫力。

病理变化主要引起广泛单核细胞浸润和细胞坏死、融合形成多核巨细胞,广泛存在于咽部淋巴组织、扁桃体、支气管旁及肠系膜淋巴结、阑尾及肠壁淋巴组织中,在呼吸道和肠道黏膜、皮肤上皮表层等组织找到的融合多核巨细胞称之为上皮巨细胞。呼吸道卡他症状明显时,呼吸道上皮巨细胞常从表面脱落,可在呼吸道分泌物中找到,有一定诊断意义。皮疹真皮层毛细血管内皮细胞肿胀、增生,伴淋巴细胞和组织细胞浸润,血管扩张,可在皮疹处找到病毒抗原。科氏斑病变与皮疹相仿,可坏死成小溃疡,大多为病毒血症结果,而非原发病灶。当合并肺部发生间质性肺炎时,以多核巨细胞病变为主,称麻疹巨细胞肺炎,尤多见于免疫功能低下的患者。当并发细菌感染时,则可有肺实质化脓性炎症。在肠壁和小肠阑尾的淋巴细胞中可见含包涵体的多核巨细胞和炎症改变,麻疹脑炎患者的脑和脊髓可呈现肿胀充血,可见散在出血灶,血管周围渗血及淋巴细胞浸润,后期可见中枢神经系统广泛的脱髓鞘病变。

【临床表现】

(一)典型麻疹

潜伏期6~14日(平均10日左右),此期仅有低热和疲乏。典型麻疹分为以下三期:

1.前驱期

从发热到出疹,一般持续3~4日。此期主要为上呼吸道炎症及眼结合膜炎所致的卡他症状。年长儿和成人常诉头痛、流泪、畏光、流涕、干咳嗽,结膜和咽部充血,肺部可闻及干啰音。出疹前24~48小时,位于双侧第二磨牙对面的颊黏膜上可见直径约0.5~1.0mm细砂样灰白色小点,周围有红晕,称麻疹黏膜斑(Koplik斑),为本病早期特征。出疹后1~2日内迅速消失。整个颊黏膜和口唇内侧的黏膜发红、粗糙。但麻疹黏膜斑并非出现于所有麻疹患者。

2.出疹期

此期全身症状加重,体温可高达40℃,精神萎靡、嗜睡、食欲缺乏。常在麻疹黏膜斑出现后24~48小时,皮肤开始出疹,出疹的顺序:首先从耳后、发际、面颊部开始,24小时内自上而下蔓延至胸、背、腹及四肢,约2~3日内手、足心底,此时头面部皮疹开始隐退。皮疹的特点:开始为稀疏不规则、玫瑰色的斑丘疹,继而加深呈暗红色,疹间可见正常皮肤,不伴痒感。出疹时肝脾、表浅淋巴结可肿大,肺部可闻及干、湿啰音。成人症状重,皮疹可发生融合。

3.恢复期

皮疹高峰后按出疹时的顺序依次消退,留有浅褐色色素沉着斑,1~2周后消失。疹消退时有糠麸样细小脱屑。无并症者整个病程为10~14日。

(二)非典型麻疹

1.轻型麻疹

特点为潜伏期长、前驱期短、发热低、呼吸道症状轻、麻疹黏膜斑不明显、皮疹稀疏,疹退后无脱屑、色素沉着和并发症,病程约1周。多见于具有一定免疫力者,如6个月前的婴儿、近期接受过免疫制剂或输过血或接种过疫苗者。

2.重型麻疹

特点为持续高热、中毒症状重(如惊厥、休克、昏迷)、皮疹密集融合,色紫,或色淡透不出,或出而又隐,也可成大片出血或瘀斑,伴内脏出血,称出血性麻疹,死亡率高。多见于全身情况差、免疫力低下,或继发严重感染者。

3.异型麻疹

表现高热、头痛、肌痛、乏力等,罕见麻疹黏膜斑。2~3日后皮疹从四肢远端开始,渐及躯干及面部,大多限于下半身。皮疹为多型性,先为斑丘疹,后演变为疱疹、紫癜、荨麻疹等。常并发肺炎、胸腔积液等。多见于接种麻疹灭活疫苗或减毒活疫苗后4~6年,再次感染麻疹者。

【并发症】

(一)肺炎

支气管肺炎是麻疹最常见的并发症,主要为间质性肺炎。多见于5岁以下的小儿,在出疹期出现,此时全身症状加重,体温持续升高,出现气促、鼻翼扇动、发绀、肺部有中、小湿啰音,常并发脓胸、脓气胸、心肌炎、及循环衰竭等。若病程迁延不愈,可引起支气管扩张症。肺炎是90%以上重度麻疹患儿的死因。

(二)喉炎

以2~3岁小儿多见,系合并细菌或其他病毒感染引起喉部组织水肿、充血、分泌物增多,出现声音嘶哑,刺激性干咳。重症犬吠样咳嗽,缺氧、青紫、吸气性呼吸困难,吸气时三凹征明显等喉梗阻表现,需及早做气管切开。

(三)心肌炎

心肌炎也是重症麻疹常见的并发症,尤其在营养不良小儿及并发肺炎时。轻者仅有心率增快、心音稍钝、心电图有一过性改变;重者表现面色苍白、多汗、心悸、心律不齐、血压降低甚至发生心源性休克,肝脏增大,心电图显示T波和ST段改变及低电压。

(四)脑炎

麻疹脑炎的发病率为0.01~0.5%。多发生于出疹后2~6日,偶见于前驱期,也可在出疹后2~3周发病。早期可能由麻疹病毒直接引起,而晚期发生者多有脑组织髓鞘病变,可能与免疫反应有关。常出现高热、肢体瘫痪及呼吸衰竭。病情大多危重,可留有强直性瘫痪、智力障碍、失明等后遗症。

(五)亚急性硬化性全脑炎

亚急性硬化性全脑炎为麻疹的一种远期并发症,属慢性或亚急性进行性脑炎,发病率约在

(1～4)/100 万。其机制主要与病毒基因变异后,机体不能产生对基质蛋白的抗体,导致麻疹病毒长期隐伏有关。病理变化为脑组织退行性变。潜伏期约 2～17 年,发病年龄以 5～15 岁儿童为多,多发于男孩。逐渐出现行为异常或智力减退、睡眠障碍、情绪烦躁、智力异常、视听障碍、语言不清、共济失调、癫痫发作等症状,最后因昏迷、强直性瘫痪而死亡。

【实验室检查】

(一)血液检查

白细胞总数减少,尤以中性粒细胞减少明显,淋巴细胞相对增多。

(二)快速诊断

初期患儿鼻咽分泌物、痰、尿沉渣涂片中可见多核巨细胞,可用直接荧光抗体检查剥脱细胞中的麻疹病毒抗原。在出疹前后 1～2 日即可阳性,5～7 日后则很快消失,比麻疹黏膜斑出现早,有助于早期诊断。

【诊断与鉴别诊断】

(一)诊断

在麻疹减毒活疫苗普遍应用后,不但存在症状典型的麻疹,而且存在症状不典型的患者,前者可根据临床表现结合流行病学作出诊断,后者需根据血清麻疹抗体的检测或麻疹病毒的分离阳性作出诊断。

(二)鉴别诊断

应与麻疹、风疹、猩红热、幼儿急疹相鉴别(表 12-2)。

1.风疹

风疹是儿童常见的急性传染病,临床特征是全身症状和呼吸道症状轻、低热、皮肤红色斑丘疹及枕后、耳后、颈后淋巴结肿大伴触痛,并发症少。早期妊娠妇女感染风疹后,病毒可通过胎盘感染胎儿,称为先天性风疹综合征,引起畸形。

2.幼儿急疹

幼儿急疹是幼儿时期常见的发疹性疾病,突起高热,持续 3～5 日,热退后全身红色斑丘疹,疹退无脱屑和色素沉着。

3.猩红热

猩红热是由 A 组 β 型溶血性链球菌引起的急性呼吸道传染病。临床表现有发热、咽炎、草莓舌、环口苍白圈、全身弥漫性红色皮疹,疹退伴大片脱皮。

4.药物疹

近期有服药史,皮疹伴瘙痒,低热或无热,停药后皮疹渐消退。嗜酸性粒细胞增多。

表 12-2 麻疹、风疹、猩红热、幼儿急疹皮疹鉴别

病名	麻疹	风疹	猩红热	幼儿急疹
病原	麻疹病毒	风疹病毒	乙型溶血链球菌	人疱疹病毒 6 型
潜伏期	7～14 日	14～21 日	2～5 日	1～2 周
前驱期	约 3 日	0.5～1 日	1 日左右	3～4 日

病名	麻疹	风疹	猩红热	幼儿急疹
体温	中～高热	低热	高热	中～高热
全身症状	重	轻	重	轻
麻疹黏膜斑	有	无	无	无
淋巴结肿大范围	全身	耳、颈、枕后淋巴结	颌下、颈部淋巴结	颈、枕部淋巴结
皮疹与发热关系	3～4 日	1～2 日	1～2 日	热退出疹
皮疹特点	红色斑丘疹	淡红色斑丘疹	弥漫密集针尖大小充血性丘疹	散在、玫瑰色
出疹顺序	耳后、发际	面部	多见躯干	全身
色素沉着	沉着和糠麸样脱皮	无	大片脱皮	无
血象	淋巴细胞增多	淋巴细胞增多	中性粒细胞增多	淋巴细胞增多
病程	10～14 日	2～3 日	1～2 周	4～6 日

【治疗】

采取护理和对症治疗、中药透疹治疗、预防感染及并发症治疗等综合性治疗措施。

(一)一般治疗

要求患者卧床休息至皮疹消退、体温正常。单间隔离,室内每日通风数次。适当保暖。高热时可物理降温,慎用退热剂,忌用乙醇擦浴、冷敷,以免影响透疹,导致并发症。及时评估透疹情况。饮食以清淡易消化的食物为主,如牛奶,豆浆,鸡蛋,少量多餐,多饮水,恢复期增加蛋白质和维生素的摄入。

(二)并发症治疗

1.肺炎

治疗同一般肺炎,主要为抗菌治疗,参考痰菌药敏试验选用抗生素。

2.喉炎

保持室内空气湿润,雾化吸入稀释痰液,使用抗菌药物,重症者给予地塞米松或氢化可的松静脉点滴,重度喉梗阻要及时行气管切开。

3.心肌炎

给予大剂量维生素 C、能量合剂(辅酶 A、三磷酸腺苷、细胞色素 C)保护心肌。心力衰竭时及早应用洋地黄药物,但剂量要小,同时应用利尿药,重症者可用肾上腺皮质激素保护心肌。

4.脑炎

同乙脑处理相同。

【预防】

(一)管理传染源

要求呼吸道隔离至出疹后 5 日,有并发症者延至疹后 10 日,易感的接触者隔离观察 21 日。

（二）切断传播途径

患者的生活用具及分泌物均应严格消毒；医护人员接触患者后应在日光下或流动的空气中停留 30 分钟以上才能再接触其他患者；流行期间易感者避免去公共场所，对小儿托幼机构暂不能招收新生。

（三）保护易感人群

易感者应接种麻疹减毒活疫苗。初种年龄为 8 个月，4 岁时加强 1 次，各年龄剂量相同，于麻疹流行季节前 1 个月接种最好。易感者在接触患者 2 日内若接种疫苗仍有可能预防发病。

年幼体弱、免疫低下或患病者，接触麻疹后 5 日内给予免疫血清球蛋白 0.25ml/kg 可预防发病；5～9 日后使用仅可减轻症状。被动免疫只能维持 3～8 周，以后应采取主动免疫。

 知识链接

麻疹疫苗

我国自 1960 年自主生产，广泛应用麻疹减毒疫苗以来，出现的不良反应与国外相比无差别。据统计约有 3‰～5‰ 的孩子（主要见于 2 岁以下儿童）注射 5～12 日后可出现发热反应，热度不超过 38.5℃，同时伴有散在的"类麻疹"皮疹，一般不需处理，可自行消退。

第五节 水痘和带状疱疹

水痘（varicella，chicken-pox）和带状疱疹（herpszoster）是由同一种病毒，即水痘-带状疱疹病毒（varicella-zoster virus，VZV）感染引起的急性传染病，但两种疾病临床表现不同。水痘多见于儿童，临床特征是同时出现的、全身性丘疹、水疱及结痂；带状疱疹是潜伏于感觉神经节的水痘-带状病毒再激活后发生的皮肤感染，以沿身体一侧周围神经出现呈带状分布的、成簇出现的疱疹为特征，多见于成人。

一、水　痘

【流行病学】

（一）传染源

患者是唯一传染源。自发病前 1～2 日至皮疹干燥结痂为止，均有传染性，易感儿童接触带状疱疹患者后，也可发生水痘。

（二）传播途径

主要通过呼吸道飞沫和直接接触传播，亦可通过接触被污染的用具传播。

（三）易感人群

人类对水痘病毒普遍易感。易感儿童接触后 90％ 发病。孕妇患水痘时，可感染胎儿。病后可获持久免疫，二次感染发病者极少见，但以后可发生带状疱疹。

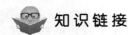 知识链接

年龄与水痘关系

6个月以内的婴儿体内还有大量由母体通过胎盘传入的抗体,该抗体能中和多种病原体,包括水痘病毒,使病毒被灭活而失去感染力和毒性。6个月以后的婴儿体内这种由母体传入的抗体逐渐减少,小儿容易感染水痘。

【发病机制与病理】

水痘病毒从呼吸道侵入人体,在呼吸道的黏膜细胞内增殖,2~3日后释放入血,产生病毒血症,同时在单核-吞噬细胞系统增殖后再次入血,形成第二次病毒血症,并向全身扩散,这是引起全身症状和皮肤黏膜发疹的基础。皮疹分批出现与间隙性病毒血症有关。皮疹出现1~4日后,出现特异性细胞免疫并产生特异性抗体,病毒血症消失,症状随之缓解。

水痘的皮肤病变主要在表皮棘细胞层。细胞变性、水肿形成囊状细胞,后者液化及组织液渗入形成水疱,其周围及基底部充血、单核细胞和多核巨细胞浸润,多核巨细胞核内有嗜酸性包涵体。水疱内含大量病毒。水疱液开始时透明,后因上皮细胞脱落及白细胞侵入而变浊,继发感染后可变为脓疱。皮肤损害表浅,脱痂后不留瘢痕。黏膜疱疹易形成溃疡,亦易愈合。水痘个别病例病变可累及肺、食管、胃、小肠、肝、肾上腺、胰等处,引起局部充血、出血、炎细胞浸润及局灶性坏死。带状疱疹受累的神经节可出现炎细胞浸润、出血、灶性坏死及纤维性变。

【临床表现】

(一)典型水痘

1.潜伏期

潜伏期为10~24日,以14~16日为多见。

2.前驱期

数小时到2日。主要表现为低热或中度发热、全身不适,食欲减退、头痛等。发热和其他症状可在出疹后2~4日持续存在。

3.出疹期

皮疹演变为红斑疹→深红色丘疹→疱疹。瘙痒感重。疱疹位置表浅,卵圆形,直径3~5mm,壁薄易破,形似露水滴,周围绕以红晕,疱液初透明,后浑浊。如有继发感染者,则成脓疱,1~2日内枯干结痂。皮疹脱痂后一般不留瘢痕,若无并发症,10日左右可痊愈。

皮疹首先出现于头、面部或躯干,逐渐延至四肢,呈向心性分布,皮疹分批连续出现,2~3日后,在同一区域可见斑丘疹、水疱和结痂同时并存,这是水痘皮疹的特征表现。

(二)重症水痘

表现为高热及全身中毒症状,皮疹融合形成大疱型疱疹,疱疹内出血,病情较严重,多见于体质衰弱和免疫力低下以及恶性肿瘤患儿。

【并发症】

(一)皮疹继发细菌感染

如化脓性感染、丹毒、蜂窝织炎、败血症等。

（二）肺炎

成人多为原发性水痘肺炎，发生在出疹后 2～6 日，儿童常为继发性肺炎，多发生于病程后期 2～3 周。轻者仅有干咳，重症可有咯血、胸痛、呼吸困难、发绀等，甚至在 24～48 小时内死于急性呼吸衰竭。

（三）脑炎

发病率低于 1％，儿童多于成人，常于出疹后 3～8 日发病。临床表现与脑脊液改变与一般病毒性脑炎相似，病死率约 5％左右，预后较好。常见的后遗症有横断性脊髓炎、周围神经炎、视神经炎等。

（四）肝炎

多表现为 ALT 升高，少数可出现肝脂肪性变，伴发肝性脑病。

【实验室检查】

临床典型的水痘或带状疱疹，一般不需要实验室诊断。但对无免疫应答和症状不典型的患者，可做以下检查：①取新鲜疱疹内液体电镜检查可见疱疹病毒颗粒，能快速和其他病毒感染相鉴别；②在起病 3 日内取疱疹内液体接种人胚羊膜组织，病毒分离阳性率较高；③血清学检查常用的酶联免疫吸附法和补体结合试验等检测特异性抗体，水痘患者于出诊后 1～4 日血清中即出现补体结合抗体，2～6 周达高峰，6～12 个月后逐渐下降，亦可用 PCR 方法检测鼻咽部分泌物中病毒 DNA，为敏感和快速的早期诊断手段；④血常规白细胞总数正常或稍增高。

【诊断与鉴别诊断】

（一）诊断

根据流行病学史（儿童多见，近 2～3 周内接触过水痘或带状疱疹患者）及临床表现（全身症状轻和皮疹特点），一般诊断不难。不典型水痘须依赖实验室检查明确诊断。

（二）鉴别诊断

1.脓疱病

儿童多见，好发于鼻唇周围或四肢暴露部位，初为疱疹，继成脓疱，最后结痂。皮疹不分批出现，无全身症状。

2.带状疱疹

成人多见，疱疹常沿一定的神经走行呈带状分布，不对称，有局部灼痛。

3.丘疹样荨麻疹

系皮肤过敏性疾病，婴幼儿多见。皮疹为红色丘疹，顶端有小水疱，无红晕，分批出现，不累及头部和口腔。

【治疗】

（一）一般治疗

发热期应卧床休息，给予易消化食物，及时补充电解质和水分。高热者及时可采取药物降温，不宜物理降温，以免刺激皮肤，加重损伤。

勤换内衣，消毒水泡浴，减少继发感染；皮肤瘙痒时局部或全身使用止痒镇静剂，如0.25％的冰片炉甘石洗剂，或者是 5％的碳酸氢钠溶液局部涂抹；疱疹破裂后可涂甲紫或抗生素软膏。继发感染症状严重时，可用抗生素。

(二)抗病毒治疗

阿昔洛韦是治疗水痘-带状疱疹病毒感染的首选抗病毒药物,成人常用量每次0.8g,一日5次,共7～10日。也可选用阿糖腺苷10mg/(kg·d)或用阿昔洛韦8mg/(kg·d),用5～7日,或加用干扰素,可抑制病毒的复制,防止病毒扩散,促进皮损愈合,加速病情恢复,降低病死率。

【预防】

患者应呼吸道隔离至皮疹完全结痂干燥为止。被患者污染的空气、污染物以及用具应煮沸或日晒等消毒。水痘病情经过良好,一般不考虑自动免疫。对大量应用激素、免疫功能受损或恶性病者,在接触水痘72小时内可按照每公斤体重0.1ml计算剂量给予水痘-带状疱疹免疫球蛋白,起预防作用。

 知识链接

水痘患者忌用肾上腺皮质激素

因为皮质类激素药物,能抑制人体单核-吞噬细胞系统的吞噬功能,减少抗体生成,降低机体免疫力,不但不能抑制和杀灭病毒,反而能阻止溶酶体的破裂,使之不能释放核酸酶以破坏病毒核酸。故而在对水痘进行治疗的过程中,若应用可的松,就有激活水痘病毒的可能,从而导致病情迅速恶化。具体表现在体温继续升高不降,水痘扩大破溃,如果破溃融合成片,就会发生坏死,此时极易并发继发性感染,若不能及时得到正确的抢救,症状会急剧恶化,甚至危及生命,所以说,如果把小儿患水痘引起的发热,误当急性感染造成的高热来治疗,使用可的松则是非常危险的。

二、带状疱疹

带状疱疹(herpeszoster)是由潜伏在人体感觉神经节的水痘-带状疱疹病毒,经再激活后所引起的皮肤损害。免疫功能低下者易发生带状疱疹。临床特征为沿身体单侧体表神经分布的相应皮肤出现呈带状的成簇水疱,常伴有局部神经疼痛。中医称为"缠腰火龙"、"缠腰火丹",俗称"蜘蛛疮"等。带状疱疹患者一般可获得对该病毒的终生免疫。

【流行病学】

(一)传染源

水痘和带状疱疹患者是本病传染源。

(二)传播途径

病毒可以通过呼吸道或接触疱液传播,但主要还是因潜伏性感染的病毒再激活所致。

(三)易感人群

普遍易感,带状疱疹痊愈后可复发。

【发病机制与病理】

初次感染水痘-带状疱疹病毒后,出现水痘或呈隐性感染,成为带病毒者。此种病毒为嗜神经性,以潜伏形式长期存在于脊髓后根的神经节或脑神经的神经节细胞中,当宿主的细胞免疫功能低下时,如系统性红斑狼疮、恶性肿瘤、使用免疫抑制剂时,病毒又被激活,激活的病毒从一个或数个神经节沿各自支配的周围神经移动到皮肤引起复发感染,即带状疱疹。同时使受累神经分布区域产生疼痛。

主要病变部位在神经和皮肤,病理变化主要是受累神经节炎症。局部可见单个核细胞浸润,神经细胞变性,核内发现包涵体。皮疹病变与水痘相同。

【临床表现】

发疹前数日常出现低热、乏力、全身不适、局部淋巴结肿痛,患处皮肤出现瘙痒、感觉过敏和灼痛等。1~3日后皮肤出现成簇皮疹。

典型皮疹为成簇而不融合的粟粒至黄豆大丘疹,后变为水疱,疱液透明,疱壁紧张,绕以红晕。皮损沿神经节段分布,排列成带状,故名"带状疱疹"。显著的神经痛是本病特征之一,可逐渐加剧,表现为自发性闪电样或撕裂样以及针刺样疼痛,发作时为减轻衣物对皮肤刺激,有的患者畏惧穿衣。如无继发感染,1周内干涸,10~12日结痂,2~3周脱痂,疼痛消失,不留瘢痕。

带状疱疹病毒多侵犯脊神经胸段,肋间神经受累最多。皮疹常见于胸部,其次为腰部、面部等。皮疹多为一侧性,很少超过躯体中线。由于机体免疫状态不同,侵犯神经各异,出现下列几种特殊型带状疱疹。

1.顿挫型带状疱疹

仅发生红斑、丘疹、而不形成水疱,即自行消退。

2.出血型带状疱疹

水疱内容为血液。

3.坏疽型带状疱疹

水疱中心出现坏死,呈褐色结痂,痂下为溃疡,愈后有瘢痕。

4.泛发型带状疱疹

病毒通过血行播散,全身泛发水痘样皮疹,伴全身中毒症状,病情严重,可导致死亡。

5.眼带状疱疹

如累及角膜,水疱破溃,形成溃疡性角膜炎,愈后留有角膜瘢痕而失明,严重者甚至发生全眼球炎,引起失明。如侵犯脑神经,可引起带状疱疹性脑膜炎。本病病程一般约2~3周,病变广泛或复发者常提示有免疫功能缺陷或恶性肿瘤的可能。

【实验室检查】

同水痘,当出现带状疱疹脑炎、脑膜炎、脊髓炎时进行脑脊液检查。

【诊断与鉴别诊断】

(一)诊断

根据单侧性、呈带状排列的疱疹和伴有神经痛,一般诊断不难。不典型者须借助实验室检查。

(二)鉴别诊断

需与单纯疱疹鉴别,后者常反复发生,分布无规律,疼痛不明显。

【治疗】

以抗病毒、消炎、止痛和局部对症治疗。

(一)全身治疗

1.抗病毒治疗

口服阿昔洛韦 0.2～0.4g,每日 4～5 次,连服 7 日;静滴则按 5mg/kg,8 小时 1 次,共 5 次。阿糖胞苷 10～20mg/kg,每日 1 次,连用 5 次;盐酸伐昔洛韦 0.3g,一日 2 次,连服 10 日,饭前空腹给药。

2.止痛治疗

可选用吲哚美辛、布洛芬、卡马西平等,重者局部普鲁卡因封闭。

3.免疫调节剂

可选用转移因子、胸腺肽、α-干扰素及丙种球蛋白肌内注射或静滴。

4.糖皮质激素

对老年患者和眼带状疱疹患者,可早期给予中等剂量泼尼松 20～40mg/d,以缩短病程和缓解神经痛。

(二)局部疗法

疱疹未破者局部用莫匹罗星软膏与阿昔洛韦乳膏交替外用,并可涂炉甘石洗剂,一日数次;若疱疹已破溃,涂甲紫和抗生素软膏。也可采用激光照射带状疱疹,每次 10～20 分钟,每日 1 次。

【预防】

主要是预防水痘,目前尚无有效办法直接预防带状疱疹。

第六节　流行性腮腺炎

流行性腮腺炎(mumps)是由腮腺炎病毒感染所引起的急性呼吸道传染病。临床特征为腮腺非化脓性肿痛,并可侵犯各种腺体组织或神经系统及肝、肾、心脏、关节等器官,引起脑膜炎、脑膜脑炎、睾丸炎和胰腺炎。常见于儿童及青少年,成人中也有发现。

【流行病学】

(一)传染源

为早期患者或隐性感染者均为传染源。患者腮腺肿大前 7 日至肿后 9 日内可从唾液中检出腮腺炎病毒,此时具有高度传染性。有脑膜炎表现者能从脑脊液中分离出病毒,无腮腺肿大的其他器官感染者亦能从唾液和尿中排出病毒。

(二)传播途径

主要通过飞沫呼吸道传播(唾液及污染的衣服亦可传染)。

(三)易感人群

普遍易感。90%病例发生于 1～15 岁的少年儿童。1 岁以内婴儿体内尚有经胎盘获得的抗腮腺炎病毒特异性抗体,很少患病。成人中 80%曾患过显性或隐性感染。病后可有持久免疫力,再发病者罕见。

【发病机制与病理】

腮腺炎病毒首先侵入上呼吸道及眼结合膜,在局部黏膜上皮组织中大量复制后进入血流

(初次病毒血症),播散至腮腺及中枢神经系统,引起腮腺炎和脑膜炎。然后病毒在这些器官中进一步繁殖复制,并再次入血(二次病毒血症),引起颌下腺、舌下腺、睾丸、胰腺等病变,因此,本病是一种多系统、多器官受损的疾病。

腮腺炎的病理特征是腮腺非化脓性炎症。腺体肿胀发红、渗出、出血性病灶和白细胞浸润。腺上皮水肿、坏死,腺泡间血管充血。腮腺导管呈卡他性炎症,导管周围及腺体间质中有浆液纤维蛋白性渗出及淋巴细胞浸润,常引起腺管组织堵塞,腺体肿大。颌下腺、舌下腺、睾丸、胰腺等亦可有类似炎症改变。腮腺导管部分阻塞时,唾液中潴留的淀粉酶可经淋巴系统进入血循环,并从尿中排泄,导致血清与尿淀粉酶增高。脑组织病变可呈急性病毒性脑膜炎病变,包括神经细胞变性、坏死和炎性浸润;偶见室管细胞坏死,大脑导水管狭窄,形成颅内积水。青春期患者易并发睾丸炎。

【临床表现】

潜伏期 2～3 周,平均 18 日,前驱期数小时至 1～2 日。症状较轻,类似感冒,以后进入腮腺肿大期。一侧腮腺肿大,然后另一侧也肿大,肿大特点是以耳垂为中心,呈对称性,向周围扩大,其前上缘可达颧弓,后缘伸至胸锁乳突肌,下缘延及颌骨下,边缘不清。肿胀区有弹性感及轻度压痛,局部皮肤紧张,发亮但不发红,腮腺管开口处早期可有红肿,挤压腮腺无脓性分泌物溢出。言语、咀嚼(尤其进酸性饮食)时刺激唾液分泌,导致疼痛加剧。重症者腮腺周围组织高度水肿,使容貌变形,并可出现吞咽困难。腮腺肿胀持续约 3～5 日达高峰,一周左右消退。妊娠前 3 月感染流行性腮腺炎,常引起胎儿死亡及流产。

【并发症】

(一)睾丸炎

多见于年长儿,常于腮肿后一周左右,病变大多侵犯一侧,病后约 1/3～1/2 的病例发生不同程度的睾丸萎缩。

(二)脑炎或脑膜炎

发病率 5％～25％。病毒直接侵入中枢神经系统所引起。多在起病 1 周内发生。脑脊液检查均呈病毒性脑炎或脑膜炎的改变。

(三)心肌炎

约 4％～5％患者发生心肌炎,多见于病程 5～10 日,严重者可致死。但多数仅有心电图改变而无明显临床症状。偶有心包炎。

(四)肾炎

轻者尿中有少量蛋白,重症与急性肾小球肾炎的表现相同,个别严重者可发生急性肾衰竭而死亡。

(五)胰腺炎

发病率仅次于脑炎。常发生于腮腺肿胀后 3、4 日至 1 周,以中上腹剧痛和触痛为主要症状。可扪及肿大的胰腺。胰腺炎症状多在一周内消失。

【实验室检查】

(一)血象

白细胞计数正常或稍低,后期淋巴细胞相对增多。有睾丸炎者,白细胞计数可增高。

(二)血清和尿淀粉酶测定

90％患者血清淀粉酶有轻度和中度增高,有助诊断。淀粉酶增高程度常与腮腺肿胀程度成正比。无腮腺肿大的脑膜炎患者,尿中淀粉酶也可升高。

(三)血清学检查

1.补体结合试验

双份血清的效价 4 倍及其以上者可确诊,或一次血清效价达 1：64 者有诊断意义。必要时可同时测定 S 抗体和 V 抗体。S 抗体增高表明新近感染,V 抗体增高而 S 抗体不增高时表示以往曾受过感染。

2.血凝抑制试验

恢复期患者血清能抑制腮腺炎病毒对鸡的红细胞凝集作用,而早期血清的抑制作用较弱,如抑制效价递增 4 倍或以上即属阳性。

(四)病毒分离

必要时可取患者唾液、血液、脑脊液或尿,接种人胚肾或猴肾细胞培养管培养。

【诊断与鉴别诊断】

(一)诊断

根据流行情况及接触史、典型的腮腺肿痛特征,诊断并不困难。不典型的可疑病例,确诊有赖于血清学检查及病毒分离。

(二)鉴别诊断

1.化脓性腮腺炎

常为一侧性,局部红肿,压痛明显,肿块局限,晚期有波动感,腮腺管口红肿可挤出脓液。分泌物涂片及培养可发现化脓菌。血象中白细胞总数和中性粒细胞明显增高。

2.症状性腮腺肿大

许多慢性者如糖尿病、营养不良、慢性肝病,某些药物如碘化物、异丙肾上腺素等可致腮腺肿大,其特点为:对称性,无肿痛感,触之较软,组织检查主要为脂肪变性。

3.其他病毒所引起的腮腺炎

如单纯疱疹病毒、副流感病毒 3 型、柯萨奇病毒 A 组和 B 组、甲型流感病毒等均可引起腮腺炎。确诊需借助于血清学检查及病毒学分离。

【治疗】

(一)一般治疗

隔离患者,卧床休息至腮腺肿胀完全消退。注意口腔清洁,进食后用生理盐水漱口。给以流食或软食为宜,避免酸性食物和饮料,同时保证液体的摄入量。

(二)对症治疗

宜散风解表,清热解毒。用板蓝根 60～90 克水煎服或银翘散加大青叶 15 克水煎服;局部外涂可用紫金锭或青黛散用醋调,外涂局部,一日数次;或用蒲公英、水仙花根、马齿苋等捣烂外敷,可减轻局部胀痛。必要时内服索米痛片、阿司匹林等解热镇痛药。男性成人患者早期应用己烯雌酚,每日 3 次,每次 1mg 口服,对预防睾丸炎有一定作用。

(三)抗病毒和肾上腺皮质激素治疗

早期使用干扰素、利巴韦林等,能缩短腮腺炎和睾丸炎的病程。并发脑膜脑炎、严重睾丸炎、心肌炎时,可短期使用肾上腺皮质激素。如氢化可的松,成人 200~300mg/d,或泼尼松 40~60mg/d,连续 3~5 日,儿童酌减。

【预防】

(一)管理传染源

早期隔离患者直至腮腺肿完全消退为止。接触者一般不需检疫,但在儿童集体机构、部队等应留验 3 周,对可疑者应立即暂时隔离。

(二)被动免疫

恢复期患者的血液及免疫球蛋白或特异性高价免疫球蛋白可有一定作用。

(三)自动免疫

腮腺炎减毒活疫苗免疫效果好。该疫苗不能用于孕妇、先天或获得性免疫低下者以及对鸡蛋白过敏者。近年国外报道使用腮腺炎疫苗(麻疹、腮腺炎和风疹三联疫苗)后,虽然明显降低了腮腺炎的发病率,但疫苗所致腮腺炎病毒的感染问题需重视。

(四)药物预防

采用板蓝根 30 克或金银花 9 克煎服,每日 1 剂,连续 6 日。

第七节　流行性乙型脑炎

流行性乙型脑炎(epidemic encephalitis B)简称乙脑,又称日本脑炎,是由乙型脑炎病毒引起的以脑实质炎症为主要病变的中枢神经系统急性传染病,经蚊传播,流行于夏秋季,主要分布在亚洲。临床上以高热、意识障碍、抽搐、病理反射及脑膜刺激征为特征。呼吸衰竭是乙脑的主要死亡原因。

【流行病学】

(一)传染源

乙脑是人畜共患的自然疫源性疾病,其中,猪是乙脑的主要传染源,猪仔的感染率可达 100%,其次为马、牛、羊、狗。人感染乙脑病毒后,呈显性或不显性感染,也可为传染源。一般在人类乙脑流行前 1~2 个月,先在家禽中流行,故检测猪的乙脑病毒感染率可预测当年在人群中的流行趋势。

(二)传播途径

主要通过蚊虫叮咬而传播。库蚊、伊蚊和按蚊都能传染本病,而三带喙库蚊是主要传播媒介。由于蚊虫可携带病毒越冬,并且可经卵传代,所以蚊虫即是传播媒介又是长期储存宿主。

(三)易感人群

人对乙脑病毒普遍易感,2~6 岁为高发人群,母体抗体对婴儿有一定保护作用,患病后可获持久免疫力。

（四）流行特征

乙脑在热带地区全年均可发生,在亚热带和温带地区有严格的季节性,80%～90%的病例集中在 7、8、9 月,我国除西藏、新疆、青海和东北三省外,均属乙脑流行区。

【发病机制与病理】

人被感染乙脑病毒的蚊虫叮咬后,病毒进入人体,先在单核-吞噬细胞系统内繁殖,随后进入血流,引起病毒血症。多数表现为隐性感染。当人体抵抗力低下、感染病毒量大或毒力强时,病毒通过中枢神经系统,在神经细胞内繁殖,引起脑实质病变。

病理改变为血管内皮细胞侵润和胶质细胞增生,形成胶质小结;淋巴细胞和单核细胞侵润,形成血管套;血管充血、扩张、血浆外渗引起脑水肿;神经细胞变性、坏死和炎症反应,导致颅内压增高和软化灶形成;脑干受累时发生中枢性呼吸衰竭和循环衰竭。

【临床表现】

潜伏期 4～21 日,一般为 10～14 日。多数患者隐性感染或轻症感染,仅少数出现中枢神经系统症状。

（一）典型的临床表现

1. 初期

病程 1～3 日。相当于病毒血症期,发病急,1～2 日内体温达 39℃左右,常伴头痛、恶心、呕吐,少数患者可出现神志淡漠和颈项强直。

2. 极期

病程 4～10 日。全身症状加重。

（1）高热　体温常保持在 39℃～40℃以上,一直持续至极期结束,一般退热措施难以奏效。

（2）意识障碍　为本病主要表现。程度不等,包括嗜睡、谵妄、昏睡、昏迷等。

（3）抽搐或惊厥　是病情严重表现,主要系高热、脑实质炎症及脑水肿所致。重者惊厥反复发作,发生全身强直性抽搐,同时伴有意识障碍。

（4）呼吸衰竭　主要为中枢性呼吸衰竭,多见于重型患者。由于脑实质炎症、缺氧、脑水肿、颅内高压、脑疝和低血钠脑病所致,其中以脑实质病变,尤其是延脑呼吸中枢病变为主要原因。表现为呼吸节律不规则及幅度不均。因脊髓病变导致呼吸机瘫痪可发生周围性呼吸衰竭。小脑幕切迹疝除呼吸异常外,表现为患侧瞳孔先变小,随病情进展而逐渐散大,而枕骨大孔疝的生命体征紊乱出现较早,意识障碍出现较晚。由于延髓呼吸中枢受损严重,患者可突发呼吸骤停而死亡。

高热、抽搐和呼吸衰竭是乙脑极期的严重表现,三者互相影响,呼吸衰竭为引起死亡的主要原因。

（5）其他神经系统症状和体征　常伴有浅反射消失,深反射先亢进后消失,大小便失禁,尿潴留等,病理反射阳性。

（6）循环衰竭　少见,常与呼吸衰竭同时出现。表现为血压下降、脉搏细速、休克和胃肠道出血。产生原因多为心功能不全、有效循环血量减少、消化道出血、脑水肿和脑疝等。

3. 恢复期

病程 2 周～6 个月。恢复期过后体温在 3～5 日逐渐正常,神经系统症状和体征逐日好转,大多于 2 周左右完全恢复。重症者恢复较慢,经积极治疗大多能在半年内恢复。极少数患者在发病 6 个月后仍有精神症状,称为后遗症。

4. 后遗症期

病程 6 个月后。约 5%～20% 的重型乙脑患者留有后遗症,主要有意识障碍、智力障碍、癫痫样发作及肢体强直性瘫痪等。

(二)临床分型

1. 轻型

患者的神志清楚,可有轻度嗜睡,无抽搐。体温在 39℃ 以下,多数在 1 周内恢复。

2. 普通型

有意识障碍如昏睡或浅昏迷,腹壁反射和提睾反射消失,偶有抽搐。体温在 30～40℃ 之间,病程约 10 日,无后遗症。

3. 重型

体温持续在 40℃ 以上,昏迷,反复或持续抽搐。浅反射消失,深反射先亢进后消失,并有病理反射,常有定位症状和体征,可出现中枢性呼吸衰竭。病程常在 2 周以上,常有恢复期症状,部分患者留有后遗症。

4. 极重型

又称暴发型。起病急骤,进展迅速,体温 1～2 日内可升至 40℃ 以上,反复或持续性强烈抽搐。深度昏迷,迅速出现脑疝及中枢性呼吸衰竭,多在极期死亡或留有严重后遗症。

【并发症】

肺部感染最为常见,因患者神志不清,呼吸道分泌物不易咳出,导致支气管肺炎和肺不张,其次有口腔感染、尿路感染和败血症等。

【实验室和其他检查】

(一)血象

白细胞总数一般在 $(10～20)×10^9/L$,中性粒细胞在 80% 以上,部分患者血象始终正常。

(二)脑脊液检查

外观澄清或微混浊,白细胞多在 $(0.05～0.5)×10^9/L$ 之间,少数可达 $1×10^9/L$ 以上,或始终正常;在病初以中性粒细胞为主,以后淋巴细胞增多。蛋白轻度增加,糖定量正常或偏高,氯化物正常(表 12-3)。

表 12-3 乙脑与流脑脑脊液比较

脑脊液检查	乙脑	流脑
压力	增高	增高
外观	无色透明或混浊	混浊米汤样或脓样
细胞数	白细胞多在 50～100×10⁶/L,早期以中性粒细胞为主,后期以淋巴细胞为主。	白细胞明显增高至 1 000×10⁶/L,以多核细胞为主。
蛋白质	轻度增高	升高
糖	正常或偏高	明显减少
氯化物	正常	明显减少

(三)血清学检查

1.血凝抑制试验

该抗体出现较早,病后4～5日出现,2周达高峰,抗体水平持续久,敏感性高,方法简便快速,但试验要求严格,偶见假阳性反应。双份血清效价增长4倍以上可确诊,单份血清抗体效价1:100为可疑,1:320可作诊断,1:640可确诊。

2.特异性 IgM 抗体测定

感染后4～8日该抗体呈阳性,2～3周达高峰,单份血清阳性即可诊断,阳性率可高达95%以上。

3.补体结合试验

特异性较高,但其阳性大都出现在第4～7周,故临床用于回顾性诊断或流行病学调查。双份血清抗体效价4倍或以上的增长即可诊断。若仅单份血清1:2为可疑,1:4以上有助诊断。

(四)病原学检查

1.病毒分离

乙脑病毒主要存在于脑组织中,从血和脑脊液中不易分离出病毒,故不能提供早期诊断。

2.病毒抗原或核酸的检测

在组织、血液中通过直接免疫荧光或聚合酶链反应(PCR)可检测到乙脑病毒抗原或特异性核酸。

【诊断与鉴别诊断】

(一)诊断

1.流行病学资料

乙脑有严格的季节性(夏秋季)。起病前1～3周内,在流行地区有蚊虫叮咬史。儿童及青少年多见。

2.临床特点

起病急,高热、头痛、呕吐、意识障碍、抽搐病理反射及脑膜刺激征阳性等。

3.实验室检查

白细胞和中性粒细胞增高,核左移;脑脊液检查呈无菌性脑膜炎改变;血清学检查特异性IgM抗体阳性,即可诊断。

(二)鉴别诊断

1.中毒型菌痢

本病亦多见于夏秋季,儿童多发,病初胃肠症状出现前即有高热及神经症状(昏迷、惊厥),故易与乙脑混淆。但本病早期即有休克,一般无脑膜刺激征,脑脊液多正常,大便或灌肠液可查见红细胞、脓细胞及吞噬细胞,可与乙脑鉴别。

2.化脓性脑膜炎

症状类似乙脑,但冬春季节多见,病情发展迅速,重者病后1～2日内即进入昏迷。流脑早期可见瘀点。肺炎双球菌脑膜炎、链球菌脑膜炎以及其他化脓性脑膜炎多见于幼儿,常先有或同时伴有肺炎、中耳炎、乳突炎、鼻窦炎或皮肤化脓病灶,而乙脑则无原发病灶。可查脑脊液鉴别。

3.结核性脑膜炎

病程长,有结核病灶或结核病接触史,结核菌素试验大多阳性。脑脊液外观呈毛玻璃样,白细胞分类以淋巴细胞为主,糖及氯化物含量减低,蛋白可增加;放置后脑脊液出现薄膜,涂片可找到结核杆菌。

【治疗】

(一)一般治疗

患者应隔离于有防蚊和降温,并保持安静。注意口腔及皮肤清洁,昏迷患者要勤翻身、按摩、拍背、吸痰,防止坠积性肺炎和压疮的发生。注意意识、体温、呼吸、脉搏、血压以及瞳孔的变化。重型患者应静脉补液,但不宜过多,防止脑水肿加重。一般成人每日补液 1 500～2 000ml,儿童每日约 50～80ml/kg,并酌情补充钾盐,纠正酸中毒,昏迷者可采用鼻饲。

(二)对症治疗

1.高热

采取物理降温和药物降温相结合的方法,室温控制在 30℃以下。物理降温可用 30％酒精擦浴,在腹股沟、腋下、颈部放置冰袋;也可用降温床或冷褥。吲哚美辛 12.5～25mg,每 4～6 小时一次,也可用牛黄清心丸、柴胡注射液等中药。上述方法效果不显著时,可采用亚冬眠疗法,肌内注射氯丙嗪及异丙嗪每次各 0.5～1mg/kg,每 4～6 小时一次,达到镇静和辅助退热作用。通过上述处理,使肛温降至 38℃左右。

2.惊厥

应根据惊厥原因采取针对性的措施。呼吸道分泌物阻塞导致缺氧者,应及时吸痰、保持呼吸道通畅,必要时气管切开。脑水肿或脑疝者,应立即采用脱水剂治疗。20％甘露醇 1～1.5g/kg静脉注射或快速静滴,必要时 4～6 小时重复 1 次。脑实质炎症引起者给予镇静剂或亚冬眠疗法。频繁惊厥者可同时加用氢化可的松治疗。常用药物:地西泮成人每次 10～20mg,小儿每次 0.1～0.3mg/kg,肌注,必要时静脉缓注,但不超过 10mg;水合氯醛成人每次 1.5～2g,小儿每次 50mg/kg(每次不大于 1g),鼻饲或保留灌肠;异戊巴比妥钠(阿米妥钠)成人每次 0.2～0.5g,小儿每次 5～10mg/kg,稀释后静脉缓注(1ml/min),至惊厥缓解即停注;苯妥英钠成人 0.1g,每 6～8 小时肌注一次,有积蓄作用,不宜长时间应用;苯巴比妥钠、副醛等可酌情选用。

3.呼吸衰竭

根据引起的病因采取相应的措施。①保持呼吸道畅通:定时翻身拍背、吸痰、给予雾化吸入以稀释分泌物。②给氧:一般用鼻导管低流量给氧。③气管插管或切开:凡有昏迷、反复抽搐、呼吸道分泌物堵塞而致发绀,肺部呼吸音减弱或消失,反复吸痰无效者,应及早气管切开。④应用呼吸兴奋剂:在自主呼吸未完全停止时使用效果较佳,可选择洛贝林、尼可刹米、哌醋甲酯等交替使用。

4.循环衰竭

可以根据情况补充血容量,应用升压药物、强心剂、利尿药等,并注意水及电解质的平衡。

5.肾上腺皮质激素应用

不主张常规使用。临床上可根据具体情况在重型患者的抢救中酌情使用。

(三)恢复期及后遗症的治疗

应加强护理,防止褥疮和继发感染的发生,进行语言、智力、吞咽和肢体的功能锻炼,还可结合理疗、针灸、推拿按摩、高压氧、中药等治疗。

【预防】

(一)控制传染源

及时隔离和治疗患者,隔离患者体温至正常。人畜居住地分开,给幼猪进行预防接种。

 知 识 链 接

三带喙库蚊

是一种野生蚊种,主要孳生于稻田和其他浅地面积水中。成蚊活动范围较广,在野外栖息,偏嗜畜血。因此,灭蚊时应根据三带喙库蚊的生态学特点采取相应的措施。如结合农业生产,可采取稻田养鱼或洒药等措施,重点控制稻田蚊虫孳生;在畜圈内喷洒杀虫剂等。

(二)切断传播途径

防蚊和灭蚊是预防乙脑病毒传播的重要措施。应消灭蚊虫孳生地,无越冬蚊和早春蚊,减少人群感染机会,使用蚊香、蚊帐、涂擦驱蚊剂等措施防止被蚊虫叮咬。

(三)保护易感人群

预防接种是保护易感人群的根本措施。目前我国使用的乙脑疫苗是地鼠肾细胞灭活和减毒活疫苗,保护率可达 60%～90%。接种对象为 10 岁以下的儿童和从非流行区进入流行区的人员,连续 3 次加强后不必再注射,可获得较持久的免疫力。

第八节　病毒性肝炎

病毒性肝炎(viral hepatitis)是由多种肝炎病毒引起的以肝脏损害为主的传染病。目前按病原学明确分类的有甲型肝炎病毒(HAV)、乙型肝炎病毒(HBV)、丙型肝炎病毒(HCV)、丁型肝炎病毒(HDV)、戊型肝炎病毒(HEV)。各型病毒性肝炎临床表现相似,以疲乏、食欲缺乏、厌油、肝功能异常为主,部分病例出现黄疸。

【流行病学】

(一)传染源

1.甲型、戊型肝炎

传染源为急性患者和亚临床感染者。甲型肝炎患者一般在起病前 2 周至血清丙氨酸氨基转移酶(ALT)高峰期后 1 周传染性最强,少数患者可延长至病后 30 日。

2.乙型、丙型、丁型肝炎

传染源是急性和慢性(包括肝炎肝硬化)患者和病原携带者。

(二)传播途径

1.甲型、戊型肝炎

以粪-口传播为主,水源污染和水生贝类(如毛蚶)受污染可致爆发流行。日常生活接触常为散发性发病。

2.乙型、丙型、丁性肝炎

常因含病毒的血液和体液通过破损的皮肤黏膜侵入易感者体内导致感染。主要有以下传播途径：

（1）血液、体液传播　含有病毒的微量血液进入人体即可造成感染。如输血和血制品、注射、手术、针刺、共用剃刀和牙刷、血液透析、器官移植等均可引起传播。现已证实唾液、汗液、精液、阴道分泌物、乳汁等均含有病毒，密切的生活接触和性接触也可传播。

（2）母婴传播　母婴传播是我国婴幼儿 HBV 感染的重要途径，包括宫内感染、围生期传播和分娩后。宫内感染可能因妊娠胎盘轻微剥离而导致。围生期和分娩过程中是主要传播方式，婴儿因破损的皮肤或黏膜接触血液、羊水或阴道分泌物而感染。分娩后传播主要是由于母婴之间接触密切。

（三）易感人群

对各型肝炎普遍易感。甲型肝炎发病多见于幼儿和学龄前儿童，遇暴发流行时各年龄组均可发病。HBV 感染者以婴幼儿及青少年较多，其高危人群包括 HBsAg 阳性母亲的新生儿、HBsAg 阳性者的家属、反复输血和血制品者、血液透析者、多个性伴侣者、静脉药瘾者、接触血液的医务工作人员等。新生儿因不具有来自母体的先天性抗 HBs 而普遍易感。30 岁以后我国有近半数的人检查出抗 HBs。感染后或疫苗接种后出现抗 HBs 者有免疫力。丙型肝炎多见于成年人。戊型肝炎以青壮年发病为最多。

（四）流行特征

肝炎在我国属高发病。甲型肝炎成人抗 HAV IgG 的检出率达 80%；我国大约有 1.2 亿 HBsAg 携带者；HCV 感染者约 3 000 万。随着乙肝疫苗的广泛接种，乙肝发病率有所下降。甲型肝炎的发病率有明显的季节性，高峰时期为秋冬季，主要流行于发展中国家。戊型肝炎也有明显季节性，流行多发生在雨季或洪水后，呈地方性流行，多见于亚洲和非洲。乙型、丙型、丁性肝炎以散发为主，HBV 感染有家庭聚集现象，无明显季节性。

【发病机制与病理】

（一）发病机制

各型肝炎病毒经各种途径侵入人体，经过短暂的病毒血症，即侵入肝脏和其他脏器进行复制，以肝细胞内复制程度最高，病变也最显著。由于肝炎病毒的直接作用和通过激活机体的免疫反应导致肝细胞损伤，其中以后者为主。根据机体免疫反应的不同，感染病毒后的临床表现和转归亦各异。

（二）病理

病毒性肝炎的病理改变以肝损害为主，肾、胰、脑、关节、皮肤及心血管系统也有一定损害。肝炎的肝病理改变基本特征是弥漫性肝细胞变性、坏死、再生、炎症细胞浸润和间质增生。

急性肝炎常见肝肿大，肝细胞气球样变和嗜酸性变性，肝细胞灶性坏死与再生，汇管区炎症细胞浸润及肝血窦内皮细胞增生等。

急性重型肝炎主要特征是肝缩小、大量肝细胞坏死、网状纤维支架塌陷及残余肝细胞、胆小管淤胆。亚急性重型肝炎在急性重型肝炎的病变基础上，可见肝细胞再生和汇管区或小叶内结缔组织增生。慢性重型肝炎的病理所见与亚急性病重型肝炎和肝硬化的病理相似。

慢性肝炎的病理变化为肝细胞变性和点、灶性坏死,常见肝细胞碎屑样坏死和桥状坏死,汇管区炎症细胞浸润。肝小叶及汇管区内胶原及纤维组织增生,肝细胞再生结节形成。病变进一步发展可导致肝硬化。

【临床表现】

不同类型病毒引起的肝炎潜伏期不同,甲型肝炎 2~6 周,平均 4 周;乙型肝炎 1~6 个月,平均 3 个月;丙型肝炎 2 周~6 个月,平均 40 日;丁型肝炎 4~20 周;戊型肝炎 2~9 周,平均 6 周。

(一)急性肝炎

分为急性黄疸型肝炎和急性无黄疸型肝炎。各型病毒都可引起。

1.急性黄疸型肝炎

可分为黄疸前期、黄疸期和恢复期三期,临床经过的阶段性较为明显。

(1)黄疸前期 甲、戊型肝炎起病较急,约 80% 患者有畏寒、发热。乙、丙、丁型肝炎起病相对较缓,仅少数有发热。此期主要症状有全身乏力、食欲减退、恶心、呕吐、厌油、腹胀、肝区痛、尿色加深等,肝功能改变主要为 ALT 升高,本期平均持续 5~7 日。

(2)黄疸期 自觉症状稍减轻,发热消退,尿黄加深,巩膜和皮肤出现黄疸,1~3 周内黄疸达高峰。部分患者可有一过性粪色变浅、皮肤瘙痒、心动过缓等梗阻性黄疸表现。肝大,质软、边缘锐利,有压痛及叩痛,部分病例有轻度脾大。肝功能检查 ALT 和胆红素升高,尿胆红素阳性,本期持续 2~6 周。

(3)恢复期 食欲好转,体力恢复,症状逐渐消失,黄疸逐渐消退,肝、脾回缩,肝功能逐渐恢复正常,本期持续 1~2 个月,总病程 2~4 个月。

2.急性无黄疸型肝炎

发病率远高于黄疸型,除无黄疸外,其临床表现与黄疸型相似。恢复较快,病程多在 3 个月内。由于此型肝炎症状较轻,易被忽视。

(二)慢性肝炎

肝炎病程超过半年或发病日期不明确但根据肝组织病理学或根据症状、体征、化验及 B 超检查综合分析符合慢性肝炎表现者均可诊断为慢性肝炎。据病情轻重可分为轻、中、重三度。

1.轻度

病情较轻,可反复出现乏力、头晕、食欲有所减退、厌油、尿黄、肝区不适、睡眠欠佳、肝稍大有轻触痛,可有轻度脾大。部分病例症状、体征缺如。

2.中度

症状、体征、实验室检查居于轻度和重度之间。

3.重度

有明显或持续的肝炎症状,如乏力、食欲缺乏、腹胀、尿黄、便溏等,伴肝病面容、肝掌、蜘蛛痣、脾大,ALT 和(或)天冬氨酸氨基转移酶(AST)反复或持续升高。

(三)重型肝炎(肝衰竭)

出现一系列肝衰竭表现:极度乏力,严重消化道症状,神经、精神症状(嗜睡、性格改变、烦躁不安、昏迷等),有明显出血现象,凝血酶原时间(PT)显著延长及凝血酶原活动度(PTA)<40%。黄疸进行性加深,血总胆红素(TBIL)每天上升≥17.1μmol/L 或大于正常值 10 倍。可出现中毒性鼓肠,肝臭,肝肾综合征等。可见扑翼样震颤及病理反射,肝浊音界进行性缩小。胆酶分离,血氨升高等。根据病理组织学特征和病情发展速度,肝衰竭可分为四类:

1.急性肝衰竭

又称暴发型肝炎。起病较急,发病 2 周内出现以Ⅱ度以上肝性脑病为特征的肝衰竭症状。发病多有身体过劳、精神刺激、营养不良、妊娠、合并感染、饮酒及应用损害肝的药物等诱因。本型病死率高,病程不超过三周。

2.亚急性肝衰竭

又称亚急性肝坏死。起病较急,发病 15 日～26 周内出现肝衰竭症状。出现Ⅱ度以上肝性脑病者.称为脑病型;出现腹水及其相关症候(包括胸水等)者,称为腹水型。晚期可有难治性并发症,如脑水肿、消化道大出血、严重感染、电解质紊乱及酸碱平衡失调。白细胞升高,血红蛋白下降,低血糖,低胆固醇,低胆碱酯酶。一旦出现肝肾综合征,预后极差。本型病程较长,常超过 3 周至数月。容易转化为慢性肝炎或肝硬化。

3.慢性重型肝衰竭

慢性重型肝衰竭是在慢性肝炎基础上出现的急性肝功能失代偿。

4.慢性肝衰竭

慢性肝衰竭是在肝硬化基础上,肝功能进行性减退导致的以腹水或门脉高压、凝血功能障碍和肝性脑病等为主要表现的慢性肝功能失代偿。

(四)淤胆型肝炎

淤胆型肝炎又称为毛细胆管炎型肝炎,以肝内淤胆为主要表现的一种特殊临床类型。急性淤胆型肝炎起病类似急性黄疸型肝炎,大多数患者可恢复。在慢性肝炎或肝硬化基础上发生上述表现者,为慢性淤胆型肝炎。有梗阻性黄疸临床表现为皮肤瘙痒,大便颜色变浅,肝大等。

(五)肝炎后肝硬化

分为活动性与静止性两型。凡慢性肝炎患者具有肯定的门脉高压证据,如腹水、食管、腹壁静脉曲张、影像学检查发现肝缩小、脾大,门静脉、脾静脉明显增宽等,并除外其他原因者,均可诊断肝炎肝硬化。

【并发症】

肝内并发症主要有肝硬化,肝细胞癌,脂肪肝。肝外并发症包括胆道炎症、胰腺炎、糖尿病、甲状腺功能亢进、再生障碍性贫血、溶血性贫血、心肌炎、肾小球肾炎、肾小管性酸中毒等。不同病原所致重型肝炎均可发生严重并发症。

(一)肝性脑病

常见诱因有上消化道出血、高蛋白饮食、感染、大量排钾利尿、大量放腹水、使用镇静剂等,其发生可能是多因素综合作用的结果。肝性脑病根据临床症状、体征及脑电波异常程度分为 4 度,即:轻型肝性脑病、中型肝性脑病、重型肝性脑病和深昏迷状态。

(二)上消化道出血

主要病因:①凝血因子、血小板减少;②胃黏膜广泛糜烂和溃疡;③门脉高压。上消化道出血可诱发肝性脑病、腹水、感染、肝肾综合征等。

(三)肝肾综合征

往往是严重肝病的终末期表现。约半数病例有出血、放腹水、大量利尿、严重感染等诱因。主要表现为少尿或无尿、氮质血症、电解质平衡失调。

(四)感染

重型肝炎易发生难于控制的感染,以胆道、腹膜、肺多见,革兰阴性杆菌为主,细菌主要来源于肠道,且肠道中微生态失衡与内源性感染的出现密切相关,应用广谱抗生素后,也可出现真菌感染。

【实验室检查】

(一)肝功能检查

1.血清酶测定

ALT 在肝功能检测中最为常用,ALT 对肝病诊断的特异性比 AST 高。急性肝炎时 ALT 明显升高,AST/ALT 常小于 1,黄疸出现后 ALT 开始下降。慢性肝炎和肝硬化时 ALT 轻度至中度升高或反复异常,AST/ALT 常大于 1。重型肝炎患者可出现 ALT 快速下降,胆红素不断升高的"胆酶分离"现象,提示肝细胞大量坏死。其他血清酶类,如 ALP、γ-GT 在肝炎时亦可升高。

2.血清蛋白

急性肝炎时,血清白蛋白的量可在正常范围内。慢性肝炎中度以上、肝硬化、(亚急性及慢性)重型肝炎时白蛋白下降,γ 球蛋白升高,A/G 下降甚至倒置。

3.胆红素

急性或慢性黄疸型肝炎时血清胆红素升高,活动性肝硬化时亦可升高且消退缓慢,重型肝炎时 TBIL 常超过 $171\mu mol/L$。胆红素含量是反映肝细胞损伤严重程度的重要指标。直接胆红素在 TBIL 中的比例尚可反映淤胆的程度。

4.PTA

PTA 高低与肝损程度成反比。PTA<40% 是诊断重型肝炎的重要依据,亦是判断重型肝炎预后的最敏感的实验室指标。

5.血氨

并发肝性脑病时,血氨升高。

(二)肝炎病毒病原学检查

1.甲型肝炎

临床上多采用酶联免疫吸附试验法(ELISA)和放射免疫(RIA)检测抗 HAV,当血清抗 HAV IgM 阳性时提示有 HAV 现症感染。当抗-HAV IgG 阳性时,则表示既往有 HAV 感染,现已产生免疫。用 RIA 法或免疫电镜(IEM)法可从患者粪便中检出 HAV 颗粒。

2.乙型肝炎

(1)HBsAg 与抗性 HBs 常用 ELISA 法检测。HBsAg 阳性表示存在现症 HBV 感染。如果 S 区基因发生变异时,HBsAg 可呈阴性。抗 HBs 阳性表示对 HBV 已产生保护性免疫,阴性时说明对 HBV 易感。

（2）HBeAg 与抗 HBe　常用 ELISA 法检测。HBeAg 阳性者表示 HBV 复制活跃且传染性较强，持续阳性时易转为慢性肝炎。HBeAg 消失而抗 HBe 产生称为血清转换。抗 HBe 阳转后，病毒复制多处于静止状态，传染性降低。长期抗 HBe 阳性者并不代表病毒复制停止或无传染性，研究显示 20%～50% 仍可检测到 HBV DNA，部分可能由于前 C 区基因变异，导致不能形成 HBeAg。

（3）HBcAg 与抗 HBc　HBcAg 是 HBV 的主体，阳性时是 HBV 存在的直接证据，但用一般方法不易在血液中检出 HBcAg。抗 HBc IgM 阳性提示是 HBV 的现症感染。低滴度的抗 HBc 阳性表示过去感染，高滴度的抗 HBc 阳性则提示现仍有 HBV 较低水平的活动性复制。

3. 丙型肝炎

常用 ELISA 法检测抗 HCV IgM 和抗 HCV。抗 HCV IgM 仅出现于丙型肝炎急性期或慢性活动期，治愈后可消失，急性病例一般可持续 4～48 周。血清中的抗 HCV 在丙型肝炎恢复期或治愈后的一定时期内，仍然持续存在。抗 HCV 不是保护性抗体，而是 HCV 感染的一种标志。HCV 感染后，可用 RT-PCR 法在血液中检出 HCV RAN，治愈后消失。

4. 丁型肝炎

常用 ELISA 或 RIA 法检测血清 HDAg 和抗 HD。急性 HDV 感染时 HDAg 在血液中出现数日后，随之出现抗-HDIgM，持续时间亦较短。慢性 HDV 感染时抗-HDIgG 可持续增高。

HBV 和 HDV 重叠感染时，常表现为血清 HBV 和 HDV 标记物同时出现或抗-HBc IgM 阴性，抗-HDIgM 和抗-HBc IgG 阳性。

5. 戊型肝炎

常用 ELISA 法检测抗-HEV IgM 或抗-HEV IgG。由于两种抗体持续时间不超过 1 年，故均可作为近期感染的标记。

【诊断与鉴别诊断】

（一）诊断

1. 流行病学资料

（1）甲型肝炎　病前是否在甲肝流行区，有无进食未煮熟海产品如毛蚶、蛤蜊及饮用污染水。多见于儿童。

（2）乙型肝炎　输血、不洁注射史，与 HBV 感染者接触史，家庭成员有无 HBV 感染者，特别是婴儿母亲是否 HBsAg 阳性等有助于乙型肝炎的诊断。

（3）丙型肝炎　有输血及血制品、静脉吸毒、血液透析、多个性伴侣、母亲为 HCV 感染等病史的肝炎患者应怀疑丙型肝炎。

（4）丁型肝炎　同乙型肝炎，我国以西南部感染率较高。

（5）戊型肝炎　基本同甲型肝炎，暴发以水传播为多见，多见于成年人。

2. 临床表现

（1）急性肝炎　起病较急，常有畏寒、发热、头痛、乏力、恶心、呕吐、纳差等急性感染症状。肝大质偏软，血清 ALT 显著升高。黄疸型肝炎血清胆红素>17.1 μmol/L，尿胆红素阳性。黄疸型肝炎可有黄疸前期、黄疸期、恢复期三期经过，病程不超过 6 个月。

（2）慢性肝炎　病程持续半年以上或发病日期不明确而有慢性肝炎症状、体征、实验室检查改变者。常有乏力、厌油、腹胀及肝区不适等症状，可有肝病面容、蜘蛛痣、肝掌及质地较硬的肝大,有时脾大和出现黄疸。

(3)重型肝炎(肝衰竭)急性黄疸型肝炎病情迅速恶化,2周内出现Ⅱ度以上肝性脑病或其他重型肝炎表现者,为急性肝衰竭;15日~26周出现上述表现者为亚急性肝衰竭;在慢性肝病基础上出现的急性肝功能失代偿为慢加急性(亚急性)肝衰竭。慢性肝衰竭的临床表现与亚急性肝衰竭相似,但有慢性肝炎或肝硬化病史,预后差。

(4)淤胆型肝炎 起病类似急性黄疸型肝炎,但黄疸及肝大较显著,持续时间长,症状轻,有肝内梗阻的表现。

(5)肝炎肝硬化 多有慢性乙型或丙型肝炎病史,乏力、食欲缺乏、腹胀等消化道症状明显,有脾大及门脉高压表现。

3.实验室和特殊检查

多数患者依据流行病学资料和临床表现并结合病原学、生化学检测及影像学检查均易于明确诊断。疑难病例可行肝活体组织检查。

(二)鉴别诊断

1.溶血性黄疸

常有药物或感染等诱因,表现为贫血、腰痛、发热、血红蛋白尿、网织红细胞升高,黄疸大多较轻,主要为间接胆红素升高。治疗后(如应用肾上腺皮质激素)黄疸消退快。

2.肝外梗阻性黄疸

常见病因有胆囊炎、胆石症、胰头癌、壶腹周围癌、肝癌、胆管癌,阿米巴脓肿等。有原发病症状、体征,肝功能损害轻,以直接胆红素为主。肝内外胆管扩张。

3.感染中毒性肝炎

如流行性出血热、恙虫病、伤寒、钩端螺旋体病、阿米巴肝病、急性血吸虫病、华支睾吸虫病等。主要根据原发病的临床特点相实验室检查加以鉴别。

4.酒精性、药物性肝损害

有酗酒或使用肝损害药物病史,停药和终止酗酒后,经治疗肝损害可减轻和恢复。

【治疗】

治疗原则以充足的休息、合理营养为主,辅以适当药物治疗。应避免饮酒、过劳和使用损害肝脏的药物。

(一)急性肝炎

急性肝炎急性期应进行隔离,症状明显及有黄疸者应卧床休息,恢复期可逐渐增加活动量,但要避免过度劳累。饮食宜清淡易消化,适当补充维生素,热量不足者应静脉补充葡萄糖。避免饮酒和应用损害肝脏药物,辅以药物对症及恢复肝功能,药物不宜太多,以免加重肝脏负担。

一般不采用抗病毒治疗,急性丙型肝炎则除外,急性丙型肝炎容易转为慢性,早期应用抗病毒治疗可降低患者转化为慢性的概率。可选用普通干扰素或聚乙二醇化干扰素,疗程24周,并使用利巴韦林治疗。

(二)慢性肝炎

1.一般治疗

(1)适当休息 症状明显或病情较重者应强调卧床休息,卧床可增加肝脏血流量,有助恢复。病情轻者以活动后不觉疲乏为度。

（2）合理饮食　适当的高蛋白、高热量、高维生素的易消化食物有利于肝脏修复，不需过分强调高营养，以防发生脂肪肝，应避免饮酒。

（3）心理护理　使患者有正确的疾病观，对肝炎治疗应有耐心和信心。切勿乱投医，以免延误治疗。

2.药物治疗

（1）非特异性护肝药　此类药物种类很多，包括维生素类，还原型谷胱甘肽，葡萄糖醛酸内酯（肝泰乐）等。

（2）降低转氨酶药　五味子类药物、垂盆草、齐墩果酸等有降转氨酶作用。

（3）退黄药物　丹参、茵枝黄、门冬氨酸钾镁、前列腺素 E、低分子右旋糖酐、苯巴比妥、山莨菪碱、皮质激素等。

（4）增强免疫药物　如胸腺肽或胸腺素、转移因子、特异性免疫核糖核酸等。某些中草药提取物如猪苓多糖、香菇多糖等亦有免疫调节效果。

（5）抗肝纤维化　主要有丹参、冬虫夏草、核仁提取物、γ-干扰素等。

（6）抗病毒治疗　①干扰素 α（IFN-α）：可用于慢性乙型肝炎和丙型肝炎抗病毒治疗，它主要通过诱导宿主产生细胞因子起作用，在多个环节抑制病毒复制。②核苷类似物：目前该类药物仅用于乙型肝炎的抗病毒治疗，这些药物大致可分为两类，即核苷类似物和核苷酸类似物，前者包括拉米夫定、恩替卡韦、恩曲他滨、替比夫定、克拉夫定等，后者包括阿德福韦酯、替诺福韦等。③其他抗病毒药：如苦参素（氧化苦参碱），该药具有改善肝脏生化学指标及一定的抗 HBV 作用。

(三)重型肝炎

1.一般和支持疗法

患者需绝对卧床休息，实施重症监护，防止医院内感染；减少饮食中的蛋白质，以控制肠内氨的产生；静脉输注白蛋白、血浆；注意维持电解质及酸碱平衡；静滴葡萄糖，补充足量维生素 B、C 及 K。

2.促进肝细胞再生

可选用肝细胞生长因子和胰高血糖素胰岛素（G-I）疗法等。

3.并发症的防治

及时防治肝性脑病、消化道出血、肝肾综合征、继发感染等并发症。

4.重型肝炎的抗病毒治疗

重型肝炎患者 HBV 复制活跃，应尽早抗病毒治疗；抗病毒治疗药物选择以核苷类药物为主，一般不主张使用干扰素，抗病毒治疗对患者近期病情改善不明显，但对长期治疗及预后有重要意义。

5.其他

重症肝炎还可行人工肝支持系统和肝移植等治疗。

(四)淤胆型肝炎

早期治疗同急性黄疸型肝炎，黄疸持续不退时，可加用泼尼松 40～60mg/d 口服或静脉滴注地塞米松 10～20mg/d，2 周后如血清胆红素显著下降，则逐步减量。

（五）肝炎后肝硬化

治疗参照慢性肝炎和重型肝炎的治疗，有脾功能亢进或门脉高压明显时可选用脾切除手术或介入治疗。

【预后】

急性肝炎多在3个月内康复。甲型肝炎预后良好，戊型肝炎不会发展为慢性肝炎，其余各型均可反复发作，发展为慢性肝炎、肝硬化、甚至肝癌。妊娠合并戊型肝炎、年龄较大、有并发症的重型肝炎患者病死率高。慢性淤胆型肝炎易转变为胆汁性肝硬化，预后较差。

【预防】

（一）控制传染源

肝炎患者和病毒携带者是本病的传染源。急性患者应隔离治疗至病毒消失。慢性患者和携带者可根据病毒复制指标评估传染性大小。符合抗病毒治疗条件的尽可能予以抗病毒治疗。现症感染者不得从事饮食业和托幼保育等工作。严格筛选献血员，不合格者不得献血。

（二）切断传播途径

（1）普及肝炎防治知识，搞好环境卫生和个人卫生，加强水源和粪便管理，做好食具消毒和食品卫生等工作，防止"病从口入"。

（2）加强托幼单位和服务行业的监督和管理工作，严格执行餐具、食具消毒制度。理发、美容、洗浴等用具应按规定进行消毒处理。

（3）养成良好的个人卫生习惯，提倡使用一次性注射用具，各种医疗器械及用具实行"一人一用一消毒"措施。对带脓、血、分泌物及其污染物应严格消毒处理，严防血液透析、介入性诊疗、脏器移植时感染肝炎病毒。

（三）保护易感人群

1.甲型肝炎

（1）主动免疫　目前，在国内使用的甲肝疫苗有甲肝纯化灭活疫苗和减毒活疫苗两种类型。接种对象为抗HAV IgG阴性者。

（2）被动免疫　对近期有与甲型肝炎患者密切接触的易感者，可用人丙种球蛋白进行被动免疫预防注射，时间越早越好，免疫期2~3个月。

2.乙型肝炎

（1）主动免疫　接种乙型肝炎疫苗是我国预防和控制乙型肝炎流行的最关键措施。易感者均可接种，新生儿应进行普种，与HBV感染者密切接触者、医务工作者、同性恋者、药瘾者等高危人群及从事托幼保育、食品加工、饮食服务等职业人群亦是主要的接种对象。保护率可达95%以上。

（2）被动免疫　对由各种原因暴露于HBV的易感者，均宜用乙肝免疫球蛋白（HBIG）进行被动免疫，应及早注射，保护期约3个月。

第九节　肾综合征出血热

肾综合征出血热（hemorrhagic fever with renal syndrome，HFRS）是由汉坦病毒引起的一

种自然疫源性疾病,鼠是主要传染源。临床上以发热、休克、充血、出血和肾损害为主要表现。广泛流行于亚欧等国,我国为高发区。

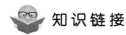 **知识链接**

肾综合征出血热

肾综合征出血热是由流行性出血热病毒引起的一种疾病,世界上人类病毒性出血热共有13种,根据本病是否对肾产生损害可分为有肾损和无肾损两种类型。在病原体未明确之前,在我国称为流行性出血热,在朝鲜称为朝鲜出血热,在俄罗斯称为出血性肾病肾炎,因特异性血清学诊断的确立及病原学的解决,1982年世界卫生组织统一定名为肾综合征出血热。

【流行病学】

(一)传染源

我国发现有 53 种动物携带本病毒,以黑线姬鼠和褐家鼠为主要宿主动物和传染源。林区则为大林姬鼠。人不是主要传染源。

(二)传播途径

1.呼吸道传播

鼠类带病毒的排泄物如尿、粪、唾液等污染尘埃后,可经呼吸道进入人体。

2.消化道传播

进食被鼠类带病毒的排泄物所污染的食物,可经口腔或胃肠黏膜感染。

3.接触传播

被鼠咬伤或破损伤口接触带病毒的鼠类血液或排泄物而致感染。

4.母婴传播

孕妇感染本病后,病毒可以经胎盘感染胎儿。

5.虫媒传播

我国从恙螨和柏次禽刺螨中分离到汉坦病毒,但其传播作用尚有待证实。

(三)易感性

普遍易感,在流行区隐性感染率可达 3.5%～4.3%。

(四)流行特征

感染主要分布在亚洲,其次为欧洲和非洲,美洲病例较少。我国疫情最重,老疫区病例逐渐减少,新疫区则不断增加;四季均能发病,但有明显高峰季节,其中姬鼠传播者以 11～1 月份为高峰,5～7 月为小高峰。家鼠传播者以 3～5 月为高峰。林区姬鼠传播者高峰在夏季;发病以男性青壮年农民和工人较多。

【发病机制与病理】

(一)发病机制

汉坦病毒对人体呈泛嗜性感染,因而可引起多器官损害,但发病机制至今仍未完全阐明。病毒侵入人体后,随血液到达全身,与血小板、内皮细胞和单核细胞表面的 β_3 整合素介导进入内皮细胞内,以及骨髓、肝、脾、肺、肾及淋巴结等组织,进一步增殖后再释放进入血流引起病毒血症。一方面通过病毒直接破坏感染细胞,另一方面病毒感染诱发人体的免疫应答和各种细胞因子的释放,导致机体组织损伤。

(二)病理生理

1.休克

在病程的 3～7 日常出现的低血压休克称为原发性休克,少尿期以后发生的休克称为继发性休克。发生原发性休克的原因主要是因为血管通透性增加,血浆外渗使血容量减少。另外,因为血浆外渗使血液浓缩,血液黏稠度升高,促进 DIC 的发生,使血液循环淤滞,血流受阻,因而使有效血容量进一步减少。继发性休克的原因主要是大出血,继发感染和多尿期水与电解质补充不足,使有效血容量不足。

2.出血

血管壁的损伤、血小板减少和功能异常,肝素类物质增加和 DIC 导致的凝血机制异常原因。

3.急性肾衰竭

发生原因有肾血流障碍、肾小球和肾小管基底膜的免疫损伤、肾间质水肿和出血、肾小球微血栓形成和缺血性坏死、肾素、血管紧张素Ⅱ的激活和肾小管管腔被蛋白、管型等阻塞。

(三)病理解剖

病理变化以小血管和肾脏病变最明显,其次为心、肝、脑等脏器。

1.血管病变

基本病变是小血管内皮细胞肿胀,变性和坏死。管壁呈不规则收缩和扩张,最后呈纤维素样坏死和崩解,管腔内可有微血栓形成。

2.脏器病变

①肾脏:肉眼可见水肿、出血、苍白和缺血坏死区,镜检肾小球充血,基底膜增厚,肾小管变性、坏死变窄、闭塞,间质充血、水肿;②心脏:可见出血,心肌纤维有不同程度的变性,坏死;③脑垂体前叶显著充血、出血和凝固性死、后叶无明显变化;④其他脏器病变:后腹膜和纵隔有胶冻样水肿;肝、胰腺和脑实质有充血、出血和细胞坏死。

【临床表现】

潜伏期为 4～46 日,一般为 1～2 周。典型病例有五期经过,包括发热期、低血压休克期、少尿期、多尿期和恢复期的,非典型和轻型病例可出现越期现象,重者则发热期、休克期和少尿期可互相重叠。

1.发热期

主要表现为发热、全身中毒症状、毛细血管损伤和肾损害。患者起病急,畏寒,发热常在 39～40℃之间,以稽留热和弛张热多见。一般持续 3～7 日,一般体温越高,热程越长,则病情越重。

全身中毒症状主要表现为全身酸痛,以头痛、腰痛和眼眶痛(常称"三痛")为突出症状。消化道症状较显著,食欲减退、恶心、呕吐或腹痛、腹泻,腹痛剧烈者可有压痛、反跳痛,易误诊为急腹症。腹泻可带黏液和血,易误诊为肠炎或痢疾。重症者可出现嗜睡、烦躁、谵妄或抽搐等神经精神状。

毛细血管损伤主要表现为充血、出血和水肿等体征。皮肤充血潮红主要见于颜面、颈、胸等部位,重者呈酒醉貌。黏膜充血见于眼结膜、软腭和咽部。皮肤出血多见于腋下及胸背部,常呈搔抓样、条索点状瘀点。黏膜出血常见于软腭,呈针尖样出血点,眼结膜呈片状出血。少数患者有鼻出血、咯血、黑便或血尿。如皮肤出现大片瘀斑或腔道大出血属于重症,可能为DIC所致。

肾损害主要表现为蛋白尿、血尿,镜检有管型等。

2.低血压休克期

一般发生于病程第4～6日,迟者8～9日。多数患者在发热末期或热退同时出现血压下降,少数在热退后发生。轻型患者可不发生低血压或休克。一般血压开始下降时四肢尚温暖,当血容量继续下降则出现脸色苍白、四肢厥冷、脉搏细弱或不能触及,尿量减少等休克表现,一般持续1～3日。轻者一过性低血压,重者可为顽固性休克,易并发DIC、ARDS、脑水肿和急性肾衰竭等。

3.少尿期

一般发生于病程第5～8日,持续2～5日。本期以少尿或无尿、尿毒症、水和电解质、酸碱平衡紊乱为特征。水代谢紊乱可表现为高血容量综合征,出现水肿、静脉充盈、脉搏洪大、血压升高;电解质紊乱可出现高钾、高镁和低钠等。

4.多尿期

一般出现在病程第9～14日,持续时间短者1日,长者可达数月之久。每日尿量由400ml增至2 000ml为移行期,血尿素氮和肌酐反而升高;每日尿量超过2 000ml为多尿早期;每日尿量超过3 000ml为多尿后期,可发生继发性休克,亦可发生低血钠、低血钾等症状。

5.恢复期

多尿期后,尿量恢复为2 000ml以下,一般情况逐渐好转,一般尚需1～3月体力才能完全恢复。

临床上根据发热高低、中毒症状、出血、休克、肾功能损害严重程度的不同,还可分轻型、中型、重型、危重型及非典型共五种类型。

【并发症】

(一)腔道出血

以呕血、便血最为常见,咯血、腹腔出血、鼻出血和阴道出血等均较常见。

(二)中枢神经系统并发症

包括脑水肿,高血压脑病、颅内出血和由汉坦病毒侵犯中枢神经而引起的脑炎和脑膜炎。

(三)肺水肿

为常见并发症,有两种类型,即急性呼吸窘迫综合征(ARDS)和心源性肺水肿。

(四)其他

包括继发性感染、自发性肾破裂、心肌损害和肝损害等。

【实验室检查】

(一)血常规

白细胞计数增多,可达$(15～30)×10^9/L$,少数重者可达$(50～100)×10^9/L$,有幼稚细胞,呈类白血病反应。病后第4～5日后,淋巴细胞增多,并出现较多的异型淋巴细胞。血红蛋白和红细胞数均升高,血小板从病后第2日起开始减少。

（二）尿常规

病程第 2 日可出现显著蛋白尿，对诊断很有帮助。少数病例尿中出现膜状物，这是大量尿蛋白与红细胞和脱落上皮细胞相混合的凝聚物。镜检可见红细胞、白细胞和管型，此外尿沉渣中可发现巨大的融合细胞。

（三）血液生化检查

血尿素氮及肌酐在低血压休克期开始升高，休克期和少尿期出现代谢性酸中毒，血钠、氯、钙在各期中多数降低，而磷、镁等则增高。血钾在少尿期升高，但亦有少数患者少尿期低血钾。

（四）凝血功能检查

发热期开始血小板减少，其黏附、凝聚、释放功能降低。DIC 时，开始为高凝期，凝血时间缩短。其后为低凝期，则纤维蛋白原降低，凝血酶原时间延长和凝血酶时间延长，进入纤溶亢进期则出现纤维蛋白降解物（FDP）升高。

（五）免疫学检查

1.特异性抗体检测

在病后第 2 日即能检出特异性 IgM 抗体，1∶20 为阳性。IgG 抗体 1∶40 为阳性，1 周后滴度上升 4 倍或以上有诊断价值。

2.特异性抗原检测

常用免疫荧光或 ELISA 法，胶体金法则更为敏感。

【诊断与鉴别诊断】

（一）诊断

1.流行病学资料

包括发病季节，病前两个月内进入疫区并有与鼠类或其他宿主动物接触史。

2.临床特征

包括早期三种主要表现和病程的五期经过，前者为发热中毒症状，充血、出血、外渗征和肾损害。后者为发热期、低血压休克期、少尿期、多尿期和恢复期。不典型者可越期或前三期之间重叠。

3.实验室检查

包括血液浓缩、白细胞计数增高、血小板减少、血红蛋白和红细胞增高，尿蛋白大量出现和尿中带膜状物有助于诊断。病原学和血清学阳性可明确诊断。

（二）鉴别诊断

发热期应与上呼吸道感染、败血症、急性胃肠炎和菌痢等鉴别。休克期应与其他感染性休克鉴别。少尿期应与急性肾炎及其他原因引起的急性肾功衰竭鉴别。出血明显者需与消化性溃疡出血、血小板减少性紫癜和其他原因所致 DIC 鉴别。以 ARDS 为主要表现者应注意与其他原因引起者鉴别。腹痛为主要表现者应与外科急腹症鉴别。

【治疗】

"三早一就"仍然是本病治疗原则，即早发现、早期休息、早期治疗和就近治疗。以综合疗法为主，早期应用抗病毒治疗，中晚期则针对病理生理进行对症治疗。治疗中要注意防治休克、肾衰竭和出血。

(一)发热期

1.抗病毒

成人可应用利巴韦林 1g/d 加入 10％葡萄糖液 500ml 中静滴,持续 3～5 日。

2.减轻外渗

应早期卧床休息,可给予芦丁、维生素 C 等降低血管通透性,每日输注平衡盐溶液或葡萄糖盐水 1 000ml 左右。

3.改善中毒症状

高热以物理降温为主,中毒症状重者可给予地塞米松 5～10mg 静滴,呕吐频繁者给予甲氧氯普胺 10mg 肌内注射。

4.预防 DIC

适当给予低分子右旋糖酐或丹参注射液静脉滴注,以降低血液黏滞性。处于高凝状态时可给予小剂量肝素抗凝。

(二)低血压休克期

1.补充血容量

宜早期、快速和适量,争取 4 小时内稳定血压。扩容液以晶、胶相结合,晶体液以平衡盐为主,胶体溶液可选用低分子右旋糖酐、甘露醇、血浆和白蛋白等。扩容期间应密切观察血压变化,血压正常后输液仍需维持 24 小时以上。

2.纠正酸中毒

主要用 5％碳酸氢钠溶液,每次 60～100ml,根据病情每日给予 1～4 次。

3.血管活性药和肾上腺糖皮质激素的应用

经补液、纠正酸中毒后,血红蛋白已恢复正常,但血压仍不稳定者可应用血管活性药物如多巴胺 100～200mg/L 静脉滴注。山莨菪碱可酌情应用,亦可同时用地塞米松 10～20mg 静脉滴注。

(三)少尿期

1.稳定内环境

少尿早期需与休克所致肾前性少尿相鉴别,若尿比重＞1.20,尿钠＜40mmol/L,尿 BUN 与血 BUN 之比＞10∶1,应考虑肾前性少尿。可输注电解质溶液 500～1 000ml,并观察尿量是否增加,亦可用 20％甘露醇 100～125ml 静脉注射,观察 3 小时,尿量若不超过 100ml,则为肾实质损害所致少尿,此时宜严格控制输入量。每日补液量为前一日尿量和呕吐量再加500～700ml。纠正酸中毒应根据 CO_2CP 检测结果,用 5％碳酸氢钠溶液纠正。减少蛋白分解,控制氮质血症,可给予高碳水化合物、高维生素和低蛋白饮食,不能进食者每日输入葡萄糖200～300g。必要时可加入适量胰岛素。

2.促进利尿

常用利尿药物为呋塞米,可从小量开始,逐步加大剂量至 100～300mg/次,静脉注射,4～6 小时可重复一次。亦可应用血管扩张剂如酚妥拉明 10mg 或山莨菪碱 10～20mg 静脉滴注,每日 2～3 次。

3.导泻和放血疗法

可用甘露醇,硫酸镁和大黄等导泻。放血疗法目前已少用,对少尿伴高血容量综合征所致肺水肿、心衰患者可以放血 300~400ml。

4.透析疗法

明显氮质血症、高血容量综合征或高血钾患者,可应用血液透析或腹膜透析。

(四)多尿期

移行期和多尿早期治疗同少尿期,多尿后期主要是维持水和电解质平衡,防止继发感染。忌用对肾脏有毒性作用的抗生素。

(五)恢复期

补充营养,出院后应休息 1~2 个月,逐步恢复工作,定期复查肾功能,血压和垂体功能。

(六)并发症治疗

积极防治并发症,如消化道出血、ARDS、肺水肿、抽搐、颅内高压等。

【预后】

病死率与病情轻重、治疗迟早及措施是否恰当有关。近年来通过早期诊断和治疗措施的改进,病死率降为 3%~5%。

【预防】

做好鼠密度、鼠带病毒率和易感人群等监测工作;应用药物和机械等方法灭鼠;做好食品卫生和个人卫生工作;不用手接触鼠类,防止鼠类排泄物污染食品,动物实验时要防止被实验鼠咬伤;进行疫苗注射,保护率达 88%~94%,1 年后需加强注射。有发热、严重疾病和过敏者禁用。

第十节 伤 寒

伤寒(typhoid fever)是由伤寒杆菌引起的一种急性肠道传染病。临床特征为持续高热、相对缓脉、表情淡漠、玫瑰疹、肝脾大和白细胞减少等。主要的严重并发症是肠出血和肠穿孔。

【流行病学】

(一)传染源

为患者和带菌者。典型伤寒患者在病程 2~4 周排菌量最大,传染性强。而轻型患者由于难以被及时诊断、隔离,向外界环境排菌的可能性大,具有重要的流行病学意义。

(二)传播途径

主要通过消化道传播。食物被污染是传播伤寒的主要途径,水源污染是最重要的传播途径,常可引起暴发流行,食物污染亦可引起暴发流行。散发流行大多为日常生活密切接触传播所致。

(三)人群易感性

普遍易感。病后可获得持久免疫力,第二次发病少见。

(四)流行特征

伤寒在世界各地均有发病,可发生于任何季节,但流行多在夏秋季。学龄期儿童及青壮年发病率高,无明显性别差异。

【发病机制与病理】

伤寒杆菌进入人体后是否发病取决于所摄入细菌的数量、致病性以及宿主的防御能力。当胃酸的 pH 值小于 2 时，伤寒杆菌很快被杀灭；一般伤寒杆菌摄入量在 10^5 以上才可引起发病；而胃酸减少、胃动力异常、肠道菌群失调等非特异性防御机制异常时有利于伤寒杆菌的定位和繁殖，此时引起发病的伤寒杆菌数量也相应降低。临床观察提示被激活的巨噬细胞对伤寒杆菌的细胞内杀伤机制起重要作用，巨噬细胞吞噬红细胞、伤寒杆菌、淋巴细胞及坏死组织碎片，称为"伤寒细胞"。伤寒细胞聚集成团，形成小结节，称为"伤寒小结"或"伤寒肉芽肿"，具有病理诊断意义。

未被胃酸杀灭的部分伤寒杆菌将到达回肠下段，穿过黏膜上皮屏障，侵入回肠集合淋巴结的单核吞噬细胞内繁殖形成初发病灶；进一步侵犯肠系膜淋巴结经胸导管进入血液循环，形成第一次菌血症。此时，临床上处于潜伏期。伤寒杆菌被单核-巨噬细胞系统吞噬、繁殖后再次进入血液循环，形成第二次菌血症。伤寒杆菌向肝、脾、胆、骨髓、肾和皮肤等器官组织播散，肠壁淋巴结出现髓样肿胀、增生、坏死，临床上处于初期和极期。在胆道系统内大量繁殖的伤寒杆菌随胆汁排到肠道，一部分随粪便排出体外，一部分经肠道黏膜再次侵入肠壁淋巴结，使原先致敏的淋巴组织发生更严重的炎症反应，可引起溃疡形成，临床上处于缓解期。在极期和缓解期，当坏死或溃疡的病变累及血管时，可引起肠出血；当溃疡侵犯小肠的肌层和浆膜层时，可引起肠穿孔。随着机体免疫力的增强，伤寒杆菌在血液和各个脏器中被清除，肠壁溃疡愈合，临床上处于恢复期。

伤寒杆菌释放脂多糖内毒素可激活单核吞噬细胞释放白细胞介素-1和肿瘤坏死因子等细胞因子，引起持续发热、表情淡漠、相对缓脉、休克和白细胞减少等表现。

【临床表现】

潜伏期一般为 7～14 日。

(一)典型伤寒

1.初期（病程第1周）

起病缓慢，发热是最早出现的症状。发热前可伴有畏寒，寒战少见，热度呈阶梯形上升，在 3～7 日内达 39～40℃。还可伴有全身不适、头痛、乏力、干咳、食欲减退、恶心、呕吐胃内容物、腹痛、轻度腹泻或便秘等表现。

2.极期（病程第2~3周）

出现伤寒特征性表现：①发热：多呈稽留热型，热程可持续 10～14 日；②相对缓脉：成年人常见，并发心肌炎时，相对缓脉不明显；③消化系统症状：食欲缺乏加重，伴腹胀、便秘或腹泻、腹部不适或有隐痛。腹痛以右下腹较明显，并可有轻压痛；④玫瑰疹：病程第 7～14 日，部分患者胸、腹及肩背部，可出现淡红色的小斑丘疹，称为玫瑰疹，直径 2mm～4mm，压之退色，多在 10 个以下，分批出现，2～3 日内消失；⑤神经系统中毒症状：患者表情淡漠、反应迟钝、耳鸣、听力减退，重者可出现谵妄、颈项强直、甚至昏迷。儿童可出现抽搐；⑥肝脾大：大多数患者有轻度的肝脾大。

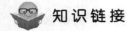 知识链接

相对缓脉

相对缓脉是指正在发热（特别是高热）的患者，其脉搏的加快与体温升高的程度不成比例，患者体温每增高1℃，每分钟脉搏增加少于15～20次，是因副交感神经兴奋性增强所引起。而一般来说，患者体温每升高1℃，脉搏要加快15～20次。

3. 缓解期（病程第4周）

体温逐步下降，消化、神经系统症状减轻。但此期仍可出现肠出血、肠穿孔等并发症。

4. 恢复期（病程第5周）

体温正常，症状体征消失。完全康复常在一个月左右。

（二）其他类型

除典型伤寒之外，还有轻型、暴发型、迁延型、逍遥型、小儿伤寒和老年伤寒等多种临床类型。

（三）复发和再燃

少数患者在退热后1～3周，临床症状再次出现，血培养再次阳性，称为复发。部分患者于缓解期，体温还没有下降到正常时，又重新升高，持续5～7日后退热，称为再燃。

【并发症】

（一）肠出血

较常见的严重并发症。多见于病程第2～3周，发生率2%～15%。成人比小儿多见，常有饮食不当、活动过多、腹泻以及排便用力过度等诱发因素。大量出血时，可出现失血性休克表现。

（二）肠穿孔

肠穿孔是最严重的并发症。常见于病程第2～3周，发生率1%～4%，好发于回肠末段。穿孔前可有腹胀、腹泻或肠出血等前兆。穿孔时患者右下腹突然疼痛，伴恶心、呕吐，以及四肢冰冷、呼吸急促、脉搏细速、体温和血压下降等休克表现（休克期）。经过1～2小时后，腹痛和休克症状可暂时缓解。但是，不久体温迅速上升，并出现腹膜刺激征，X线检查可发现膈下有游离气体。

（三）其他并发症

在伤寒病程中还可发生中毒性肝炎、中毒性心肌炎、支气管炎及肺炎、溶血性尿毒综合征、急性胆囊炎等。孕妇可发生流产或早产。

【实验室检查】

（一）常规检查

血白细胞数计数一般$(3～5)×10^9$/L，中性粒细胞减少，嗜酸性粒细胞减少或消失，病情恢复后逐渐回升到正常，复发时再度减少或消失。

(二)细菌学检查

1.血培养

病程第 1～2 周阳性率最高,可达 80％～90％,以后逐渐下降,第 3 周末 50％左右,之后迅速降低。再燃和复发时再呈阳性。

2.骨髓培养

骨髓培养的阳性率比血培养稍高,适用于已用抗菌药物,血培养阴性者。

3.粪便培养

病程第 2 周起阳性率逐渐增加,第 3～4 周阳性最高,可达 75％。

4.尿培养

初期多为阴性,病程第 3～4 周的阳性率为 25％左右。

(三)血清学检查

1.肥达试验(Widal test)

是采用伤寒杆菌菌体抗原(O)、鞭毛抗原(H)、副伤寒甲、乙、丙杆菌鞭毛抗原,通过凝集反应分别测定患者血清中相应抗体的凝集效价。多数患者在病程第 2 周起出现阳性,第 3 周阳性率大约 50％,第 4～5 周可上升至 80％,痊愈后阳性可持续几个月。当 O 抗体效价在 1：80 以上,H 抗体效价在 1：160 以上;或者 O 抗体效价有 4 倍以上的升高,才有辅助诊断意义。

2.其他免疫学试验

近年来发展了一些新技术,如对流免疫电泳(CIE)、间接血凝试验(IHA)、炭凝集试验等,特异性、敏感性、重复性还有待进一步评价。

【诊断与鉴别诊断】

(一)诊断

1.流行病学资料

注意流行地区、季节,有无与伤寒患者密切接触史,个人饮食及卫生习惯等。

2.临床症状及体征

持续发热 1 周以上,伴全身中毒症状,表情淡漠、食欲下降、腹胀;胃肠症状,腹痛、腹泻或便秘;以及相对缓脉,玫瑰疹和肝脾大等体征。如并发肠穿孔或肠出血对诊断更有帮助。

3.实验室依据

血和骨髓培养阳性有确诊意义。外周血白细胞数减少、淋巴细胞比例相对增多,嗜酸性粒细胞减少或消失。肥达试验阳性有辅助诊断意义。

(二)鉴别诊断

1.病毒性上呼吸道感染

患者高热、头痛、白细胞减少等表现与伤寒相似。但病毒感染起病急,咽痛、鼻塞、咳嗽等呼吸道症状明显,没有表情淡漠、玫瑰疹、肝脾大,病程不超过 1～2 周等临床特点与伤寒相鉴别。

2.细菌性痢疾

患者发热、腹痛、腹泻等表现与伤寒相似。但细菌性痢疾患者腹痛以左下腹为主,伴里急后重、排脓血便,白细胞升高,大便可培养到痢疾杆菌。

3.疟疾

患者发热、肝脾大、白细胞减少与伤寒相似。但疟疾患者寒战明显、体温每日波动范围较大,退热时出汗较多,红细胞和血红蛋白降低,外周血或骨髓涂片可找到疟原虫等。

伤寒还需与革兰阴性杆菌败血症、血行播散性结核病等相鉴别。

【治疗】

(一)一般治疗

(1)隔离与休息　按肠道传染病隔离,发热应卧床休息,退热后1周可适度增加活动量。

(2)护理与饮食　观察体温、脉搏、血压和粪便性状等变化。保持口腔和皮肤清洁,以防发生褥疮和肺部感染。发热期应给予流质或无渣半流饮食,少量多餐。不能进食者可静脉补液。退热后饮食仍应从稀粥、软质饮食逐渐过渡,退热后2周才能恢复正常饮食。

(二)对症治疗

高热时行物理降温,一般不用退热药,以免虚脱。便秘时禁用高压灌肠和泻剂,可用生理盐水300～500ml低压灌肠。腹胀时饮食应减少豆奶、牛奶等易产气食物,腹部使用松节油涂擦,或者肛管排气,禁用新斯的明等促进肠蠕动的药物。腹泻应选择低糖低脂肪的食物。严重毒血症者,在有效抗菌治疗的同时短期使用肾上腺皮质激素。

(三)病原治疗

(1)第三代喹诺酮类药物　是目前治疗伤寒的首选药物。具有抗菌谱广,杀菌作用强;细菌耐药的发生率低;口服制剂使用方法方便等优点。①诺氟沙星:每次0.2～0.4g,口服,每日3～4次;疗程14日;②左旋氧氟沙星:每次0.2～0.4g,口服,每日2～3次;疗程14日;③氧氟沙星:每次0.2g,口服,每日3次;疗程14日。对于重型或有并发症的患者,每次0.2g,静脉滴注,每日2次,症状控制后改为口服,疗程14日;④环丙沙星:每次0.5g,口服,每日2次;疗程14日。还有培氟沙星、洛美沙星和司氟沙星等药物,均有令人满意的临床疗效。

(2)第三代头孢菌素　在体外有强大的抗伤寒杆菌作用,临床应用效果良好。尤其适用于孕妇、乳母、儿童及耐氯霉素伤寒的治疗。①头孢噻肟:每次2g,静脉滴注,每日2次;儿童,每次50mg/kg,静脉滴注,每日2次,疗程14日;②头孢哌酮:每次2g,静脉滴注,每日2次;儿童,每次50mg/kg,静脉滴注,每日2次,疗程14日;③头孢他啶:每次2g,静脉滴注,每日2次;儿童,每次50mg/kg,静脉滴注,每日2次,疗程14日;④头孢曲松:每次1～2g,静脉滴注,每日2次;儿童,每次50mg/kg,静脉滴注,每日2次,疗程14日。

(3)氯霉素　耐药率及治疗伤寒复发率均较高,目前用于氯霉素敏感株。每次0.5g口服,每日4次;重者,每次0.75～1g,静脉滴注,每日2次;体温正常后,剂量减半,疗程10～14日。

(4)其他药物　还可选用氨苄西林、复方磺胺甲噁唑等。

(四)并发症的治疗

1.肠出血

绝对卧床休息,禁食,烦躁不安者,可用镇静剂。补充血容量,维持水、电解质和酸碱平衡。根据出血情况,必要时给予输血。内科止血治疗无效,应考虑手术治疗。

2.肠穿孔

禁食,行胃肠减压,联合应用抗菌药物以控制腹膜炎,肠穿孔并发腹膜炎者,应及时进行手术治疗。

【预后】

伤寒自应用氯霉素治疗以来,病死率已从 12％ 下降至 4％ 左右。尽管在发展中国家已有抗菌药物供应,仍然有病死率超过 10％ 的报道,伤寒住院患者的死亡率在巴基斯坦、越南大约为 2％,而巴布亚新几内亚和印度尼西亚则高达 30％～50％。相反,发达国家病死率已下降至 1％ 以下。

【预防】

(一)控制传染源

患者应隔离至体温正常后的第 15 日才解除隔离或症状消失后 5 日和 10 日各做尿、粪便培养,连续两次阴性,才能解除隔离。慢性携带者应调离饮食业,并给予治疗。接触者医学观察 15 日。

(二)切断传播途径

加强水源、饮食和粪便管理,消灭苍蝇等。提倡良好的个人卫生和饮食卫生习惯。

(三)保护易感人群

对易感人群进行伤寒、副伤寒甲、乙三联菌苗预防接种,皮下注射 3 次,间隔 7～10 日,各 0.5ml、1.0ml、1.0ml;免疫期为 1 年。每年可加强 1 次,1.0ml,皮下注射。伤寒 Ty21a 活疫苗,第 1、3、5 和 7 日各口服 1 个胶囊。

第十一节　细菌性痢疾

细菌性痢疾(bacillary dysentery)简称菌痢,是由志贺菌属(痢疾杆菌)引起的肠道传染病,故亦称为志贺菌病。临床表现为腹痛、腹泻、排黏液脓血便以及里急后重等,可伴有发热及全身毒血症状,严重者可出现感染性休克和(或)中毒性脑病。

【流行病学】

(一)传染源

传染源为患者和带菌者。其中非典型患者、慢性患者及带菌者作为传染源意义更大。

(二)传播途径

经消化道传播。志贺菌随患者粪便排出后,通过苍蝇、食物和水源等,经口感染。

(三)人群易感性

普遍易感。病后可获得一定的免疫力,但持续时间短,不同菌群及血清型间无交叉免疫,易反复感染。

(四)流行特征

菌痢主要集中发生在温带和亚热带国家,多见于医疗条件差且水源不安全的地区。在我国各地区全年均有发生,但以夏秋季多发,与苍蝇活动、气候条件、夏季饮食习惯、机体抵抗力等因素有关。

【发病机制与病理】

(一)发病机制

痢疾杆菌进入人体后是否发病,取决于细菌数量、致病力以及人体的抵抗力。痢疾杆菌经口进入,穿过胃酸屏障后,侵袭和生长在结肠黏膜上皮细胞,经基底膜进入固有层,并在其中繁殖、释放毒素,引起炎症反应和小血管循环障碍,在这一过程中,炎性介质的释放使志贺菌进一步侵入并加重炎症反应,结果导致肠黏膜炎症、坏死及溃疡。由黏液、细胞碎屑、中性粒细胞、渗出液和血形成黏液脓血便。

志贺菌释放的内毒素入血后,可引起发热和毒血症,还可直接作用于肾上腺髓质、交感神经系统和单核吞噬细胞系统释放各种血管活性物质,引起急性微循环衰竭,进而引起感染性休克、DIC 及重要脏器功能衰竭,临床表现为中毒性菌痢(休克型、脑型或混合型)。休克型主要为感染性休克,而脑型则以脑水肿或脑疝引起的昏迷、抽搐与呼吸衰竭为主要临床表现。

外毒素是由志贺菌志贺毒素基因编码的蛋白,它能不可逆性地抑制蛋白质合成,从而导致上皮细胞损伤,可引起出血性结肠炎和溶血性尿毒症综合征。

 知识链接

痢疾杆菌

痢疾杆菌即志贺氏菌属,为肠杆菌的种,对外界环境抵抗力较强,在水果、蔬菜上能生存 10 日左右,在河水中存活时间可长达 3 个月,宜在 20～40℃的温度下生活,37℃时生长繁殖最快,在阴暗潮湿及冰冻的情况下尚能存活数周。据报道,一个人只要食入带有 10 个以上痢疾杆菌的食物,即很有可能感染致病。

(二)病理

菌痢的主要病理变化见于乙状结肠与直肠,严重者可以累及整个结肠及回肠末端。急性菌痢肠黏膜的基本病理变化是弥漫性纤维蛋白渗出性炎症,并有多数不规则浅表溃疡。中毒性菌痢肠道病变轻微,突出的病理改变为大脑及脑干水肿、神经细胞变性。部分病例肾上腺充血,肾上腺皮质萎缩。慢性菌痢肠黏膜水肿和肠壁增厚,肠黏膜溃疡不断形成和修复,导致瘢痕和息肉形成,少数病例甚至出现肠腔狭窄。

【临床表现】

潜伏期一般为 1～4 日,短者可为数小时,长者可达 7 日。根据病程长短和病情轻重可以分为下列各型。

(一)急性菌痢

1.普通型(典型)

起病急,畏寒、发热,腹痛、腹泻。体温可达 39℃,腹泻多先为稀水样便,随后转为黏液脓血便,每日 10 余次至数十次,便量少,有时为脓血便,此时里急后重明显。伴有头痛、乏力、食欲减退,体检可有左下腹压痛,肠鸣音亢进。病程为 1～2 周,多数可自行恢复,少数转为慢性。

2.轻型(非典型)

全身毒血症状轻微,可无发热或仅低热。表现为急性腹泻,每日便 10 次以内,黏液稀便,常无脓血。腹痛轻,里急后重不明显,几日至一周后可自愈,亦也可转为慢性。

3.重型

多见于老年、体弱、营养不良患者。急起发热,腹泻每天30次以上,为稀水脓血便,偶尔排出片状假膜,甚至大便失禁,腹痛、里急后重明显。后期可出现严重腹胀及中毒性肠麻痹,常伴呕吐,严重失水可引起外周循环衰竭。部分病例表现为中毒性休克,少数患者可出现心、肾功能不全。

4.中毒性菌痢

多见于2~7岁儿童。起病急骤,突起畏寒、高热,病势凶险,全身中毒症状严重,可有嗜睡、昏迷及抽搐,迅速发生循环和呼吸衰竭。按临床表现可分为以下三型。

(1)休克型(周围循环衰竭型)　较常见,主要表现为感染性休克。患者面色苍白、四肢厥冷、皮肤出现花斑、发绀、心率加快、脉细速甚至不能触及,血压逐渐下降甚至测不出,并可出现心、肾功能不全及意识障碍等症状。重型病例不易逆转,可致多脏器功能损伤与衰竭,危及生命。

(2)脑型(呼吸衰竭型)　主要表现为中枢神经系统症状。因脑血管痉挛引起脑缺血、缺氧,导致脑水肿、颅内压增高,甚至脑疝。患者剧烈头痛、频繁呕吐、烦躁、惊厥、昏迷、瞳孔不等大、对光反射消失等,严重者可出现中枢性呼吸衰竭等临床表现。此型较为严重,病死率高。

(3)混合型　此型兼有上两型的表现,病情最为凶险,病死率很高(90%以上)。

(二)慢性菌痢

病程反复发作或迁延不愈达2个月以上者,即为慢性菌痢。根据临床表现可以分为三型:

1.慢性迁延型

急性菌痢发作后,迁延不愈,时轻时重。长期腹泻可导致营养不良、贫血、乏力等。大便常间歇排菌。

2.急性发作型

有慢性菌痢史,间隔一段时间又出现急性菌痢的表现,但发热等全身毒血症状不明显。

3.慢性隐匿型

有急性菌痢史,无明显临床症状,但大便培养可检出志贺菌,结肠镜检可发现黏膜炎症或溃疡等病变。慢性菌痢中以慢性迁延型最为多见,急性发作型次之,慢性隐匿型最少。

【并发症及后遗症】

并发症少见,包括菌血症、溶血性尿毒综合征、关节炎、瑞特综合征等。后遗症主要是神经系统后遗症,可产生耳聋、失语及肢体瘫痪等症状。

【实验室检查】

(一)血常规

急性菌痢白细胞总数可轻、中度增多,以中性粒细胞为主。慢性患者可有贫血表现。

(二)大便常规

粪便外观多为黏液脓血便,镜检可见白细胞(≥15个/高倍视野)、脓细胞和少数红细胞,如有巨噬细胞则有助于诊断。

(三)病原学检查

确诊依据为粪便培养出痢疾杆菌。在抗菌药物使用前采集新鲜标本,取脓血部分及时送检和早期多次送检均有助于提高细菌培养阳性率。

【诊断与鉴别诊断】

(一)诊断

1.流行病学史

夏秋季,有不洁饮食或与菌痢患者接触史等。

2.临床表现

急性期临床表现为发热、腹痛、腹泻、里急后重及黏液脓血便,左下腹有明显压痛。慢性菌痢患者则有急性痢疾史,病程超过 2 个月而病情未愈。中毒性菌痢以儿童多见,有高热、惊厥、意识障碍及呼吸、循环衰竭,起病时胃肠道症状轻微,甚至无腹痛、腹泻,常需盐水灌肠或肛拭子行粪便检查方可诊断。

3.实验室检查

粪便镜检有大量白细胞(≥15 个/高倍视野)、脓细胞及红细胞即可诊断。确诊有赖于粪便培养出志贺菌。

(二)鉴别诊断

急性菌痢应与急性阿米巴痢疾、细菌性胃肠型食物中毒、急性肠套叠及急性坏死出血性小肠炎等鉴别;菌痢应与多种腹泻性疾病相鉴别,中毒性菌痢则应与夏秋季急性中枢神经系统感染或其他病因所致的感染性休克鉴别;慢性菌痢需与直肠癌、结肠癌、慢性血吸虫病及非特异性溃疡性结肠炎等鉴别。

【治疗】

(一)急性菌痢

1.一般治疗

消化道隔离,注意卧床休息,饮食以流食为主,忌食生冷、油腻及刺激性食物。

2.抗菌治疗

常用药物包括:①喹诺酮类药物,抗菌谱广,口服吸收好,副作用小,耐药菌株相对较少,是首选药物。常用环丙沙星,其他喹诺酮类,如左旋氧氟沙星、加替沙星等也可酌情选用,儿童、孕妇及哺乳期妇女慎用。②匹美西林和头孢曲松可应用于任何年龄组,同时对多重耐药菌株有效。阿奇霉素也可用于成人患者治疗。③小檗碱(黄连素):在使用抗生素时可同时使用,每次 0.1~0.3g,每日 3 次,7 日为一疗程。

3.对症治疗

高热有物理降温及退热药;毒血症状严重者,酌情使用小剂量肾上腺皮质激素。腹痛剧烈者可用颠茄片或阿托品。

(二)中毒性菌痢

1.对症治疗

(1)降温止惊　高热给予物理降温,必要时给予退热药,高热伴烦躁、惊厥者,可采用亚冬眠疗法,氯丙嗪和异丙嗪各 1~2mg/kg 肌注;反复惊厥者可用地西泮、苯巴比妥钠肌注或水合氯醛灌肠。

(2)休克型　迅速扩充血容量纠正酸中毒,可快速给予葡萄糖盐水、5%在碳酸氢钠及低分子右旋糖酐等液体。改善微循环障碍可予抗胆碱类药物如山莨菪碱（654-2）静脉注射，效果不佳时，可改用酚妥拉明、多巴胺或间羟胺等。保护心、脑、肾等重要脏器的功能。有早期 DIC 表现者可给予肝素抗凝等治疗。

（3）脑型 可给予 20%甘露醇每次 1～2g/kg 快速静脉滴注，每 4～6 小时注射一次，以减轻脑水肿。应用血管活性药物以改善脑部微循环，同时给予肾上腺皮质激素有助于改善病情。防治呼吸衰竭需保持呼吸道通畅、吸氧，如出现呼吸衰竭可使用洛贝林等药物，必要时可应用人工呼吸机。

2.抗菌治疗

药物选择基本类似急性菌痢，但应先采用静脉给药，可采用环丙沙星、左旋氧氟沙星等喹诺酮类或三代头孢菌素类抗生素。病情好转后改为口服。

(三)慢性菌痢

1.一般治疗

注意生活规律，进食易消化、吸收的食物，忌食生冷、油腻及刺激性食物。积极治疗胃肠道慢性疾病。

2.病原治疗

根据病原菌药敏结果选用有效抗菌药物，通常联用两种不同类型药物，疗程可适当延长，必要时可予多个疗程治疗。也可药物保留灌肠，常用 0.3%小檗碱（黄连素）液、5%大蒜素液或 2%磺胺嘧啶银悬液等溶液，每次 100～200ml，每晚一次，10～14 日为一疗程，灌肠液中添加小剂量肾上腺皮质激素可提高疗效。

3.对症治疗

有肠道功能紊乱者可采用镇静或解痉药物。抗菌药物使用后，菌群失调引起的慢性腹泻可予微生态制剂。

【预后】

急性菌痢大多于 1～2 周内痊愈，少数患者转为慢性或带菌者。中毒性菌痢预后差，病死率较高。预后与全身免疫状态、感染菌型、临床类型及病后治疗是否及时合理等因素密切相关。

【预防】

(一)管理传染源

菌痢患者应隔离治疗至症状消失后 1 周或大便培养连续 2 次阴性。对从事饮食业、水源管理、托幼工作等行业人群中的患者，应立即调离原工作岗位并彻底治疗。慢性菌痢患者和带菌者未治愈前一律不得从事上述行业的工作。

(二)切断传播途径

养成良好的卫生习惯，注意饮食和饮水卫生。

(三)保护易感人群

我国主要采用口服活菌苗，如 F2a 型"依链"株。免疫期可维持 6～12 个月。对同型志贺菌保护率约为 80%，而对其他型别菌痢的流行可能无保护作用。

[附] 阿米巴痢疾

阿米巴痢疾(amebic dysentery)即肠阿米巴病,是由溶组织内阿米巴寄生于结肠引起的疾病。主要病变部位在近端结肠和盲肠,典型的临床表现有果酱样大便等痢疾样症状。本病易复发,易转为慢性。

【流行病学】

(一)传染源

慢性患者、恢复期患者及无症状包囊携带者的粪便中可持续排出包囊,为主要传染源。

(二)传播途径

主要通过被阿米巴包囊污染的食物和水等经口感染。苍蝇、蟑螂也可起传播作用。

(三)人群易感性

普遍易感,因感染后不产生保护性抗体,故可重复感染。

(四)流行特征

本病分布遍及全球,以热带、亚热带及温带地区多见,感染率高低与当地的经济水平、卫生状况及生活习惯有关。近年来我国仅个别地区有病例散发。

【临床表现】

潜伏期约 3 周,短至数日或长达 1 年余。

(一)急性阿米巴痢疾

1. 轻型

临床症状较轻,表现为腹痛、腹泻,粪检时可查到溶组织内阿米巴滋养体和包囊。

2. 普通型

起病缓慢,全身症状轻,多无发热或仅低热、腹部痛、腹泻。典型表现为黏液血便、呈果酱样,每日 3～10 余次,便量中等,粪质较多,有腥臭,伴有腹胀或轻中度腹痛,盲肠与升结肠部位轻度压痛。大便镜检可发现滋养体。上述症状持续数日或几周后自发缓解。

3. 重型

少见,起病急、中毒症状重、高热、出现剧烈肠绞痛,随之排出黏液血性或血水样大便,每日 10 余次,伴里急后重,粪便量多,伴有呕吐、失水,甚至虚脱或肠出血、肠穿孔或腹膜炎。如不积极抢救,可于 1～2 周内因毒血症或并发症死亡,本型多见于感染严重、体弱、营养不良、孕妇或接受激素治疗者。

(二)慢性阿米巴痢疾

急性阿米巴痢疾患者的临床表现若持续存在达 2 个月以上,则转为慢性。症状可持续存在或反复发作,腹痛、腹泻或便秘交替出现,并伴有食欲缺乏、贫血、乏力、腹胀。体检肠鸣音亢进、右下腹压痛较常见。

【并发症】

(一)肠道并发症

肠出血、肠穿孔、阑尾炎和直肠-肛周瘘管等。

（二）肠外并发症

阿米巴肝脓肿最常见、其他如肺、脑、泌尿生殖系阿米巴病等。

【诊断与鉴别诊断】

（一）诊断

1.流行病学资料

有进食不洁食物史或与慢性腹泻患者密切接触史。

2.临床表现

起病较缓慢，主要表现为腹痛、腹泻，排暗红色果酱样大便每日 3～10 次，每次粪便量较多，腥臭味浓。患者常无发热或仅有低热，常无里急后重感，但腹胀、腹痛、右下腹压痛常较明显，肠鸣音亢进。

3.实验室检查

粪便中检测到阿米巴滋养体和包囊可确诊。可在血清中检出抗溶组织内阿米巴滋养体的抗体。粪便中可检出溶组织内阿米巴滋养体抗原与特异性 DNA。

（二）鉴别诊断

应与细菌性痢疾、细菌性食物中毒、血吸虫病、肠结核、直肠癌、结肠癌等鉴别。

【治疗】

（一）一般治疗

急性期应卧床休息，给流质或少渣软食。重者给予输液、输血等支持治疗。

（二）病原治疗

(1)硝基咪唑类 首选甲硝唑，成人口服每次 0.4g，每日 3 次，10 日为一疗程。儿童每日 35mg/kg，分 3 次服，10 日为 1 疗程。重型阿米巴病可选甲硝唑静脉滴注，成人每次 0.5g，每隔 8 小时 1 次，病情好转后每 12 小时 1 次，或改口服，疗程 10 日。还有替硝唑、奥硝唑等治疗药物。

(2)二氯尼特 又名糠酯酰胺是目前最有效的杀包囊药物，口服每次 0.5g，每日 3 次，疗程 10 日。

(3)抗菌药物 辅助治疗，在合并细菌感染时效果好。可选用巴龙霉素或喹诺酮类等药物。

【预后】

无并发症及达到有效病原治疗者预后良好，重型预后差。肠道内形成不可逆转的广泛性病变及屡经不彻底治疗、病情顽固者预后差。

【预防】

彻底治疗患者和无症状排包囊者，养成良好的卫生习惯，消灭苍蝇和蟑螂，讲究饮食卫生，加强粪便管理等。

第十二节　流行性脑脊髓膜炎

流行性脑脊髓膜炎(meningococcal meningitis)简称为流脑，是由脑膜炎奈瑟菌引起的急性化脓性脑膜炎。主要表现为突起高热,剧烈头痛,频繁呕吐,皮肤黏膜有瘀点、瘀斑及脑膜刺激征,严重者可有败血症休克和脑实质损害,可引起死亡。

【流行病学】

(一)传染源

患者和带菌者是本病的传染源。后者作为传染源的意义更大。

(二)传播途径

通过呼吸道传播。病原菌主要通过咳嗽、喷嚏等经飞沫直接传播。亦可由于密切接触如同睡、怀抱、亲吻等,对2岁以下婴幼儿的发病有重要意义。

(三)人群易感性

普遍易感,本病隐性感染率高,6个月至2岁的婴幼儿的发生率最高。人感染后产生持久免疫力,各群间有交叉免疫,但不持久。

(四)流行特征

本病遍布全球,散发或流行。全年均可发病,但有明显季节性,多发生在冬春季。

【发病机制与病理】

(一)发病机制

病原菌自鼻咽部侵入人体,脑膜炎球菌的不同菌株的侵袭力不同。细菌和宿主间相互作用最终决定是否发病及病情的轻重。

细菌释放的内毒素是本病致病的重要因素。内毒素引起全身的施瓦茨曼反应,激活补体,血清炎症介质明显增加,产生循环障碍和休克。脑膜炎球菌内毒素较其他内毒素更易激活凝血系统,因此在休克早期便出现弥散性血管内凝血,及继发性纤溶亢进,进一步加重微循环障碍、出血和休克,最终造成多器官功能衰竭。

细菌侵犯脑膜,进入脑脊液,释放内毒素等引起脑膜和脊髓膜化脓性炎症及颅内压升高,出现惊厥、昏迷等症状。严重脑水肿时形成脑疝,可迅速致死。

(二)病理

败血症期主要病变是血管内皮损害。血管壁炎症、坏死和血栓形成,血管周围出血。皮肤黏膜局灶性出血,心、肺、胃肠道及肾上腺皮质亦可有广泛出血。也常见心肌炎和肺水肿。脑膜炎期主要病变部位在蛛网膜和软脑膜,有血管充血、出血、炎症和水肿,大量纤维蛋白、血浆及中性粒细胞外渗,引起脑脊液混浊和颅内压升高。颅底部由于化脓性炎症的直接侵袭和炎症后粘连引起脑神经损害。暴发型脑膜脑炎病变主要在脑实质,脑组织坏死、充血、出血及水肿。

【临床表现】

潜伏期一般为2~3日,按临床表现不同可分为以下各型。

(一)普通型

最常见,此型约占全部病例的90%。

1.前驱期(上呼吸道感染期)

有低热、鼻塞、咽痛及咳嗽等,持续1~2日,多数患者可无此期表现。

2. 败血症期

急起高热、寒战、体温迅速高达 40℃ 以上,伴明显的全身中毒症状,头痛、全身不适及精神极度萎靡。幼儿常表现哭闹、拒食、烦躁不安、皮肤感觉过敏和惊厥。70% 以上皮肤黏膜出现瘀点,初呈鲜红色,迅速增多,扩大,常见于四肢、软腭、眼结膜及臀等部位。本期持续 1~2 日后进入脑膜炎期。

3. 脑膜脑炎期

除上述临床表现外,同时伴有剧烈头痛、喷射性呕吐、烦躁不安,以及颈项强直、凯尔尼格征和布鲁津斯基征阳性等脑膜刺激征,重者谵妄、抽搐及意识障碍。经治疗多在 2~5 日内进入恢复期。

4. 恢复期

体温逐渐恢复正常,意识及精神状态改善,皮肤瘀点、瘀斑消失或结痂愈合。神经系统检查均恢复正常。病程中约 10% 的患者可出现口周疱疹。患者一般在 1~3 周内痊愈。

(二)暴发型

起病急骤,病情凶险,进展迅速,若不及时治疗可于 24 小时内危及生命,儿童多见。可分为以下三种类型。

1. 休克型

急起高热、寒战或体温不升,伴头痛、呕吐,短时间内出现瘀点、瘀斑,可迅速增多融合成片。随后出现面色苍白、唇周与肢端发绀、四肢厥冷、皮肤发花、脉搏细速、呼吸急促。若抢救不及时,病情可急速恶化,周围循环衰竭症状加重,血压显著下降,尿量减少,昏迷。

2. 脑膜脑炎型

主要表现为脑膜及脑实质损伤,常于 1~2 日内出现严重的神经系统症状,患者高热、头痛、呕吐,意识障碍加深,迅速出现昏迷。颅内压增高,脑膜刺激征阳性,可有惊厥,锥体束征阳性,严重者可发生脑疝。

3. 混合型

可先后或同时出现休克型和脑膜脑炎型的症状。

(三)轻型

多见于流脑流行后期,病变轻微,有低热,轻微头痛及咽痛等上呼吸道症状,可见少数出血点。脑脊液多无明显变化,咽拭子培养可有脑膜炎奈瑟菌。

(四)慢性型

非常罕见,多发生于成年人。常表现为间歇性发热,可伴发冷,每次发热历时 12 小时后缓解,相隔 1~4 日再次发作。每次发作后常成批出现皮疹,亦可出现瘀点。常伴关节痛、脾大、血液白细胞增多,血液培养可为阳性。

 知识链接

婴幼儿流脑的特点

婴幼儿因神经系统发育不完全,流脑患儿表现为高热、拒食、吐奶、烦躁和啼哭不安,惊厥、腹泻和咳嗽较成人多见,而脑膜刺激征可缺如,前囟未闭者可隆起,少数患儿因呕吐失水等可造成前囟下陷。

【并发症及后遗症】

早期抗菌药物治疗,并发症及后遗症很少见。有中耳炎、化脓性关节炎、心内膜炎、心包炎、肺炎、脑积水、硬脑膜下积液、肢端坏死、眼病等,亦可有瘫痪、癫痫和精神障碍等。

【实验室检查】

(一)血常规

白细胞总数明显增加,一般在$(10\sim20)\times10^9$/L 以上,中性粒细胞升高,可达 80%～90%。并发 DIC 者,血小板减少。

(二)脑脊液检查

脑脊液检查是确诊的重要方法。病初或休克型患者,脑脊液多无改变,外观正常。典型的脑膜炎期,压力增高,外观混浊;白细胞数明显增高至1×10^9/L 以上,以多核细胞为主;糖及氯化物明显减少,蛋白含量升高。

(三)细菌学检查

1.涂片

皮肤瘀点处的组织液或离心沉淀后的脑脊液做涂片染色,阳性率约 60%～80%,对确诊有重要参考价值。

2.细菌培养

取瘀斑组织液、血或脑脊液,进行细菌培养。应在使用抗菌药物前收集标本。有脑膜炎奈瑟菌生长时,应做药物敏感性试验。

(四)血清免疫学检查

常用对流免疫电泳法、反向间接血试验、乳胶凝集试验、ELISA 法等进行脑膜炎奈瑟菌抗原检测。

【诊断与鉴别诊断】

(一)诊断

1.流行病学资料

该病在冬春季节流行,主要见于儿童。

2.临床表现及脑脊液检查

符合化脓性脑膜炎表现,伴有皮肤黏膜瘀点、瘀斑。或虽无脓性脑膜炎表现,但在感染中毒性休克表现的同时伴有迅速增多的皮肤黏膜瘀点、瘀斑。

3.实验室检查

细菌学或流脑特异性血清免疫学检查阳性。

(二)鉴别诊断

1.其他细菌引起的化脓性脑膜炎

①肺炎链球菌感染多见于成年人,大多继发于肺炎,中耳炎和颅脑外伤;②流感嗜血杆菌感染多见于婴幼儿;③金黄色葡萄球菌引起的多继发于皮肤感染;④铜绿假单胞菌脑膜炎常继发于腰穿、麻醉、造影或手术后;⑤革兰阴性杆菌感染易发生于颅脑手术后。

2.结核性脑膜炎

多有结核病史或密切接触史,起病缓慢,病程较长,有低热、盗汗、消瘦等症状,神经系统症状出现晚,无瘀点、瘀斑,以及脑脊液以单核细胞为主,蛋白质增加,糖和氯化物减少;脑脊液涂片可检查抗酸染色阳性杆菌。

此外,流行性脑脊髓膜炎还应与脑脓肿、流行性乙型脑炎和其他病毒性脑膜炎和脑炎鉴别。

【治疗】

(一)普通型的治疗

1.一般治疗

就地住院隔离治疗,卧床休息,病室保持安静,空气对流。饮食以流食为主,并注意补充体液及电解质。

2.对症治疗

高热时可用物理降温和药物降温;颅内高压时给予20%甘露醇1～2g/kg,快速静脉滴注,根据病情4～6小时一次,可重复使用。

3.病原治疗

(1)青霉素 对脑膜炎球菌高度敏感。剂量:成人800万U,每8小时一次;儿童20万～40万U/kg,分3次加入5%葡萄糖液中静脉滴注,疗程5～7日。

(2)头孢菌素 第三代头孢菌素对脑膜炎球菌抗菌活性强,易透过血脑屏障,且毒性低。头孢噻肟剂量,成人2g,儿童50mg/kg,每6小时静脉滴注1次;头孢曲松剂量,成人2g,儿童50～100mg/kg,每12小时静脉滴注1次,疗程7日。

(3)氯霉素 对脑膜炎球菌亦很敏感,但其有骨髓抑制的副作用,故只用于不能使用青霉素的患者。剂量成人2～3g,儿童50mg/kg,分次静滴,疗程5～7日。

(二)暴发型的治疗

1.休克型治疗

(1)抗菌治疗 尽早应用抗菌药物,用法同前,可联合用药。

(2)抗休克治疗 经扩充血容量及纠正酸中毒治疗,如果休克仍未纠正,可应用血管活性药物。

(3)DIC的治疗 并发DIC时尽早应用肝素,剂量为0.5～1.0mg/kg,以后可4～6小时重复一次。高凝状态纠正后,应输入新鲜血液、血浆及应用维生素K,以补充被消耗的凝血因子。

(4)肾上腺皮质激素应用 毒血症症状明显的患者可选用。地塞米松,成人每日10～20mg,儿童0.2～0.5mg/kg,分1～2次静脉滴注。疗程一般不超过3日。

2.脑膜脑炎型的治疗

(1)抗菌治疗 尽早应用抗菌药物,用法同前,可联合用药。

(2)脱水剂应用 可用甘露醇治疗同前,此外还可使用白蛋白、呋塞米、激素等药物治疗,防治脑水肿、脑疝。

(3)防治呼吸衰竭 在积极治疗脑水肿的同时,保持呼吸道通畅,必要时气管插管,使用呼吸机治疗。

3.混合型的治疗

患者病情复杂严重,应积极治疗休克,兼顾脑水肿的治疗。

【预后】

普通型如及时诊断,给予合理治疗则预后良好,多能治愈,并发症和后遗症少见。暴发型病死率高,其中脑膜脑炎型及混合型预后更差。小于1岁的婴幼儿及老年人预后差。

【预防】

(一)管理传染源

早期隔离及彻底治疗患者,隔离至症状消失后3日,一般不少于病后7日。接触者医学观察7日。

(二)切断传播途径

搞好环境卫生,保持室内通风。流行期间避免去人多拥挤的公共场所。

(三)保护易感人群

接种脑膜炎球菌A群多糖菌苗,保护率可达90%以上。对密切接触者,可用磺胺甲噁唑进行药物预防,剂量均为每日2g,儿童50~100mg/kg,连用3日。

第十三节　钩端螺旋体病

钩端螺旋体病(leptospirosis)简称钩体病,是由一组致病性钩端螺旋体(简称钩体)所引起的急性传染病。鼠类和猪是主要传染源。主要临床特征早期为钩端螺旋体败血症,中期为各脏器损害和功能障碍,后期为各种变态性反应后发症,重症患者有明显的肝、肾、中枢神经系统损害和肺弥漫性出血,危及生命。

【流行病学】

(一)传染源

鼠类和猪是主要传染源。鼠类的黑线姬鼠是我国南方稻田型钩体病的主要传染源。猪是我国北方钩体病的主要传染源。犬亦可感染及携带钩体,但其毒力较低。牛、羊、马等亦能长期带菌,但其传染源作用远不如猪和犬重要。人带菌时间短,排菌量小,人尿为酸性不宜钩体生存,故一般认为人作为传染源的意义不大。

(二)传播途径

主要是接触传播。带菌尿污染环境,钩端螺旋体通过皮肤黏膜细微破损处感染;亦可通过消化道、呼吸道黏膜受染。亦可经母婴传播,引起流产或死胎。

(三)人群易感性

普遍易感,感染后可获较强同型免疫力。但对不同型的仍易感。新入疫区的人易感性高且易发病。

(四)流行特征

本病遍及世界各地,热带、亚热带地区流行较为严重。我国以西南和南方各省多见。多在雨季、夏秋季,6~10月发病最多,但全年均可发生。青壮年农民发病率高,男性高于女性。具有三种流行类型即稻田型、雨水型和洪水型。

【发病机制与病理】

钩体侵入人体后,经淋巴管或直接进入血流繁殖产生毒素,形成钩体败血症,并侵入人体各脏器。大多数钩端螺旋体病除全身中毒反应外,常无明显的脏器损害表现,少数严重者可出现肺出血、黄疸、肾损害、脑膜脑炎等表现。

钩体病的基本病变是全身毛细血管中毒性损伤,重者则可有内脏与组织的病变。双肺可呈弥漫性出血病变;肝细胞呈退行性病变及坏死、炎性细胞浸润导致黄疸、出血倾向及肝功能损害;肾脏肿大,肾小管呈退行性病变和坏死,肾间质内有炎性细胞浸润;骨骼肌(特别是腓肠肌)肿胀,肌纤维变性、出血、坏死;心肌呈退行性变和出血;脑膜及脑实质充血,有出血灶和炎性细胞浸润。

【临床表现】

潜伏期为 1～2 周,长至 28 日,短至 2 日。典型的临床经过可分为早期、中期和后期。

(一)早期(钩体败血症期)

在起病后 3 日内,为早期钩体败血症阶段,主要为全身感染中毒表现。以早期中毒症候群为特点,表现为三症状,即发热、肌肉酸痛(腓肠肌和腰背酸痛较明显)、身软(全身乏力、肢体软弱),和三体征,即眼红(眼结膜充血)、腿痛(腓肠肌压痛、重者拒压)和淋巴结肿大(急起腹股沟、腋下淋巴结肿大与病痛、红肿)等。

(二)中期(器官损伤期)

其表现因临床类型而异。

1.流感伤寒型

无明显脏器损害,是早期临床表现的继续,病程一般 5～10 日,此型最多见。

2.肺出血型

于病程 3～4 日开始,病情加重而出现不同程度的肺出血。

(1)肺出血轻型　痰中带血或咯血,肺部无明显体征或少许啰音,X 线胸片仅见肺纹理增多、点状或小片状阴影。

(2)肺弥漫性出血型　是目前钩体病死亡的主要原因。起病后 3～4 日出现大出血,也可起病后迅速发生。其进展可分为 3 期:先兆期表现为气促、心慌、烦躁、呼吸、脉搏进行性增快,肺部呼吸音增粗,双肺可闻及散在而逐渐增多的湿啰音;出血期出现极度烦躁、气促发绀,有窒息和恐惧感,呼吸、心率显著加快,第一心音减弱或呈奔马律,双肺满布湿啰音,多数有不同程度的咯血;垂危期表现为神志不清或昏迷,呼吸不规则,高度发绀,大量咯血,继而可在口鼻涌出不凝泡沫状血液,迅即窒息而死亡。

3.黄疸出血型

此型又称外耳病(Weil's disease),于病程 4～8 日后出现进行性加重的黄疸、出血和肾损害,表现为乏力、食欲缺乏、恶心、厌油及呕吐等肝炎症状,有黄疸、肝脾肿大及肝功能异常。重度黄疸者有明显出血及肝性脑病,可发展为肝、肾衰竭甚至死亡,与暴发型病毒性肝炎的表现及预后相似。

4.脑膜脑炎型

表现为剧烈头痛、呕吐、烦躁、颈抵抗,凯尔尼格征、布鲁津斯基征阳性等脑膜炎表现,以及嗜睡、神志不清、谵妄、瘫痪、抽搐与昏迷等脑炎表现。严重者可发脑水肿、脑疝及呼吸衰竭。

以脑膜炎表现为主者预后较好;脑膜脑炎者一般病情重,预后较差。

(三)后期(恢复期)

多数患者病情逐渐恢复而愈,少数患者出现后发症。

1.后发热

热退后1～5日,再次出现发热,38℃左右,不需治疗,经1～3日可自行消退。

2.眼后发症

多发生于波摩那群钩体感染,退热后1周至1个月出现。以葡萄膜炎、虹膜睫状体炎常见。

3.反应性脑膜炎

少数患者在后发热的同时出现脑膜炎表现,但脑脊液检查正常,预后良好。

4.闭塞性脑动脉炎

病后半月至5个月出现,表现为偏瘫、失语、多次反复短暂肢体瘫痪。脑血管造影证实有脑基底部多发性动脉狭窄。

【实验室检查】

(一)血常规检查

血白细胞总数和中性粒细胞轻度增高或正常,血沉增高。

(二)血清学检查

用显微凝集试验检测血清中存在特异性抗体,一般在病后1周出现阳性,15～20日达高峰。第1次凝集效价≥1：400,或早、晚期两份血清比较,效价增加4倍即有诊断意义。用酶联免疫吸附试验检测脑脊液中的钩体1gM抗体,对早期诊断有重要价值。

(三)病原学检查

发病1周内抽血接种于柯氏培养基,28℃培养1～8周,阳性率20%～70%。由于培养时间长,对急性期患者帮助不大。应用聚合酶链反应(PCR)可特异、敏感、简便、快速检测全血、血清、脑脊液或尿液中的钩体DNA,具有早期诊断意义。

【诊断与鉴别诊断】

(一)诊断

1.流行病学资料

流行地区、流行季节,易感者在最近28日内有接触疫水或接触病畜史。

2.临床表现

早期主要有三症状(发热、肌肉酸痛、身软)和三体征(眼红、腿痛和淋巴结肿大),或在青霉素治疗过程中出现赫氏反应等。

3.实验室检查

特异性血清学检查或病原学检查阳性,可明确诊断。

(二)鉴别诊断

根据不同的临床类型进行鉴别。流感伤寒型需与上感、流感、伤寒、败血症等鉴别;肺出血型应与肺结核咯血和大叶性肺炎鉴别;黄疸出血型与急性黄疸型病毒性肝炎、肾综合征出血热、急性溶血性贫血相鉴别;脑膜脑炎型需与病毒性脑膜脑炎、化脓性脑膜炎、结核性脑膜炎等鉴别。

【治疗】

(一)一般治疗

早期卧床休息,给予易消化、高热量饮食,补充液体和电解质,高热酌情给予物理降温,并加强病情观察与护理。

(二)病原治疗

尽早应用有效抗生素。钩体对多种抗菌药物敏感。

(1)青霉素　为首选药物。常用剂量为 40 万 U,每 6～8 小时肌内注射 1 次,疗程 7 日。由于青霉素首剂后患者易发生赫氏反应,有人主张青霉素以小剂量肌内注射开始,首剂 5 万 U,4 小时后 10 万 U,渐过渡到每次 40 万 U。或者在应用青霉素的同时静脉滴注氢化可的松 200mg,以避免赫氏反应。

(2)庆大霉素　对青霉素过敏者可改用庆大霉素,8 万 U,每 8 小时肌内注射 1 次,疗程同青霉素。

(3)四环素　0.5g,每 6 小时口服 1 次,疗程 5～7 日。

 ## 知 识 链 接

赫氏反应

赫氏反应全称为"赫克斯海默尔反应",是由奥地利皮肤学家发现的,是钩体病患者在接受首剂青霉素或其他抗生素后,可因大量钩体被杀死而且释放毒素引起临床症状的加重反应。患者出现高热、寒战、头痛、全身酸痛、血压下降,甚至休克等症状。

(三)对症治疗

1.赫氏反应

尽快使用镇静剂,以及静脉滴注或静脉注射氢化可的松。

2.肺出血型

及早使用镇静剂,及早给予氢化可的松缓慢静脉注射,对严重者,每日用量可达 1 000～2 000mg。根据心率、心音情况,可给予强心药毛花苷 C。应注意慎用升压药和提高血容量的高渗溶液,补液不宜过快过多,以免加重出血。

3.黄疸出血型

可按病毒性肝炎的治疗。如有肾衰竭,可参照急性肾衰竭治疗。

4.后发症

闭塞性脑动脉炎给予大剂量青霉素联合肾上腺糖皮质激素治疗及血管扩张药物治疗等。

【预后】

本病病情轻重不等,轻症者预后良好;起病 2 日内接受抗生素对症治疗,恢复快,病死率低。重症者,如肺弥漫性出血型,肝、肾衰竭或未得到及时正确处理者,其预后不良,病死率高。葡萄膜炎与脑内动脉栓塞者,可遗留长期眼部和神经系统后遗症。

【预防】

(一)控制传染源

灭鼠是重要措施。疫区在流行前一个月,猪予以疫苗注射。消灭野犬,拴养家犬,进行检疫。

(二)切断传播途径

保护好饮用水源和食物清洁,防止被污染。防洪排涝,收割前放干田中积水。对猪畜的饲养场所,应搞好环境卫生和消毒。流行季节避免在河塘玩水或游泳。

(三)保护易感人群

1. 预防接种

在常年流行地区采用多价钩体菌苗接种,接种后 1 个月左右产生免疫力,该免疫力可保持 1 年左右。

2. 药物预防

对高危人群,可服用多西环素预防,0.2g,每周 1 次。

第十四节 钩 虫 病

钩虫病(ancylostomiasis,hookworm disease)是由十二指肠钩虫和(或)美洲钩虫寄生于人体小肠所引起的疾病。临床以贫血、营养不良、胃肠功能失调、劳动力下降为主要表现。轻者可无症状,称钩虫感染,重者可致儿童营养不良、发育障碍和心功能不全等。

【流行病学】

(一)传染源

主要是患者和钩虫感染者。

(二)传播途径

以皮肤接触感染为主。人体感染主要是钩蚴经皮肤而感染,亦可生食含钩蚴的蔬菜、黄瓜等经口腔黏膜侵入体内。住宅附近地面被钩蚴污染,是儿童感染的主要途径。

(三)人群易感性

普遍易感。以青壮年农民感染率高,儿童较少,男性高于女性,而且可重复感染。

(四)流行特征

本病流行很广,几乎遍及全球,尤以热带和亚热带地区最普遍。农村感染率明显高于城市,夏秋季多见。

【发病机制与病理】

1. 皮肤损害

丝状蚴侵入皮肤后数分钟至 1 小时内,局部皮肤出现红色丘疹,1~2 日出现充血、水肿以及细胞浸润的炎症反应。感染后 24 小时,大多数幼虫仍滞留在真皮层及皮下组织内,然后经淋巴管或微血管到达肺部。

2. 肺部病变

当钩虫幼虫穿过肺微血管到达肺泡时引起出血和炎症。感染严重者可产生支气管肺炎。

当幼虫沿支气管向上移行至咽部,引起支气管炎与哮喘。

3. 小肠病变

钩虫口囊咬附小肠黏膜绒毛,摄取黏膜上皮、血液、肠液为食,且不断更换吸附部位,并分泌抗凝物质,引起吸附口渗血,渗血量远比吸血量为多。慢性失血是钩虫病贫血的主要原因。长期严重缺铁性贫血可引起心肌脂肪变性、心脏扩大、骨髓显著增生、指甲扁平、反甲、毛发干燥脱落和食管与胃黏膜萎缩等病理变化。儿童严重感染可引起生长发育障碍。

【**临床表现**】

轻度感染大多数无临床症状,感染较重者可出现轻重不一的临床表现,可分为幼虫和成虫所致的两个不同的阶段。

(一)幼虫所致的临床表现

主要是钩蚴性皮炎和呼吸系统症状。皮炎多发生于手指和足趾间、足缘、下肢皮肤或臀部,产生红色点状疱丘疹,奇痒。钩虫所致皮炎俗称"地痒疹"或"粪毒"等。一般3~4日后炎症消退,7~10日后皮损自行愈合。重复感染又可发生钩蚴皮炎,若皮肤抓破,可继发细菌感染。

由于大量钩蚴移行至肺部,患者可出现咳嗽、咳痰、咽部发痒等症状,尤以夜间为甚。重者痰中带血,伴有阵发性哮喘、声音嘶哑等症状与低热,持续数周。肺部检查可闻干啰音或哮鸣音,胸部 X 线检查显示肺纹增粗或点片状浸润阴影,数日后自行消退。

(二)成虫所致的临床表现

主要是消化道症状和血液、循环系统症状。患者感染后出现腹部隐痛不适、食欲减退、消化不良、腹泻、消瘦、乏力等。重度感染者常有异嗜癖,如食生米、泥土等。偶有发生消化道出血者,表现为持续黑便,常被误诊为十二指肠溃疡出血。贫血是钩虫病的主要症状。重度感染后逐渐出现进行性贫血,表现为头昏、眼花、耳鸣、乏力,劳动后心悸与气促,患者脸色蜡黄,表情淡漠。心前区收缩期杂音,血压偏低,脉压增大,心脏扩大,甚至出现心力衰竭。重症贫血伴低蛋白血症者,常有下肢水肿,甚至出现腹水与全身水肿。

孕妇钩虫病易并发妊娠高血压综合征。在妊娠期由于需铁量增加,钩虫感染更易发生缺铁性贫血,引起流产、早产或死胎,新生儿死亡率增高。

【**实验室和其他检查**】

(一)血常规

常有不同程度贫血,属低色素性小细胞贫血,白细胞数大多正常,网织红细胞数正常或轻度增高,嗜酸粒细胞数略增多,严重贫血患者嗜酸粒细胞数常不增多。

(二)粪便检查

粪便隐血试验阳性。直接涂片和饱和盐水漂浮法可查见钩虫卵,虫卵计数可测定钩虫感染的程度,钩蚴培养法鉴别虫种,掏虫法主要用于新药驱虫的疗效考核。

(三)骨髓象

显示造血旺盛现象,但红细胞发育受阻于幼红细胞阶段,中幼红细胞显著增多。骨髓游离含铁血黄素与铁粒细胞减少或消失,当骨髓内贮铁耗尽,血清铁显著降低时,才出现周围血中血红蛋白明显减少。

(四)胃、肠镜等物理检查

胃、肠镜检查时在十二指肠、盲肠等有时可见活的虫体。胃肠道钡餐 X 线检查常可见十二指肠下段和空肠上段黏膜纹理紊乱、增厚、蠕动增加,被激惹而呈节段性收缩现象等。

【诊断与鉴别诊断】

(一)诊断

在流行区有赤足下田和"粪毒"史以及贫血等临床表现,应怀疑钩虫病。通过粪便检查有钩虫卵者即可确诊。

(二)鉴别诊断

钩虫患者有上腹隐痛,尤其有黑便时应与十二指肠溃疡、慢性胃炎等相鉴别,胃肠钡餐与胃镜检查有助于鉴别诊断。钩虫病贫血需与其他原因引起的贫血相鉴别,如妊娠期因生理性铁质需要增加而摄入不足以及其他原因胃肠道慢性失血所致的贫血等。凡是失血程度与粪便虫卵不相称时,应寻找其他原因。

【治疗】

(一)驱虫治疗

目前国内外广泛使用的阿苯达唑和甲苯达唑,具有杀死成虫和虫卵的作用,但驱虫作用缓慢。阿苯达唑剂量为 400mg,每日 1 次,连服 2～3 日。甲苯达唑为 200mg,每日 1 次,连续 3 日,2 岁以上儿童与成人剂量相同,1～2 岁儿童剂量减半。还有复方甲苯达唑和复方阿苯达唑药物治疗。

(二)对症治疗

1. 钩蚴皮炎

在感染后 24 小时内局部皮肤可用左旋咪唑涂肤剂或 15％阿苯达唑软膏,每日 2～3 次涂擦,重者连续用 2 日。皮炎广泛者口服阿苯达唑,每日 10～15mg/kg,分 2 次服,连续 3 日。

2. 贫血

补充铁剂,改善贫血。贫血严重者,给予小量输血。

【预防】

(一)管理传染源

消灭传染源,流行区每年冬季进行普查普治,对重点人群,如对中小学学生,用复方甲苯达唑或阿苯达唑每年进行驱虫,效果较好,有利于阻断钩虫病的传播。

(二)切断传播途径

加强粪便管理,推广粪便无害化处理。改变施肥和耕作方法,尽量避免赤足与污染土壤密切接触,防止钩蚴侵入皮肤。注意饮食卫生,防止钩蚴经口感染。

(三)保护易感人群

重点在于宣传教育,提高对钩虫病的认识,在钩虫病感染率高的地区开展集体驱虫治疗。目前预防钩虫感染的疫苗尚处于研制中。

第十五节　蛲　虫　病

蛲虫病（enterobiasis）是由蠕形住肠线虫寄生于人体肠道而引起的传染病，常见于儿童，主要症状为肛门周围和会阴部瘙痒。

【流行病学】

（一）传染源

人是唯一自然宿主，患者是传染源。

（二）传播途径

1.直接感染

虫卵多通过肛门、经手-口感染，为自身感染。

2.间接感染

虫卵经生活用品及受污染的食品而感染。

3.吸入感染

虫卵可漂浮于空气尘埃中，从口鼻吸入咽下而感染。

4.逆行感染

虫卵在肛门周围孵化，幼虫从肛门爬回肠内而感染。

（三）易感人群

人对本病普遍易感，但以儿童感染率高，有家庭聚集性。

（四）流行特征

蛲虫病为世界性疾病，发展中国家的发病率高于经济发达的国家；温带、寒带地区感染率高于热带，尤以居住拥挤、卫生条件差的地区多见。男女感染率无显著差异。

【发病机制与病理】

蛲虫头部可刺入肠黏膜，偶尔可深入黏膜下层，引起炎症及微小溃疡。由于蛲虫寄生期短暂，故肠黏膜病变轻微。蛲虫偶尔可穿破肠壁，侵入腹腔或阑尾，诱发急性或亚急性炎症反应。极少数女性患者可发生异位寄生，如侵入阴道、子宫、输卵管等，引起相应部位的炎症。雌虫在肛门周围爬行、产卵导致局部瘙痒，长期慢性刺激及搔抓产生局部皮肤损伤、出血和继发感染。

 知识链接

蛲虫

蛲虫是一种白色细小的线虫，最长者也不超过 1.5 厘米，外观很像是线头。在肠道内寄生，一般患者肠内平均有成虫数 10 条，重者可高达数千甚至上万条。

【临床表现】

主要症状为肛门周围和会阴部瘙痒，以夜间为甚。由于搔抓致局部炎症、破溃和疼痛。儿童患者常有睡眠不安、夜惊、磨牙等表现，有时有食欲下降、腹痛、恶心等消化道症状。侵入尿道可出现尿急、尿频、尿痛与遗尿。侵入生殖道可引起阴道分泌物增多和下腹疼痛不适。偶尔蛲虫可经子宫与输卵管侵入盆腔,形成肉芽肿,易误诊为肿瘤。

【实验室检查】

(一)成虫检查

根据雌虫的生活习性,于患者入睡后 1～3 小时,可在其肛门、会阴、内衣等处找到成虫,反复检查可确诊。

(二)虫卵检查

最常用棉签拭子法及透明胶纸粘贴法。一般于清晨便前检查,连续检查 3～5 次,检出率可接近 100%。由于雌虫多不在肠道内产卵,因此粪虫卵检出率小于 50%。

【诊断】

凡有肛门周围及会阴部瘙痒者均应考虑蛲虫病。家庭内曾有蛲虫感染病例的异位损害患者,也应想到蛲虫病的可能,确诊需查到成虫或虫卵。

【治疗】

(一)内服药

可选用以下药物之一进行治疗。

1. 阿苯达唑

儿童 200mg 顿服,2 周后重复一次,几乎可全部治愈。

2. 甲苯咪唑

成人与儿童剂量相同,剂量为 100mg/d,连服 3 日。

3. 噻嘧啶、双萘羟酸噻嘧啶(抗虫灵)

小儿 30mg/kg,成人每次 1.2～1.5g,睡前顿服,疗效 80% 以上,2 周重复一次。

(二)外用药物

使用外用药物,如蛲虫膏、2% 白降汞软膏涂于肛门周围,具有杀虫止痒作用。

【预防】

(一)控制传染源

发现集体性儿童机构或家庭内感染者,应进行蛲虫感染普查普治,7～14 日重复检查,对阳性者再行治疗一次,以消除传染源。

(二)切断传播途径

切断传播途径是防治的基本环节之一。要加强个人卫生防护,对污染物品要进行彻底消毒处理。

第十六节　蛔　虫　病

蛔虫病(ascariasis)是由似蚓蛔线虫寄生于人体小肠或其他器官所引起的慢性传染病。临床常无明显症状,部分患者有腹痛和肠道功能紊乱表现。除肠蛔虫症外,还可引起胆道蛔虫症、蛔虫性肠梗阻等严重并发症。

【流行病学】

（一）传染源

人是蛔虫的唯一终宿主，患者和蛔虫感染者是传染源。

（二）传播途径

感染性虫卵经口进入人体，污染的土壤、蔬菜、瓜果等是主要媒介。

（三）人群易感性

普遍易感，学龄期儿童感染率高。使用未无害化处理的人粪施肥的农村，人口感染率达50％。生食蔬菜习惯者易感染。

（四）流行特征

本病是最常见的蠕虫病，世界各地温带、亚热带及热带均有流行，发展中国家发病率高。儿童发病率较成人高，农民发病率非常高，无性别差别，无明显季节性。

【发病机制与病理】

吞入感染期虫卵后，在小肠孵出幼虫，随血流经肺时其代谢产物和幼虫死亡可产生炎症反应。幼虫损伤毛细血管导致出血及细胞浸润，严重感染者肺病变可融合成片状，支气管黏膜也有嗜酸性粒细胞浸润、炎性渗出与分泌物增多，导致支气管痉挛与哮喘。成虫寄生在小肠内，以空肠及回肠为主，虫体可分泌消化物质附着在肠黏膜，可引起上皮细胞脱落或轻度炎症反应。大量成虫可缠结成团引起不完全性肠梗阻。蛔虫钻孔可导致异位性损害及相应表现，如胆道蛔虫症、胰管蛔虫症、阑尾蛔虫症等，胆道蛔虫症可并发急性胰腺炎或慢性胰腺炎。蛔虫卵和蛔虫碎片可能与胆石成因有关。

【临床表现】

人感染蛔虫后，大多数无临床症状，称蛔虫感染。儿童、体弱或营养不良者易出现症状。

（一）蛔虫蚴移行症

短期内吞食大量感染期性虫卵者，蛔虫蚴移行于肺时有低热、咳嗽或哮喘样发作，无痰或少痰，偶有血丝。双肺可闻及干啰音。胸片可见肺门阴影增粗、肺纹理增多，可见点状、絮状炎症浸润影。

（二）肠蛔虫症

多数病例无症状，少数出现腹痛与脐周压痛. 有时呈绞痛，不定时反复发作。严重感染者有食欲减退、体重下降与贫血等。可从大便中排出蛔虫。

（三）异位蛔虫症

蛔虫离开寄生的主要部位至其他器官引起相应病变与临床表现称为异位蛔虫症。除了常见的胆道蛔虫症、胰管蛔虫症、阑尾蛔虫症以外，蛔虫还窜入脑、眼、耳鼻喉、气管、支气管、胸腔、腹腔、泌尿生殖道等。可引起头痛、失眠、智力发育障碍，严重时出现癫痫、脑膜刺激征或昏迷。蛔虫性脑病多见于幼儿，经驱虫治疗后病情多迅速好转。

（四）过敏反应

蛔虫的代谢产物可引起宿主的肺、皮肤、结膜、肠黏膜过敏，表现为哮喘、荨麻疹、结膜炎或腹泻等。

【实验室检查】

(一)血常规

幼虫移行、异位蛔虫症及并发感染时血白细胞和嗜酸性粒细胞增多。

(二)粪便检查

粪涂片或饱和盐水漂浮法可查到虫卵。改良加藤法虫卵查出率较高。

 知识链接

改良加藤法

又称厚涂片透明法,是利用粪便定量或定性厚涂片,以增加视野中虫卵数,可作虫卵定量检查。经甘油和孔雀绿处理,使粪膜透明,从而使粪渣与虫卵产生鲜明的对比,便于光线透过和镜检。孔雀绿则使视野光线变得柔和,以减少眼睛的疲劳,适用于检查各种蠕虫卵。该方法简便,操作过程中虫卵不会散失,效果较好。过硬和过稀的粪便不宜使用本法。

【诊断】

根据流行病学史、咳嗽、哮喘样发作、肺部炎症、嗜酸性细胞增高、腹痛等表现,应注意蛔虫病可能性。近期有排虫或吐虫者,粪便查见蛔虫卵均可确诊。出现胆绞痛、胆管炎、胰腺炎时应注意异位蛔虫症的可能,B超及逆行胰胆管造影有助于诊断。蛔虫性肠梗阻多见于儿童,腹部条索状肿块,影像学发现蛔虫阴影即可诊断。

【治疗】

(一)驱虫治疗

苯咪唑类药物谱广、高效、低毒,常用阿苯达唑和甲苯咪唑。阿苯达唑 400mg,一次顿服,虫卵阴转率达 90%。甲苯咪唑 200mg/次,每日 1~2 次,疗程 1~2 日。成人每日顿服广谱驱虫药伊维菌素 6mg(100μg/kg),治愈率接近 100%。成人每日顿服广谱驱虫药三苯双脒 300mg,治愈率达 95% 以上。

(二)异位蛔虫症及并发症的治疗

胆道蛔虫症以解痉止痛、驱虫、抗感染治疗为主;蛔虫性肠梗阻可服豆油或花生油。虫团松解后再驱虫治疗,上述措施无效应及时手术治疗。阑尾蛔虫病、急性化脓胆管炎、肝脓肿、出血性坏死性胰腺炎均需及早外科治疗。

【预防】

培养良好的卫生习惯,尤其在儿童、托幼机构、学校应广泛开展卫生知识宣传。做到饭前、便后洗手,不吃未洗净的蔬菜、瓜果。在学校、托幼机构实行普查普治。对粪便进行无害化处理,有利于控制蛔虫病。

第十七节　日本血吸虫病

日本血吸虫病(schistosomiasis japonica)是日本血吸虫寄生于门静脉系统所引起的疾病。由皮肤接触含尾蚴的疫水而感染,急性期患者有发热、腹痛、腹泻或脓血便,肝大与压痛等。慢性期以肝脾大或慢性腹泻为主。晚期则以门静脉周围纤维化病变为主,可发展为肝硬化、巨脾与腹水等。

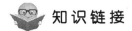 **知识链接**

血吸虫病

血吸虫病是由血吸虫寄生于人体所致的疾病。寄生于人体的血吸虫主要有五种,即日本血吸虫、曼氏血吸虫、埃及血吸虫、间插血吸虫与湄公血吸虫,我国只有日本血吸虫病一种。血吸虫病是一严重危害人类健康的人兽共患病,目前全球约 2 亿人受感染。根据 2004 年疫情调查统计,我国血吸虫病患者数为 84.2 万,其中晚期患者为 2.8 万人。

【流行病学】

(一)传染源

本病是人畜共患病,患者和保虫宿主是传染源。保虫宿主种类较多,主要有牛、猪、犬、羊、马、狗、猫及鼠类等。

(二)传播途径

必须由三个环节构成:虫卵随粪便入水、钉螺的存在,以及人畜接触疫水。

(三)易感人群

人群普遍易感。以男性青壮年农民和渔民感染率最高。

(四)流行特征

男多于女,夏秋季感染机会最多。感染后有部分免疫力,儿童及非流行区人群如遭受大量尾蚴感染,易发生急性血吸虫病。有时为集体感染而发病,呈暴发流行。

【发病机制与病理】

血吸虫的尾蚴、幼虫、成虫及虫卵均可引起病变。尾蚴穿过皮肤可引起局部速发与迟发两型变态反应。幼虫移行于肺时,引起肺点状出血和细胞浸润,出现发热、咳嗽、荨麻疹及血中嗜酸性粒细胞增多等临床表现,此与虫体代谢产物或崩解物引起的变态反应有关。

慢性血吸虫病的主要病变由虫卵引起。含毛蚴的虫卵释放的抗原物质称为虫卵可溶性抗原,此种抗原可诱发肉芽肿形成,其发生可能为抗原抗体复合物所介导。成虫主要寄生在肝内门静脉系统分支,移行至肠系膜下静脉与痔静脉内产卵,其虫卵沉着于肠壁黏膜下层,并可顺门静脉血流至肝内门脉小分支,故肝脏和结肠的病变最为显著。

在严重感染情况下,幼虫可达异常部位,成熟产卵,产生产卵肉芽肿性异位损害。

1.**结肠**

主要病变在直肠、乙状结肠与降结肠。早期为黏膜充血水肿、片状出血,黏膜有浅表溃疡等。慢性患者由于纤维组织增生,肠壁增厚,可引起肠息肉和结肠狭窄。肠系膜增厚与缩短,淋巴结肿大与网膜缠结成团,形成痞块,可发生肠梗阻。虫卵沉积于阑尾,易诱发阑尾炎。

2.**肝脏**

早期肝大,表面可见粟粒样黄褐色虫卵结节;晚期肝内门静脉分支的虫卵结节形成纤维组织,产生门静脉阻塞,因血循环障碍,导致肝细胞萎缩,从而引起肝硬化。由于门静脉细支阻塞,引起门静脉高压。

3.**异位损害**

以肺与脑较为多见。肺部病变为间质性虫卵肉芽肿伴周围肺泡炎性浸润。脑部虫卵肉芽肿病变以顶叶与颞叶多见。

【临床表现】

潜伏期一般为30~60日,平均40日。临床表现复杂而多样化,轻重不一。我国现将血吸虫病分以下四型。

(一)急性血吸虫病

在接触疫水后数小时至2~3日内,尾蚴侵入皮肤处可出现有痒感的红色点状丘疹称为尾蚴性皮炎。

1.发热

患者均有发热,以间歇型、弛张型为多见,早晚波动大。重者可有缓脉、消瘦、贫血、营养不良和恶病质等,甚至死亡。

2.过敏反应

以荨麻疹为多见,持续数日至1~2周,还可有血管神经性水肿、淋巴结肿大、出血性紫癜和支气管哮喘等。血嗜酸性粒细胞显著增多。

3.消化道症状

腹痛、腹泻多见,腹泻初为稀水便,继则出现脓血、黏液,热退后腹泻次数减少。

4.肝脾大

90%以上患者进行性肝肿大伴压痛,左肝大较显著。半数患者轻度脾大。

(二)慢性血吸虫病

在急性症状消退而未经治疗或疫区反复轻度感染而获得部分免疫力者,病程经过半年以上,称慢性血吸虫病,病程可长达10~20年甚至更长。临床表现以隐匿型间质性肝炎或慢性结肠炎为主。轻者无症状,仅粪便中发现虫卵。

(三)晚期血吸虫病

为慢性血吸虫病的继续和发展,根据其主要表现,又可分为以下四型。各种类型可单独或合并存在。

1.巨脾型

最常见,脾进行性增大,下缘可达盆腔,质硬,表面光滑,可有压痛。常伴有脾功能亢进征。

2.腹水型

是严重肝硬化的表现。患者感腹胀、乏力,腹部膨隆,腹壁静脉曲张,脐疝和巨脾。下肢高度水肿,呼吸困难,难以进食。常因上消化道出血、肝性脑病或感染死亡。

3.结肠肉芽肿型

以结肠病变为主。表现为腹痛、腹泻、便秘,或腹泻与便秘交替出现。左下腹可触及肿块,有压痛。易发生癌变。

4.侏儒型

少见。为幼年时反复感染血吸虫,其脑垂体功能减退,生长发育障碍。患者身材矮小,面容苍老,智力多正常,缺乏第二性征,俗称"小老人"。

(四)异位血吸虫病

1.肺型血吸虫病

为虫卵沉积引起的肺间质性病变。表现为轻度咳嗽与胸部隐痛、痰少,咯血罕见,肺部体征不明显。

2.脑型血吸虫病

以青壮年多见。急性期表现类似脑膜脑炎,如嗜睡、意识障碍、脑膜刺激征和锥体束征阳性等。慢性型以癫痫发作为主,尤以局限性癫痫为多见。

【并发症】

(一)上消化道出血

为晚期患者重要并发症,发生率10%左右。出血部位多为食管下端和胃底冠状静脉,多由机械损伤、用力过度等而诱发,表现为呕血和黑便。

(二)肝性脑病

晚期患者并发肝性脑病多为腹水型,多由于大出血、大量放腹水、过度利尿等诱发。

(三)感染

由于患者免疫功能减退、低蛋白血症、门静脉高压等,极易并发感染,如病毒性肝炎、伤寒、腹膜炎、沙门菌感染、阑尾炎等。

(四)肠道并发症

血吸虫病的严重结肠病变可引起肠腔狭窄而致不完全性肠梗阻,以乙状结肠与直肠为多。结肠肉芽肿型可并发结肠癌。

【实验室和其他检查】

(一)血常规

急性期白细胞总数在 $10\times10^9/L$ 以上,嗜酸性粒细胞显著升高。慢性期嗜酸性粒细胞仍可增高,晚期可因脾功能亢进,全血细胞减少。

(二)粪便检查

粪便内查到虫卵和孵出毛蚴可确诊。

(三)肝功能试验

急性血吸虫病患者血清中球蛋白增高,血清 ALT、AST 轻度增高。晚期患者血清蛋白明显减少,A/G 比例下降或倒置。

(四)免疫学检查

方法较多,包括皮内试验、环卵沉淀试验、间接血凝试验等,敏感性与特异性较高,采血微量与操作简便。但不能区别既往感染与现症患者,并有假阳性、假阴性等缺点。

(五)直肠黏膜活检

是血吸虫病原诊断方法之一。通过直肠或乙状结肠镜,自病变处取米粒大小黏膜,置光镜下压片检查有无虫卵。

(六)肝影像学检查

可行肝脏 B 超和 CT 扫描,判断肝纤维化及肝硬化程度。

【诊断与鉴别诊断】

(一)诊断

1.流行病学资料

有在流行区与疫水接触史。

2.临床特点

具有急性或慢性、晚期血吸虫病的症状和体征,如发热、荨麻疹、皮炎、腹痛、腹泻、肝脾大等。

3.实验室检查

结合寄生虫学与免疫学检查指标进行诊断。粪便查到活卵或孵出毛蚴或结肠及直肠黏膜活组织检出活虫卵是确定诊断的依据。

(二)鉴别诊断

急性血吸虫病可误诊为伤寒、阿米巴肝脓肿、粟粒性结核等。血象中嗜酸性粒细胞显著增多有重要鉴别价值。慢性血吸虫病肝脾大型应与无黄疸型病毒性肝炎鉴别,后者乏力、食欲减退,肝区疼痛与肝功能损害均较明显。血吸虫病患者有腹泻、便血、粪便孵化阳性,而且毛蚴数较多,易与阿米巴痢疾、慢性菌痢鉴别。晚期血吸虫病与门脉性及坏死后肝硬化的鉴别,前者常有慢性腹泻、便血史,门静脉高压引起巨脾与食管下段静脉曲张较多见,肝功能损害较轻、黄疸、蜘蛛痣与肝掌较少见,但仍需多次病原学检查与免疫学检查才能鉴别。此外,在流行区的癫痫患者均应除外脑血吸虫病的可能。

【治疗】

(一)病原治疗

目前治疗血吸虫病的首选药物是吡喹酮,其高效、低毒、给药方便、适应证广,可用于各期各型血吸虫病患者。

1.急性血吸虫病

总剂量为 120mg/kg,6 日服完,其中 50% 必须在前两天服完,体重超过 60kg 者按 60kg 计算。

2.慢性血吸虫病

成人总剂量为 60mg/kg,两天内分四次服完,儿童体重在 30kg 以内者总量可按 70mg/kg,30kg 以上者与成人相同剂量。

3.晚期血吸虫病

肝功能尚佳者,按慢性血吸虫病治疗;若肝功能差、年老、体弱或有其他并发症者可适当减少总剂量或延长疗程,以免引起严重心律失常。

(二)对症治疗

1.急性期血吸虫病

需住院治疗,宜卧床休息、补充营养并行一般支持疗法。

2.慢性和晚期血吸虫病

除一般治疗外,应及时治疗并发症,改善体质,加强营养,巨脾、门脉高压、上消化道出血等患者可选择适当时机考虑手术治疗。有侏儒症时可短期、间隙、小量给以性激素和甲状腺素制剂。

【预后】

急性患者如及时进行有效抗病原治疗是可治愈的。慢性早期患者接受抗病原治疗后绝大多数患者症状消失,体力改善,粪及血清学检查转阴,并可长期保持健康状态。晚期患者虽经抗病原治疗,但肝硬化难以恢复,预后较差。

【预防】

(一)控制传染源

在流行区每年对患者、病畜进行普查普治。

(二)切断传播途径

灭螺是预防措施中的关键,可采取物理灭螺法(如土埋法等)与化学灭螺法,反复进行。粪便做到无害化处理,保护水源,改善用水。

(三)保护易感人群

严禁在疫水中戏水、游泳。接触疫水时应穿着防护衣裤和使用防尾蚴剂等。

第十八节 肠绦虫病

肠绦虫病(intestinal cestodiasis)是由各种绦虫寄生于人体小肠所引起的疾病。常见有猪带绦虫和牛带绦虫。人多因进食含活囊尾蚴的猪肉或牛肉而感染。

【流行病学】

(一)传染源

猪或牛带绦虫病患者粪便中排出的虫卵对其本人及周围人群均有传染性,可使中间宿主猪或牛感染囊尾蚴病,鼠是短膜壳绦虫的保虫宿主,故患者和鼠均是其传染源。

(二)传播途径

人因食入含活囊尾蚴的未经煮熟的猪肉或牛肉而感染。亦可因生尝肉馅、生肉,吃火锅肉片,未熟透烤肉,生熟食炊具不分致熟食被污染而感染。

(三)人群易感性

普遍易感。以青壮年农民居多,男多于女,短膜壳绦虫病以儿童多见。

(四)流行情况

猪带绦虫病散发于华北、东北、西北一带,地方性流行仅见于云南;牛带绦虫病常呈地方性流行,主要在西南各省及西藏、内蒙、新疆等地;短膜壳绦虫病主要见于华北和东北地区。

【发病机制与病理】

猪带绦虫与牛带绦虫以小钩和(或)吸盘吸附于小肠黏膜上,引起局部损伤和炎症。很少引起严重病理改变。但多条绦虫寄生偶可因虫体结团造成部分性肠梗阻。短膜壳绦虫寄生于人体小肠,其头节吸盘、小钩及体表的微毛对肠黏膜均有明显损伤,成虫可致肠黏膜坏死、出血、浅表溃疡,幼虫可致肠微绒毛肿胀引起小肠吸收与运动功能障碍。

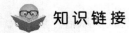 知识链接

米猪肉、豆肉

成熟的囊尾蚴约米粒大小,外有乳白色、半透明的囊膜,内含液体及内陷的头节。含囊尾蚴的猪肉俗称"米猪肉"或"豆肉"。

【临床表现】

大多数猪或牛带绦虫症状轻微,一般以粪便中出现白色带状妊娠节片为最初的唯一症状。半数患者上腹部或脐周出现腹痛,常伴恶心、呕吐、腹泻、食欲改变等消化系统症状,偶有神经过敏、失眠、磨牙、癫痫样发作与晕厥等神经精神系统症状。牛带绦虫妊娠节片蠕动能力强,常自患者肛门自行逸出,患者可有轻度肛痒。猪带绦虫病患者中有 2.3%～25%因自身感染而并发囊尾蚴病。短膜壳绦虫病症状较轻,但感染严重时,特别是儿童患者,常有头晕、失眠、烦躁、易激动、惊厥、腹痛、腹泻、恶心、食欲下降、轻度乏力等症状。

【并发症】

猪带绦虫病的主要并发症为囊尾蚴病,牛带绦虫病重要的并发症有肠梗阻与阑尾炎。

【实验室检查】

为绦虫病,检查妊娠节片内子宫分支数目及形状有助于鉴别虫种。

【诊断与鉴别诊断】

有进食含活囊尾蚴的未经煮熟的猪肉或牛肉史,粪便或肛拭涂片检查发现绦虫卵时即可确诊。应注意与各型绦虫病间的鉴别。

【治疗】

1.吡喹酮

首选药物,为广谱驱虫药物,对各种绦虫病疗效均好。猪或牛带绦虫病剂量为 15～20mg/kg,短膜壳绦虫按 25mg/kg,清晨空腹顿服。

2.苯咪唑类

甲苯咪唑剂量为每次 300mg,每日 2 次,疗程 3 日。阿苯达唑疗效优于甲苯达唑,剂量为每日 8mg/kg,疗程 3 日。孕妇不宜使用。

【预防】

(一)控制传染源

在流行区开展普查普治,对绦虫病患者进行早期和彻底驱虫治疗,加强人粪管理,防止猪牛感染。

(二)切断传播途径

大力开展卫生宣传教育,讲究个人卫生,不吃生的猪肉或牛肉,改变烹饪生熟不分的习惯,严格执行肉类检疫,禁止带囊尾蚴的肉类上市,在绦虫病地方性流行区,可对猪和牛采用氯硝柳胺进行预防性治疗。

第十九节 囊尾蚴病

囊尾蚴病(cysticercosis)又称囊虫病,是猪带绦虫的囊尾蚴寄生于人体各组织器官所致的

疾病,为较常见的人畜共患病。囊尾蚴主要寄生在人体皮下组织、肌肉、脑、眼、心脏等部位,其临床症状常因寄生部位及感染程度不同而异,其中以脑囊尾蚴病最为严重。

【流行病学】

(一)传染源

猪带绦虫病患者是囊尾蚴病的唯一传染源。

(二)传播途径

可因进食被猪带绦虫卵污染的蔬菜、生水和食物等而被感染(外源性异体感染);或因猪带绦虫病患者自身粪便中的虫卵污染手指带入口内而感染(外源性自身感染);或猪带绦虫病患者因呕吐引起胃肠道逆蠕动,使虫卵或妊娠节片返流入胃或十二指肠而感染(内源性自身感染)。

(三)人群易感性

普遍易感。以青壮年为主,男多于女,农民为多。

(四)流行特征

散发病例居多。农村高于城市,为我国北方较常见的人畜共患病。

【发病机制与病理】

病理变化根据囊虫寄生部分、数目、死活、局部炎症反应而不同。病变部位以脑、皮下组织、肌肉为多,但亦可累及其他脏器。脑囊虫病变以大脑皮层为多,是临床上癫痫发作的病理基础。也可从脉络膜丛进入脑室及蛛网膜下腔,使脑脊液循环阻塞产生脑积水,甚至形成脑疝。寄生在软脑膜者可致蛛网膜炎。寄生在椎管压迫脊髓可引起截瘫、感觉障碍、大小便潴留等。大量囊尾蚴在脑组织中可致炎症改变,充血、水肿、脑膜肥厚及粘连等。囊尾蚴在皮下和肌肉表现为囊虫结节,在眼部常寄生在视网膜、玻璃体、眼肌及眼结膜,引起视力障碍。

【临床表现】

潜伏期约为3个月至数年,5年内居多。临床表现因囊尾蚴寄生部位、数量及人体组织局部反应而不同。

(一)脑囊尾蚴病

占囊尾蚴病总数的60%～90%,临床表现多样化,可分为以下五型。

1. 癫痫型

最常见,以反复发作各种类型的癫痫为特征,多表现为单纯大发作,是唯一的首发症状。此外尚有失神、幻视、幻嗅、精神运动性兴奋及各种局限性抽搐和感觉异常。癫痫大发作出现频率较低,常在3个月以上甚至若干年才发作一次。

2. 颅内压增高型

较常见,以急性起病或进行性加重的颅内压增高为特征,表现为头痛、头晕、恶心、呕吐、视盘水肿或继发性视神经萎缩、听力下降,可突发脑疝。第四脑室内囊尾蚴病可出现活瓣综合征。

当患者头位急速改变时,颅内压骤增,患者出现突发眩晕、头痛、呕吐,甚至脑疝而猝死。

3. 脑膜炎型

以急性或亚急性脑膜刺激征为特点,常伴有发热、头痛以及眩晕、听力减退、耳鸣、共济失调、面神经麻痹等。长期持续或反复发作,脑脊液检查呈炎性改变。

4.痴呆型

脑实质内通常有密集的囊尾蚴包囊,多出现进行性加剧的精神异常及痴呆,极少数患者可因幻觉、迫害妄想而自杀。

5.脊髓型

少见,因囊尾蚴侵入椎管压迫脊髓所致,出现截瘫、感觉障碍、大小便潴留等。

 知识链接

活瓣综合征

活瓣综合征又称布伦斯综合征,即囊尾蚴悬于脑室壁,呈活瓣状,当患者头部急速改变时,囊尾蚴突然阻塞脑脊液通道而致颅内压骤增,患者突发眩晕、头痛、呕吐,甚至因突然循环呼吸障碍而猝死。

(二)眼囊尾蚴病

囊尾蚴多寄生于玻璃体及视网膜下,多为单眼感染,表现为视力下降、视野改变、结膜损害、虹膜炎、角膜炎等,重者可致失明。囊尾蚴存活时症状轻微,如虫体死亡则产生强烈刺激,可致视网膜炎、脉络膜炎、化脓性全眼炎等。

(三)皮下组织和肌肉囊尾蚴病

近 2/3 的囊尾蚴患者有皮下囊尾蚴结节,多呈圆形或卵圆形,数目少者 1~2 个,多者成百上千个,质硬而有弹性,无痛,与周围组织无粘连,多出现在头颈及躯干,四肢较少。结节可分批出现,亦可自行消失。

【实验室和其他检查】

(一)脑脊液

脑囊尾蚴患者表现为脑脊液压力增高,脑膜炎型颅内压也有所升高,脑脊液检查细胞数轻度增多,$(10\sim100)\times10^6$/L,以淋巴细胞增多为主,蛋白含量增高,糖和氯化物大多正常。

(二)免疫学检查

常用酶联免疫吸附试验(ELISA)和间接血凝试验(IHA)检测患者血清或脑脊液中的特异性 IgG 抗体和抗原等,但免疫学检查可有假阳性和假阴性结果。

(三)影像学检查

1.头颅 MRI 及 CT 检查

阳性率高达 80%~90%,能显示直径<1cm 的囊性低密度灶,注射对比增强剂后,病灶周围可见环行增强带为包膜与炎症水肿区,同时可见脑室扩大、钙化灶等,CT 可确诊大部分脑囊尾蚴病;头颅 MRI 因能区分死活囊尾蚴及易查见脑室内囊尾蚴而优于头颅 CT。

2.眼底镜、裂隙灯或 B 超检查

对疑诊眼囊尾蚴病患者应行眼底镜、裂隙灯或 B 超检查,若发现视网膜下或眼玻璃体内囊尾蚴蠕动,即可确诊。

(四)病理检查

皮下结节应常规做活组织检查,找到囊尾蚴可确诊。

【诊断与鉴别诊断】

（一）诊断

1.流行病学资料

是否来自流行区，有否进食生的或未熟透猪肉史，既往有无肠绦虫病史等。

2.临床表现

凡有癫痫发作、颅内压增高、皮下肌肉结节、精神障碍脑脊液有异常表现等，特别是有流行区逗留和生活史者应考虑本病。

3.实验室及影像学检查

皮下组织和肌肉囊尾蚴病通过皮下结节活组织病理切片检查即可确诊。用眼底镜、裂隙灯或 B 超检查可以发现眼囊尾蚴病。头颅 CT 或 MRI 检查及各项免疫学检查可有利于脑囊尾蚴病的确诊。

（二）鉴别诊断

脑囊尾蚴病应与原发性癫痫、结核性脑膜炎、隐球菌性脑膜炎、病毒性脑膜炎、脑血管疾病、神经性头痛等鉴别。皮下组织和肌肉囊尾蚴病应与皮脂囊肿、多发性神经纤维瘤、风湿结节、肺吸虫病皮下结节等鉴别。眼囊尾蚴病应与眼内肿瘤、眼内异物、葡萄膜炎、视网膜炎等鉴别。

【治疗】

（一）病原治疗

（1）阿苯达唑　本药对皮下组织和肌肉、脑囊尾蚴病均有良好疗效，为重型脑囊尾蚴病的首选药物。剂量按每日 15～20mg/kg，分 2 次口服，疗程 10 日，每隔 2～3 周重复 1 个疗程，一般需服 2～3 个疗程。

（2）吡喹酮　根据不同类型囊尾蚴病而采用不同治疗方案。治疗皮下和肌肉型总剂量为 120mg/kg，每天量分 3 次口服，连用 3～5 日为一疗程。治疗脑型总剂量为 200mg/kg，每天量分 3 次口服，连用 10 日为一疗程。

（二）对症治疗

对颅内压增高者，宜先用 20％甘露醇 250ml 静脉滴注，加用地塞米松 5～10mg，连用 3 日后再行病原治疗。对癫痫发作频繁者，可酌量使用地西泮、异戊巴比妥钠及苯妥英钠等药物。

（三）手术治疗

脑囊尾蚴病患者颅内压过高或有脑室通道梗阻时，应先行颅脑开窗减压术或脑室分流术，再给予药物治疗。眼囊尾蚴病应予手术摘除眼内囊尾蚴，以免虫体被药物杀死后引起全眼球炎而失明。皮下组织和肌肉囊尾蚴病发生部位表浅且数量不多时，也可采用手术摘除。

【预后】

一般囊尾蚴病经治疗后预后较好，但少数脑囊尾蚴病患者颅内病灶呈弥漫性分布，并伴有痴呆、严重精神异常时预后较差，病原治疗效果也不满意，且常发生严重不良反应。

【预防】

（一）控制传染源

在流行区开展普查普治，彻底治疗猪带绦虫病患者，并对感染绦虫病的猪进行驱虫治疗。

（二）切断传播途径

大力开展宣传教育工作，改变不良的卫生习惯，不吃生的或未熟透的猪肉，加强屠宰场的管理及卫生检疫制度，同时还应加强粪便的无害化处理、改善生猪的饲养方法等。

（三）提高人群免疫力

囊尾蚴病疫苗可以使动物获得很高的保护力，但目前仍处于研究阶段。

 ## 学习小结

传染病是指由病原微生物和寄生虫感染人体后产生的有传染性、在一定条件下可造成流行的疾病。随着预防、保健工作的发展，大部分传染病已经得到控制，但新的传染病又不断出现，因此学好传染病仍是临床医学生的重要任务。本章传染性疾病主要讲述了以下知识点：

总论主要讲述传染过程的三因素、发病的两个因素、流行过程的三个环节、基本特征和临床表现及预防等；朊毒体病主要讲述临床各种类型表现、预防及处理原则；病毒性肝炎主要讲述病原学、感染途径、病原学检查以及诊断依据；流行性感冒和人禽流感主要讲述流行病学、临床表现和治疗原则；麻疹和水痘和带状疱疹主要讲述皮疹的形成机制、鉴别诊断以及隔离时间；流行性腮腺炎主要讲述临床特点和并发症以及治疗；肾综合征出血热主要讲述临床特征"三痛"、"三红"征及疾病的五个阶段；细菌性痢疾主要讲述我国主要病原菌、感染途径和中毒性菌痢的诊断、鉴别诊断、抗生素的选择；伤寒主要讲述病原学、病变部位、病原治疗首选药等。寄生虫所致疾病，主要讲述了其临床表现、治疗方法及预防。

在学习方法上，要充分利用现代科学手段，结合各个系统的主要解剖生理和病理，联系诊断学、传染病学和药理学，注意医学理论联系临床实际，采取综合分析和整体观点，提高本章节疾病的理解、记忆和应用。

 ## 目标检测

1. 传染病与感染性疾病有何区别？
2. 传染病的基本特征是什么？
3. 试述病毒性肝炎的临床分型。
4. 简述各型肝炎的病原学诊断。
5. 肾综合征出血热早期三种主要表现是什么？
6. 细菌性痢疾与阿米巴痢疾的鉴别。
7. 出疹性疾病的皮疹鉴别。
8. 简述腮腺炎的并发症。

下 篇

案例分析

案例一

【病例】患者男性,28 岁,农民。主因:寒战、高热 3 日,来诊。3 日前受凉过劳后突然出现寒战、高热,体温 40.0℃,以午后、晚间为重。伴咳嗽、胸痛、咳暗红色血痰,并逐渐加重,气促、烦躁、四肢厥冷、出汗,急诊入院。

体格检查:T 39.5℃,P 120 次/分,R 28 次/分,BP 75/45mmHg。急性热病容,神志模糊,烦躁不安,不能正确回答问题,口唇发绀明显,四肢发凉。右肺上野叩诊浊音,语颤增强,可听到支气管呼吸音,心律齐,心脏各瓣膜听诊区未闻及杂音,心率 120 次/分,腹软,无压痛,肝脾未触及,双下肢无浮肿,指端发绀。

辅助检查:血常规:WBC $15.0×10^9/L$,L 0.08,N 0.92;胸片:显示右肺上野可见大片状致密阴影。

【病例分析】
- 青壮年男性。
- 有典型的肺炎球菌肺炎的临床症状和体征。
- 符合大叶性肺炎的胸部 X 线表现。
- 有血压下降、四肢厥冷、多汗等休克表现。

【诊断】肺炎球菌肺炎合并感染性休克

【治疗】
- 补充血容量,一般先输低分子右旋糖酐或平衡盐液以维持有效血容量,减低血液黏稠度,预防血管内凝血。
- 血管活性药物的应用,输液中加入适量浓度血管活性药物(如多巴胺、间羟胺等),使收缩压维持在 90~100mmHg 左右,然后逐渐减量。
- 控制感染,加大青霉素剂量,每日 400 万~1 000 万单位静脉滴注,亦可用头孢哌酮钠,或 2~3 种广谱抗生素联合应用。
- 糖皮质激素的应用,抗生素和血管活性药仍不能控制时,可静脉滴注氢化可的松 100~200mg 或地塞米松 5~10mg。
- 纠正水、电解质和酸碱平衡紊乱,要随时监测并纠正钾、钠和氯离子紊乱以及酸、碱失衡。有代谢性酸中毒时,给予 5%碳酸氢钠溶液 250ml 静脉滴注。

案例二

【病例】患者男性,69 岁。主因:咳嗽、喘息 20 余年,心悸、活动后气短、下肢水肿 9 年,神志不清 1 日。急诊来院。患者有慢性咳嗽、咳痰病史 20 余年。每遇感冒常引起咳嗽、咳嗽、喘息发作,以冬春季节为甚;且逐年加重。近 9 年来,患病时上述症状加重,并出现心悸,气短,双下肢浮肿。入院前 2 周,因受凉感冒后上述症状明显加重,痰量增多,呈黏液脓性痰,不易咳出,出现明显呼吸困难、发绀,不能平卧。入院 1 日前因为头痛、烦躁、夜间不能入睡,服用地西泮 2 片后即入睡不醒,服后即入睡不醒。既往史:吸烟 40 年,40 支/日。无其他慢性病史。

体格检查:T 37.2℃,P 112 次/分,R 24 次/分,BP 140/90mmHg,神志不清,压眶有反应,

慢性病容,皮肤潮红、湿润,巩膜无黄染,瞳孔等大,球结膜轻度水肿、充血。口唇、甲床明显发绀,颈静脉怒张。桶状胸,叩诊过清音,两肺广泛存在干、湿啰音及散在哮鸣音。心浊音界缩小,剑突下可见明显心脏收缩期搏动,肺动脉瓣区第二心音亢进,三尖瓣区闻及 2/6 级收缩期杂音。腹软,肝大,肋下 4cm,质地中等,触痛阳性,肝颈静脉回流征阳性,脾不大。双下肢轻度浮肿。病理反射未引出。

辅助检查:血常规:Hb 77.0g/L,RBC $3.2×10^{12}/L$,WBC $12.3×10^9/L$,N 0.86;血清 K^+ 4.2mmol/L,Na^+ 139mmol/L,Cl^- 102mmol/L;血 pH 7.40,PaO_2 48mmHg,$PaCO_2$ 70mmHg,HCO_3^- 42mmol/L,BE 12.2mmol/L;心电图:窦性心动过速,肺性 P 波,重度顺钟向转位,心肌劳损;胸片:两肺透过度增强,肺动脉段突出,右肺下动脉干横径 18mm,右心室增大。

【病例分析】

• 患者有咳嗽、咳痰病史 20 余年,近 9 年出现活动后气短伴心悸。结合有长期吸烟史,该患者应属于呼吸系统疾病的慢性阻塞性肺疾病(COPD)。本次病情加重的主要原因是呼吸道感染。由于感染,呼吸道分泌物增多,加重气道阻塞,进一步造成缺氧和二氧化碳潴留。病情加重的另一个原因是在呼吸不畅的情况下,又给患者服用镇静催眠药,呼吸中枢受到抑制,进一步加重缺氧和二氧化碳潴留。患者昏迷是处于二氧化碳麻醉状态,又称为肺性脑病。

• 该患者病史中有慢性咳嗽、咳喘 20 余年,冬春季节加重,慢性支气管炎诊断成立。

• 该患者:①慢性支气管炎病史,逐年加重的呼吸困难症状;②查体:桶状胸,叩诊过清音,心浊音界缩小等肺过多含气体征;③X 线胸片显示两肺透过度增强;④患者应做肺功能检查以确诊。

• 该患者:①慢性咳嗽、咳痰 20 余年,气短伴下肢浮肿 9 年;②查体:肺动脉瓣区第二心音亢进,剑突下心脏搏动阳性,三尖瓣区闻及 2/6 级收缩期杂音;③心电图示肺性 P 波,电轴右偏,重度顺钟向转位;④X 线胸片显示肺动脉段突出,右肺下动脉横径增宽(>15mm),右室增大;⑤有颈静脉怒张、肝大、肝颈静脉回流征阳性、下肢水肿等体循环淤血的体征。据此,诊断慢性肺源性心脏病、右心衰竭。

• 该患者:①COPD 病史,明显呼吸困难症状,神志不清;②血气分析示 PaO_2 48mmHg,$PaCO_2$ 70mmHg;严重低氧和二氧化碳潴留。为Ⅱ型呼吸衰竭。

• 该患者有明显二氧化碳潴留,高碳酸血症,$PaCO_2$ 70mmHg,呼吸性酸中毒。HCO_3^- 42mmol/L,明显高于正常值,由于二氧化碳分压增高,机体通过代偿机制可使碳酸氢根增加,考虑同时存在代谢性碱中毒。

【诊断】慢性支气管炎;慢性阻塞性肺疾病;肺心病、右心衰竭;Ⅱ型呼吸衰竭、肺性脑病;呼吸性酸中毒合并代谢性碱中毒。

【治疗】

• 肺心病、右心衰竭:经积极控制支气管肺部感染、保持呼吸道通畅、纠正缺氧和二氧化碳潴留等综合处理后,随着呼吸功能的改善、肺动脉压的降低,右心功能不全亦随之缓解。部分患者除上述处理外,尚需使用适量的利尿剂和强心剂。利尿剂:小剂量、短疗程、间歇给药,排钾和保钾利尿剂同时应用。常用药物:氢氯噻嗪 25mg,氨苯蝶啶 100mg,每日 3 次,口服。一般用四天停三天。如效果不好,可给速尿 20mg 肌内或静脉注射。同时注意补充氯化钾。强心剂:选用作用短、小剂量、排泄快的药物,一般为洋地黄化常规量的 1/2～2/3。常用制剂为西地兰每次 0.2～0.4mg,或者毒毛花苷 K 每次 0.125～0.25mg,加入 5% 葡萄糖溶液 20ml 中静脉缓注。

- 呼吸衰竭、肺性脑病:①强调抗感染、解除支气管痉挛、保持呼吸道通畅和控制右心衰竭、纠正酸碱失衡及电解质离子紊乱的综合治疗。②重点治疗危及生命的低氧血症和造成肺性脑病的二氧化碳潴留。合理的氧疗:COPD 引起的呼吸衰竭多属于 Ⅱ 型呼吸衰竭,主张低流量、低浓度和持续给氧,即给氧浓度 25%～35%,流量 1～3L/min,24 小时不间断吸氧,或至少保持在 15 小时以上。建立人工气道和机械辅助通气:机械通气是纠正缺氧和二氧化碳储留的,有效措施。方法有采用面罩、气管插管和气管切开三种方法。神志清楚的患者多采用面罩,昏迷或分泌物堵塞患者宜采用气管插管或气管切开。③出现脑水肿时,可给 20% 甘露醇溶液 250ml,降低颅内压,减轻水肿。适当应用呼吸兴奋剂,有利于排出二氧化碳。

- 酸碱失衡:①呼吸性酸中毒:主要是由于二氧化碳潴留引起的高碳酸血症,治疗以改善通气为主。但对二氧化碳排出不宜过快、过低。$PaCO_2$ 一般在 50～60mmHg 左右为宜,允许轻度高碳酸血症,这对氧代谢有利。②呼吸性酸中毒合并代谢性酸中毒:当 pH 小于 7.2 以下时,可考虑补充小剂量碱性药物,5% 碳酸氢钠溶液 250ml 静脉滴注。③呼吸性酸中毒合并代谢性碱中毒:此类型酸碱紊乱对机体影响最大,必须给予纠正。主要经静脉补充氯化钾。也可静脉滴注精氨酸纠正代谢性碱中毒。

案例三

【病例】患者女性,20 岁。主因反复发作性呼吸困难 2 年来院。患者于两年前夏季某天无诱因出现打喷嚏、流眼泪,随之出现呼吸困难,端坐呼吸伴大汗,自觉有"呼气不尽"的感觉,自己能听到喉部"咝咝声"。急到当地医院就诊,经静脉注射氨茶碱后很快缓解。缓解后有轻咳,咳出少许白色稀薄痰液。以后的两年时间里常在春夏之交出现上述类似发作。为进一步诊治来我院。

体格检查:T 36.8℃,R 33 次/分,呈点头样呼吸,节律尚规整,BP 105/60mmHg,P 110 次/分。神志清,一般状态差,双肺可闻及中等量双期哮鸣音,但以呼气相明显,并伴呼气相延长。心脏检查无异常所见。

辅助检查:血常规 WBC $4.9×10^9$/L,N 0.71,L 0.20,Hb 115g/L,PLT $265×10^9$/L;痰液涂片见较多嗜酸性粒细胞;支气管舒张试验(+);胸片示两肺透亮度增加,呈过度充气状态。

【病例分析】

- 青年女性。

- 患者发作时表现为无诱因出现打喷嚏、流眼泪,随之出现呼吸困难,端坐呼吸伴大汗,自觉有"呼气不尽"的感觉,自己能听到喉部"咝咝声"。双肺可闻及中等量双期哮鸣音,但以呼气相明显,并伴呼气相延长。考虑支气管哮喘,同时辅助检查支气管舒张试验及胸片两肺透亮度增加,呈过度充气状态。符合支气管哮喘的诊断。两年时间里经常在春夏之交时节出现上述类似发作,应为与季节有关的过敏性哮喘。

【诊断】支气管哮喘

【治疗】

- 药物治疗:沙丁胺醇、特布他林气雾剂或者口服片剂;氨茶碱 0.125g,每日静点,连用 3 日。

- 长期治疗：坚持应用吸入性糖皮质激素，如必可酮气雾剂，尤其是在其发病季节前的 3
个月；同时也可以考虑应用细胞膜稳定剂，如色甘酸钠气雾剂。

案例四

【病例】男，45 岁，发作性上中部胸骨后闷痛 1 周，每次均在早晨步行上班途中发作，并放
射到无名指和小指，持续约 3～5 分钟，休息后可缓解。1 月前体检发现血脂异常，有吸烟史 20
余年。无恶心、呕吐，饮食及二便正常，为求医治到医院门诊。

体格检查：BP 120/70mmHg。颜面及口唇无发绀，P 80 次/分，节律正常，未闻及杂音。
肺、腹正常，下肢无浮肿。神经系统无阳性体征。

辅助检查：血脂：胆固醇 5.92mmol/L；心电图示：V_1～V_5 导联 ST 段下移，T 波倒置；心
脏彩超示：心尖部局限性运动异常。

【病例分析】

- 中年男性，有吸烟史 20 余年。1 月前体检发现血脂异常。
- 疾病特点：发作性上中部胸骨后闷痛 1 周，每次均在早晨步行上班途中发作，并放射到
无名指和小指，持续约 3～5 分钟，休息后可缓解。结合辅助检查结果（血脂异常：胆固醇
5.82mmol/L；心电图示：V_1～V_5 导联 ST 段下移，T 波倒置；心脏彩超示：心尖部局限性运动
异常。）

【诊断】冠状动脉粥样硬化性心脏病（心绞痛型）；高脂血症

【治疗】

- 一般治疗：戒烟、防止过分激动和劳累，减少诱发因素。
- 药物治疗：调整血脂、抗血小板聚集等基础治疗。同时扩张冠状动脉减少心肌耗氧量，
用硝酸异山梨酯 10mg，每日 3 次口服。酒石酸美托洛尔 25mg，每日 2 次口服。一周后患者发
作次数明显减少。若有条件行冠状动脉造影，行经皮冠状动脉成形术或支架植入术。

案例五

【病例】患者男，51 岁，冠心病心绞痛史 5 年，今在从事体力劳动中出现胸骨后疼痛 8 小
时，呈压榨性，向左肩背部放射，伴有大汗淋漓、头晕、胸闷、恶心、并呕吐一次，非喷射性，呕吐
物为胃内容物，舌下含服硝酸甘油不缓解而入院。查体：T 37.2℃；R 25 次/分；P 112 次/分；
BP 110/60mmHg。神志清，口唇轻度发绀，双肺正常，心界基本正常，律齐，心音弱，心尖部可
闻及 2/6 级收缩期杂音。急诊心电图：V_3、V_4、V_5 导联 ST 段弓背向上抬高＞3mm，Ⅱ、Ⅲ、aVF 导
联 ST 段下移，T 波倒置。急查血常规：WBC $13×10^9$/L、心肌酶 CK-MB 56U/L；CK 287U/L；
AST 89U/L 及 cTnI 213U/L。

【病例分析】

- 中年男性，冠心病心绞痛史 5 年。
- 反复出现头晕、胸闷、气短、失眠，曾诊断为神经症。
- 疾病特点：在从事体力劳动中出现胸骨后疼痛，呈压榨性，向左肩背部放射，伴有大汗
淋漓、头晕、胸闷、恶心、并呕吐一次，非喷射性，呕吐物为胃内容物，舌下含服硝酸甘油不缓解。

查体:P 112 次/分;口唇轻度发绀,心音弱,心尖部可闻及 2/6 级收缩期杂音。结合心电图:V_3、V_4、V_5 导联 ST 段弓背向上抬高>3mm,Ⅱ、Ⅲ、aVF 导联 ST 段下移,T 波倒置。急查血常规 WBC 13×10^9/L;心肌酶 CK-MB 56U/L,CK 287U/L,AST 89U/L,cTnI 213U/L。

【诊断】急性前壁心肌梗死

【治疗】

• 监护和一般治疗:卧床休息,保持安静,防止不良刺激,缓解焦虑。心电、血压监护。吸氧,立即嚼服肠溶阿司匹林 300mg,连用 3 日。以后每日 75～150mg 长期口服。

• 药物治疗:止痛:哌替啶 50mg,肌注;再灌注心肌:溶栓:尿激酶150万U,30分钟内静注。

• 介入治疗:采用冠状动脉造影,经皮冠状动脉成形术或支架植入术。

• 预防和治疗并发症。

• 1 周后起床适当活动。合理安排作息时间,避免劳累和精神刺激。1 月后可适当工作。继续巩固治疗 6 个月,可基本恢复正常生活、工作和学习。但应预防复发。

案例六

【病例】患者女,36 岁,4 年来经常上腹部隐痛,伴反酸、嗳气,左上腹胀满、不适,有烧灼感,餐后加重。时有恶心、呕吐,呕吐物为胃内容物及黄绿苦水,间断出现过黑便,腹痛明显时服用碳酸氢钠片、西咪替丁等症状可缓解。

体格检查:中年女性,一般状况可,心肺检查正常、腹部平软、上腹部偏左轻压痛,无反跳痛,肝脾未触及,肠鸣音正常。

辅助检查:RBC 3.6×10^{12}/L,Hb 92g/L,大便潜血(+),快速尿素酶试验幽门螺杆菌阳性,胃镜检查见胃窦部黏膜红白相间,表面覆有白色分泌物,幽门口呈持续开放,有胆汁反流。

【病例分析】

• 中年女性,病程迁延长达 4 年。

• 有上腹部隐痛,伴反酸、嗳气、烧灼感,餐后加重等类似消化性溃疡症状。

• 幽门螺杆菌阳性。

• RBC 3.6×10^{12}/L,Hb 92g/L,大便潜血(+)。

• 胃镜检查见胃窦部黏膜红白相间,表面覆有白色分泌物。

• 有胆汁反流。

【诊断】慢性萎缩性胃炎(胃窦部);缺铁性贫血

【治疗】

• 一般治疗:以易消化无刺激的食物为主,多吃新鲜蔬菜、水果,避免过酸过甜或过于辛辣、刺激的食物和饮料,戒烟酒。

• 根除幽门螺杆菌:目前临床上多主张三联疗法,即一种质子泵抑制剂(PPI)或铋剂(CBS)加两种抗生素。

• 对症处理:①反酸、嗳气、上腹疼痛,可给予 H_2 受体拮抗剂或质子泵抑制剂;②消化不良症状,可给予抑酸或抗酸药、促胃肠动力药、胃黏膜保护药等;③长期慢性失血引起的贫血需补充铁制剂。

案例七

【病例】患者男,45岁,10年前因患乙型肝炎住院3个月,肝功能恢复正常后出院。期间有时出现肝区不适,曾检查丙氨酸氨基转移酶(ALT)轻度增高,间断服用过保肝药物和维生素。近半年来感觉全身乏力,食欲减退,常有齿龈出血,2周前劳累后腹胀明显,已休息数日。今晨5点,突然呕吐咖啡色液体约1 000ml,排柏油样便约300g,伴头晕、心慌、乏力,急送入院就诊。

体格检查:T 38℃,P 120/min,R 23 /min,BP 80/50mmHg;中年男性,面色灰暗,形体消瘦,表情淡漠,神志模糊,巩膜轻度黄染,腹软,腹壁静脉稍曲张,肝肋下2cm,质硬,轻压痛,脾肿大肋下4cm,腹水征(-),下肢无明显水肿。

实验室检查:RBC 2.5×10^{12}/L, Hb 65g/L, WBC 4×10^9/L,大便隐血(++),HBsAg(+),HBeAg(+),HBsAg(-),ALT 120U,A/G 1.09。

【病例分析】

• 有乙肝病史10年,HBsAg(+),HBeAg(+),HBsAg(-),乙肝是我国引起肝硬化的最常见原因。

• 肝功能损害:齿龈出血、巩膜轻度黄染,ALT 120U(转氨酶升高),A/G 1.09(白球比例倒置)。

• 门脉高压:脾大(肋下4cm),腹壁静脉稍曲张。

• 肝脏肿大(肋下2cm),质硬。

• 上消化道出血:呕血、柏油样便。

• 失血性贫血表现 RBC:2.5×10^{12}/L ,Hb:65g/L。

• T 38℃,P 120/min,R 23 /min,BP 80/50mmHg。

• 有意识障碍:表情淡漠,神志模糊。

【诊断】乙型病毒性肝炎后肝硬化(失代偿期),合并上消化道大出血;肝性脑病?

【治疗】

以迅速止血、补充有效循环血量、防治失血性休克、预防再次出血、预防感染和降低血氨为重点。

• 一般治疗:绝对卧床休息,安静保暖,禁食,严密观察生命体征。

• 预防再次出血:首选β受体阻滞剂。可给予普萘洛尔:由10mg/d开始,逐日加10mg,加量至基础心率不低于55/min。

• 迅速补充血容量:原则是"先盐后糖、先快后慢、见尿加钾"。出现下列情况予以紧急输血:①血压明显降低、心率加快、晕厥;②失血性休克;③血红蛋白浓度低于70g/L。

• 采取有效止血措施

(1)药物止血:①血管加压素开始0.2U/min持续静滴,根据治疗反应,可逐渐加量至0.4U/min,同时给予硝酸甘油静滴或0.6mg舌下含服,每30分钟1次。②特利加压素2mg,q4~6h,静推。③生长抑素及其拟似物:其中14肽天然生长抑素首剂250μg静脉缓注,继以250μg/h持续静滴。也可给予奥曲肽:首剂100μg,静脉缓注,继以25~50μg/h持续静滴。

(2)内镜治疗:在急诊内镜检查的同时,注射硬化剂或用皮圈套扎曲张静脉,不仅能止血,而且可有效防止早期再出血,是目前重要的治疗手段。

(3)气囊压迫止血(不作首选)。

* 预防感染和降低血氨
* 外科手术或经颈静脉肝内门-体静脉分流术:内科上述治疗无效者,应及时进行外科手术。如条件允许,亦可经颈静脉行肝内门-体静脉分流术。

案例八

【病例】患者男,25岁,左上腹疼痛伴恶心呕吐8小时就诊。该患者昨晚参加宴会时饮酒,午夜出现左上腹疼痛,2小时后疼痛加剧,呈持续性刀割样,向左腰部放射,伴恶心、呕吐,呕吐物为胃内容物及黄绿苦水,无虫体无咖啡样物,呕吐后疼痛不减。曾于村卫生室注射"阿托品"、"安痛定"各1支,症状仍未缓解而急来医院,既往健康。

体格检查:T 37.8℃,P 90次/分,BP 130/75mmHg,急性痛苦病容,辗转体位,大汗淋漓,皮肤巩膜无黄染,心肺检查正常,腹部平软,肝脾未触及,左上腹轻压痛,无腹肌紧张及反跳痛,移动性浊音(一)。

实验室检查:血淀粉酶512U(苏氏法)。

【病例分析】

* 参加宴会饮酒、就餐后急性发病。
* 剧烈上腹部疼痛向左腰部放射伴恶心、呕吐,呕吐物为胃内容物,吐后疼痛不缓解。
* 急性痛苦病容,辗转体位,大汗淋漓。
* 血淀粉酶升高(苏氏法:512U)。

【诊断】急性水肿型胰腺炎

【治疗】

* 一般治疗:包括禁饮食、胃肠减压、维持水电酸碱平衡等。
* 抑制和减少胰液分泌:常静脉给予 H_2 受体拮抗剂或质子泵抑制剂。通过抑制胃酸而间接抑制胰液分泌,必要时使用生长抑素 $250\mu g/h$,持续静滴3~7日。
* 解痉止疼:可给予阿托品、654-2、哌替啶等。
* 预防感染:常给予喹诺酮类、头孢类联合甲硝唑等。
* 对症支持治疗:包括维持水、电解质和酸碱平衡,给予胃肠外营养等。

案例九

【病例】患者李某,女性,32岁,妊娠13周。主因:恶心、呕吐、食欲缺乏、体重下降、尿量增多,尤以夜尿增多明显2周,就诊于泌尿内科。既往有慢性肾小球肾炎史10年,无其他既往疾病和家族遗传性疾病史。

体格检查:T 36.2℃,P 90次/分,R 20次/分,BP 165/85mmHg,贫血貌,心肺听诊未见异常,肝脾未触及,双下肢中度凹陷性水肿。

实验室及其他检查:尿蛋白定性++,尿蛋白定量 6.0g/24h,Hb 80g/L,Scr 710μmol/L,血清补体 C3、C4 正常。双肾B超显示:双肾对称性缩小,皮质变薄。

【病例分析】

- 女性,32 岁,妊娠 13 周。
- 恶心、呕吐、食欲缺乏、体重下降、尿量增多,尤以夜尿增多明显 2 周。
- 既往有慢性肾小球肾炎史 10 年。
- 体格检查:贫血貌,R 20 次/分,BP 165/85mmHg,双下肢中度凹陷性水肿。
- 实验室及其他检查:尿蛋白定性＋＋,尿蛋白定量 6.0g/24h,Hb 80g/L,Scr 710μmol/L,血清补体 C3、C4 正常。双肾 B 超显示:双肾对称性缩小,皮质变薄。

【诊断】 慢性肾小球肾炎;慢性肾衰竭(尿毒症期)

【治疗】 终止妊娠,血液透析每周 2 次,重组人红细胞生成素纠正贫血,血管紧张素转化酶抑制剂及其他对症处理。

案例十

【病例】 患者男性,23 岁,学生。主因"牙龈出血、高热 1 周"入院。患者于 10 日前无明显诱因出现发热,体温 38.2℃,伴全身酸痛,轻度咳嗽,咳少许白色粘痰,同时发现刷牙时牙龈出血,曾在当地验血"有异常",具体不详,自服抗感冒药治疗无效来诊。病后进食少,睡眠差,大小便正常,体重无明显变化。既往体健,无结核病史,无药物过敏史。无烟酒嗜好,家族中无类似病史。

体格检查:T 38.2℃,P 98 次/分,R 20 次/分,BP 120/80mmHg。急性病容,前胸和下肢皮肤散在出血点,浅表淋巴结未触及肿大,巩膜无黄染,咽充血,扁桃体无肿大。胸骨轻压痛,肺叩诊清音,右下肺闻及少许湿啰音。心率 98 次/分,律齐,无杂音。腹平软,肝脾肋下未触及,双下肢无水肿。

辅助检查:血常规示:WBC 96×10⁹/L,Hb 95g/L, Plt 24×10⁹/L,原幼细胞占 40%。

【病例分析】

- 青年男性,学生。
- 牙龈出血、高热 1 周。
- 10 日前无明显诱因出现发热,体温 38.2℃,伴全身酸痛,轻度咳嗽,咳少许白色黏痰,同时发现刷牙时牙龈出血,曾在当地验血"有异常",自服抗感冒药治疗无效来诊。

【诊断】 急性白血病;肺部感染

【治疗】

- 化疗:根据细胞类型选择适当的化疗方案。
- 支持对症治疗:应用抗生素控制感染;有条件者完全缓解后进行骨髓移植。

案例十一

【病例】 患者女性,28 岁,公务员。主因"头晕、乏力伴出血倾向半年,加重 1 周"入院。半年前无诱因开始头晕、乏力,间断下肢皮肤出血点,刷牙出血,服过 20 多剂中药不见好转,1 周来上述症状加重。病程中无鼻出血和黑便,大、小便正常,进食好,无挑食和偏食,体重无变化。既往体健,无放射线和毒物接触史,无药敏史。

体格检查:T 36℃,P 100 次/分,R 20 次/分,BP 120/70mmHg,贫血貌,双下肢散在出血点,浅表淋巴结未触及,巩膜不黄,舌乳头正常,胸骨无压痛,心肺无异常,肝脾未触及,下肢无水肿。

辅助检查:Hb 55g/L,RBC 1.6×10^{12}/L,网织红细胞 0.1%,WBC 3.0×10^9/L,分类:N 30%,L 65%,M 5%,Plt 35×10^9/L,中性粒细胞碱性磷酸酶(NAP)阳性率 80%,血清铁蛋白 215μg/L,血清铁 174μg/dl,总铁结合力 285μg/dl,尿常规(—),尿 Rous 试验阴性。

【病例分析】
- 中年女性。
- 头晕、乏力伴出血倾向半年,加重 1 周
- 半年前无诱因开始头晕、乏力,间断下肢皮肤出血点,刷牙出血,服过 20 多剂中药不见好转,1 周来上述症状加重。病程中无鼻出血和黑便,大小便正常,进食好,无挑食和偏食,体重无变化。

【诊断】慢性再生障碍性贫血
【治疗】
- 对症治疗:纠正贫血,控制出血。
- 针对发病机制治疗:①免疫抑制剂:环孢素 A、甲基强的松龙等。②促进造血:雄性激素,条件允许可考虑骨髓移植。

案例十二

【病例】男性,32 岁,消瘦、怕热、多汗半年,双下肢无力伴心悸气短 3 小时来诊。半年前无明显诱因开始出现体重下降、怕热、多汗、易怒,食量增加,每餐由 150g 增加至 300g,仍有饥饿感。大便每天 3～4 次,为糊状,无黏液,写字时手抖,未予重视。入院前 3 小时饮酒后感心慌气短,双下肢无力,不能活动。既往身体健康。

体格检查:T 36.9℃,P 124 次/分,R 28 次/分,BP 130/70mmHg。神志清楚,多言,急躁,两眼球稍突出,目光有神,瞬目减少,辐辏能力减弱。甲状腺轻度肿大,质软,未触及结节,可闻及血管杂音,颈静脉无怒张。双肺无异常,心界不大,心率 124 次/分,律齐,心尖部闻及 2/6 级收缩期杂音,较局限。肝、脾均未触及,下肢无浮肿,双下肢软瘫,膝反射及跟腱反射消失。

辅助检查:血钾 2.9 mmol/L。心电图示窦性心动过速,T 波低平。头颅 CT 未见异常。

【病例分析】
- 青年男性。
- 病史:多食消瘦、怕热、多汗半年(此符合甲状腺毒症的表现),双下肢无力伴心悸气短 3 小时。既往身体健康。
- 体征:脉搏增快(124 次/分),呼吸加快(28 次/分),脉压差加大(为 60mmHg),多言,急躁。有甲亢眼征(两眼球突出,目光有神,瞬目减少,辐辏能力减弱)。甲状腺肿大并闻及血管杂音;心率增快,心尖部闻及 2/6 级收缩期杂音。双下肢软瘫,膝反射及跟腱反射消失。
- 辅助检查:血钾低(2.9 mmol/L)。心电图示窦性心动过速,T 波低平(符合低钾血症的表现)。

【初步诊断】

弥漫性甲状腺肿伴甲状腺功能亢进(Graves 病)、甲状腺毒症性周期性瘫痪(TPP)。

【治疗】

• 甲状腺毒症性周期性瘫痪的治疗:轻者可口服补钾,严重者、有软瘫者必须静脉补氯化钾尽快缓解症状,本病例应该静脉补钾。通常静脉补钾后 1～2 小时开始好转,病情好转稳定后改为口服钾盐。钾盐可预防瘫痪发作,患者应常备钾盐。

• Graves 病的治疗:适当休息,饮食要足够热量和营养,忌含碘食物和药物,避免加重精神紧张的因素。针对 Graves 病目前有抗甲状腺药物、^{131}I 治疗及手术治疗三种治疗方法,根据本病例情况先选抗甲状腺药物治疗,常选丙基硫氧嘧啶(PTU)或甲巯咪唑(MMI,他巴唑)等。以 MMI 为例,①初始剂量:MMI 30～45mg/d,分 3 次服用,每 4 周复查血清甲状腺激素一次,待甲亢症状缓解,FT_3 及 FT_4 正常后逐渐递减剂量;②减量期:每 2～4 周减量一次,每次减量 5～10mg/d,3～4 个月减至维持量;③维持期:5～10mg/d,维持治疗 1～1.5 年。

案例十三

【病例】 男性,45 岁,双下肢麻木疼痛 1 月。1 月前始自觉双下肢麻木、发凉,以双足最明显,伴刺痛,多于休息时疼痛。症状渐加重,下蹲起立困难,故来诊。追问病史发现 1 年前开始出现口渴,饮水量增加,尿量相应增多。感乏力,无明显心悸气短及多汗症状。发病以来,食欲佳,睡眠尚可,体重有所减轻(1 年减轻 4kg)。既往无服用特殊药物和药物过敏史。吸烟 7 年,每天 10 支,饮酒 5 年余,每日 150～200g。其母患"糖尿病"。

体格检查:T 36.8℃,P 76 次/分,R 16 次/分,BP 136/86mmHg,身高 170cm,体重 78kg,神志清,营养中等,查体合作,未见皮疹,浅表淋巴结未触及,甲状腺无肿大,未闻及血管杂音,心肺(一),腹平软,无压痛及反跳痛、肝脾肋下未触及,肠鸣音 4 次/分,双下肢无浮肿,双踝关节以下感觉迟钝,足背动脉搏动减弱。

实验室检查:随机血糖 12.2mmol/L。

【病例分析】

• 病史:口渴多饮多尿,体重减轻,乏力伴双下肢麻木疼痛。既往身体健康。有吸烟饮酒嗜好,有糖尿病家族史(母患"糖尿病")。

• 体征:身高 170cm,体重 78kg,体型偏胖,音,心肺腹(一),双下肢无浮肿,双踝关节以下感觉迟钝,足背动脉搏动减弱。

• 实验室检查:随机血糖 12.2mmol/L(已升高并达到糖尿病的诊断标准)。

【初步诊断】 2 型糖尿病;糖尿病性末梢神经炎

【治疗】

糖尿病是一种终身性疾病。其治疗措施包括一般治疗、药物治疗、胰岛素治疗、并发症防治等。

• 一般治疗:糖尿病教育、医学营养治疗(饮食治疗)、体育锻炼、病情监测,还要注意戒烟戒酒。

• 药物治疗:根据国际国内的糖尿病治疗指南,本病例首选二甲双胍,每日 500～2 000mg,分 2～3 次口服,治疗中不断监测病情,注意药物的副作用,调整药物的治疗剂量及治疗手段,根据情况使用胰岛素。使血糖、血脂、血压和体重等指标达到或接近正常水平,做到早期达标、持久达标和安全达标。另外,针对末梢神经炎给予神经营养药如维生素 B 族等,并注意足部的护理。

案例十四

【病例】患者女性,27 岁,低热伴关节肿痛 3 个月加重一周入院。3 个月前,患者无明显诱因自觉无力,四肢关节酸痛,伴有低热,37.5～38.5℃,无皮疹,偶有胸闷,心悸,无头痛及腹痛,曾服用消炎药(具体药名和药量不详),未见明显缓解,关节肿胀但活动不受限制,无晨轻暮重。近 1 周症状加重,胸闷,发热,体温有时可达 39℃,口腔黏膜出现溃疡,四肢皮肤有散在出血点,为明确诊断入院。否认肝炎、结核等传染病史。

体格检查:体温 39℃,心率 120 次/分,口腔黏膜有 3 处溃疡,四肢皮肤有散在出血点,浅表淋巴结未触及肿大。两下肺叩诊浊音,呼吸音降低,肝脾未触及,两手掌指关节及膝关节轻度肿胀。

实验室检查:胸透示两侧少量胸腔积液,血常规:Hb 100g/L,WBC 3×10^9/L,Plt 50×10^9/L,尿常规:血尿、尿蛋白 1g/L,自身抗体:ANA 阳性,抗双链 DNA 抗体、抗 Sm 抗体阳性。

【病例分析】
- 年轻女性。
- 发热、关节疼痛 3 个月加重 1 周入院。
- 关节肿痛,活动不受限,无晨轻暮重;四肢皮肤有散在出血点;口腔黏膜有溃疡;有浆膜炎(体检和胸透有胸腔积液证据);有贫血(血常规),有肾损害(尿常规),有多种自身抗体阳性,特别是抗 Sm 抗体阳性,是 SLE 的标记性抗体。

【诊断】系统性红斑狼疮
【治疗】
- 一般治疗:卧床休息,做好心理治疗,消除恐惧心理。
- 药物治疗:激素治疗为首选泼尼松 40～60mg/d,症状缓解后减量。免疫抑制剂:硫唑嘌呤 100～150mg/d。大剂量免疫球蛋白 0.3～0.4g/(kg·d),连用 5 日。
- 做好生育指导,避免阳光照射。

案例十五

【病例】男,72 岁,退休工人。右侧肢体活动不灵,伴言语不能 1 日。患者于 1 日前晨起时无明显诱因出现右侧肢体活动不灵,言语不能,伴轻微头晕,无头痛、呕吐,无意识障碍及抽搐发作。家人送至附近医院就诊,按"脑血管病"给予"血塞通"静滴,具体剂量不详,效果不佳来本院就诊。病程中无发热,进食尚可,大、小便正常。既往脑动脉硬化病史 7～8 年,未治疗。否认高血压、糖尿病、肝炎、结核病史。家族中无类似疾病。

体格检查:神清,不完全性混合性失语,查体欠合作。右侧面部痛觉减退,右侧鼻唇沟变浅,伸舌右偏,舌肌无萎缩。右侧肢体肌力 2 级,肌张力正常;右侧痛觉减退;右侧肱二、三头肌肌腱反射及膝腱、跟腱反射较左侧略活跃;双侧掌颌反射阳性;右侧 Babinski 和 Chaddock 征阳性,左侧阴性。无脑膜刺激征。

辅助检查:头部 CT:左侧基底节区可见片状低密度影,边缘欠清楚,大小为 1.2cm×2.4cm,提示右侧基底节区脑梗死;TCD:脑动脉轻度硬化。

【病例分析】
- 老年男性,静态下突然起病,无明显诱因,病程 1 日左右达高峰。
- 既往有脑动脉硬化病史。
- 主要表现为右侧肢体活动障碍及语言障碍,无明显头痛、呕吐。
- 神清,不完全性混合性失语,眼底可见动脉硬化,右侧中枢性面舌瘫,右侧肢体肌力 2 级,右侧痛觉减退,右侧腱反射略活跃,双侧原始反射阳性,右侧病理反射阳性。
- 辅助检查:头部 CT 左侧基底节区脑梗死,TCD 脑动脉轻度硬化。

【诊断】脑血栓形成(左侧基底节区)

【治疗】
- 一般治疗:主要为对症治疗,包括维持生命体征和处理并发症。如:控制血压、控制血糖、减轻脑水肿、防止感染、维持水电解质平衡等。
- 特殊治疗:包括超早期溶栓治疗、抗血小板治疗、抗凝治疗、血管内治疗、细胞保护治疗和外科治疗等。

案例十六

【病例】患者男性,42 岁,个体户。主因:妄想 1 年,幻听 3 个月。一年前因生意失败,回北京借居在父母家。入院半年前的一个深夜,患者发现对面楼里有灯光照到自己的房间。此后渐渐发现街坊邻里常常"话里有话",内容多涉及患者的隐私,开始怀疑自己的房间被人录音、摄像。入院前三个月,患者听到脑子里有一个自称"国家安全部少校"的人同自己讲话,声称他已成为"全国一号嫌犯",正在对他实施全面监控。后又出现一个自称是"老书记"的女声为患者辩解,说患者是一个好同志。"少校"与"书记"在许多方面都发表针锋相对的意见,令患者不胜其烦。入院前半个月,患者多次走访各个政府部门,要求"澄清事实"、"洗脱罪名",并计划给世界各大报章写信,申诉自己"受人迫害"的经过。

体格检查:在家人陪同下自行步入病室,意识清晰,着装整洁,年貌相符,查体合作,接触被动,注意力不集中,东张西望,对周围环境怀有戒心。入院后在病区来回走动,不安心住院。存在评论性幻听,称有人在议论他,说他坏话。存在被害妄想,坚信自己被监视、被诽谤,定向力准确。不承认自己有病,故无自知力。

辅助检查:头颅 CT 未见异常。

【病例分析】
- 中年男性,个体户。
- 妄想 1 年,幻听 3 个月。有精神病家族史。
- 个性特征:孤僻、内向、怕羞、明显多疑、思想缺乏逻辑性、好幻想。

【诊断】精神分裂症、偏执型

【治疗】

· 心理与社会干预:强调积极因素,帮助患者建立信心。基于学习理论,运用各种方式训练患者的各种技能,如正确决策和解决问题等。

· 药物治疗:急性期氯氮平200mg,早晚各一次。4～6周左右病情控制后改为50mg,早晚各一次,长期维持。

案例十七

【病例】患者男性,37岁,经商。主因"乏力、食欲缺乏20余日"入院治疗。患者20余日来反复出现乏力、食欲缺乏,在市内多家医院门诊按"胃炎"等给予治疗,效果欠佳。今求治于我院门诊,查血 ALT 636 U/L,AST 520U/L,HBsAg(＋),HBeAg(＋),HBcAb(＋),抗-HCV(－),抗-HAV(－),抗-HEV(－),以"慢性乙型病毒性肝炎"收入院。既往无酗酒史。

体格检查:神清,慢性肝病面容,皮肤巩膜无黄染,上胸部可见1枚蜘蛛痣,心肺未见异常。腹软,肝大肋下可及2cm,剑下未入。脾肋下未及。腹水征阴性,神经系统未见异常。

辅助检查:腹部B超示:肝实质弥漫性损伤;胸片示:正常;AFP 18μg/L;TB 18μmol/L,ALT 636 U/L,AST 520U/L。

【病例分析】

· 中年男性。

· 乏力,食欲缺乏20余日。

· 体格检查:腹软,肝大肋下2cm,腹水征阴性。

· 化验检查:肝功能 ALT 636 U/L,AST 520U/L,HBsAg(＋),HBeAg(＋),HBcAb(＋)。

· B超:肝实质弥漫性损伤。

【诊断】慢性乙型病毒肝炎(重度)

【治疗】

· 休息,给予高热量、高维生素、高蛋白质饮食。

· 应用核苷类似物、干扰素等抗乙肝病毒药物。

· 应用甘草酸单铵、还原型谷胱甘肽等保肝药物。

主要参考文献

[1] 陆再英,钟南山.内科学[M].第 7 版.北京:人民卫生出版社,2010.

[2] 马家骥.内科学[M].第 6 版.北京:人民卫生出版社,2009.

[3] 刘又宁.实用临床呼吸病学[M].北京:科学技术文献出版社,2007.

[4] 杨宝峰.药理学[M].第 7 版.北京:人民卫生出版社,2011.

[5] 郭奉银,西医内科学[M].第 2 版.北京:人民卫生出版社,2010.

[6] 井霖源,于晓斌.内科学[M].北京:中国中医药出版社,2010.

[7] 宋国华,闫金辉.内科学[M].北京:人民军医出版社,2010.

[8] 陈灏珠,林果为.实用内科学[M].第 13 版.北京:人民卫生出版社,2009.

[9] 雷寒.内科学[M].第 6 版.北京:人民卫生出版社,2009.

[10] 王吉耀.内科学[M].第 2 版.北京:人民卫生出版社,2010.

[11] 杨晔.当代内科学[M].北京:中国中医药出版社,2002.

[12] 贾建平.神经病学[M].第 6 版.北京:人民卫生出版社,2008.

[13] 郝伟.精神病学[M].第 6 版.北京:人民卫生出版社,2009.

[14] 杨绍基,任红主编.传染病学[M].第 7 版.北京:人民卫生出版社,2010.

[15] 刘应麟.传染病学[M].第 3 版.北京:人民卫生出版社,2006.

[16] 王美芝.传染病护理[M].北京:人民卫生出版社,2010.

[17] 宋诗铎.传染病学[M].北京:北京大学医学出版社,2003.

[18] 彭文伟.传染病学[M].北京:人民卫生出版社,2004.